董立君

病根秘穴埋线针疗病案集

董立君　主编

學苑出版社

图书在版编目（CIP）数据

病根秘穴埋线针疗病案集 / 董立君主编 . — 北京：学苑出版社，2023.6

ISBN 978-7-5077-6667-7

Ⅰ . ①病… Ⅱ . ①董… Ⅲ . ①穴位疗法—埋线疗法— 病案—汇编 Ⅳ . ① R245.9

中国国家版本馆 CIP 数据核字（2023）第 084787 号

出 版 人：洪文雄
责任编辑：黄小龙
出版发行：学苑出版社
社　　址：北京市丰台区南方庄 2 号院 1 号楼
邮政编码：100079
网　　址：www.book001.com
电子邮箱：xueyuanpress@163.com
联系电话：010-67601101（营销部）、010-67603091（总编室）
印 刷 厂：廊坊市海涛印刷有限公司
开本尺寸：787mm × 1092mm　1/16
印　　张：25.25
字　　数：493 千字
版　　次：2023 年 6 月第 1 版
印　　次：2023 年 6 月第 1 次印刷
定　　价：198.00 元

编委会

主　编

董立君

副主编

宋红梅[1]　习仕民　畅艳艳

编　委

（排名不分先后）

支丽娜　陈国春　刘建利　缪奇祥
王文生　国洪才　董江嫣　季正斌
付华锋　杨旭辉　孙建芳　赵志彬
周鹏飞　刘　卫　杨　帅　韩百强
苏少鹏　聂　苗　刘　坤　曹文云
张　琪　林俞利　宋红梅[2]　朱社奔
杨少峰　李付华　李俊超　薛建新
樊增建

宋红梅[1] 成都中医药大学附属医院
宋红梅[2] 保定至臻医疗美容门诊

病根埋淺
通腑泄濁

壬寅年春月

李佃贵

李佃贵，第三届国医大师，教授，主任医师，博士生导师。全国首届中医药高校教学名师，全国中医药杰出贡献奖获得者。

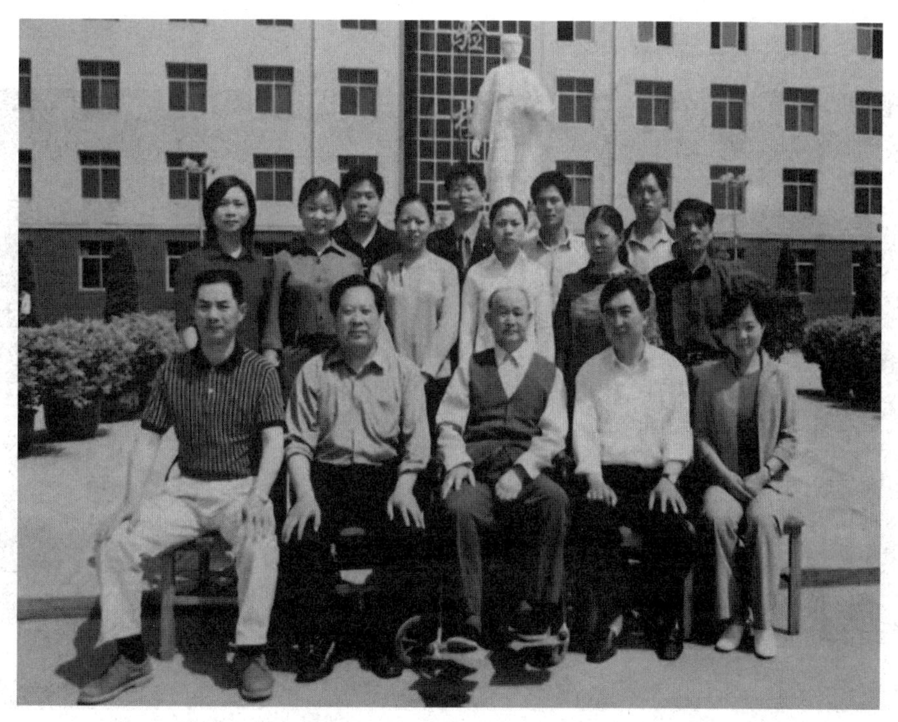

董立君教授（前排右二）与陆健老师（前排右三）同埋线学员合影

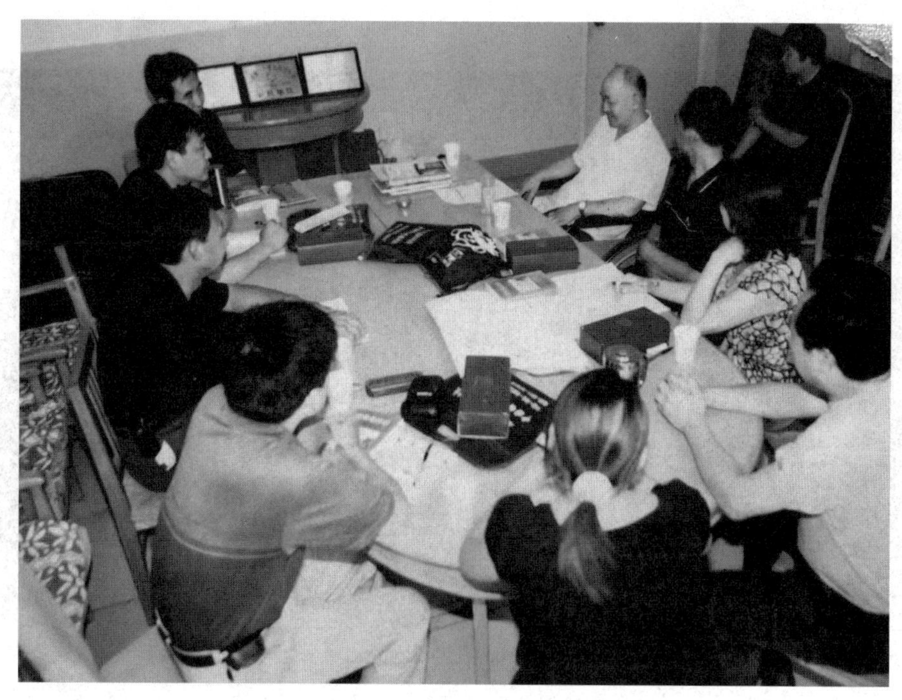

陆健老师（右上一）同埋线学员交流座谈

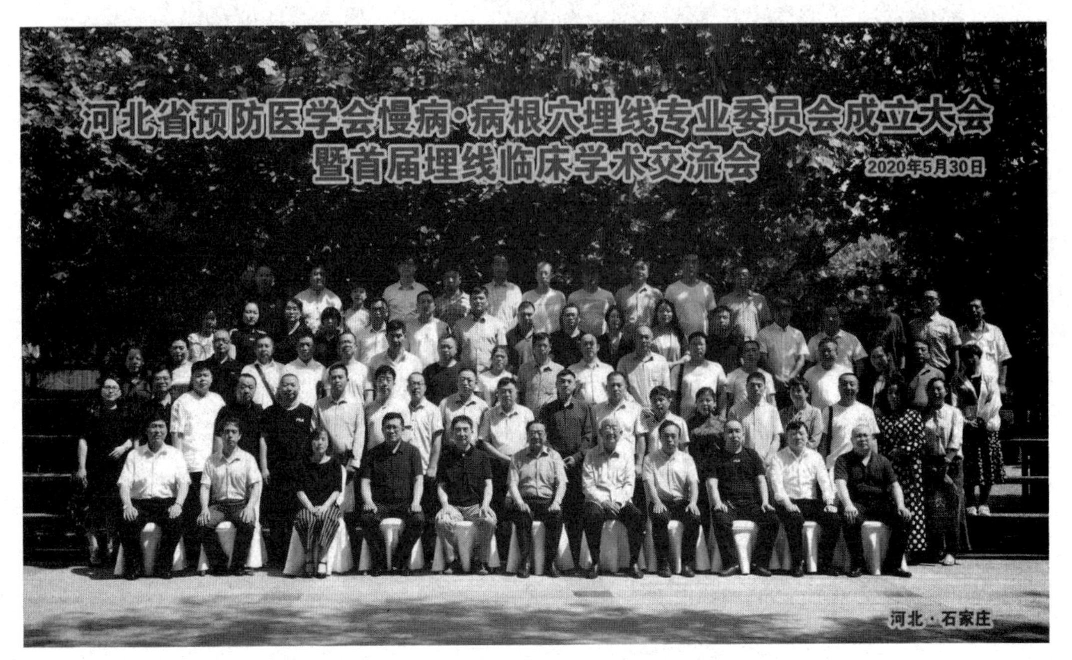

河北省预防医学会慢病·病根穴埋线专业委员会成立合影

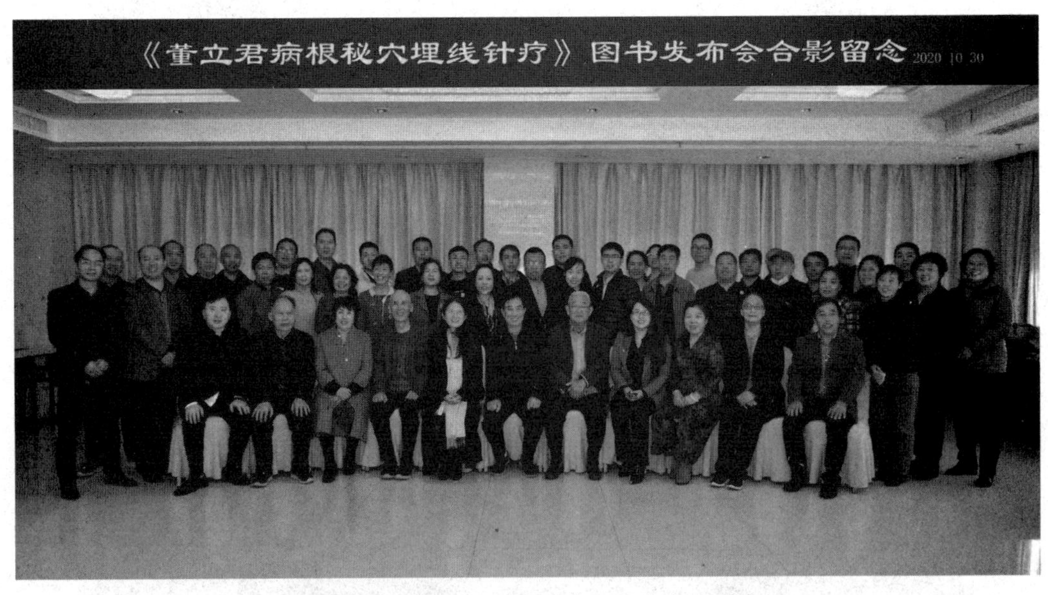

《董立君病根秘穴埋线针疗》图书发布会合影

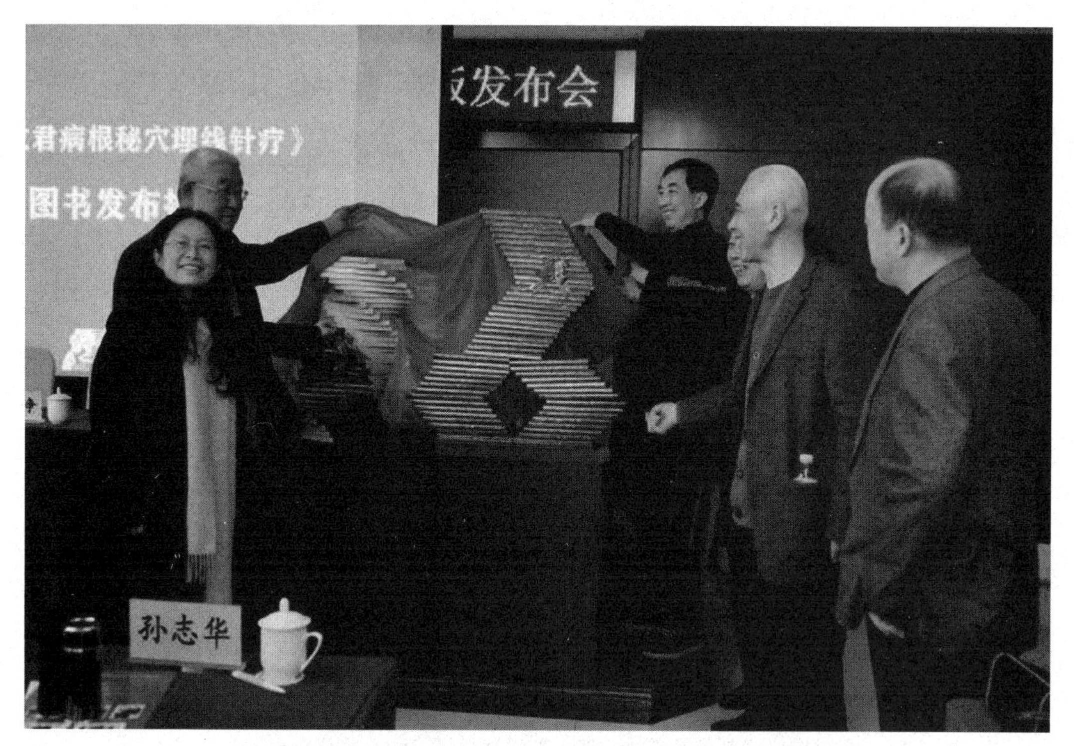

中国中医药出版社单宝枝主任（左一）出席图书发布会合影

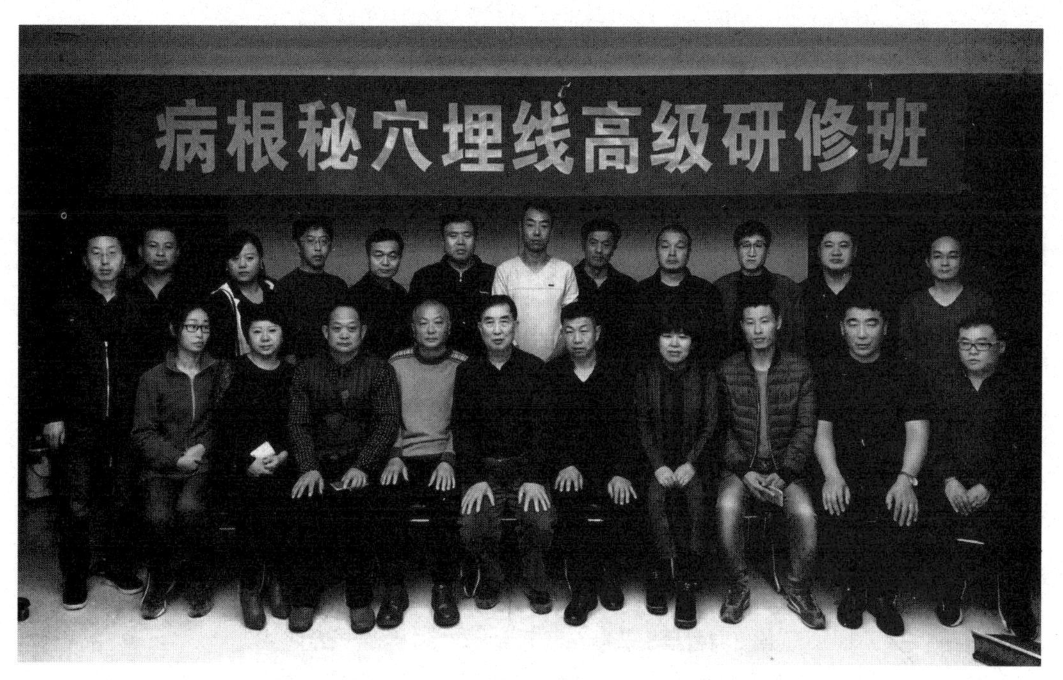

董立君教授（前排左五）与病根秘穴埋线培训班学员合影

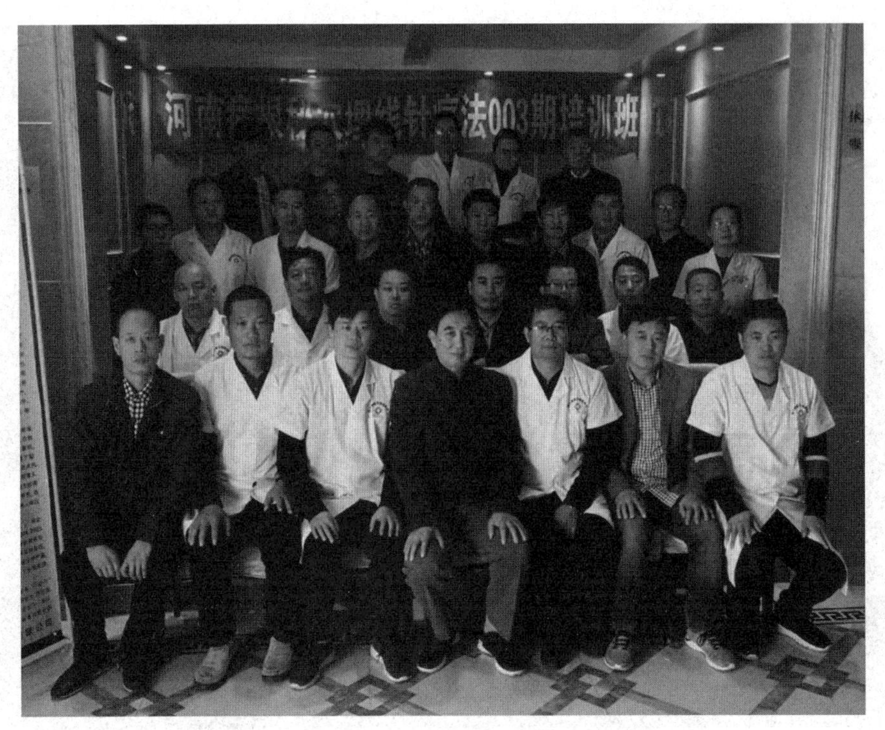

董立君教授（前排左四）与埋线培训班学员集体合影

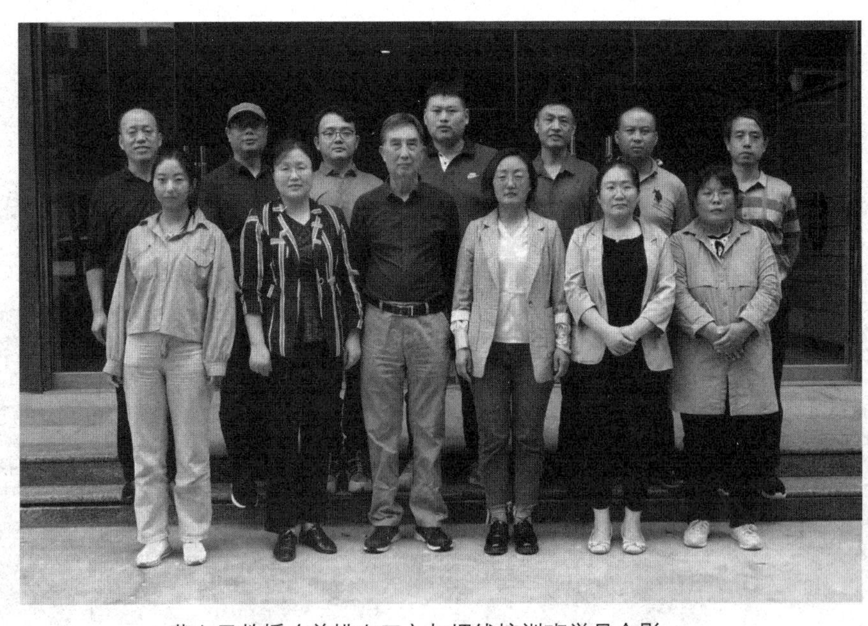

董立君教授（前排左三）与埋线培训班学员合影

智象®埋线培训《疑难病症埋线高级研修班》
2021年05月20日-21日

董立君教授（前排左四）与智象埋线培训班学员合影

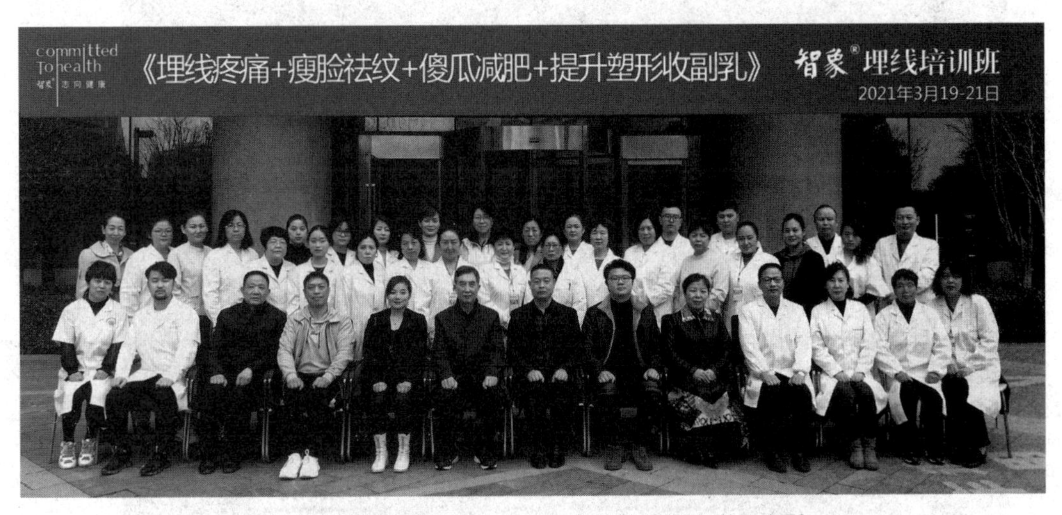

董立君教授（前排左六）与智象埋线培训班学员合影

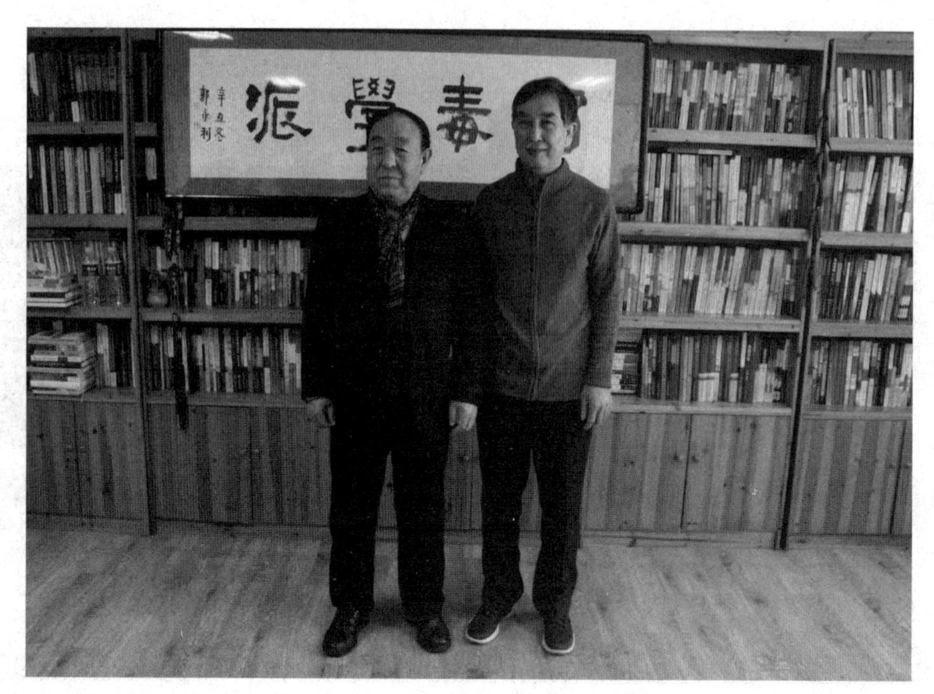

董立君教授与国医大师李佃贵合影

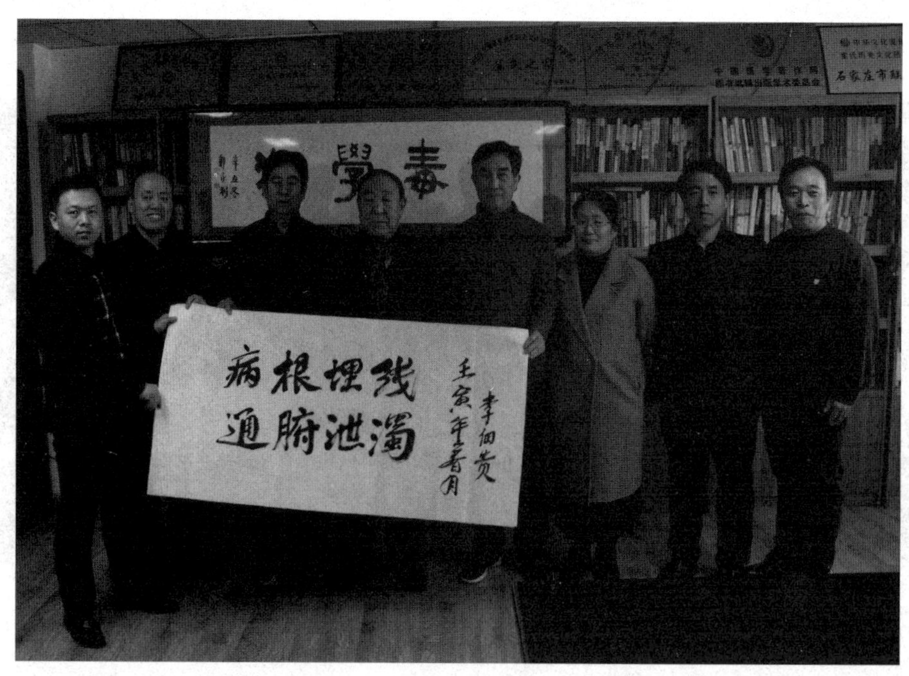

国医大师李佃贵（左四）为本书题词并与本书编委会成员合影

穴位埋线疗法是中医针灸学的重要组成部分。它是根据中医针灸学理论，将可吸收的外科缝线植入相应的穴位区域，对穴位产生持久、柔和的刺激，以防治疾病的一种方法。虽然中医古籍中没有埋线疗法的记载，但其理论源于《黄帝内经》中留针理论。《灵枢·九针十二原》曰："毫针者……静以徐往，微以久留之。"《素问·离合真邪论》曰："静以久留，以气至为故。"《素问·缪刺论》曰:"刺枢中以毫针，寒则久留针。"《灵枢·逆顺肥瘦》曰:"年质壮大，血气充盈，肤革坚固，因加以邪，刺此者，深而久留之"等。这些文献为穴位埋线疗法的产生奠定了理论基础。随着现代科技的进步，近年来该疗法发展快速，临床应用日益广泛。由于它具有针刺和线的复合刺激功能，可促进机体血液循环和炎症吸收、加快新陈代谢，尤其对于慢性病、疑难杂症等需要长期调理的疾病，可以通过持续的良性刺激来治疗，在这种良性刺激过程中，人体的应激能力和免疫力得到提高，起到防病治病的效果。穴位埋线疗法以其适应证广、起效快、疗效持久、操作简单、经济安全而受到广大患者的接受和认可。

董立君教授，原石家庄白求恩医学专修学院中医学教授，出身中医世家，师从中国著名"陆氏"穴位埋线专家陆健教授，数十年来从事穴位埋线疗法的教学、科研和临床工作，继承和发展了陆氏穴位埋线理论和技术。他思路开阔，善于总结，积极探索，勇于实践，总结出 28 个穴位组合。每个组合以病根穴为主，配合阿是穴、经验穴，便于学习掌握，能以简驭繁，使难病易治，异病同治，已在广大基层医院大力推广应用。穴位埋线疗法在河北、河南、山西、内蒙古等地广为传播。本书既有作者早年培训基层医生时讲课的体会，又有大量的临床治疗经验的系统总结，内容丰富，记录朴实。既有实践经验，又有对病案的分析，可以拓展从事针灸专业和中医专业的医务人员的临床思路，提高其临床水平。

品味全书，我感悟颇深，收获良多。这种奇特疗法，源于传统，基于临床，守正创新。既借埋线时发生的刺激起到疏通经络、调和气血的作用；又利用线体停留在体内吸收的过程取得催气、行气的效果。由于埋线时针体比较粗、刺激比较强，可以调整脏腑、阴阳的偏亢，属于“泻”的范畴；后期线体的吸收，刺激较弱，可以滋阴扶阳，补气生血，属于“补”的范围。这类刚柔相济、补虚泻实的刺激过程，可以使机体较好实践“阴平阳秘”，从中可以看到穴位埋线疗法的神奇。发展穴位埋线疗法对传承与发展中医针灸大有裨益，故乐为之序。

国家中医药岐黄工程岐黄学者首席科学家

国家 973 计划项目首席科学家

成都中医药大学原校长、首席教授

梁繁荣

2023 年 2 月

前言

穴位埋线疗法是将中医针灸疗法经验与埋线疗法经验两者精华融会一体的一门新型学科，其适应范围广泛，对于治疗慢性病和疑难疾病具有速效、长效、特效的优势，多年来得到了广大基层医生和患者的好评。

病根穴埋线针疗法是中国著名陆氏埋线专家陆健教授创建的，它是按照神经系统的定位诊断理论来配方选穴，通过调理神经系统来治疗疾病的一种穴位埋线疗法。董立君是陆健教授的弟子，也是病根穴埋线针疗法的传承人，多年来从事病根穴埋线的教学、临床、科研，继承和发展了病根穴埋线理论和技术。

病根秘穴埋线是继承发展病根穴埋线的创新成果，主要依据西医的神经节段解剖理论，突出神经系统定位诊断理论和技术手段，强调以“认病求真”选取定穴配方，像西医处方那样具有直观性、规律性、公证性和权威性，疗效更具有科学性、稳定可靠性。“病根秘穴埋线针疗”的应用是在几十年继承发展解剖学神经根系统定位配穴的基础上，发展创新经典的新技术成果。它有28个有效组合，专穴治疗专病，配穴精少，使用简单，实用快捷，疗效稳定，临床中深受埋线医生的欢迎。

本书主要分为三章：第一章主要是病根秘穴埋线针疗的应用，有28个组穴应用。在2020年中国中医药出版社出版的《董立君病根秘穴埋线针疗》第六章中有16个病根秘穴埋线组穴，对16个秘穴组合位置定位、肌肉解剖、操作手法等做了具体介绍。本书中将上次没有写入《董立君病根秘穴埋线针疗》书中的另外12个病根秘穴组穴一并向广大埋线医生介绍，包括“秘三针”“痔三针”“心三针”“脑三针”“鼻三针”“胆三针”“乳腺穴”“调压穴”“降糖穴”“安神穴”“止晕穴”“生殖穴”。其中“秘三针”治疗便秘，“痔三针”治疗痔疮，“心三针”治疗心脏病，“脑三针”治疗脑卒中，“鼻三针”治疗鼻炎、过敏性鼻炎，“胆三针”治疗胆囊炎，“乳腺穴”治疗乳腺疾病，“调压穴”治疗高血压、低血压疾病，“安神穴”治疗失眠证，“止晕穴”治疗眩晕证等。第二章是埋线医生临床经验和典型病案分享，这是此书的重要章节，介绍了30名埋线医生的埋线临床经验和典型病案。这些医生都是董立君早期的埋线学生，也是病根穴埋线针疗法在临床的实践者。具体病案有运用病根埋线治疗卵巢囊肿、早衰证、子宫脱垂的；有运用病根埋线结合针灸治疗帕金森综合征的；有运用病根埋线结合其他疗法治疗乳腺癌、肺癌康复治疗的等。他们的经验实用朴素，病案精彩有特色，对基层医务工作者在临床实践中具有现实指导意义。第三章是对本书埋线医生涉及的病案进行分析与讨论。埋线名家对不同的病案及有关疾病有独到的见解和分析，如运用中医埋线治疗五官科疾病的病案分析讨论；使用病根埋线和科技成果（特效药水）结合治疗带状疱疹、烧伤、烫伤、丹毒等病的分析讨论；病根埋线在神经系统疾病、骨科疾病、呼吸系统和循环系统疾病、妇科疾病等病案的分析与讨论。

本书与《董立君病根秘穴埋线针疗》两书相得益彰，很有意义。本书以病案为主，突出实用性；作者遍布全国各地，凸显广泛性；病案图文并茂，重在典型性。这些典型病案例和埋线医生临床经验，是推广宣传病根秘穴埋线的很好教材。相信病根秘穴的这些组穴将使广大的埋线医生在埋线临床中受益，病根秘穴埋线针疗技术将得到更好的推广和应用，造福更多患者。

最后，在此感谢国医大师李佃贵的帮助和支持！感谢国家中医药岐黄工程岐黄学者首席科学家梁繁荣的帮助和支持！感谢中国医学著作网崔志军总编、智象医疗季正斌总经理的帮助和支持！感谢宋红梅[1]、孙建芳、习仕民、缪奇祥、畅艳艳、刘建利、支丽娜、陈国春、王文生、国洪才、刘卫、杨旭辉、周鹏飞、付华峰、张琪、林俞利、聂苗、韩百强、刘坤、曹文云、李付华、宋红梅[2]、杨帅、杨少峰、朱社奔、赵志彬、李俊超、薛建新、董江嫣、苏少鹏、张旭等对图书出版的帮助和支持！同时，感谢智象医疗用品有限公司在本书编写过程中给予的大力支持！

本书编委会

2023年2月

目录

第一章　病根秘穴埋线针疗组穴（28组穴）技术的应用

第二章 埋线医生的临床经验和典型病案分享

第三章　病根秘穴埋线病案分析与讨论

第一章
病根秘穴埋线针疗组穴（28组穴）技术的应用

第一节 “头颈穴”的位置定位及埋线操作解剖细节

一、“头颈穴”即 $C_{2\sim3}$

C_2、C_3 的位置定位及进针层次（图 1-1）。

（一）定位

1．“头颈穴” 即 $C_{2\sim3}$ 位于颈上神经节周围，C_2 在枕后结节下的骨突位置，向下 1cm 为 C_3 棘突上缘。

2．颈上神经节其节后纤维进入 $C_{1\sim4}$ 神经，在节后纤维外侧支中部分分布于寰枢关节滑膜及其周围组织，部分参与形成椎动脉周围神经丛；与 $C_{1\sim2}$ 神经相交的脑神经中的迷走神经、舌下神经，对额部汗腺、瞳孔、口鼻黏膜、三叉神经、眼球血管都有支配作用；所以 $C_{2\sim3}$ 是专治颅内神经疾病之要穴。

（二）作用

“头颈穴”治疗寰枢关节紊乱、椎动脉颈椎引起的眩晕症、各种类型的头痛病、神经衰弱、失眠症及脑部血管、神经疾患。

（三）进针层次

$C_{2\sim3}$ 要通过的组织：皮肤、皮下组织、斜方肌、头夹肌、头半棘肌等。埋线选在 $C_{2\sim3}$ 棘突上旁开 1 寸位置。颈部的进针层次：皮肤→皮下组织→斜方肌→头夹肌→头半棘肌。

1．皮肤　较厚，有毛发，由枕大神经和第 3 枕神经的分支支配，枕大神经为第 2 颈神经的后支，分布于枕部皮肤；第 3 枕神经是 C_3 神经的后支，分布于项区上部皮肤。

2．皮下组织　较厚，主要有疏松的结缔组织和脂肪组织构成，内有上述皮神经和皮下静脉。

3．斜方肌　针在左、右斜方肌之间通过。

4．头夹肌　位于斜方肌和胸锁乳突肌的深面，由 $C_{2\sim5}$ 神经后支的外侧支支配。针刺时通过该肌的外上部。

5．头半棘肌　位于头夹肌的深面，由颈神经后支支配，针刺通过该肌的外侧较厚部位。

注：颈椎：C　胸椎：T　腰椎：L　骶椎：S

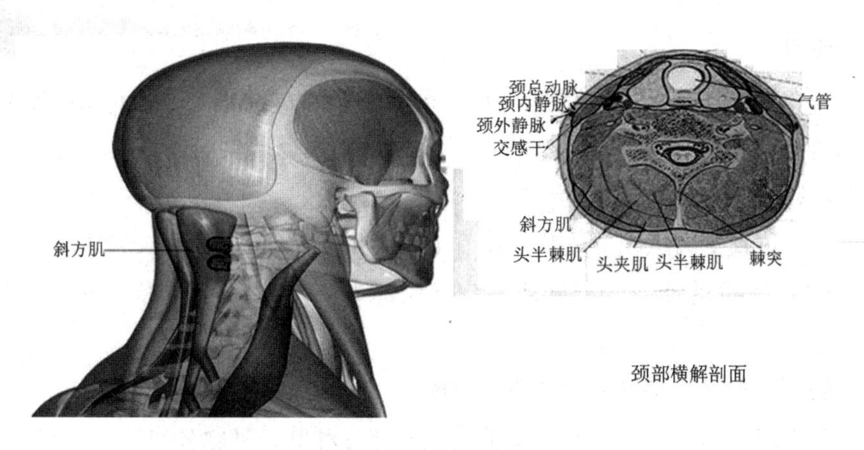

图 1-1 “头颈穴”的定位及颈部横解剖面图示

二、“头颈穴”埋线操作细节

（一）埋线操作

埋线一般以角度 70°～80° 向椎体方向直刺进针，埋线深度 2～3cm，不要超过 4cm。

（二）局部消毒

打好局麻，选 9 号针及 0 号或 2-0 号肠线 1.5cm，右手持埋线针，左手绷紧皮肤，对准进针点，以角度 70°～80° 将线扎入 2～3cm 深，旋转针柄 90°，向上微提，将针芯注入，快速拔针，棉签压住针眼，避免出血过多，做好局部消毒，贴好创可贴，保护针眼 24 小时。

（三）埋线反应

埋线后 1～2 天颈部有不适感，不用处理，第 3 天就好转。如有对疼痛敏感者，可用大盐热敷颈部 1～2 天。

第二节　“胸二穴”的位置定位及埋线操作解剖细节

一、“胸二穴”的位置定位及进针层次

（一）定位

“胸二穴”即 $T_{1\sim2}$ 组合。

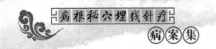

（二）作用

“胸二穴”治疗头部血管、汗腺、眼球、瞳孔等疾病，如老视眼、青光眼、近视眼等；鼻腔黏膜疾病如鼻炎、咽炎等；面部血管的疾患，如痤疮、黄褐斑等。

（三）进针层次

“胸二穴”位置下的组织：皮肤、皮下组织、斜方肌腱、菱形肌、竖脊肌。

“胸二穴”埋线进针层次：皮肤→皮下组织→斜方肌腱→菱形肌→竖脊肌（图1-2）。

1．皮肤　由 T_1、T_2 神经后支的皮支支配。

2．皮下组织　由 T_1、T_2 神经后支的皮支和伴行动脉、静脉分布。

3．斜方肌腱　是斜方肌起始部腱性部分，较薄。肌肉由副神经的分支支配。

4．菱形肌　是斜方肌的深面组织，受肩胛背神经支配，该神经主要由 C_4、C_5 神经前支构成，主干经肩胛骨内侧缘、菱形肌深面，斜刺时可能刺中此神经。颈椎病常压迫该神经，引起菱形肌痉挛，产生肩背痛。

5．竖脊肌　又称骶棘肌，属于背深层肌，位于棘突两侧的深沟内，在背肌中最为粗大，均由脊神经后支支配。

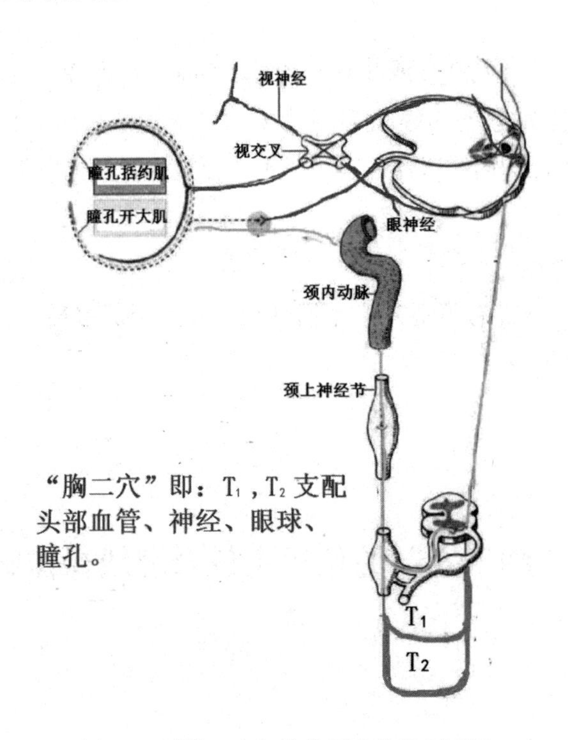

图1-2　“胸二穴”的位置定位解剖图示

二、埋线操作细节

（一）埋线操作

一般是从脊柱间隙中间进针，捏起皮肤，针尖先在中间直刺1cm，转换针的角度向两侧埋入，掌握在进针角度35°为宜。进针角度以35°较安全，进针角度在45°以上危险性加大。斜刺深度瘦人一般不超过2.5cm，安全埋线深度掌握在1～2cm较好；胖人一般不超过4cm，安全埋线深度在2.5～3.5cm；正常人埋线深度在2～3cm为宜。

（二）具体要求

局部消毒，打好局麻，选11号针及0号或1号肠线2cm，右手持埋线针，左手捏起皮肤，对准进针点，以角度25°～35°方向将线埋入$T_{1\sim2}$的1、3号穴2～2.5cm深，旋转针柄90°，向上微提，将针芯注入，快速拔针，棉签压住针眼，避免出血过多，做好局部消毒，贴好创可贴，保护针眼24小时。

（三）埋线反应

埋线后1～2天局部有不适感，不用处理，第3天就好转，如有对疼痛敏感者，可用大盐热敷局部1～2天好转。

第三节　“坐三针”的位置定位及埋线操作解剖细节

一、“坐三针”的位置定位及进针层次

定位：“坐三针”的三个位置是L_3、S_2、S_3（图1-3）。

作用：“坐三针”治疗腰椎病、坐骨神经痛。

进针层次：“坐三针”它通过的组织：皮肤、皮下组织、棘上韧带、棘间韧带、胸腰筋膜浅层、竖脊肌、S_2及S_3骶后孔（图1-3）。

（一）L_3埋线

进针层次：皮肤→皮下组织→棘上韧带→棘间韧带→胸腰筋膜浅层→竖脊肌。

1. 皮肤　较厚，移动性小，该区皮肤有L_3、L_4神经后支的皮支分布。

2. 皮下组织　由疏松结缔组织构成，脂肪含量相对较多，其内分布有上述神经的分支及其伴行浅动脉、静脉支。

3. 胸腰筋膜浅层　较致密，厚且坚韧，覆于竖脊肌表面，向下附于髂嵴，内侧

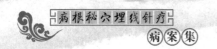

附于腰椎棘突和棘上韧带，针尖穿过时有突破感。

4．竖脊肌　该部位竖脊肌主要接受 L_3、L_4 神经后支的肌支支配。

（二）S_2、S_3 埋线

进针层次：皮肤→皮下组织→胸腰筋膜浅层→竖脊肌→ S_2、S_3 骶后孔。

1．皮肤　较厚，移动性小，皮肤有臀中皮神经分布。

2．皮下组织　较厚，致密，脂肪含量较少，其内分布有臀中皮神经及浅血管。

3．胸腰筋膜浅层　此区呈一薄层致密结缔组织，被覆盖于竖脊肌表面，参与构成竖脊肌肌鞘。

4．竖脊肌　此部位竖脊肌较薄，主要接受 S_1、S_2 神经后支的肌支支配。

5．S_2、S_2 骶后孔　骶段硬膜内有 S_2、S_3 神经后支通过。

（三）“坐三针”的作用

治疗腰椎病、坐骨神经痛有疗效。

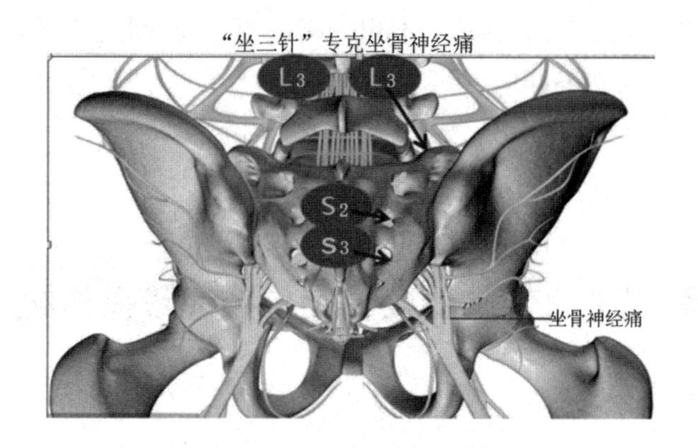

图 1-3　“坐三针”位置定位解剖图示

二、“坐三针”埋线操作解剖细节

（一）L_3

这个位置埋线非常安全，针以角度 80° 直刺 3 ～ 4.5cm，继以 60° ～ 70° 斜刺 3 ～ 5cm，瘦人埋线直刺 2 ～ 2.5cm，斜刺 2 ～ 3cm，胖人埋线直刺可进针 3 ～ 6cm。

（二）S_2、S_3

这个位置埋线比较关键，埋线位置浅了，疗效不佳。一般是采取透刺埋线较好，捏起皮肤，将针向中间位置直刺 1cm，再以角度 45° ～ 60° 方向向两边斜刺埋线，深度 2 ～ 3cm，瘦人 1 ～ 2cm，胖人 3 ～ 4cm。

第四节 “肌二穴”的位置定位及埋线操作解剖细节

一、“肌二穴”的位置定位及进针层次

（一）定位

“肌二穴”即 T_{12}、L_1 组合。T_{12} 选棘突上缘位置埋线，T_{12} 埋线主要是从椎体中间向两侧透刺埋线。L_1 选在 L_1 棘突下位置埋线，一般为 L_1 的棘突下旁开1寸处直刺埋入（图1-4）。

（二）作用

“肌二穴”调理颈、胸、腰椎肌肉的相关疾病。

（三）进针层次

1．T_{12} 进针层次　皮肤→皮下组织→背阔肌→下后锯肌→竖脊肌（图1-4）。

（1）皮肤：较厚，移动性小，该区皮肤有 T_{12} 神经、L_1 神经后支的皮支分布。

（2）皮下组织：由疏松结缔组织构成，脂肪含量相对较多，其内分布有上述神经的分支及其伴行浅动脉、静脉支。

（3）背阔肌：该肌腱膜与浅面的腰背部深筋膜、其深面的下后锯肌腱膜，共同形成胸腰筋膜浅层，该处甚为发达，也易受劳损而引起腰腿痛。接受胸背神经和相应腰神经后支支配。

（4）下后锯肌：位于背阔肌中部的深面，借腱膜起自下位两个胸椎棘突及上位两个腰椎棘突，肌纤维向外上方止于第9至第12肋外面，接受第9至第12肋间神经支配。

（5）竖脊肌：此段竖脊肌主要接受 T_{12} 神经和 L_1 神经后支的肌支支配。

2．L_1 进针层次　皮肤→皮下组织→棘上韧带→棘间韧带→胸腰筋膜浅层→竖脊肌。

（1）皮肤：较厚，移动性小，该区皮肤有 L_1、L_2 神经后支的皮支分布。

（2）皮下组织：由疏松结缔组织构成，脂肪含量相对较多，其内分布有上述神经的分支及其伴行浅动、静脉支。

（3）胸腰筋膜浅层：较致密，厚且坚韧，覆于竖脊肌表面，向下附于髂嵴，内侧附于腰椎棘突和棘上韧带，针尖穿过时有突破感。

（4）竖脊肌：该部竖脊肌主要接受 L_1、L_2 神经后支的肌支支配。

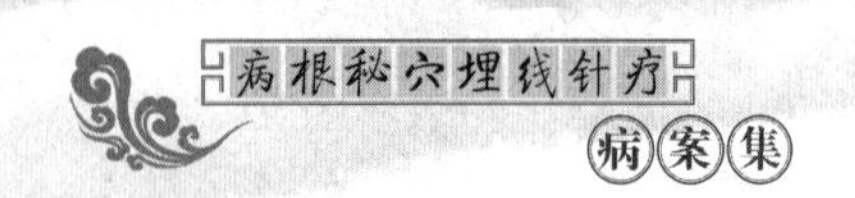

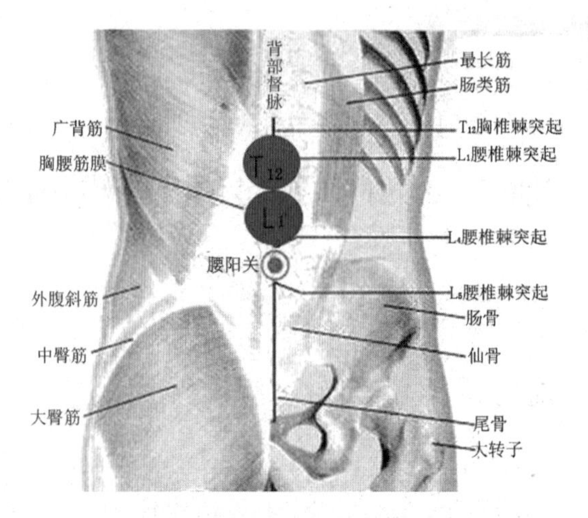

图 1-4 “肌二穴”位置定位解剖图示

二、“肌二穴”埋线操作解剖细节

（一）T_{12} 埋线

采用平透刺埋线较宜。平透刺埋线：捏起皮肉，在脊柱中间直刺 1cm，再转换针的角度为 35°，向两侧平透刺埋线，进针角度在 45°以上危险性加大，一般掌握在进针角度以 35°为宜。进针 3 ～ 4cm，瘦人深度一般不超过 2.5cm，安全埋线深度掌握在 1 ～ 2cm 较好；胖人一般不超过 4cm，安全埋线深度在 2.5 ～ 3.5cm，正常人埋线深度在 2 ～ 3cm 为宜。埋线深度不要过深，不宜超过 3cm，否则会有危险。

（二）L_1 埋线

这个位置埋线非常安全，直刺 3 ～ 4.5cm，斜刺以角度 60°～ 70°方向 3 ～ 5cm。瘦人埋线直刺 2 ～ 2.5cm，斜刺 3cm；胖人埋线直刺可进针 4 ～ 6cm。

第五节 “肺三角”的位置定位及埋线操作解剖细节

一、“肺三角”的位置定位及进针层次

（一）定位

“肺三角”埋线的定位：T_1、T_2、肺俞穴透风门穴（图 1-5）。

（二）作用

“肺三角”治疗咳喘疾病（如老年慢性支气管炎）。

（三）进针层次

进针层次解剖通过的组织：皮肤、皮下组织、斜方肌、棘上韧带、棘间韧带、菱形肌、上后锯肌、竖脊肌。

1. T_1、T_2 的进针层次　皮肤→皮下组织→斜方肌→棘上韧带→棘间韧带→菱形肌→竖脊肌。

(1)皮肤：较厚，具有一定的移动性，含较丰富的毛囊和皮脂腺。皮肤感觉由 C_8 神经、T_1 神经后支的皮支支配。

(2)皮下组织：内有上述皮神经的分支及其伴行动、静脉分布。

(3)斜方肌：位于项部和背部浅层的三角形阔肌。受肩胛背神经支配，由 C_4、C_5 神经前支组成。

(4)棘上韧带：呈细索状，较坚韧，针尖刺入有阻力感。

(5)棘间韧带：韧带较薄，窄而长，进针 0.5 寸时到达此层。

(6)菱形肌：斜方肌深面是菱形肌，受肩胛背神经支配，该神经由 C_4、C_5 神经前支组成。

(7)竖脊肌：位于背部最长的后伸肌，纵列于脊柱全身棘突的两侧，受多节段脊神经后支支配。

2. 肺俞透风门埋线　要从肺俞穴向风门穴透刺。进针层次：皮肤→皮下组织→斜方肌→菱形肌→上后锯肌→竖脊肌。

(1)皮肤：较厚，其感觉由 T_2、T_3 神经后支的皮支支配。

(2)皮下组织：较致密，内有 T_2、T_3 神经后支的皮支及其伴行动脉、静脉分布。

(3)斜方肌：位于项部和背部浅层的三角形阔肌。受肩胛背神经支配，由 C_4、C_5 神经前支组成。

(4)菱形肌：斜方肌深面是菱形肌，受肩胛背神经支配，该神经由 C_4、C_5 神经前支组成。

(5)竖脊肌：位于背部最长的后伸肌，纵列于脊柱全身棘突的两侧，受多节段脊神经后支支配。

二、“肺三角”埋线操作解剖细节

（一）T_1、T_2 埋线

采用平透刺方法。从椎体中间进针 1cm，再转换针的角度，以 35° 向两侧埋入。

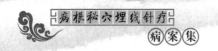

具体操作埋线时捏起皮肤，针尖先在中间直刺 1cm，再转换针角度，以 30° ～ 35° 向两侧埋入，深度 2 ～ 3cm。

（二）肺俞透风门埋线

选肺俞穴，做好标志，局部消毒，打好局麻，选 11 号针及 0 号或 1 号肠线 2cm，右手持埋线针，左手捏起皮肤，对准进针点，以 30° ～ 35° 角方向将线从肺俞穴透刺埋入风门穴，肠线在肺俞穴与风门穴之间。

（三）埋线操作

进针角度以 30° ～ 35° 最安全，进针角度在 45° 以上危险性加大，斜刺深度瘦人一般不超过 2.5cm，安全埋线深度掌握在 1 ～ 2cm 较好。胖人一般不超过 4cm，安全埋线深度在 2.5 ～ 3.5cm；正常人埋线深度在 2 ～ 3cm 为宜。平透刺埋线是针尖先在中间直刺 1cm，再转换针角度，以 30° ～ 35° 向上方埋入，深度 2 ～ 3cm。

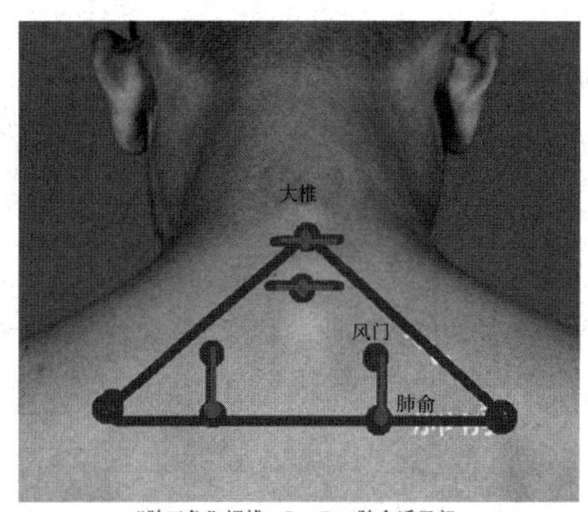

“肺三角”埋线：T_1、T_2、肺俞透风门

图 1-5 “肺三角”位置定位解剖图示

第六节 奇穴“八华穴”的位置定位及埋线操作解剖细节

一、“八华穴”的位置定位及进针层次

（一）定位

“八华穴”定位：选边为 5cm 的等边三角形 4 个，在大椎穴下依次放好，用记号笔点出八华穴位置，这 8 个位置都在 $T_{2\sim6}$ 的范围（图 1-6）。

（二）作用

“八华穴”治疗气管炎、支气管炎及肺部疾病。

（三）进针层次

$T_{2\sim6}$的进针层次：皮肤→皮下组织→斜方肌→菱形肌→背阔肌→竖脊肌。

1. 皮肤、皮下组织、斜方肌、菱形肌　同“肺三角”埋线解剖位置。

2. 背阔肌　受胸背神经（$C_{6\sim8}$神经前支）支配，该神经起于臂丛后束，于背阔肌深面走行并进入该肌层。

3. 竖脊肌　主要受 T_7、T_8 神经后支的肌支支配。

二、“八华穴”埋线操作解剖细节

（一）埋线操作

从“八华穴”下最后一排的两个穴位开始埋线，从穴位下 0.5 寸进针，向上方透刺埋入，再依次向第二、三、四排穴位埋线。

（二）具体进针细节

埋线角度以 30° ～ 35° 最安全，进针以 45° 以上危险性加大，平透刺是针尖先在中间直刺 1cm，再转换针角度，以 30° ～ 35° 向上方埋入，深度 2 ～ 3cm。瘦人一般不超过 2.5cm，安全埋线深度掌握在 1 ～ 2cm 较好；胖人一般不超过 4cm，安全埋线深度在 2.5 ～ 3.5cm。

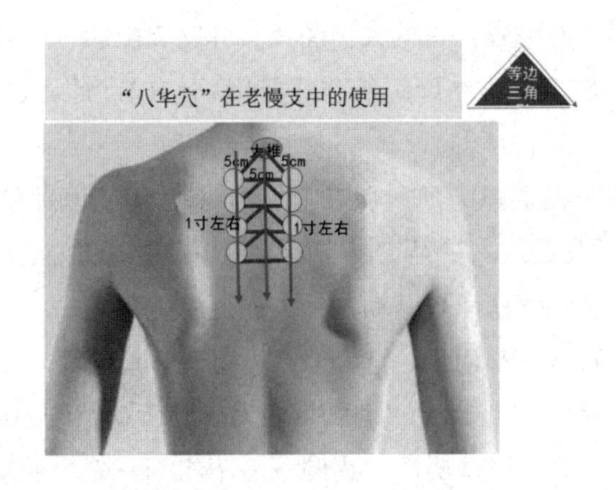

图 1-6　“八华穴”位置定位解剖图示

第七节 “臂六针”的位置定位及埋线操作解剖细节

一、“臂六针”位置定位及进针层次

（一）定位

“臂六针”即C_6、C_7、T_1，都在C_6、C_7、T_1棘突上旁开1寸位置埋线（图1-7）。

（二）作用

“臂六针”治疗颈椎间盘脱出症、神经根型颈椎病、网球肘，臂丛神经、正中神经、桡神经、尺神经损伤引起的上臂、手臂、手指麻木、疼痛不适等。

（三）进针层次

“臂六针”进针层次通过的组织：皮肤、皮下组织、斜方肌腱膜、棘上韧带、棘间韧带、菱形肌、上后锯肌、竖脊肌。

1．颈部的C_6、C_7埋线　进针层次：皮肤→皮下组织→斜方肌腱膜→棘上韧带→棘间韧带。

（1）皮肤：较厚，有毛发，由枕大神经及其分支支配。

（2）皮下组织：较厚，由结缔组织和脂肪组织构成，针通过该组织时阻力较小，有松软感。

（3）斜方肌腱膜：两侧斜方肌腱膜在此会合（摘自《针刺手法技巧与应用解剖》一书），该肌由副神经及C_3、C_4神经前支支配，是埋线针通过的组织。

（4）棘上韧带：呈细索状，较坚韧，针尖通过有阻力。

（5）棘间韧带：较薄，窄而长，进针0.5寸时进入此层次。

（6）深层结构：有C_8神经后支，动脉供血为肩胛背动脉或颈横动脉的分支。

2．颈项部的T_1埋线　进针层次：皮肤→皮下组织→斜方肌腱→菱形肌→上后锯肌→竖脊肌。

（1）皮肤、皮下组织：同$C_{6\sim7}$所述同。

（2）斜方肌腱：是斜方肌起始部腱性部分，较薄，肌肉由副神经的分支支配。

（3）菱形肌：是斜方肌的深面组织，受肩胛背神经支配，该神经主要由$C_{4\sim5}$神经前支构成，主干行经肩胛骨内侧缘、菱形肌深面，斜刺时可能刺中此神经。颈椎病常压迫该神经，引起菱形肌痉挛，产生肩背痛。

（4）上后锯肌：位于菱形肌的深面，为一很薄的扁肌，受第 1 ～ 4 肋间神经的分支支配。

（5）竖脊肌：又称骶棘肌，属于背深层肌，位于棘突两侧的深沟内，在背肌中最为粗大，均由脊神经后支支配。

二、“臂六针”的埋线操作细节

（一）C_6、C_7 埋线

C_6、C_7 埋线是在 C_6、C_7 棘突上缘旁开 1 寸处，采取直刺进针 2 ～ 3cm，斜刺向椎体方向以 60° ～ 70° 进针 2.5 ～ 3.5cm。超过 4.5cm 有危险性。

（二）T_1 埋线

采用平透刺埋线较宜，一般是捏起皮肉，在脊柱中间直刺 1cm，再转换针的角度，以 35° 向两侧平刺埋线，埋线深度为 2 ～ 3cm 较宜。埋线深度不可过深，不超过 3cm，否则会有危险。

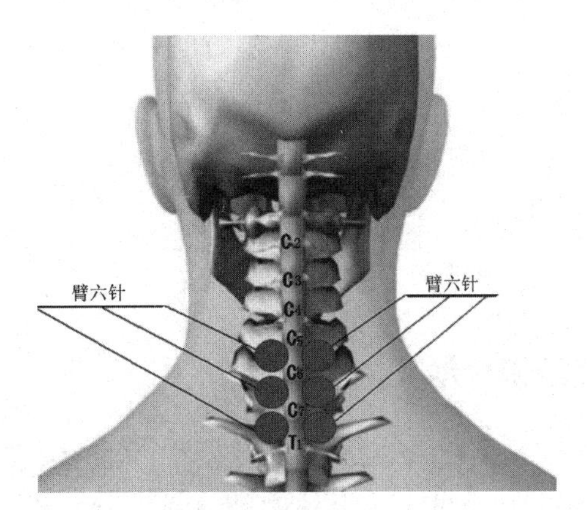

图 1-7　“臂六针”位置定位解剖图示

第八节　“胃六针”的位置定位及埋线操作解剖细节

一、“胃六针”位置定位及进针层次

（一）定位

“胃六针”位置定位是在 T_6、T_8、T_9 棘突上缘，椎体中央向两侧平透刺进针埋入（图

1-8）。

（二）作用

“胃六针”治疗慢性胃炎、胃溃疡及十二指肠溃疡、反流性食管炎、胆汁性胃炎等疾病。

（三）进针层次

埋线进针通过的组织：皮肤、皮下组织、斜方肌、菱形肌、竖脊肌。对“胃六针”的埋线，要理解它的背部肌肉层次。

1．T_6 进针层次：皮肤→皮下组织→斜方肌→菱形肌→竖脊肌。

（1）皮肤：较厚，皮肤有 T_5、T_6 胸神经后支内侧皮支分支分布。

（2）皮下组织：有上述神经的分支和第 5 肋间后动脉、静脉的浅支。

（3）斜方肌：由副神经支配。

（4）菱形肌：由肩胛背神经支配。

（5）竖脊肌：由 T_4、T_5 胸神经后支的肌支支配。

2．$T_{8\sim9}$ 进针层次：皮肤→皮下组织→斜方肌→背阔肌→竖脊肌。

（1）皮肤、皮下组织：同上。

（2）斜方肌：由副神经支配及 $C_{3\sim4}$ 神经前支支配。

（3）背阔肌受胸背神经（$C_{6\sim8}$ 神经前支）支配。

（4）竖脊肌：受 T_7、T_8 神经后支的肌支支配。

二、“胃六针”埋线操作细节

（一）埋线操作

背部埋线都采用平透刺埋线，从脊柱中间直刺 1cm，再转换针角度，以 35° ～ 45° 向两边平刺埋入，进针深度 2.5 ～ 3.5cm 为宜，瘦人一般进针深度 1.5 ～ 2cm 较好。

（二）具体细节

选 T_6、T_8、T_9 棘突上中心位置，局部消毒，打好局麻，选 11 号针或 12 号针及 1 号或 2 号肠线 2cm，右手持埋线针，左手捏起皮肤，对准进针点，以 35° ～ 45° 方向将线埋入 T_6、T_8、T_9 的 1、3 号穴，埋线深度 2.5 ～ 3.5cm，旋转针柄 90° ，向上微提，将针芯注入，快速拔针，棉签压住针眼，少出点血，做好局部消毒，贴好创可贴，保护针眼 24 小时。

（三）埋线反应

埋线后 1 ～ 2 天局部有不适感，不用处理，第 3 天就好转，如有对疼痛敏感者，可用大盐热敷局部 1 ～ 2 天好转。

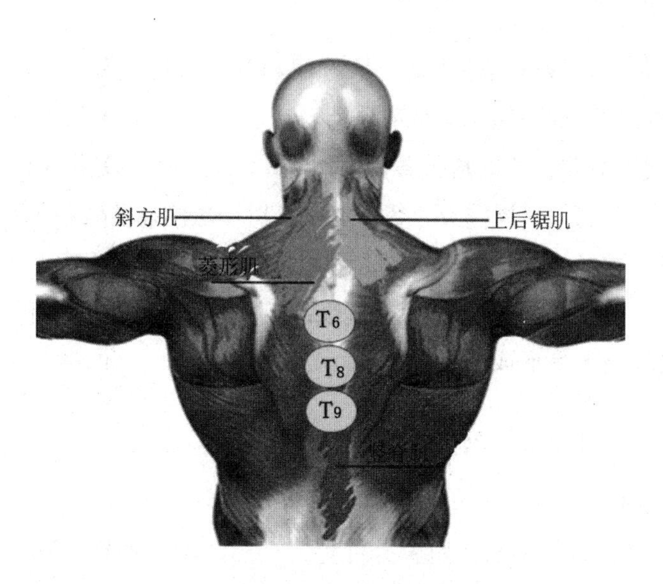

图 1-8 “胃六针”位置定位解剖图示

第九节 “肩三针”的位置定位及埋线操作解剖细节

一、“肩三针”的位置定位及进针层次

（一）定位

“肩三针”即肩髎穴、肩前穴、肱二头长头肌腱位置（图 1-9）。

（二）作用

“肩三针”治疗肩关节周围炎疾病。

（三）进针层次

1.“肩三针”通过的组织：皮肤、皮下组织、三角肌、肱二头肌长头肌腱。

2.“肩三针”埋线主要是埋入肌肉层，采用浮针埋线模式，埋在疼痛点周围，应通过三角肌、肱二头肌。

3. 肩髎穴的进针层次：皮肤→皮下组织→三角肌→三角肌下囊→冈上肌腱。肩前穴的进针层次：皮肤→皮下组织→三角肌→肱二头肌长头腱。

（四）“肩三针”的解析

1. 肩髎穴 属于手少阳三焦经。主治：臂痛、肩重不能上举。解剖位置：在肩

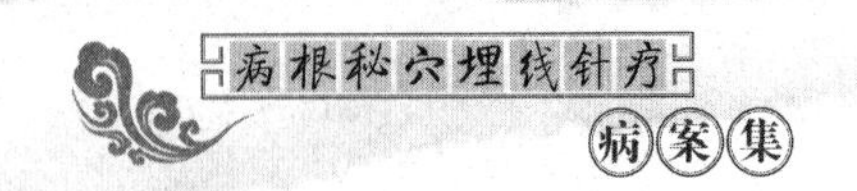

峰后下方、三角肌中，深部有小圆肌、大圆肌和背阔肌腱；有旋肱后动、静脉分布；布有锁骨上外侧神经、腋神经、肩胛下神经。

2. 肩前穴的准确位置　在肩关节前面，腋窝的前面有个纹头，纹头上一寸的地方。缓解治疗上肢瘫痪、肩关节周围炎、臂不能举、肩臂内侧痛等解剖位置。在三角肌中，穴区浅层有锁骨上神经外侧支分布；深层有腋神经、肌皮神经和胸肩峰动脉分布。

3. 肱二头长头肌腱　在结节间沟内小结节处易受到明显磨损和挤压，此处容易发生病损，也是肩周炎易形成的原因。

二、“肩三针”的埋线操作细节

（一）埋线操作

选肩髎、肩前、肱二头长头肌腱处位置，局部消毒，打好局麻，选 9 号针及 2-0 号肠线 2cm，右手持埋线针，左手捏起皮肤，对准进针点，以 30° ～ 45° 方向将线埋入肩髎、肩前、肱二头长头肌腱处疼痛点周围，深 2cm，旋转针柄 90° ，向上微提，将针芯注入，快速拔针，棉签压住针眼，少出点血，做好局部消毒，贴好创可贴，保护针眼 24 小时。

（二）埋线反应

埋线后 1 ～ 2 天局部有不适感，不用处理，第 3 天就好转。对疼痛敏感者，可用大盐热敷局部 1 ～ 2 天好转。

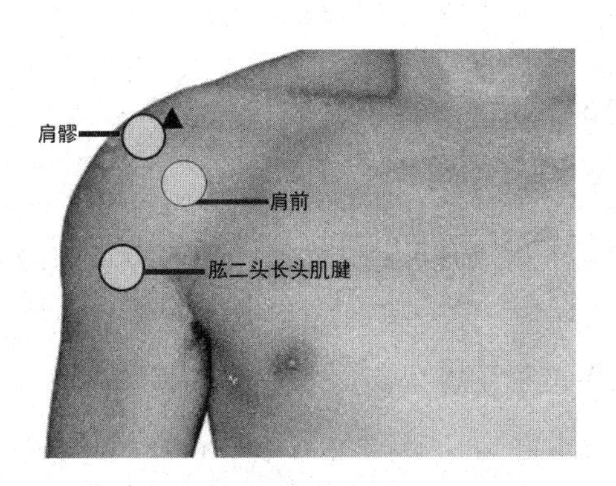

图 1-9　“肩三针”位置定位解剖图示

第十节　“膝三针”的位置定位及埋线操作解剖细节

一、“膝三针”的位置定位及进针层次

（一）定位

“膝三针”首先是L_3的埋线，选在L_3的棘突下旁开1寸的位置直刺埋入。环跳穴和秩边穴选好位置后用斜刺埋线（图1-10）。

（二）作用

“膝三针”治疗膝关节疼痛疾病。

（三）进针层次

1. L_3　进针层次：皮肤→皮下组织→棘上韧带→棘间韧带→胸腰筋膜浅层→竖脊肌。

（1）皮肤：较厚，移动性小，该区皮肤由L_3、L_4神经后支的皮支分布。

（2）皮下组织：由疏松结缔组织构成，脂肪含量相对较多，其内分布有上述神经的分支及其伴行浅动、静脉支。

（3）胸腰筋膜浅层：较致密，厚且坚韧，覆于竖脊肌表面，向下附于髂嵴，内侧附于腰椎棘突和棘上韧带，针尖穿过时有突破感。

（4）竖脊肌：该部位竖脊肌主要接受L_3、L_4神经后支的肌支支配。

2. 秩边穴　进针层次：皮肤→皮下组织→臀大肌→梨状肌下缘。

（1）皮肤：较厚，富有皮脂腺和汗腺。由臀中皮神经分支支配。

（2）皮下组织：较发达，有许多纤维束连接皮肤与深筋膜，充满较厚的皮下脂肪。分布有臀中皮神经分支和浅血管。

（3）臀大肌：肥厚，主要受臀下神经支配。

（4）梨状肌下缘：紧邻梨状肌下孔，下孔内外侧至内侧依次有坐骨神经、股后皮神经、臀下皮神经、臀下动静脉、阴部内动静脉及阴部神经等结构穿出。正当本穴深部有坐骨神经和股后皮神经通过，直刺进针2～3寸时可能刺中该神经。

3. 环跳穴　在股外侧部，侧卧屈髋，当股骨大转子最凸点与骶管裂孔连线的中1/3与外1/3交点处。进针层次：皮肤→皮下组织→臀大肌→坐骨神经→股方肌、闭

孔内肌、下孖肌。(自《针刺手法技巧与应用解剖》书中)

(1)皮肤:基本同秩边穴。由臀上皮神经支配,其神经纤维主要来自 L_2 神经后支。

(2)皮下组织:较厚,分布有上述神经末梢。

(3)臀大肌:臀大肌同上。该肌由臀下神经支配,其神经纤维来自 L_5 神经和 S_1 神经前支。

(4)坐骨神经:为全身最粗大的神经,由 L_4、L_5 神经和 $S_{1\sim3}$ 神经的前支纤维构成。从梨状肌下孔出骨盆至臀大肌深面,经坐骨结节与大转子之间中点稍内侧处下降入股后区,临床上常以此处作为坐骨神经压痛点的检查部位。

二、"膝三针"埋线操作细节

(一)环跳穴、秩边穴埋线

坐骨神经在环跳穴的深面,若向生殖器方向刺入 6cm 以上,可刺中该神经。向髋关节方向刺深 6 ~ 8cm,可刺中该关节支,酸胀向髋关节放射。埋线治疗膝关节病中应用"膝三针"埋线,环跳穴可向外侧斜刺进针 3 ~ 4cm 即可,不可埋入太深。埋线秩边穴时向内斜刺 2 ~ 3cm 即可。

(二)L_3 埋线

比较安全,一般采用直刺进针,角度以 70° ~ 80° 向椎体方向埋入,深度 3 ~ 5cm。瘦人埋线深度 2 ~ 3cm,胖人可埋入 4 ~ 6cm。

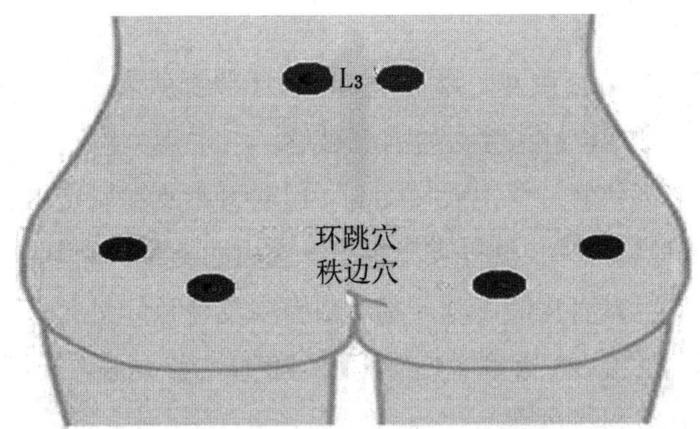

L3选1号线直刺埋入,深度3~5cm,环跳穴、秩边穴选2-0号线直刺埋线,深度不要超过3cm

图 1-10 "膝三针"位置定位解剖图示

第十一节　“肠三针”的位置定位及埋线操作解剖细节

一、“肠三针”位置定位及进针层次

（一）定位

“肠三针”是 T_{12}、中脘穴、天枢穴。T_{12} 处埋线，主要是从 T_{12} 棘突上缘椎体中间向两侧透刺埋线 2 ～ 3cm；中脘穴直刺埋入，天枢穴在中腹部，要捏起皮肤，进针 3 ～ 4cm，将线体埋入肌肉层（图 1-11）。

（二）作用

“肠三针”治疗肠易激综合征有疗效。

（三）进针层次

1．T_{12}　进针层次：皮肤→皮下组织→背阔肌→下后锯肌→竖脊肌。

（1）皮肤：较厚，移动性小，该区皮肤有 T_{11} 神经、T_{12} 神经后支的皮支分布。

（2）皮下组织：由疏松结缔组织构成，脂肪含量相对较多，其内分布有上述神经的分支及其伴行浅动、静脉支。

（3）背阔肌：该肌腱膜与浅面的腰背部深筋膜、其深面的下后锯肌腱膜，共同形成胸腰筋膜浅层，该处甚为发达，也易受劳损而引起腰腿痛。接受胸背神经和相应腰神经后支支配。

（4）下后锯肌：位于背阔肌中部的深面，借腱膜起自下位两个胸椎棘突及上位两个腰椎棘突，肌纤维向外上方止于第 9 至第 12 肋外面，接受第 9 至第 12 肋间神经支配。

（5）竖脊肌：此段竖脊肌主要接受 T_{11} 神经和 T_{12} 神经后支的肌支支配。

2．中脘穴

（1）埋线进针层次：皮肤→皮下组织→深筋膜→腹白线→腹横筋膜→腹膜外组织→壁腹膜。

（2）埋线操作细节：捏起皮肤，埋线直刺进针 3 ～ 5cm，深度 2.5 ～ 3.5cm。瘦人埋线 1.5 ～ 2.5cm，胖人埋线 3 ～ 4cm。

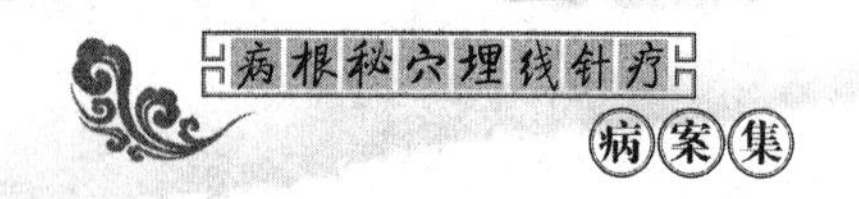

3．天枢穴

（1）埋线进针层次：皮肤→皮下组织→深筋膜→腹白线→腹横筋膜→腹膜外组织→壁腹膜。

（2）埋线操作细节：因天枢穴位于中腹部，脂肪较多，埋线时捏起皮肤，直刺埋入 4 ～ 6cm，深度 4 ～ 5cm。瘦人埋线 2 ～ 2.5cm，胖人埋线 5 ～ 6cm。

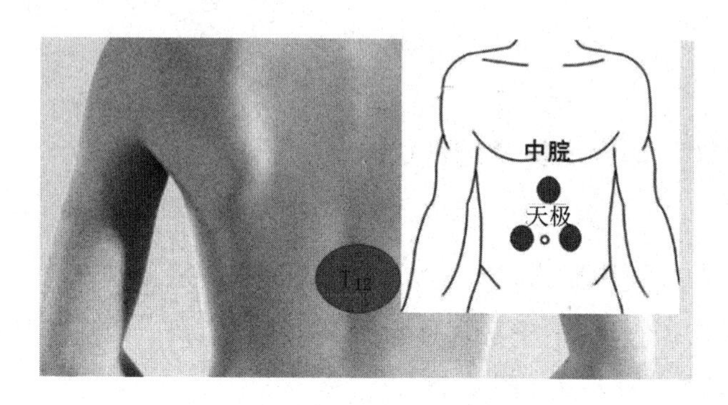

图 1-11 “肠三针”位置定位解剖图示

二、“肠三针”埋线操作细节

（一）T_{12} 埋线

采用斜刺、透刺埋线较宜。斜刺：一般是捏起皮肉，在脊柱中间直刺 1cm，再转换针的角度，以 35° ～ 45° 向两侧平刺埋线，进针 3cm，深度 2cm。斜刺深度瘦人一般不超过 3cm，安全埋线深度掌握在 1 ～ 2cm 较好；胖人一般不超过 4cm，安全埋线深度在 2.5 ～ 3.5cm；正常人埋线深度在 2 ～ 3cm 为宜。

（二）中脘穴、天枢穴

按以上细节埋线操作。

第十二节 “面三针”的位置定位及埋线操作解剖细节

一、“面三针”的位置定位及进针层次

（一）定位

“面三针”即颊地穴（颊车穴与地仓穴连线的中点，为病根穴埋线特殊穴位）、翳

风穴、下关穴。①颊地穴（同上）：为陆氏埋线用穴，即将颊车穴与地仓穴连线的中点作为进针点，向颊车穴和地仓穴各埋入一根肠线；②翳风穴：定位在耳垂后方，乳突与下颌角之间凹陷处；③下关穴：定位在面部耳前方，颧弓与下颌切迹所形成的凹陷中（图1-12）。

（二）作用

“面三针”治疗急性面神经麻痹。

（三）进针层次

1．颊地穴（同上）的埋线进针层次　颊车穴在面颊部，下颌角前上方约一横指（中指），当咀嚼时咬肌隆起，按之凹陷处。埋线进针层次：皮肤→皮下组织→咬肌→下颌支骨面。

（1）皮肤：此处皮肤较薄，较固定，由耳大神经的分支支配。耳大神经是颈丛中最大的皮支，由C_2、C_3神经前支的纤维组成。

（2）皮下组织：由脂肪组织构成，内有耳大神经和面神经下缘支的分支。

（3）咬肌：属于咀嚼肌，表面覆盖有咬肌筋膜，此处正当咬肌肌腹隆起处，该肌由下颌神经的分支咬肌神经支配。

（4）下颌支骨面：此处为下颌支外面，即咬肌止点咬肌粗隆处。

2．地仓穴（为颊地穴的一部分）　在面部，口角外侧，上直对瞳孔。埋线进针层次：皮肤→皮下组织→口轮匝肌→颊肌→颊黏膜。

（1）皮肤：此处皮肤有一纵行的皱纹，即鼻旁沟的下端，由颊神经和眶下神经支配，颊神经是下颌神经的分支，分布于颊部皮肤、颊黏膜和上颌牙齿。眶下神经是上颌神经的终末支，分布于下睑、鼻背外侧及上唇皮肤。

（2）皮下组织：此处脂肪组织较少，内有上述神经和面动、静脉主干经过。

（3）口轮匝肌：属于表情肌，位于口裂周围皮下，为椭圆形的轮匝肌，收缩时可使口裂紧闭，并可做努嘴、吹口哨等动作，受面神经颊支和下颌缘支支配。

（4）颊肌：属于表情肌，位于面颊的深部，被颧肌、笑肌和口轮匝肌遮盖，能做吸吮、吹奏动作，受面神经颊支支配。

（5）颊黏膜：颊肌的内面为颊黏膜，属于口腔黏膜的一部分，由下颌神经的颊神经支配。

3．翳风穴的埋线进针层次　进针层次：皮肤→皮下组织→腮腺。

（1）皮肤：该处皮肤较薄，较固定，由耳大神经支配，耳大神经是颈丛的皮支，由第2、第3颈神经前支组成，分布于耳郭及其附近皮肤，并与面神经的耳后支和枕小神经的分支有交叉分布。

（2）皮下组织：脂肪组织较少，皮下组织较薄，耳大神经主干经过，埋线时不可刺入太深，若刺中，可向耳部传入。

4．下关穴的埋线进针层次 进针层次：皮肤→皮下组织→腮腺→咬肌→颞肌止点后方及下颌切迹→上颌动、静脉→翼外肌。

（1）皮肤：该处皮肤较薄，有弹性，移动性小，由耳颞神经的分支支配，该神经是三叉神经的第3支下颌神经的分支。

（2）皮下组织：内有上述皮神经和面神经的颧支以及面横动、静脉。面横动脉是颞浅动脉的分支，向前穿腮腺而过，横过咬肌表面，其主干正当穴区；面横静脉是下颌后静脉的属支。

（3）腮腺：针穿过腮腺的前上方，在腮腺实质内有面神经丛、耳颞神经、颞浅动脉、颞浅静脉以及上颌动脉、上颌静脉等穿过。

（4）咬肌：属于咀嚼肌，位于下颌支外面皮下，受下颌神经的咬肌神经支配。针主要在咬肌的后上方部穿过。

（5）颞肌止点后方及下颌切迹：颞肌也属于咀嚼肌，起自颞窝骨面，向前下止于下颌支的冠突，由下颌神经的分支颧深神经支配。

（6）上颌动、静脉：此组血管位置较深，正当穴区。

（7）翼外肌：属于咀嚼肌，位于颞下窝内，由下颌神经的翼外肌神经支配。

二、埋线操作细节

（一）颊地穴、颊扇穴埋线操作

治疗面瘫的埋线主要采用斜刺平刺进针方式，颊地穴是从颊车与地仓穴连线的中点埋线，埋线进针斜刺时捏起皮肤，向颊车和地仓各埋入一针，深度2～2.5cm为宜。颊扇穴是从颊车穴后0.5寸处向颊车穴中间埋入一针，深度2～2.5cm，再向颊车穴的上方或下方各埋入两针，平刺埋入，深度2cm。

（二）翳风穴埋线

翳风穴针灸一般是直刺方法，埋线治疗面瘫是安全平透刺进针，从耳垂后方向前方进针2.5cm左右，深度2cm。

（三）下关穴埋线

治疗面瘫埋线时，下关穴应向下埋入，选2-0号线1cm，角度为55°～65°，针尖略向下刺入深1.5～2.5cm，有闪电样感觉传至下颌和舌尖，效果最好。

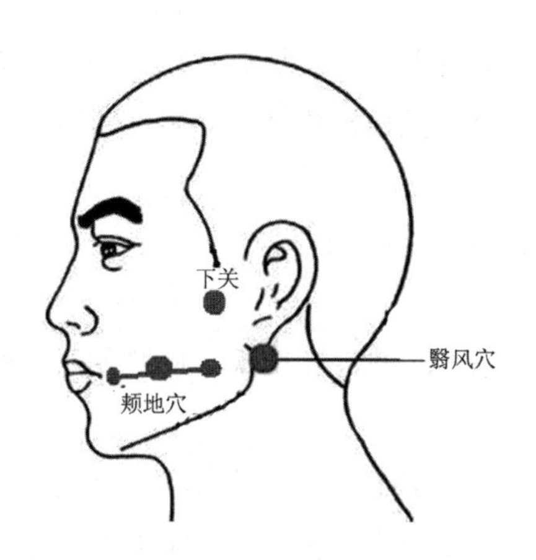

图 1-12 “面三针”位置定位解剖图示

第十三节 “头三针”的位置定位及埋线操作解剖细节

一、“头三针”的位置定位及进针层次

（一）定位

“头三针”即 C_3、三阳络穴、颊扇穴（图 1-13）。

1．C_3　在 C_3 棘突上位置，脊柱中心线旁开 1 寸位置埋线。

2．三阳络穴　在前臂背侧，手背腕横纹上 4 寸，尺骨与桡骨之间。在指总伸肌与拇长展肌（解剖位置可查）起端之间；有前臂骨间背侧动、静脉；布有前臂背侧皮神经，深层为前臂骨间背侧神经。取法：半屈肘俯掌，手背腕横纹上 4 寸，尺骨与桡骨之间取穴。

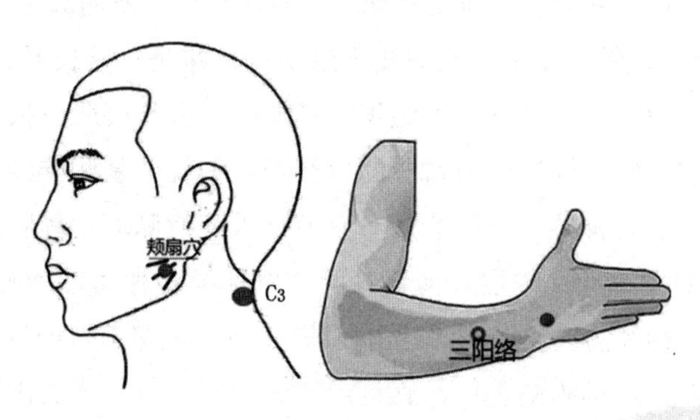

图 1-13 “头三针”位置定位图示

3．颊扇穴　属于陆氏埋线用穴，在颊车穴后方进针，向颊车穴平刺一针，向颊车穴的上方和下方各平刺一针，呈扇形排列，称为“颊扇穴”。

（二）作用

“头三针”治疗三叉神经痛有疗效。

（三）进针层次

1．颈椎“头颈穴”埋线　C_3 的进针层次：皮肤→皮下组织→斜方肌→头夹肌→头半棘肌。

（1）皮肤：较厚，有毛发，由枕大神经和第3枕神经的分支支配，枕大神经为 C_2 神经的后支，分布于枕部皮肤；第3枕神经是 C_3 神经的后支，分布于项区上部皮肤。

（2）皮下组织：较厚，主要由疏松的结缔组织和脂肪组织构成，内有上述皮神经和皮下静脉。

（3）斜方肌：针在左右斜方肌之间通过。

（4）头夹肌：位于斜方肌和胸锁乳突肌的深面，由 $C_{2\sim5}$ 神经后支的外侧支支配。针刺时通过该肌的外上部。

（5）头半棘肌：位于头夹肌的深面，由颈神经后支支配，针刺通过该肌的外侧较厚部位。

2．“颊扇穴”　即在颊车穴［在面颊部，下颌角前上方约一横指（中指），当咀嚼时咬肌隆起，按之凹陷处］上平刺埋线三个位置，呈扇形排列。进针层次：皮肤→皮下组织→咬肌→下颌支骨面。

（1）皮肤：此处皮肤较薄，较固定，由耳大神经的分支支配。耳大神经是颈丛中最大的皮支，由 C_2、C_3 神经前支的纤维组成。

（2）皮下组织：由脂肪组织构成，内有耳大神经和面神经下缘支的分支。

（3）咬肌：属于咀嚼肌，表面覆盖有咬肌筋膜，此处正当咬肌肌腹隆起处，该肌由下颌神经的分支咬肌神经支配。

（4）下颌支骨面：此处为下颌支外面，即咬肌止点咬肌粗隆处。

3．三阳络穴　进针层次：皮肤→皮下组织→指伸肌→拇长展肌（解剖位置可查）→拇短伸肌。层次解剖：皮肤→皮下组织→指伸肌→拇长展肌→拇短伸肌→前臂骨间膜。有前臂背侧皮神经，深层为前臂骨间背侧神经和骨间掌侧神经；并有前臂骨间背侧动、静脉通过。血管神经分布同会宗（有前臂骨间背侧动、静脉。分布着前臂背侧皮神经、前臂内侧皮神经，深层有前臂骨间背侧神经和骨间掌侧神经）。皮肤由桡神经发出的前臂后皮神经的属支分布。针由皮肤、皮下组织穿前臂的深筋膜，入指伸肌腱，深进经拇长展肌和深面的拇短伸肌，直达前臂骨间膜，以上诸肌由桡神经深支发出的肌支支配。

二、埋线操作细节

（一）C_3

埋线一般以70°～80°方向向椎体方向直刺进针，埋线深度为2～3cm，过深不要超过3cm。

（二）颊扇穴

在颊车穴后0.5寸进针，捏起皮肤，平透刺埋线，再向上方和下方各埋入一根肠线，呈扇形排列。

（三）三阳络穴埋线

埋线针对准穴位，角度为65°～75°，先穿过皮肤，找准尺骨与桡骨之间缝隙，再缓慢进针，进针深度2cm，有针感时注线退针，此穴不可埋入过深，以免伤及神经。

第十四节　“妇六针”的位置定位及埋线操作解剖细节

一、“妇六针”的位置定位及进针层次

（一）定位

“妇六针”即T_{10}、T_{11}、T_{12}椎体的1、3号穴（图1-14）。

一般选T_{10}、T_{11}、T_{12}椎体棘突上位置进针：在T_{10}、T_{11}、T_{12}椎体棘突上位于脊柱中心线旁开1寸位置进针，向椎体的1、3号穴各埋入一根肠线，平透刺埋线进针。

（二）作用

“妇六针”治疗妇科月经失调、痛经及妇科有关疾病。

（三）进针层次

1. T_{10}　主要是从椎体中间向两侧透刺埋线。进针层次：皮肤→皮下组织→斜方肌→背阔肌→竖脊肌。

（1）皮肤：较厚，移动性小，该区皮肤有T_{12}神经、L_1神经后支的皮支分布。

（2）皮下组织：由疏松结缔组织构成，脂肪含量相对较多，其内分布有上述神经的分支及其伴行浅动、静脉支。

（3）斜方肌：位于项、背部浅层的三角形阔肌，左右两肌汇合呈斜方形，由副神经及C_3、C_4神经前支支配，针直刺0.5寸即进入此层。

（4）背阔肌：该肌腱膜与浅面的腰背部深筋膜、深面的下后锯肌腱膜，共同形成胸腰筋膜浅层，该处甚为发达，也易受劳损而引起腰腿痛。接受胸背神经和相应腰神经后支支配。

（5）竖脊肌：此段竖脊肌主要接受 T_{12} 神经和 L_1 神经后支的肌支支配。

2. T_{11}、T_{12}　主要是从椎体中间向两侧透刺埋线。进针层次：皮肤→皮下组织→背阔肌→下后锯肌→竖脊肌。

（1）皮肤：较厚，移动性小，该区皮肤有 T_{10} 及 T_{11} 神经、T_{12} 神经后支的皮支分布。

（2）皮下组织：由疏松结缔组织构成，脂肪含量相对较多，其内分布有上述神经的分支及其伴行浅动、静脉支。

（3）背阔肌：该肌腱膜与浅面的腰背部深筋膜、其深面的下后锯肌腱膜，共同形成胸腰筋膜浅层，该处甚为发达，也易受劳损而引起腰腿痛。接受胸背神经和相应腰神经后支支配。

（4）下后锯肌：位于背阔肌中部的深面，借腱膜起自下位两个胸椎棘突及上位两个腰椎棘突，肌纤维向外上方止于第 9 至第 12 肋外面，接受第 9 至第 12 肋间神经支配。

（5）竖脊肌：此段竖脊肌主要接受 T_{10}、T_{11} 神经和 T_{12} 神经后支的肌支支配。

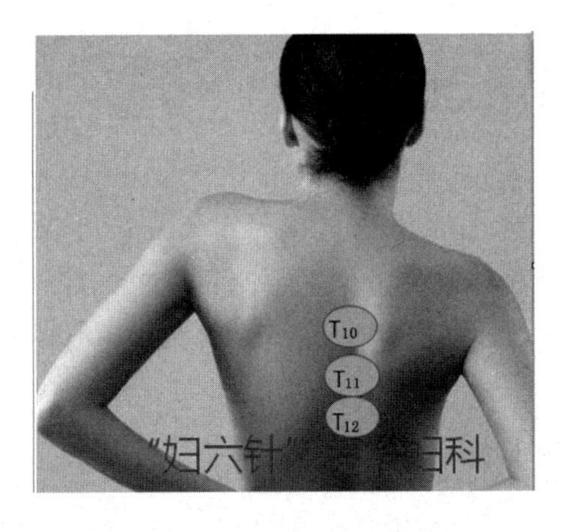

图 1-14　“妇六针”位置定位图示

二、“妇六针”的埋线操作细节

（一）T_{10} 埋线

采用透刺埋线较宜。平透刺埋线：捏起皮肉，在脊柱中间直刺 1cm，再转换针的角度以 35° 向两侧平刺埋线，进针 45° 以上危险性加大，一般掌握在进针 35° 为宜，进针 3 ～ 4cm。瘦人一般不超过 2.5cm，安全埋线深度掌握在 1 ～ 2cm 较好；胖人一般不超过 4cm，安全埋线深度在 2.5 ～ 3.5cm；正常人埋线深度在 2 ～ 3cm 为宜。平透刺埋线向中间埋线时掌握在深度 1.5 ～ 2cm，不可直刺埋线深度过深，不超过 2.5cm，否则会有危险。

（二）T_{11}、T_{12} 埋线

采用平透刺埋线较宜。平透刺埋线：捏起皮肉，在脊柱中间直刺 1cm，再转换针的角度，以 35° 向两侧平刺埋线，进针 45° 以上危险性加大，一般掌握在进针 35° 为宜，进针 3 ～ 4cm。瘦人一般不超过 2.5cm，安全埋线深度掌握在 1 ～ 2cm 较好；胖人一般不超过 4cm，安全埋线深度在 2.5 ～ 3.5cm；正常人埋线深度在 2 ～ 3cm 为宜。

第十五节　“股三针”的位置定位及埋线操作解剖细节

一、“股三针”的位置定位及进针层次

（一）定位

“股三针”即 T_{12}、L_1、L_2 椎体的 1、3 号穴。“股三针”埋线在脊柱中心线旁开 1 寸位置进针，向 T_{12}、L_1、L_2 椎体的 1、3 号穴各埋入一针，平透刺埋入（图 1-15）。

（二）作用

“股三针”治疗早期股骨头坏死证有疗效。

（三）进针层次

1. T_{12}　主要是从椎体中间向两侧透刺埋线。进针层次：皮肤→皮下组织→背阔肌→下后锯肌→竖脊肌。

（1）皮肤：较厚，移动性小，该区皮肤有 T_{11} 神经、T_{12} 神经后支的皮支分布。

（2）皮下组织：由疏松结缔组织构成，脂肪含量相对较多，其内分布有上述神经的分支及其伴行浅动、静脉支。

（3）背阔肌：该肌腱膜与浅面的腰背部深筋膜、深面的下后锯肌腱膜，共同形成胸腰筋膜浅层，该处甚为发达，也易受劳损而引起腰腿痛。接受胸背神经和相应腰神经后支支配。

（4）下后锯肌：位于背阔肌中部的深面，借腱膜起自下位两个胸椎棘突及上位两个腰椎棘突，肌纤维向外上方止于第 9 ～ 12 肋外面，接受第 9 ～ 12 肋间神经支配。

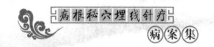

（5）竖脊肌：此段竖脊肌主要接受 T_{11} 神经和 T_{12} 神经后支的肌支支配。

2．L_1、L_2　进针层次：皮肤→皮下组织→胸腰筋膜浅层→竖脊肌。

（1）皮肤：有 T_{12}、L_1、L_2 神经后支的内侧皮支分布。

（2）皮下组织：有疏松的结缔组织构成，脂肪含量相对多，有上述神经的分支及伴行浅动、静脉支。

（3）胸腰筋膜浅层：较致密，厚且坚韧，覆于竖脊肌表面，下面附于髂嵴，内侧附于腰椎棘突和棘上韧带。针尖刺穿有突破感。

（4）竖脊肌：该部竖脊肌主要受 T_{12}、$L_{1\sim2}$ 神经后的肌支支配。

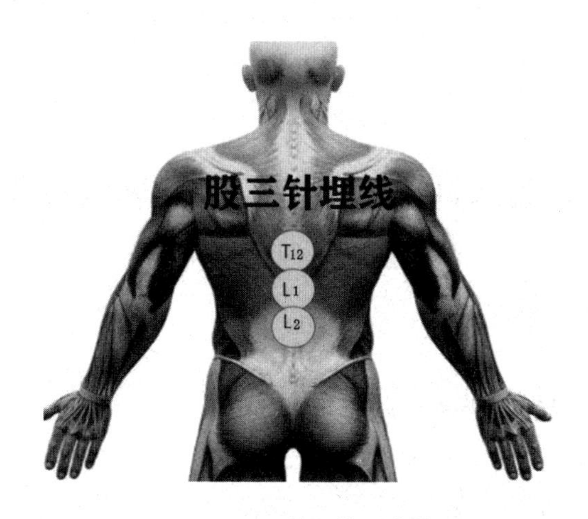

图 1-15　“股三针”位置定位图示

二、“股三针”的进针层次和埋线操作细节

（一）埋线操作细节

T_{12} 埋线采用透刺埋线较宜。透刺：捏起皮肉，在脊柱中间直刺 1cm，再转换针的角度，以 35° 角向两侧平透刺埋线，进针角度以 45° 以上危险性加大，一般掌握在进针角度为 35° 为宜，进针 3 ～ 4cm。

（二）L_1、L_2 埋线

腰椎埋线可以直刺也可采用斜刺、平刺埋线，是比较安全的。直刺，角度以 70° ～ 85° 的方向向椎体方向埋入，进针 3 ～ 5cm，深度 3 ～ 4cm。斜刺：针尖斜向内侧 70° 进针 4 ～ 6cm，深度 3 ～ 5cm。平刺：针尖向上方平刺，进针 4 ～ 6cm，深度 2 ～ 3cm。

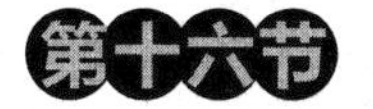 “癫三针”的位置定位及埋线操作解剖细节

一、“癫三针”的位置定位及进针层次

（一）定位

“癫三针”即 C_2、腰奇穴、癫痫穴（图 1-16）。

C_2 是在 C_2 的棘突上位置埋线，在脊柱的中心线旁开 1 寸作为进针点，直刺或 70° ～ 80° 斜刺进针埋线；腰奇穴：在骶部，当尾骨端直上 2 寸，骶角之间凹陷中，横刺，向上沿皮刺 3 ～ 5cm。或埋线时从腰奇穴两侧向中间平透刺埋线；癫痫穴：位于 T_{12} 与 L_1 椎体之间的凹陷中。横刺，向上沿皮刺 3 ～ 5cm。或埋线时从癫痫穴两侧向中间平透刺。

（二）作用

“癫三针”治疗癫痫疾病。

（三）进针层次

1．C_2　选 C_2 棘突上位置，颈部的进针层次：皮肤→皮下组织→斜方肌→头夹肌→头半棘肌。

（1）皮肤：较厚，有毛发，由枕大神经和第 3 枕神经的分支支配，枕大神经为 C_2 神经的后支，分布于枕部皮肤；第 3 枕神经是 C_3 神经的后支，分布于项区上部皮肤。

（2）皮下组织：较厚，主要有疏松结缔组织和脂肪组织构成，内有上述皮神经和皮下静脉。

（3）斜方肌：针在左、右斜方肌之间通过。

（4）头夹肌：位于斜方肌和胸锁乳突肌的深面，由 $C_{2\sim5}$ 神经后支的外侧支支配。针刺时通过该肌的外上部。

（5）头半棘肌：位于头夹肌的深面，由颈神经后支支配，针刺通过该肌的外侧较厚部位。

2．腰奇穴　进针层次：皮肤→皮下组织→棘上韧带（骶尾后浅韧带）。

（1）皮肤：较厚，穴区皮肤由臀中皮神经分布，管理其感觉。

（2）皮下组织：较致密，内分布有臀中皮神经分支及伴行浅血管。

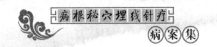

（3）骶尾后浅韧带：为棘上韧带的延续部，自骶管裂孔的边缘，沿尾骨的后面下降。此韧带经过骶管裂孔的上方，几乎完全封闭该孔，有 S_5 神经及尾神经从此韧带穿出。针刺时可能刺中此两神经。针刺深刺时针尖可进入骶管裂孔，该孔矢状径为 5mm，有 S_5 神经及尾神经干穿出。针尖刺入此孔无特殊危险，因为硬脊膜及蛛网膜此时仅包绕于终丝周围。

3．癫痫穴　进针层次：皮肤→皮下组织→棘上韧带→棘间韧带。

（1）皮肤：较厚，穴区皮肤由 T_{12} 神经、L_1 神经后支的皮支分布。

（2）皮下组织：较为致密，脂肪含量较少，其内有上述神经的分支和 L_1 动、静脉的浅支分布。

（3）棘上韧带：此部韧带坚韧且较宽而肥厚，血管和神经分支较少。

（4）棘间韧带：此部韧带宽而厚，呈四方形，较坚韧，前方与黄韧带愈合。

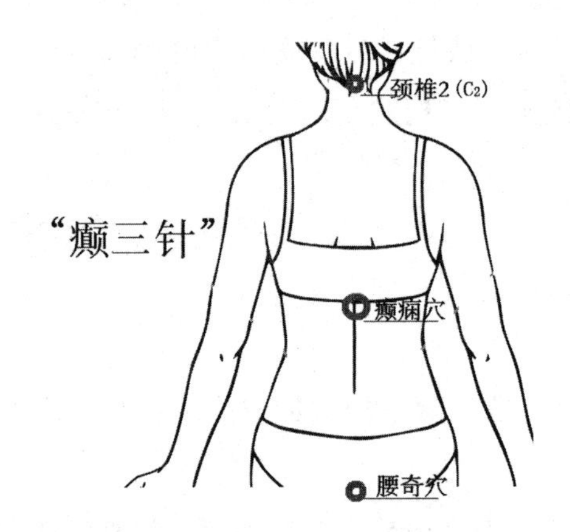

图 1-16　“癫三针”位置定位解剖图示

二、“癫三针”的埋线操作细节

（一）C_2

直刺埋线一般以 70° ～ 80° 方向向椎体方向进针，埋线深度 2 ～ 3cm，过深不要超过 4cm。

（二）腰奇穴

埋线时可采用横刺埋线，即从穴位上方进针 0.5cm，角度以 15° ～ 25° 向上平刺 3 ～ 5cm；或从穴位中间两侧向中心平透刺埋线，进针 3 ～ 4cm，深度 2cm。

（三）癫痫穴

针从穴位的中间两侧向中心埋入，角度以 35° ～ 45° 进针 3 ～ 4cm，深度 2cm。

第十七节 “秘三针”的位置定位及埋线操作解剖细节

一、“秘三针”的位置定位及进针层次

（一）定位

“秘三针”位置定位:“秘三针”是T_{12}、大肠俞穴、七节骨穴三个位置。T_{12}处埋线，主要是从T_{12}棘突上缘椎体中间向两侧透刺埋线2～3cm；大肠俞穴直刺埋线，七节骨穴是小儿推拿中的一个位置，当L_4腰椎至尾椎骨端成一直线处，成人埋线刺激此位置对于治疗便秘有效，要捏起皮肤，在此位置选1～2个点，从下向上进针3～4cm，将线体埋入皮下组织层（图1-17）。

（二）作用

“秘三针”治疗各种便秘疾病。

（三）进针层次

“秘三针”进针层次

1. T_{12} 进针层次：皮肤→皮下组织→背阔肌→下后锯肌→竖脊肌。

（1）皮肤：较厚，移动性小，该区皮肤有T_{11}神经、T_{12}神经后支的皮支分布。

（2）皮下组织：由疏松结缔组织构成，脂肪含量相对较多，内分布有上述神经的分支及其伴行浅动、静脉支。

（3）背阔肌：该肌腱膜与浅面的腰背部深筋膜、深面的下后锯肌腱膜，共同形成胸腰筋膜浅层，该处甚为发达，也易受劳损而引起腰腿痛。接受胸背神经和相应腰神经后支支配。

（4）下后锯肌：位于背阔肌中部的深面，借腱膜起自下位两个胸椎棘突及上位两个腰椎棘突,肌纤维向外上方止于第9至第12肋外面,接受第9至第12肋间神经支配。

（5）竖脊肌：此段竖脊肌主要接受T_{11}神经和T_{12}神经后支的肌支支配。

2. 大肠俞穴埋线进针层次：皮肤→皮下组织→胸腰筋膜浅层→竖脊肌。

（1）皮肤：较厚，穴位皮肤有L_4、L_5神经后支的内侧皮支分布。

（2）皮下组织：其内分布有上述神经的分布及其伴行浅动、静脉支。

（3）胸腰筋膜浅层：较致密，厚且坚韧，敷于竖脊肌表面，向下附于髂嵴，内侧

附于腰椎棘突和棘上韧带。针尖刺穿此层可有突破感。

（4）竖脊肌：此部位竖脊肌主要受 L_2、L_3 神经后支的肌支支配。

3. 七节骨穴埋线进针层次：皮肤→皮下组织→棘上韧带（骶尾后浅韧带）。

（1）皮肤：较厚，皮肤有臀中皮神经分布，管理其感觉。

（2）皮下组织：较致密而坚韧，内分布有臀中皮神经分支及伴行浅血管。

（3）棘上韧带（骶尾后浅韧带）：为棘上韧带的延续部，有 5 对骶神经及尾神经从此韧带穿过。

二、"秘三针"埋线操作解剖细节

（一）T_{12} 埋线

采用平透刺埋线较宜。平透刺埋线：捏起皮肉，在脊柱中间直刺 1cm，再转换针的角度，以 35° 向两侧平透刺埋线，进针角度在 45° 以上危险性加大，一般掌握在进针角度以 35° 为宜，进针 3 ～ 4cm，瘦人深度一般不超过 2.5cm，安全埋线深度掌握在 1 ～ 2cm 较好；胖人一般不超过 4cm，安全埋线深度在 2.5 ～ 3.5cm；正常人埋线深度在 2 ～ 3cm 为宜。埋线深度不要过深，不超过 3cm，否则会有危险。

（二）大肠俞埋线

一般采用直刺埋线较宜，直刺进针 1 ～ 2 寸，深度 3 ～ 5cm。瘦人埋线掌握深度 2 ～ 3cm，胖人埋线掌握深度 4 ～ 6cm，埋线时要有得气感再进针，效果会好。

（三）七节骨穴埋线

因此位置在骶部，埋线时捏起皮肤，从下向上沿皮刺 1 ～ 2 寸，深度 4 ～ 5cm，瘦人埋线掌握深度 1.5 ～ 2.5cm，胖人埋线掌握深度 4 ～ 6cm。

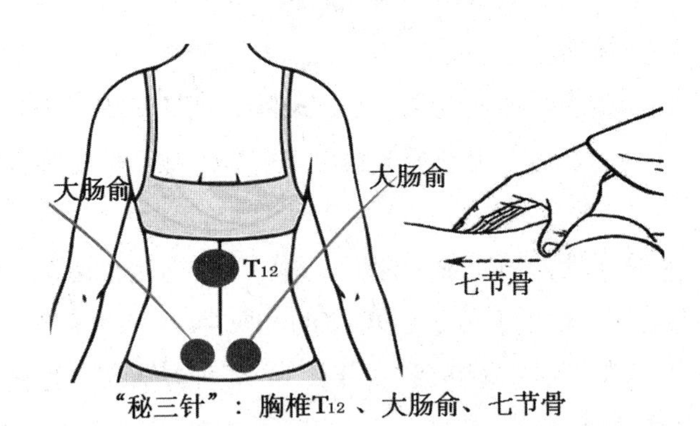

图 1-17 "秘三针"位置定位解剖图示

第十八节　“痔三针”的位置定位及埋线操作解剖细节

一、“痔三针”的位置定位及进针层次

（一）定位

“痔三针”即是S_4、S_5、长强穴（图1-18）。

1．S_4椎体定位　第4骶后孔与骶正中嵴相交，骶正中嵴旁开1寸位置。

2．S_5椎体定位　骶尾后浅韧带与骶正中嵴相交，骶正中嵴旁开1寸位置。

3．长强穴　在尾骨端下，当尾骨端与肛门连线的中点处。

（二）作用

“痔三针”治疗各种痔疮、肛门疾病。

（三）进针层次

“痔三针”这个组穴的组织是皮肤、皮下组织、胸腰筋膜浅层、竖脊肌、第4及第5骶后孔。

1．S_4椎体进针层次　皮肤→皮下组织→胸腰筋膜浅层→竖脊肌→第4骶后孔。

（1）皮肤：较厚，移动性小，该区皮肤有臀中皮神经分布。

（2）皮下组织：较薄而致密，脂肪含量较少，其内分布有臀中皮神经分布及浅血管。

（3）胸腰筋膜浅层：此区呈一薄层致密结缔组织，被覆盖于竖脊肌表面，参与构成竖脊肌鞘。

（4）第4骶后孔：此处有骶尾后浅韧带，为棘上韧带的延续部，此韧带经过骶管裂孔的上方，几乎完全封闭该孔，有5对骶神经及尾神经从此韧带穿出。

2．S_5椎体进针层次　皮肤→皮下组织→胸腰筋膜浅层→竖脊肌→第5骶后孔。深层结构同S_4。

3．长强穴的进针层次　皮肤→皮下组织→肛尾韧带→肛门外括约肌深部→肛提肌。

（1）皮肤：较厚，穴区皮肤有肛神经皮支分布。肛神经为阴神经的分支。

（2）皮下组织：皮下脂肪较厚，其分布有肛神经皮支的分支及浅血管。

（3）肛尾韧带：为连接尾骨尖与肛门之间的纤维性结缔组织束，较坚韧，针尖通

过时可有突破感。

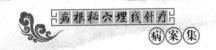

（4）肛门外括约肌深部：为增厚的环形肌束，环绕肛管周围的肛门内括约肌上部。

（5）肛提肌：为成对的薄片状肌，附着于骨盆壁内面，左右肛提肌连合呈漏斗状，封闭骨盆下口的大部，其上面和下面分别覆盖着盆膈上、下筋膜。

二、“痔三针”的埋线操作方法

（一）S_4、S_5埋线操作

S_4、S_5在骶正中嵴旁开1寸位置埋线，进针角度以45°较安全，在45°以上危险性加大。捏起皮肤，针尖先在中间直刺1cm，在转换针的角度向两侧埋入，掌握在进针角度45°为宜。斜刺深度瘦人一般不超过3cm，安全埋线深度掌握在2cm较好；胖人一般不超过4.5cm，安全埋线深度在4cm；正常人埋线深度2.5～3cm为宜。

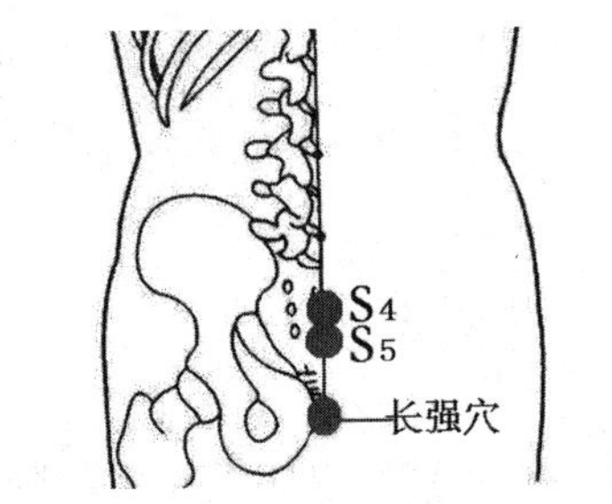

图1-18 “痔三针”位置定位解剖图示

（二）长强穴埋线操作

长强穴埋线时可沿尾骨与直肠之间直刺入0.5～1寸，安全情况埋线不超过3cm；或采用斜刺，针尖向上与骶骨平行刺入0.5～1寸，安全平刺不超过3cm。

第十九节 “乳腺穴”的位置定位及埋线操作解剖细节

一、“乳腺穴”的位置定位及进针层次

（一）定位

1.“乳腺穴” 即是T_4、T_5、肩井穴（图1-19）。

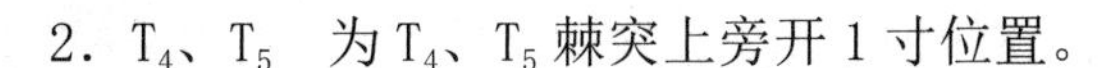

2．T_4、T_5　为T_4、T_5棘突上旁开1寸位置。

3．肩井穴　在肩上，前直乳中，当大椎与肩峰连线的中点。

（二）作用

“乳腺穴”治疗乳腺增生、乳腺炎等各种乳腺疾病。

（三）进针层次

“乳腺穴”这个组穴位置下的组织是：皮肤、皮下组织、斜方肌腱、菱形肌、竖脊肌。

1．T_4、T_5埋线进针层次　皮肤→皮下组织→斜方肌→菱形肌→上后锯肌→竖脊肌。

（1）皮肤：皮肤感觉的神经纤维来自T_3、T_4神经后支的皮支支配。

（2）皮下组织：内有上述皮神经的分支及其伴行动、静脉分布。

（3）斜方肌：位于项部和背部浅层的三角形阔肌、左右两肌会呈斜方形，由副神经及C_3、C_4神经前支支配，直刺进针0.5寸时针尖即可达此层。

（4）菱形肌：是斜方肌的深面组织，受肩胛背神经支配，该神经是由C_4、C_5神经前支组成，颈椎病常压迫该神经，引起菱形肌痉挛，产生肩背痛。

（5）上后锯肌：受第1～4肋间神经（为$T_{1\sim4}$胸神经前支）支配。

（6）竖脊肌：又称骶棘肌，属于背深层肌，位于棘突两侧的深沟内，在背肌中最为粗大，受多段的脊神经后支支配。

2．肩井穴进针层次　皮肤→皮下组织→斜方肌→肩胛提肌。

（1）皮肤：皮肤较厚，移动性较小，有锁骨上神经内侧支分布，神经纤维来自C_4神经前支。

（2）斜方肌：为三角肌阔肌，表面覆盖一薄层深筋膜，受副神经及C_3、C_4神经前支支配。直刺进针0.5寸时针尖已达此层。

（3）肩胛提肌：位于斜方肌深层，为一对带状长肌。受肩胛背神经支配，该神经在此部走行在肩胛提肌深面或穿过该肌，针刺时可刺中该神经。

二、操作“乳腺穴”埋线操作细节

（一）T_4、T_5埋线操作

进针角度以35°较安全，进针角度在45°以上危险性加大。一般是从脊柱间隙中间进针，捏起皮肤，针尖先在中间直刺1cm，在转换针的角度向两侧埋入，掌握在进针角度35°为宜。斜刺深度瘦人一般不超过2.5cm，安全埋线深度掌握在1～2cm较好；胖人一般不超过4cm，安全埋线深度在2.5～3.5cm；正常人埋线深度在2～3cm为宜。

（二）具体要求

局部消毒，打好局麻，选11号针及0号或1号肠线2cm，右手持埋线针，左手捏

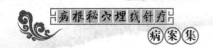

起皮肤，对准进针点，以角度 35° 方向将线埋入 T_4、T_5 棘突上的 1、3 号穴 2 ～ 2.5cm 深，旋转针柄 90° ，向上微提，将针芯注入，快速拔针，棉签压住针眼，避免出血过多，做好局部消毒，贴好创可贴，保护针眼 24 小时。

（三）肩井穴埋线操作

埋线安全考虑，应进行斜刺埋线，找准位置，捏起皮肤，针尖直对病所，进针 1 ～ 1.5 寸，不可超过 4.5cm。如要直刺埋线，请捏起皮肤，进针 0.5 ～ 1 寸，不可超过 3cm。

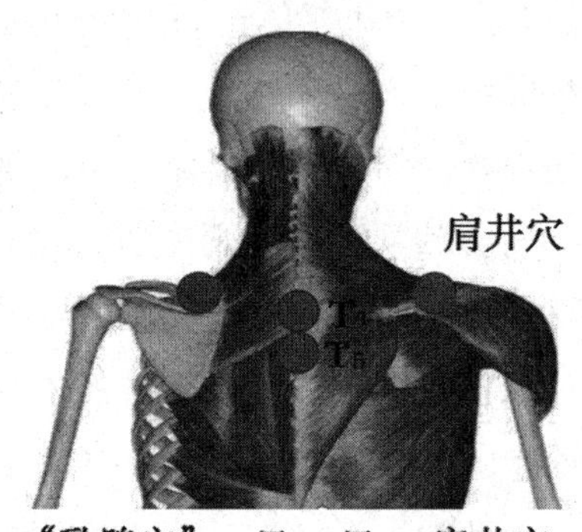

“乳腺穴”：T_4、T_5，肩井穴

图 1-19 “乳腺穴”的位置定位解剖图示

第二十节 “调压穴”的位置定位及埋线操作解剖细节

一、“调压穴”的位置定位及进针层次

（一）定位

1．“调压穴” 即 C_2、C_6、大椎穴。C_2 位于颈上神经节周围，C_2 在枕后结节下的骨突位置，向下 1cm 为 C_3 棘突上缘，椎体中央旁开 1 寸位置；C_6 位于颈中神经节周围，在 C_6 棘突上缘椎体中央旁开 1 寸位置（图 1-20）。

2．大椎穴 在后正中线上，C_7 棘突下凹陷中。

（二）作用

1．颈上神经节其节后纤维进入 $C_{1\sim4}$ 神经，在节后纤维外侧支中部分分布于寰枢关节滑膜及其周围组织，部分参与形成椎动脉周围神经丛；与 C_1、C_2 神经相交的脑神经中的迷走神经、舌下神经，对额部汗腺、瞳孔、口鼻黏膜、三叉神经、眼球血管都有支配作用。

2．临床中，颈中神经节阻滞术可对治疗神经性耳聋、偏头痛，对椎动脉血流的影响，对大脑中动脉血流的影响有一定作用。

3．病根埋线使用 C_2（颈上神经节周围）、C_6（颈中神经节周围）调整血压高，血压低的患者有一定的临床治疗作用。

（三）进针层次

“调压穴”这个组穴位置下的组织：皮肤、皮下组织、斜方肌、头夹肌、头半棘肌、棘上韧带、棘间韧带。

1．C_2 要通过的组织　皮肤、皮下组织、斜方肌、头夹肌、头半棘肌等，埋线选在 C_2 棘突上旁开 1 寸位置。颈部的进针层次：皮肤→皮下组织→斜方肌→头夹肌→头半棘肌。

（1）皮肤：较厚，有毛发，由枕大神经和第 3 枕神经的分支支配，枕大神经为 C_2 神经的后支，分布于枕部皮肤；第 3 枕神经是 C_3 神经的后支，分布于项区上部皮肤。

（2）皮下组织：较厚，主要有疏松的结缔组织和脂肪组织构成，内有上述皮神经和皮下静脉。

（3）斜方肌：针在左右斜方肌之间通过。

（4）头夹肌：位于斜方肌和胸锁乳突肌的深面，由 $C_{2\sim5}$ 神经后支的外侧支支配。针刺时通过该肌的外上部。

（5）头半棘肌：位于头夹肌的深面，由颈神经后支支配，针刺通过该肌的外侧较厚部位。

2．颈部的 C_6 埋线进针层次　皮肤→皮下组织→斜方肌腱膜→棘上韧带→棘间韧带。

（1）皮肤：较厚，有毛发，由枕大神经和枕大神经的分支支配。

（2）皮下组织：较厚，由结缔组织和脂肪组织构成，针通过该组织时阻力较小，有松软感。

（3）斜方肌腱膜：两侧斜方肌腱膜在此汇合（此段自《针刺手法技巧与应用解剖》一书），该肌由副神经及 C_3、C_4 神经前支支配，是埋线针通过的组织。

（4）棘上韧带：呈细索状，较坚韧，针尖通过有阻力。

（5）棘间韧带：较薄，窄而长，进针 0.5 寸时进入此层次。

（6）深层结构：有 C_8 神经后支，动脉供血为肩胛背动脉或颈横动脉的分支。

3．大椎穴的埋线进针层次：皮肤→皮下组织→斜方肌腱膜→菱形肌→上后锯肌→竖脊肌。

（1）皮肤：皮肤较厚，有一定的移动性，含丰富的毛囊和皮脂腺。皮肤感觉由 C_8

神经后支的皮支支配。

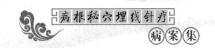

（2）皮下组织：致密，脂肪含量较少，有上述皮神经的分支分布。

（3）斜方肌腱膜：两侧斜方肌腱膜在此处汇合愈着。该肌由副神经及 C_3、C_4 神经前支支配。

（4）菱形肌：为斜方肌深面的菱形阔肌，受肩胛背神经支配，该神经主要由 C_4、C_5 神经前支构成，主干行经肩胛骨内侧缘、菱形肌深面，斜刺时可能刺中此神经。

（5）上后锯肌：位于菱形肌深面的菲薄阔肌，受第 1 ～ 4 肋间神经支配。

（6）竖脊肌：为背部深层强大的后深肌，分列于背后正中线两侧，长而肥厚，受多节段的脊神经后支支配。

二、“调压穴”埋线操作解剖细节

（一）埋线操作

“调压穴”选 C_2、C_6，埋线一般以角度 70° ～ 80° 方向向椎体方向直刺进针，埋线深度 2 ～ 3cm，过深不要超过 4cm。

大椎穴埋线，捏起皮肤，对准穴位，直刺进针 1 ～ 1.5 寸，最深不超过 4.5cm；斜刺以 60° 从椎间隙正中进针，针尖稍向下进 1.5 寸，最深不超过 4.5cm。

（二）局部消毒

打好局麻，选 9 号针用 2-0 号肠线 1.5cm，右手持埋线针，左手绷紧皮肤，对准 C_2、C_6 椎体进针点，以角度 70° ～ 80° 方向将线扎入 2 ～ 3cm 深，旋转针柄 90°，向上微提，将针芯注入，快速拔针，棉签压住针眼，避免出血过多，做好局部消毒，贴好创可贴，保护针眼 24 小时。大椎穴埋线同上。

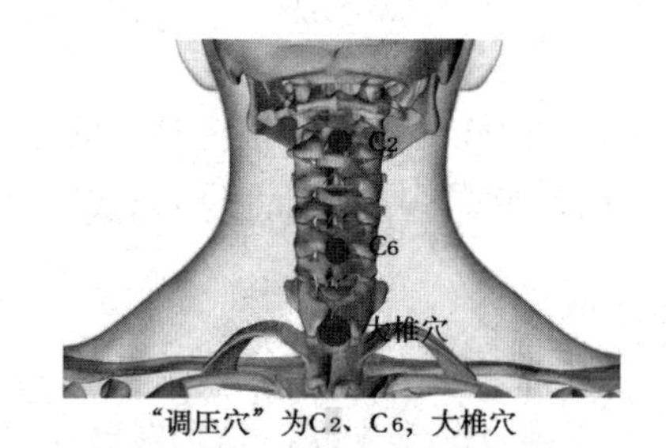

“调压穴”为C2、C6，大椎穴

图 1-20 “调压穴”的位置定位解剖图示

（三）埋线反应

埋线后 1 ～ 2 天颈部有不适感，不用处理，第 3 天就好转。如有对疼痛敏感者，可用大盐热敷颈部 1 ～ 2 天好转。

第二十一节　“鼻三针”的位置定位及埋线操作解剖细节

一、“鼻三针”的位置定位及进针层次

（一）定位

“鼻三针”即 T_1、鼻旁沟穴、肺俞穴。T_1 是在 T_1 椎体棘突上中央旁开 1 寸位置；鼻旁沟穴是在鼻旁迎香穴向上 2cm 的位置（为陆氏埋线穴）；肺俞穴：在背部，当 T_3 椎棘突下，旁开 1.5 寸（图 1-21）。

（二）作用

“鼻三针”治疗各种鼻窦炎、过敏性鼻炎。

（三）进针层次

1. T_1 埋线进针层次　皮肤→皮下组织→斜方肌腱→菱形肌→竖脊肌。

（1）皮肤：有 T_1、T_2 神经后支的皮支支配。

（2）皮下组织：由 T_1、T_2 神经后支的皮支和伴行动脉、静脉分布。

（3）斜方肌腱：是斜方肌起始部腱性部分，较薄。肌肉由副神经的分支支配。

（4）菱形肌：是斜方肌的深面组织，受肩胛背神经支配，该神经是臂丛锁骨上部的分支，颈椎病常压迫该神经，引起菱形肌痉挛，产生肩背痛。

（5）竖脊肌：又称骶棘肌，属于背深层肌，位于棘突两侧的深沟内，在背肌中最为粗大，均由脊神经后支支配。

2. 鼻旁沟穴埋线进针层次　皮肤→皮下组织→提上唇肌。

（1）皮肤：该处皮肤较薄，较固定，含有较多的汗腺和皮脂腺，由眶下神经的分支支配。眶下神经是上颌神经的直接延续，经眶下孔穿出面部，分布于下眼睑、鼻背外侧及上唇的皮肤。

（2）皮下组织：较薄，脂肪少，内有上述神经，并有面动、静脉的分支和属支分布。面动脉是颈外动脉的分支，行经口角和鼻翼外侧至内眦，改称内眦动脉。有时面动脉主干正好经过该穴区。面静脉起于内眦静脉，伴行于面动脉的后方，汇入颈内静脉。

（3）提上唇肌：又称上唇方肌，属于表情肌，起始于眶下缘的骨面，止于上唇及鼻翼处的皮肤。该肌受面神经颊支支配，收缩时能提上唇，牵引鼻翼向上，同时使鼻

唇沟加深。

3．肺俞穴埋线进针层次　皮肤→皮下组织→斜方肌→皮下组织菱形肌→上后锯肌→竖脊肌。

（1）皮肤：皮肤感觉的神经纤维来自 T_3、T_4 神经后支的皮支支配。

（2）皮下组织：内有上述皮神经的分支及其伴行动、静脉分布。

（3）斜方肌：位于项部和背部浅层的三角形阔肌、左右两肌会呈斜方形，由副神经及 C_3、C_4 神经前支支配，直刺进针 0.5 寸时针尖即可达此层。

（4）菱形肌：是斜方肌的深面组织，受肩胛背神经支配，该神经是由 C_4、C_5 神经前支组成，颈椎病常压迫该神经，引起菱形肌痉挛，产生肩背痛。

（5）上后锯肌：受第 1 ～ 4 肋间神经（为 $T_{1\sim4}$ 神经前支）支配。

（6）竖脊肌：又称骶棘肌，属于背深层肌，位于棘突两侧的深沟内，在背肌中最为粗大，受多段的脊神经后支支配。

二、“鼻三针”的埋线操作解剖细节

（一）T_1 埋线

进针角度以 35° 较安全，在 45° 以上危险性加大。一般是从脊柱棘突上间隙中间进针，捏起皮肤，针尖先在中间直刺 1cm，在转换针的角度向两侧埋入，掌握在进针角度 35° 为宜。斜刺深度瘦人一般不超过 2.5cm，安全埋线深度掌握在 1 ～ 2cm 较好；胖人一般不超过 4cm，安全埋线深度在 2.5 ～ 3.5cm，正常人埋线深度在 2 ～ 3cm 为宜。

（二）鼻旁沟穴进针

从鼻旁迎香穴作为进针点，平刺向上进针 2 ～ 2.5cm，深度不超过 0.5cm，平刺不超过 3cm，超过 3cm 可能会刺到泪囊，引起流泪等。

（三）肺俞穴埋线

从肺俞穴下 0.5 寸进针，角度 25° ，平刺 1 ～ 1.5 寸，深度不超过 2.5cm，也可斜刺埋线，斜向脊柱，深度 2 ～ 3cm。

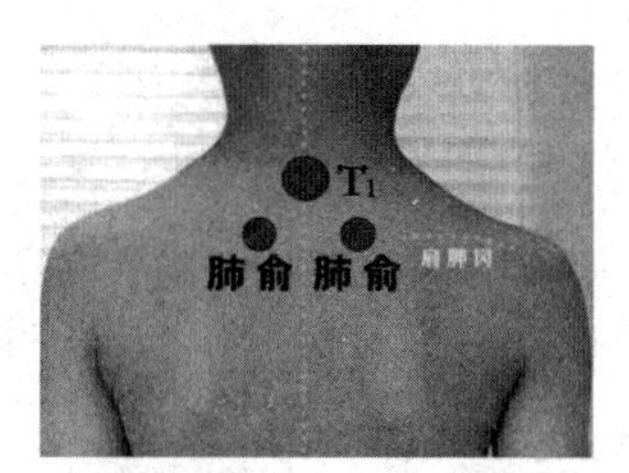

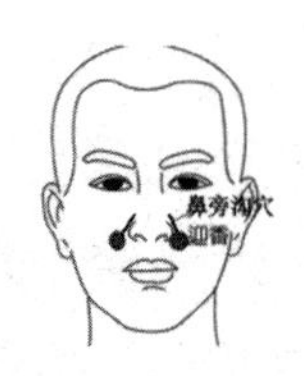

“鼻三针”：T1，肺俞穴，鼻旁沟穴

图 1-21　“鼻三针”位置定位解剖图示

第二十二节　“心三针”的位置定位及埋线操作解剖细节

一、“心三针”的位置定位及进针层次

（一）定位

“心三针”即 T_2、T_4、心俞穴。T_2 是在 T_2 椎体棘突上中央旁开 1 寸位置；T_4 是在 T_4 棘突上旁开 1 寸位置；心俞穴：在背部，当 T_5 椎棘突下，旁开 1.5 寸（图 1-22）。

（二）作用

“心三针”治疗各种心脏疾患。

（三）进针层次

“心三针”组穴的位置下的组织是皮肤、皮下组织、斜方肌、菱形肌、上后锯肌、竖脊肌。

1．T_2 埋线进针层次　皮肤→皮下组织→斜方肌→菱形肌→上后锯肌→竖脊肌。

（1）皮肤：有 T_1、T_2 神经后支的皮支支配。

（2）皮下组织：由 T_1、T_2 神经后支的皮支和伴行动脉、静脉分布。

（3）斜方肌：是斜方肌起始部腱性部分，较薄。肌肉由副神经的分支支配。

（4）菱形肌：是斜方肌的深面组织，受肩胛背神经支配，该神经是臂丛锁骨上部的分支，颈椎病常压迫该神经，引起菱形肌痉挛，产生肩背痛。

（5）上后锯肌：受第 1 ～ 4 肋间神经（为 $T_{1\sim4}$ 神经前支）支配。

（6）竖脊肌：又称骶棘肌，属于背深层肌，位于棘突两侧的深沟内，在背肌中最为粗大，均由脊神经后支支配。

2．T_4 埋线进针层次　皮肤→皮下组织→斜方肌→菱形肌→上后锯肌→竖脊肌。

（1）皮肤：有 T_3、T_4 神经后支的皮支支配。

（2）皮下组织：内有上述皮神经的分支及其伴行动、静脉分布。

（3）斜方肌、上后锯肌、竖脊肌同 T_2 深部各层解剖结构。

3．心俞穴埋线进针层次　皮肤→皮下组织→斜方肌→菱形肌下缘→竖脊肌。

（1）皮肤：较厚，该穴的皮肤有 T_5、T_6 神经后支内侧皮支分支分布。

（2）皮下组织：内有上述皮神经的分支和第 5 肋间后动、静脉的浅支分布。

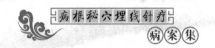

（3）斜方肌、菱形肌、竖脊肌深部各层结构同 T_2 解剖结构。

二、"心三针"埋线操作解剖细节

（一）T_2、T_4 埋线

进针角度以 35° 较安全，进针角度在 45° 以上危险性加大。一般是从脊柱棘突上间隙中间进针，捏起皮肤，针尖先在中间直刺 1cm，在转换针的角度向两侧埋入，掌握在进针角度 35° 为宜。斜刺深度瘦人一般不超过 2.5cm，安全埋线深度掌握在 1 ～ 2cm 较好；胖人一般不超过 4cm，安全埋线深度在 2.5 ～ 3.5cm；正常人埋线深度在 2 ～ 3cm 为宜。

（二）心俞穴埋线

从心俞穴下 0.5 寸处进针，以 25° 角向上进针 3 ～ 4cm，深度 2 ～ 3cm，不超过 3cm。也可斜刺埋线，针尖斜向脊柱方向斜刺 2 ～ 3cm，深度 2 ～ 2.5cm，不超过 2.5cm。较瘦患者安全埋线深度掌握在 1 ～ 2cm 较好；胖人一般不超过 4cm，安全埋线深度在 2.5 ～ 3.5cm；正常人埋线深度在 2 ～ 3cm 为宜。

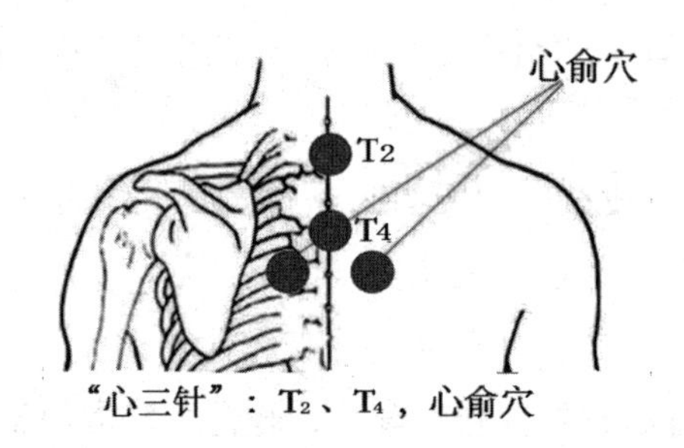

图 1-22 "心三针"位置定位解剖图示

第二十三节 "胆三针"的位置定位及埋线操作解剖细节

一、"胆三针"的位置定位及进针层次

（一）定位

"胆三针"即 T_8、T_9、胆囊穴。T_8 是在 T_8 椎体棘突上中央旁开 1 寸位置；T_9 是在 T_9 棘突上旁开 1 寸位置；胆囊穴：在小腿外侧上部，当腓骨头前下方凹陷处（阳陵泉穴）

直下2寸（图1-23）。

（二）作用

“胆三针”治疗各种肝胆疾患。

（三）进针层次

1. T_8埋线进针层次　皮肤→皮下组织→斜方肌→背阔肌→竖脊肌。

（1）皮肤：较厚，移动性小，该穴皮肤有T_8、T_9神经后支的皮支分布。

（2）皮下组织：由疏松结缔组织构成，脂肪含量而因人而异，其内分布有上述神经的分布和第7肋间后动、静脉浅支。

（3）斜方肌、背阔肌、竖脊肌：穴区下为斜方肌下部，该肌肉由副神经及C_3、C_4神经前支支配；背阔肌为全身最大的阔肌，受胸背神经（$C_{6\sim8}$神经前支）支配；此部竖脊肌主要受T_7、T_8神经后支的肌支支配，主要由肩胛背动脉供血。

2. T_9埋线进针层次　皮肤→皮下组织→斜方肌→背阔肌→竖脊肌。

（1）皮肤：该穴皮肤有T_9、T_{10}神经后支的皮支分布。

（2）皮下组织：此层有上述神经的分支和第9肋间后动、静脉浅支分支。

（3）斜方肌、背阔肌、竖脊肌：穴区下为斜方肌下部，该肌肉由副神经及C_3、C_4神经前支支配；背阔肌为全身最大的阔肌，受胸背神经（$C_{6\sim8}$神经前支）支配；此部竖脊肌主要受T_7、T_8神经后支的肌支支配，主要由肩胛背动脉供血。

3. 胆囊穴的进针层次　皮肤→皮下组织→深筋膜→腓骨长、短肌→血管神经束→小腿骨间膜。

（1）皮肤：皮肤较厚，由腓肠外侧皮神经分布，该神经纤维来自L_5神经前支。

（2）皮下组织：含脂肪较多，内有浅静脉及上述神经的分布。

（3）深筋膜：由致密结缔组织所构成，覆盖于胫骨前肌的表面，张力较大，穿过时有明显突破感。

（4）腓骨长、短肌：在该穴平面，腓骨长、短肌位于深筋膜深面，肌腹厚0.5～0.6寸，其深面为腓深神经、腓浅神经和胫前动、静脉。该肌由腓浅神经支配。

（5）血管神经束：该穴深面主要血管神经有腓深神经、腓浅神经和胫前动、静脉。腓浅神经位于腓骨长、短肌深面，针体后方。腓深神经和胫前动、静脉位于针尖深面，易于刺中。

（6）小腿骨间膜：紧张于胫腓骨间，致密坚韧，深1～1.3寸。针刺骨间膜有明显阻滞感和突破感。骨间膜的深层为胫骨后肌。

二、“胆三针”的埋线操作解剖细节

（一）T_8、T_9 埋线

进针角度以 35° 较安全，进针角度在 45° 以上危险性加大。一般是从脊柱棘突上间隙中间进针，捏起皮肤，针尖先在中间直刺 1cm，在转换针的角度向两侧埋入，掌握在进针角度 35° 为宜。斜刺深度瘦人一般不超过 2.5cm，安全埋线深度掌握在 1 ～ 2cm 较好；胖人一般不超过 4cm，安全埋线深度在 2.5 ～ 3.5cm；正常人埋线深度在 2 ～ 3cm 为宜。

（二）胆囊穴埋线操作

直刺进针 1 ～ 2 寸，不超过 5cm。瘦人掌握在 2 ～ 3cm，胖人掌握在 4 ～ 6cm，正常掌握在 3 ～ 5cm。

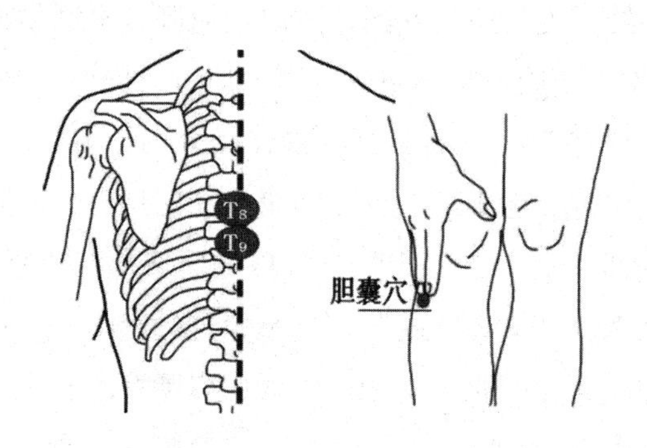

图 1-23 “胆三针”位置定位解剖图示

第二十四节 “安神穴”的位置定位及埋线操作解剖细节

一、“安神穴”的位置定位及进针层次

（一）定位

“安神穴”即 C_2、心俞穴、安眠穴。C_2 位于颈上神经节周围，C_2 在枕后结节下的骨突位置，向下 1cm 为 C_3 棘突上缘，椎体中央旁开 1 寸位置；心俞穴：在背部，当 T_5 胸椎棘突下，旁开 1.5 寸；安眠穴：在项部，当翳风穴与风池穴连线的中点（图 1-24）。

（二）作用

“安神穴”治疗各种失眠、神经衰弱疾患。

（三）进针层次

1．C_2要通过的组织　皮肤、皮下组织、斜方肌、头夹肌、头半棘肌等，埋线选在C_2棘突上旁开1寸位置。

颈部的进针层次是：皮肤→皮下组织→斜方肌→头夹肌→头半棘肌。

（1）皮肤：较厚，有毛发，由枕大神经和第3枕神经的分支支配，枕大神经为C_2神经的后支，分布于枕部皮肤；第3枕神经是C_3神经的后支，分布于项区上部皮肤。

（2）皮下组织：较厚，主要有疏松的结缔组织和脂肪组织构成，内有上述皮神经和皮下静脉。

（3）斜方肌：针在左右斜方肌之间通过。

（4）头夹肌：位于斜方肌和胸锁乳突肌的深面，由$C_{2\sim5}$神经后支的外侧支支配。针刺时通过该肌的外上部。

（5）头半棘肌：位于头夹肌的深面，由颈神经后支支配，针刺通过该肌的外侧较厚部位。

2．心俞穴埋线进针层次　皮肤→皮下组织→斜方肌→菱形肌下缘→竖脊肌。

（1）皮肤：较厚，该穴的皮肤有T_5、T_6神经后支内侧皮支分支分布。

（2）皮下组织：内有上述皮神经的分支和第5肋间后动、静脉的浅支分布。

（3）斜方肌、菱形肌、竖脊肌深部各层结构同T_2解剖结构。

3．安眠穴　皮肤→皮下组织→胸锁乳突肌→头夹肌→头最长肌→头上斜肌。

（1）皮肤：较厚，该处位于发际边缘，由枕小神经的分支支配。枕小神经是颈丛的皮支之一。

（2）皮下组织：此处脂肪组织较多，故皮下组织较厚，内有枕小神经主干通过。

（3）胸锁乳突肌：该穴正当胸锁乳突肌近止点处的肌腹。副神经主干从该穴穿经胸锁乳突肌而过，并发出分支支配该肌。

（4）头夹肌：部分肌束经胸锁乳突肌的深面止于乳突的后缘，该肌受$C_{3\sim8}$神经的后支支配。

（5）头最长肌：属于竖脊肌中最长肌之一部分，即最长肌的最上部，经头夹肌深侧止于乳突，受$C_{1\sim4}$神经后支支配。

（6）头上斜肌：被头最长肌覆盖，呈粗柱状，起自寰椎横突，肌纤维斜向内上方，止于下项线上方的外侧部，由枕下神经支配，枕下神经是C_1神经的后支。

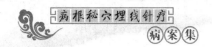

二、“安神穴”的埋线操作解剖细节

（一）安神穴

该穴选 C_2 埋线，在 C_2 的棘突上旁开 1 寸位置，一般以角度 70° ～ 80° 方向向椎体方向直刺进针，埋线深度 2 ～ 3cm，过深不要超过 4cm。

（二）心俞穴

心俞穴埋线从心俞穴下 0.5 寸处进针，以 25° 角向上进针 3 ～ 4cm，深度 2 ～ 3cm，不超过 3cm。也可斜刺埋线，针尖斜向脊柱方向斜刺 2 ～ 3cm，深度 2 ～ 2.5cm，不超过 2.5cm。较瘦患者安全埋线深度掌握在 1 ～ 2cm 较好；胖人一般不超过 4cm，安全埋线深度在 2.5 ～ 3.5cm；正常人埋线深度在 2 ～ 3cm 为宜。

（三）安眠穴

安眠穴直刺埋线，进针 0.8 ～ 1.2 寸，直刺不可偏内深刺，若刺伤椎动脉则可引起严重后果。也不可偏外深刺，有可能进入颈动脉鞘而伤及颈内动脉、静脉或迷走神经引起严重后果。安全埋线应采用平刺埋线，在穴位下 0.5 寸处进针，平刺埋线 1.5 ～ 2cm，深度不超过 2cm，掌握 1 ～ 1.5cm 为宜。

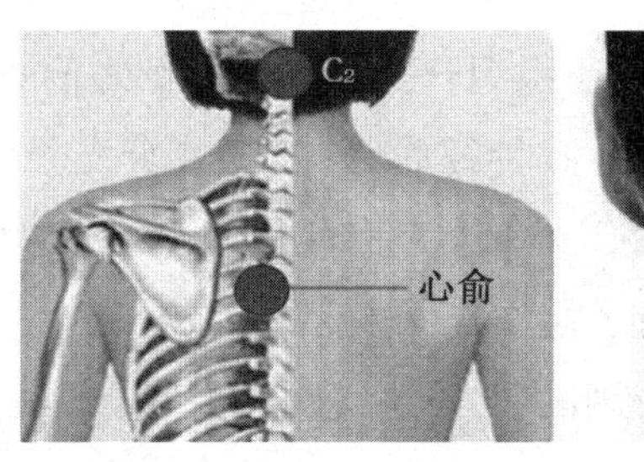

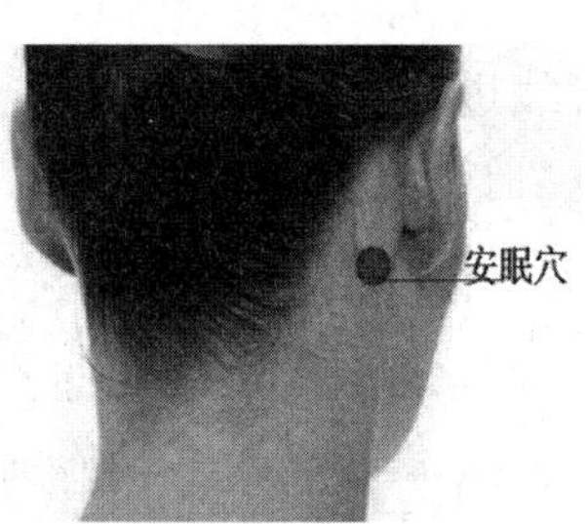

图 1-24 “安神穴”位置定位解剖图示

第二十五节 “降糖穴”的位置定位及埋线操作解剖细节

一、“降糖穴”的位置定位及进针层次

（一）定位

“降糖穴”即 T_6、T_8、T_9、四肢穴。T_6 是在 T_6 椎体棘突上中央旁开 1 寸位置；T_8 是在 T_8 棘突上旁开 1 寸位置；T_9 是在 T_9 棘突上旁开 1 寸位置；四肢穴：为董氏奇穴，

在小腿内侧，内侧脚踝上 4 寸（三阴交上 1 寸）（图 1-25）。

（二）作用

“降糖穴”辅助治疗 2 型糖尿病。

（三）进针层次

降糖穴组穴位置的组织：皮肤、皮下组织、斜方肌、菱形肌、背阔肌、竖脊肌。

1. T_6 埋线进针层次：皮肤→皮下组织→斜方肌→菱形肌→竖脊肌。

（1）皮肤：较厚，该穴的皮肤有 T_5、T_6 神经后支内侧皮支分支分布。

（2）皮下组织：内有上述皮神经的分支和第 5 肋间后动、静脉的浅支分布。

（3）斜方肌、菱形肌、竖脊肌深部各层结构同 T_2 解剖结构。

2. T_8 埋线进针层次　皮肤→皮下组织→斜方肌→背阔肌→竖脊肌。

（1）皮肤：较厚，移动性小，该穴皮肤有 T_8、T_9 神经后支的皮支分布。

（2）皮下组织：由疏松结缔组织构成，脂肪含量而因人而异，其内分布有上述神经的分布和第 7 肋间后动、静脉浅支。

（3）斜方肌、背阔肌、竖脊肌：穴区下为斜方肌下部，该肌肉由副神经及 C_3、C_4 神经前支支配；背阔肌为全身最大的阔肌，受胸背神经（$C_{6\sim8}$ 神经前支）支配；此部竖脊肌主要受 T_7、T_8 神经后支的肌支支配，主要由肩胛背动脉供血。

3. T_9 埋线进针层次　皮肤→皮下组织→斜方肌→背阔肌→竖脊肌。

（1）皮肤：该穴皮肤有 T_9、T_{10} 神经后支的皮支分布。

（2）皮下组织：此层有上述神经的分支和第 9 肋间后动、静脉浅支分支。

（3）斜方肌、背阔肌、竖脊肌同 T_9 的深层结构。

4. 四肢穴　该穴是董氏奇穴。进针层次：皮肤→皮下组织→趾长屈肌→胫骨后肌→拇长屈肌。

（1）皮肤：该穴的皮肤由小腿内侧皮神经支配，该神经纤维来自 L_4 神经前支。

（2）皮下组织：含较多脂肪组织，内有隐神经及大隐静脉穿行。

（3）趾长屈肌：为小腿后群深层肌之一，位于深筋膜深面，由胫神经分支支配。

（4）胫骨后肌及拇长屈肌：在该穴平面，胫骨后肌及拇长屈肌位于深面。胫骨后肌、腓骨、拇长屈肌之间有腓动、静脉穿行，深 1.8 ～ 2 寸；趾长屈肌、胫骨后肌、拇长屈肌和比目鱼肌之间有胫神经及胫后动、静脉穿行，位于穴位稍后，深 0.8 ～ 1 寸，针刺略向后斜刺，即可刺中该血管神经束。

二、“降糖穴”的埋线操作解剖细节

（一）T_6、T_8、T_9 埋线

进针角度以 35° 较安全，在 45° 以上危险性加大。一般是从脊柱棘突上间隙中

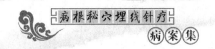

间进针，捏起皮肤，针尖先在中间直刺 1cm，在转换针的角度向两侧埋入，掌握在进针角度 35° 为宜。斜刺深度瘦人一般不超过 2.5cm，安全埋线深度掌握在 1 ～ 2cm 较好；胖人一般不超过 4cm，安全埋线深度在 2.5 ～ 3.5cm；正常人埋线深度在 2 ～ 3cm 为宜。

（二）四肢穴埋线操作

直刺进针 0.5 ～ 1 寸，不超过 3cm。瘦人掌握在 1 ～ 2cm，胖人掌握在 2 ～ 3cm，正常掌握在 2 ～ 2.5cm。此穴埋线要选 0-2-0 号线埋线，长度不超过 2cm，过深埋线易造成危险。

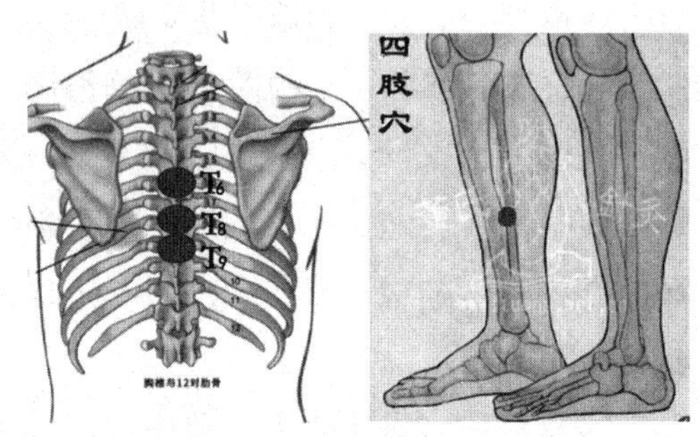

“降糖穴”：T_6、T_8、T_9，四肢穴

图 1-25 “降糖穴”位置定位解剖图示

第二十六节 “生殖穴”的位置定位及埋线操作解剖细节

一、“生殖穴”的位置定位及进针层次

（一）定位

“生殖穴”即 T_{10}、T_{12}、S_4。T_{10} 是在 T_{10} 椎体棘突上中央旁开 1 寸位置；T_{12} 是在 T_{12} 棘突上旁开 1 寸位置；S_4 椎体：S_4 骶后孔与骶正中嵴相交，骶正中嵴旁开 1 寸位置（图 1-26）。

（二）作用

“生殖穴”调理生殖方面的疾患。

（三）进针层次

1. T_{10} 埋线进针层次　皮肤→皮下组织→斜方肌→背阔肌→竖脊肌。

（1）皮肤：较厚，移动性小，该穴皮肤有 T_9、T_{10} 神经后支的皮支分布。

（2）皮下组织：此层有上述神经的分支和第9肋间后动、静脉浅支分布。

（3）斜方肌、背阔肌、竖脊肌：穴区下为斜方肌下部，该肌肉由副神经及T_3、T_4神经前支支配；背阔肌为全身最大的阔肌，受胸背神经（$C_{6\sim8}$神经前支）支配；此部位竖脊肌主要受T_7、T_8神经后支的肌支支配，主要由肩胛背动脉供血。

2．T_{12}　进针层次：皮肤→皮下组织→背阔肌→下后锯肌→竖脊肌。

（1）皮肤：较厚，移动性小，该区皮肤有T_{11}神经、T_{12}神经后支的皮支分布。

（2）皮下组织：由疏松结缔组织构成，脂肪含量相对较多，其内分布有上述神经的分支及其伴行浅动、静脉支。

（3）背阔肌：该肌腱膜与浅面的腰背部深筋膜、深面的下后锯肌腱膜，共同形成胸腰筋膜浅层，该处甚为发达，也易受劳损而引起腰腿痛。接受胸背神经和相应腰神经后支支配。

（4）下后锯肌：位于背阔肌中部的深面，借腱膜起自下位两个胸椎棘突及上位两个腰椎棘突，肌纤维向外上方止于第9至第12肋外面，接受第9至第12肋间神经支配。

（5）竖脊肌：此段竖脊肌主要接受T_{11}神经和T_{12}神经后支的肌支支配。

3．S_4椎体进针层次　皮肤→皮下组织→胸腰筋膜浅层→竖脊肌→第4骶后孔。

（1）皮肤：较厚，移动性小，该区皮肤有臀中皮神经分布。

（2）皮下组织：较薄而致密，脂肪含量较少，其内分布有臀中皮神经分布及浅血管。

（3）胸腰筋膜浅层：此区呈一薄层致密结缔组织，被覆盖于竖脊肌表面，参与构成竖脊肌鞘。

（4）第4骶后孔：此处有骶尾后浅韧带，为棘上韧带的延续部，此韧带经过骶管裂孔的上方，几乎完全封闭该孔，有5对骶神经及尾神经从此韧带穿出。

二、"生殖穴"的埋线操作解剖细节

（一）T_{10}、T_{12}埋线

进针角度以35°较安全，进针角度在45°以上危险性加大。一般是从脊柱棘突上间隙中间进针，捏起皮肤，针尖先在中间直刺1cm，在转换针的角度向两侧埋入，掌握在进针角度35°为宜。斜刺深度瘦人一般不超过2.5cm，安全埋线深度掌握在1～2cm较好；胖人一般不超过4cm，安全埋线深度在2.5～3.5cm；正常人埋线深度在2～3cm为宜。

（二）S_4埋线操作

S_4在骶正中嵴旁开1寸位置埋线，进针角度以45°较安全，进针角度在45°以上危险性加大。捏起皮肤，针尖先在中间直刺1cm，在转换针的角度向两侧埋入，掌握在进针角度45°为宜。斜刺深度瘦人一般不超过3cm，安全埋线深度掌握在2cm较好；胖人一般

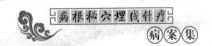

不超过 4.5cm，安全埋线深度在 4cm；正常人埋线深度在 2.5 ～ 3cm 为宜。

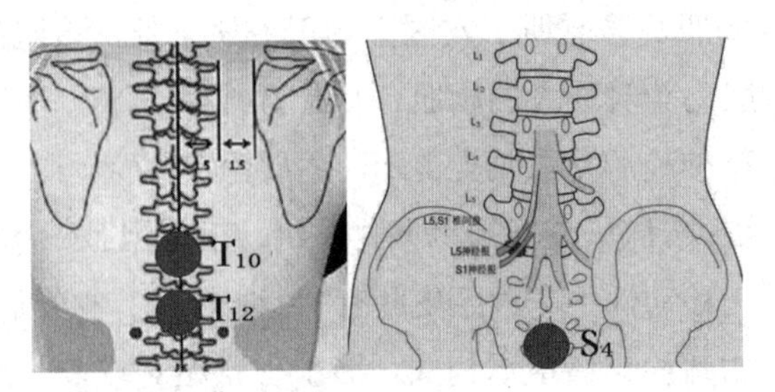

“生殖穴”：T_{10}，T_{12}，S_4

图 1-26 “生殖穴”位置定位解剖图示

第二十七节 “脑三针”的位置定位及埋线操作解剖细节

一、“脑三针”的位置定位及进针层次

（一）定位

“脑三针”即偏瘫上线、中线、风府穴、哑门穴。偏瘫上线、中线位置：位于脑部，在百会穴后 0.5cm 为一点，与眉枕线连线成一直线，上 1/5 为偏瘫的上线，中 2/5 为偏瘫的中线，偏瘫上线支配对侧的下肢、躯干运动，偏瘫中线支配对侧的上肢运动。风府穴：在项部，当后发际正中直上 1 寸，枕外隆凸直下，两侧斜方肌凹陷中。哑门穴：在项部，当后发际正中直上 0.5 寸，第 1 颈椎下（图 1-27）。

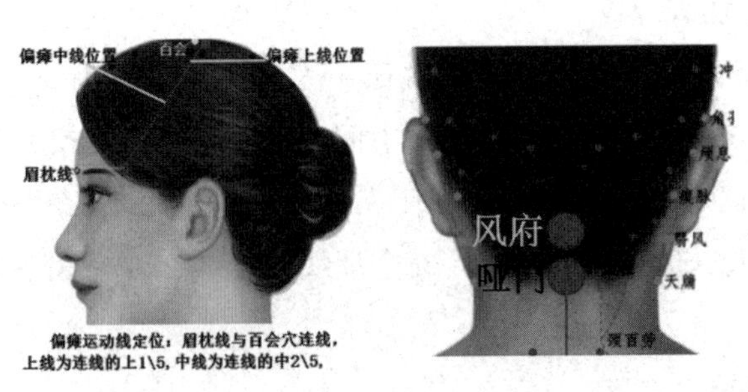

“脑三针”：偏瘫上、中线，风府，哑门穴

图 1-27 “脑三针”位置定位解剖图示

（二）作用

“脑三针”治疗脑卒中、脑梗死等疾病。

（三）进针层次

1. 偏瘫上线、中线的进针层次：皮肤→皮下组织→帽状腱膜→颞筋膜及颞肌。

（1）皮肤：较厚，有毛发，进针时有一定的阻力。皮肤中含有丰富的血管，该处皮肤由枕大神经的末梢支支配。

（2）皮下组织：由致密结缔组织和脂肪组织构成，并有许多结缔组织小梁，使皮肤和深层的帽状腱膜紧密相连，三者难以分开，故称为“头皮”。皮下组织中的血管多被周围结缔组织固定，若刺破则出血较多，难以自行收缩闭合，起针后需压迫止血。在皮下组织中有枕大神经的末梢支和枕动、静脉分布，枕大神经来自 C_2 神经的后支，分布于上项线以上直达颅顶部的皮肤。

（3）帽状腱膜：为一坚韧的纤维组织板，覆盖于颅顶的中部。该腱膜向前连接枕额肌额腹，向后连接枕额肌枕腹，向两侧逐渐变薄，连于颞肌膜。针刺有一定阻力。

（4）颞筋膜及颞肌：颞筋膜呈坚韧强厚的腱膜状，覆盖于颞肌的表面。颞肌属于咀嚼肌，位于颞窝内，呈扇形。针刺部位为该肌的前缘部分，肌层较薄。该肌由下颌神经的分支颞神经支配。

2. 哑门穴的进针层次　皮肤→皮下组织→斜方肌→项韧带。

（1）皮肤：该皮肤较厚，有毛发，由枕大神经和第3枕大神经的分支支配。枕大神经为 C_2 神经的后支，分布于枕部皮肤。第3枕大神经是 C_3 神经的后支，分布于项区上部的皮肤。

（2）皮下组织：较厚，主要有疏松的结缔组织和脂肪组织构成，内有上述皮神经和皮下静脉，针通过该层时阻力较小，并有松软感。

（3）斜方肌：针在左、右斜方肌起点腱之间通过。

（4）项韧带：比较宽厚，由致密结缔组织构成。前方附着于各颈椎棘突的末端，后缘游离而肥厚。针刺该韧带时，阻力较大，并有一定的韧硬感。

3. 风府穴进针层次：皮肤→皮下组织→斜方肌→项韧带。

具体深层结构同哑门穴。

二、“脑三针”的埋线操作解剖细节

（一）偏瘫上线、中线的埋线

采用平刺埋线，用蛋白线1～1.5cm，以15～20°角方向从下向上平刺，进针2～2.5cm，深度0.5～1cm，拔针后用棉签压住针眼，避免出血较多。

（二）哑门穴埋线

患者采取俯卧位，头微前倾，针尖向下颌方向直刺 0.8 ～ 1.2 寸，最深不超过 4cm，颈围＜ 20cm 者，最深不超过 3cm。

（三）风府穴埋线

患者采取俯卧位，使头微前倾，项肌放松，针尖向下颌方向直刺 0.8 ～ 1 寸，最深不超过 3cm，颈围＜ 20cm 者，最深不超过 2.5cm。

第二十八节 “止晕穴”的位置定位及埋线操作解剖细节

一、“止晕穴”的位置定位及进针层次

（一）定位

“止晕穴”即 C_2，百会穴，风池穴。C_2 位于颈上神经节周围，C_2 在枕后结节下的骨突位置，向下 1cm 为 C_3 棘突上缘，椎体中央旁开 1 寸位置。百会穴：在头部，当前额发际正中直上 5 寸，或两耳尖连线的中点处。风池穴：在项部，当枕骨之下，与风府相平，胸锁乳突肌与斜方肌上端之间的凹陷处（图 1-28）。

（二）作用

“止晕穴”治疗各种眩晕，尤其是颈源性眩晕症。

（三）进针层次

1. C_2 要通过的组织　皮肤、皮下组织、斜方肌、头夹肌、头半棘肌等，埋线选在 C_2 棘突上旁开 1 寸位置。

颈部的进针层次是：皮肤→皮下组织→斜方肌→头夹肌→头半棘肌。

（1）皮肤：较厚，有毛发，由枕大神经和第 3 枕神经的分支支配，枕大神经为 C_2 神经的后支，分布于枕部皮肤；第 3 枕神经是 C_3 神经的后支，分布于项区上部皮肤。

（2）皮下组织：较厚，主要有疏松的结缔组织和脂肪组织构成，内有上述皮神经和皮下静脉。

（3）斜方肌：针在左、右斜方肌之间通过。

（4）头夹肌：位于斜方肌和胸锁乳突肌的深面，由 $C_{2\sim5}$ 神经后支的外侧支支配。针刺时通过该肌的外上部。

（5）头半棘肌：位于头夹肌的深面，由颈神经后支支配，针刺通过该肌的外侧较厚部位。

2．百会穴的进针层次　皮肤→皮下组织→帽状腱膜→腱膜下疏松结缔组织。

（1）皮肤：较厚，有毛发，进针时有一定的阻力。皮肤中含有丰富的血管，该处皮肤由枕大神经的末梢支支配。

（2）皮下组织：由致密结缔组织和脂肪组织构成，并有许多结缔组织小梁，使皮肤和深层的帽状腱膜紧密相连，三者难以分开，故称为“头皮”。皮下组织中的血管多被周围结缔组织固定，若刺破则出血较多，难以自行收缩闭合，起针后需压迫止血。在皮下组织中有枕大神经的末梢支和枕动、静脉分布，枕大神经来自C_2神经的后支，分布于上项线以上直达颅顶部的皮肤。

（3）帽状腱膜：为一坚韧的纤维组织板，覆盖于颅顶的中部。该腱膜向前连接枕额肌额腹，向后连接枕额肌枕腹，向两侧逐渐变薄，连于颞肌膜。针刺有一定阻力。

（4）腱膜下疏松结缔组织：此层又称腱膜下间隙，是位于帽状腱膜与颅骨外骨膜之间的薄层疏松结缔组织。针在此层运行时，阻力减少；再深刺则为颅骨外骨膜，此处正是左右顶骨连接的矢状缝。

3．风池穴的进针层次　皮肤→皮下组织→斜方肌和胸锁乳突肌→头夹肌→头半棘肌→枕下三角。

（1）皮肤：较厚，有毛发，针刺有韧性感，由枕小神经的分支支配。枕小神经是颈丛的皮支，自胸锁乳突肌后缘中点穿出后，沿该肌后缘向后上方行走，经过穴区，分布于枕部外侧和耳郭后面的皮肤。

（2）皮下组织：较厚，主要由疏松结缔组织和脂肪组织构成，内有上述皮神经和枕静脉的属支。

（3）斜方肌和胸锁乳突肌：针在斜方肌附着点的前缘和胸锁乳突肌附着点的后缘之间通过，两肌均由颈深筋膜浅层所包裹，均由C_2、C_3神经前支支配。

（4）头夹肌：位于斜方肌和胸锁乳突肌的深面，由$C_{2\sim5}$神经后支的外侧支支配。针刺时通过该肌的外上部。

（5）头半棘肌：位于头夹肌的深面，由颈神经后支支配，针刺通过该肌的外侧较厚部位。

（6）枕下三角：位于枕下、头夹肌和头半棘肌的深面，由枕下肌围成的三角。三角内有枕下神经和椎动脉经过。枕下神经为C_1神经的后支，支配枕下肌。椎动脉横过此三角，继穿寰枕后膜入椎管，再经枕骨大孔入颅腔。针刺时不穿过枕下三角为安全。

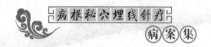

二、“止晕穴”的埋线操作解剖细节

（一）“止晕穴”的埋线

“止晕穴”的埋线选 C_2 埋线，在 C_2 的棘突上旁开 1 寸位置，一般以角度 70°～80°方向向椎体方向直刺进针，埋线深度 2～3cm，过深不要超过 4cm。

（二）百会穴的埋线

百会穴的埋线采用向前横刺或向后横刺埋线，用蛋白线 1～2cm，以 20°～25°角方向后横刺，或向前横刺，进针 2～3cm，深度 0.5～1cm；也可以 30°角向左右颞侧曲鬓穴方向横刺，进针 3～4cm，深度 0.5～1cm，拔针后用棉签压住针眼，避免出血较多。

（三）风池穴的埋线

风池穴的埋线可向对侧眼内眦方向斜刺 2～3cm，深度 1～2cm；也可向对侧风池穴透刺 3～4cm，深度 2～3cm；或向完骨穴方向斜刺 2～3cm，深度 1.5～2cm。埋线不可穿过枕下三角，深度不可超过 3.6cm，以免造成严重后果。

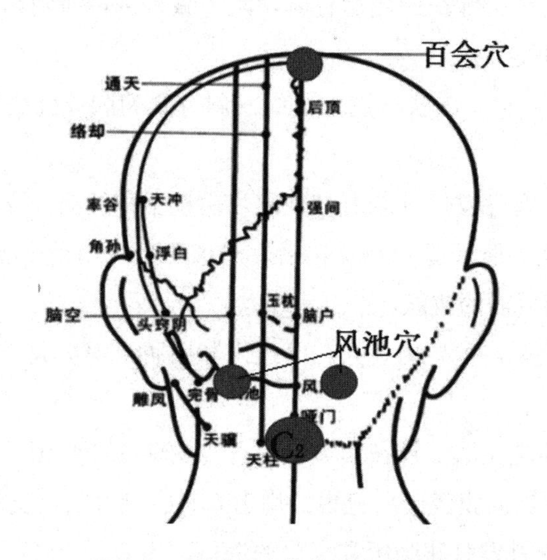

图 1-28 “止晕穴”位置定位解剖图示

第二章

埋线医生的临床经验和典型病案分享

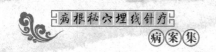

第一节 病根秘穴埋线针疗的发展和应用

埋线疗法作为针灸医学的一个分支，它的出现既是针灸治疗模式的创新，也是把穴位的性能、穴位刺激技术和组织疗法（肠线作为异体蛋白通过在体内的分解吸收提高免疫功能作用）等要素融为一体的代替针灸疗法的“长效针感”之法。埋线疗法最早兴起于20世纪60年代，它经历了埋针、埋兔脑、埋狗肾、埋药片等切割埋线、缝合针的植线法、套管针注线、U线针的埋线，70～80年代的萌芽阶段发展，到90年代以后蓬勃兴起。埋线疗法曾作为卫生部门十年百项农村推广项目在基层卫生机构广泛推广使用，并出现了一批以埋线疗法为主要治疗特色的基层医生，他们是埋线疗法的先行者和实践者，这里就包括著名的“陆氏病根穴埋线针疗”创始人陆健老师。

埋线疗法是在20世纪60年代由民间疗法的埋藏疗法延伸而来。最早为埋狗肾、兔脑、药片等，后来发展为切割埋线、缝皮针透线、穿刺针注线，到现在的穴位埋线。陆氏埋线创始人陆健老师在60年代初步入医道后就从事穴位埋线，1969年提出了“长效针感”新概念，发现了疗效显著的病根穴，并发明了第一支埋线工具——U线针。在数十年埋线临床中为数万人进行埋线治疗，病种涉及头痛、老年慢性支气管炎、甲状腺疾患、强直性脊柱炎、坐骨神经痛等百余种。陆氏埋线成为埋线领域中特色埋线方法的一种，具有独特的魅力。多年来病根穴埋线在埋线界享有很高声誉，独树一帜。2016年复旦大学出版社出版了《中华埋线名医百家精粹》一书。书中辑录了现当代在埋线领域具有丰富临床经验和治疗特色的36位从事埋线疗法医师的临床学术思想和治疗经验，是现代记载埋线疗法的具有很高影响力的著作，陆健、董立君均收录于此书中。书中提道：“以陆健、董立君倡导的病根穴埋线完全以神经解剖学为依据，发展出了病根穴埋线法和埋线针疗学。”这为病根穴埋线在埋线界的地位奠定了基础。

从20世纪60年代到如今，埋线疗法以它顽强的生命力延续下来，而且越来越强大，全国有数十万埋线医生奋战在基层医疗战线上，这与埋线疗法的有效性、简单实用、远期疗效好是分不开的。

埋线疗法的流派基本有两种：一种叫穴位埋线疗法，是按照经络穴位循经取穴的埋线方法，全国各流派基本都是按穴位埋线循经取穴治病；另一种则是病根穴埋线疗法，是按照人体神经系统的定位诊断理论和解剖学原理来选穴，通过调理神经系统进行埋线治病的一种方法。

一、病根穴埋线在临床中使用的优势和特点

（一）病根穴埋线不同于穴位埋线

病根穴埋线通过神经系统调理疾病，具有简单、有效、快速的特点。病根穴埋线针疗法是为了延长在穴位上的刺激时间，用埋线针具将医用肠线，埋入人体病源之处（脊柱神经节段周围）或穴位里，肠线长时间刺激人体椎体节段支配位置及穴位，肠线逐渐液化和被人体吸收的过程，会产生穴位封闭、针刺、刺血、长效针感、后作用及组织疗法的生理物理作用和生物化学变化等刺激效应，来激发神经、调节脏腑，促使人体阴阳平衡，提高人体的抗病免疫功能和应激能力，起到防病、治疗疾病目的的方法。病根穴埋线针疗与穴位埋线在选穴方面不同：一个是按照神经解剖位置选取不同椎体节段即病根穴埋线，通过调理神经系统治疗疾病的方法；一个是按照经络穴位循经选穴进行埋线治疗疾病的方法，比如颈椎病的眩晕、手指、手臂麻木、疼痛等，穴位埋线选穴较多，效果不稳定，使用复杂，见效慢。病根穴埋线选穴简单、疗效快速有效。颈源性的眩晕症，选 C_2、C_3，埋线几针下去就不晕了，后期疗效还好。颈椎病的手指、手臂麻木一般选病根秘穴“臂六针”，埋线 2 ～ 3 次就能基本好转。

腰椎病穴位埋线更复杂，效果也慢。病根穴埋线简单、疗效好，压迫坐骨神经，就选病根秘穴“坐三针”，埋线 2 ～ 3 次就好，有的有骨质增生、椎管狭窄者，埋线 3 ～ 5 次都有好的疗效。

（二）病根秘穴埋线治疗顽症、慢性疾病优势突出

如使用病根秘穴组穴“肺三角”、$T_{2\sim4}$ 位置治疗老年慢性支气管炎、哮喘病，埋线 3 ～ 5 次，可在冬季不发作；治疗头痛、偏头痛，使用病根秘穴组穴“头颈穴”即 C_2、C_3 位置，此穴专治头颅部神经血管的疾患，埋线 1 ～ 3 次都能基本好转；治疗三叉神经痛这种顽固性疾病，选用病根秘穴组穴“头三针”治疗有好的疗效。3 年病程的 2 ～ 3 次基本好转，病程 3 年以上的，埋线 3 ～ 6 次基本好转；治疗急性面神经麻痹，选病根秘穴组穴“面三针”，基本是 1 ～ 2 次就能好转；临床治疗顽固疾病癫痫病的，选病根秘穴组穴“癫三针”有疗效，癫痫病埋线有 60% 患者埋线半年后基本好转。

（三）在治疗疑难疾病中发挥的特殊作用

“疑难病”一般是指在诊疗中，病因复杂未明、诊断难以统一、医治难度较大的一类疾病。它并不是一个规范的学术名词，而仅仅是医学界和民间广泛流行的口头术语。可以说，疑难病涉及了人体的各个系统，包括了现代医学的许多疾病，概括了临床上众多的奇病、怪病、宿疾、顽症，以及病情复杂的疾病，这是一个广义的概念，也包括某些功能性疾病、某些慢性疾病、某些精神疾病和诸多诊断不明疾病、恶性肿

瘤及众多的综合征等疾病。疑难病之称谓，医学界或是普通民众都常习用，但疑难病的概念和范畴是什么，一般认为那些给人类健康构成极大危害的病。

比如：癫痫病、颅内有异物或血管瘤压迫引起头痛、眩晕等的，或有的引起的癫痫发作的，甲状腺囊肿、肿大、结节，三叉神经痛，抑郁症，精神疾病，不明原因的心悸、多汗、烦躁，风湿性关节炎，强直性脊柱炎，高血压，低血压，高血糖，高血脂等。

病根穴埋线专治疑难病症，治疗顽固病症、慢性疾病等有速效、长效、特效之称，治疗癫痫病、抑郁症、三叉神经痛、精神疾病等首选“头颈穴”C_2、C_3；治疗甲状腺囊肿、肿大、结节等要选用甲状腺穴、星状神经节；治疗不明原因的心悸、多汗、烦躁等自主神经功能紊乱的，埋线选用T_4、T_5病根穴；治疗高血压、低血压选用C_2、C_6，配用大椎穴；治疗血糖高患者运用病根穴埋线T_6、T_8、T_9，配胰俞穴、四肢穴；治疗风湿性关节炎、强直性脊柱炎选用C_2、C_5、C_6、C_7、C_{10}、C_{12}、T_1、S_2、S_3埋线。选用病根穴埋线比单纯用穴位埋线有强几倍的疗效。治疗腰椎间盘突出症，病根穴埋线则按照压迫神经位置和放射部位选穴，$L_{3\sim4}$突出选L_4病根穴，$L_{4\sim5}$突出选L_5病根穴，坐骨神经痛选病根秘穴“坐三针”，病根穴埋线治疗腰椎病有显著疗效。

二、病根穴埋线的发展及应用

病根穴埋线，经过近五十年的发展，陆健老师创立的病根穴埋线针疗体系、埋线针疗学，得到了长足的发展继承和创新。尤其是董立君教授2020年10月在中国中医药出版社出版发行了《董立君病根秘穴埋线针疗》图书，这是在陆氏病根穴埋线针疗基础上推陈出新的技术成果，是病根穴理论和技法经多年教学临床实践的创新发展和总结。它突出了神经解剖学和生理学相结合的特点，选穴配穴选用最佳组合，最佳组穴解决疑难病症，专穴治疗专病，多病同治，认穴—诊穴—选穴—秘穴组穴埋线，快速出方案，只要符合“认病”，治疗中就能“求本”，“求本”治病必祛根。

病根穴埋线事业经过几代人几十年的继承和发展，薪火相传，硕果遍布神州大地绿水青山。在穴位埋线领域，病根穴埋线技术越来越显示出它独特的魅力和神奇的力量！祖国各地的病根埋线医生用自己独特的埋线技艺，为广大的基层民众解除病痛之苦，为实现健康大中国的奋斗目标而贡献自己的力量。多年来，学习病根秘穴埋线的医生遍布全国各地，广大埋线医生多年来用病根秘穴埋线技术，为民造福，解除病痛，用自己独特的技艺，创造着临床上一个又一个埋线的奇迹！如中医首位耳鼻喉博士宋红梅[1]学术思想创新睿智，埋线技艺精湛，治疗耳鼻喉疾病疗效显著；缪奇祥主任四诊合参诊疾病，强调道术并进技术精，倡导特殊针法加埋线治疗疑难疾病。曹文云医生用病根秘穴埋线技术两次就成功使一个卵巢囊肿的患者病灶消失：一个13岁的女孩3年来因“腹痛”痛苦无奈，多家医院诊断为不明原因，但我们的曹文云医生用病根秘穴埋线治疗 5 次使此患者解除病痛，如今身体恢复正常，在健康活泼的学习生活中，不得不说她是一个奇迹。刁仕民医生身怀绝技，为民除疾苦，用病根秘穴埋线结合自己的专利科技成果技术（特效药水）快速治疗带状疱疹，面瘫，烧、烫伤，丹毒等疾病，治疗牛皮癣患者疗效好;刘坤医生用病根秘穴埋线结合临床辨证治疗三叉神经痛、腰椎病患者；畅艳艳医生用病根穴埋线结合针灸技术治疗帕金森综合征患者；支丽娜医生用病根秘穴埋线几次就使 2 型糖尿病患者血糖稳定，症状明显好转；付华峰医生用病根秘穴埋线治疗早衰证、子宫脱垂证、脑中风证等疗效好；河南医生曹月粉医生用病根秘穴埋线成功治疗 1 例乳腺癌患者，目前患者病情稳定。曹月粉医生还用病根秘穴埋线调理治疗多例心肌梗死及冠心病患者，把患者从死亡线上拉回来；李付华医生学众家绝技，为民除疾苦，治疗中风后遗症、风湿性关节炎有疗效；国洪才、王文生、杨少峰、李俊超用病根秘穴埋线治疗面瘫、面肌痉挛有特效；孙建芳、刘建利、杨旭辉、周鹏飞、赵志彬、朱社奔、韩百强、杨帅、张琪、林俞利、薛建新、聂苗、张旭等埋线医生用埋线疗法治疗疑难病症……一个个生动鲜活的病案都是病根秘穴埋线医生理论联系实践，在临床中为民解除疾患的真实写照，都是推广病根秘穴埋线事业向前发展的动力和源泉！

（董立君）

第二节　穴位埋线疗法的历史沿革及临床运用

穴位埋线疗法是中医传统针灸疗法的发展和延伸，近年来，穴位埋线疗法快速发展，临床应用日益广泛，但对其流派研究及报道较少。本文从穴位埋线疗法流派的产生、穴位埋线疗法沿革、代表性穴位埋线疗法流派、穴位埋线疗法的临床应用等角度进行分析，以期不断涌现的穴位埋线新流派能够促进穴位埋线疗法进一步发展。

穴位埋线疗法是针刺疗法留针理念的延伸和发展，随着科技进步和时代发展，穴位埋线疗法因其治疗频次较针刺疗法少，疗效肯定，目前在临床应用广泛，但对于穴位埋线特色疗法及流派相关的文献研究较少。本节将从穴位埋线流派的产生、穴位埋线疗法的历史沿革、代表性穴位埋线疗法流派及穴位埋线疗法的临床应用等四个方面进行简要的分析论述。

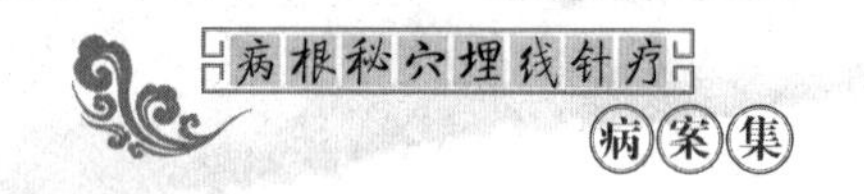

一、穴位埋线疗法流派的产生

针灸学是以中医基础理论为指导，研究经络、腧穴及刺灸方法，探讨运用针灸防治疾病规律的一门学科。在针灸学发展过程中，由于地域不同、学术发展、师承、工作对象、环境和条件、疗效及学科渗透等因素，出现了经穴派、经穴考订派、穴法派、手法派、刺络放血派、重灸派、重针派等流派，各个学派在学术观点和临床应用中百家争鸣，百花齐放，在一定程度上促进了针灸学的进一步发展。

穴位埋线疗法是针灸治疗的改良与延伸，针灸理论认为，将羊肠线埋入穴位内具有长效针感和现代医学组织疗法的功能。羊肠线作为一种异种蛋白，可诱导人体产生变态反应，使淋巴组织致敏，配合抗体、巨噬细胞来破坏、分解、液化羊肠线，使之分解为多肽、氨基酸等。羊肠线在体内软化、分解、液化吸收，对穴位、神经以及整个中枢产生一种综合作用，使组织器官的活动能力加强，血液循环及淋巴回流加快，局部新陈代谢增强，对穴位产生的生理及生物化学刺激可长达 15 天或更长。在这种生理生化机制下，可以从整体上对脏腑进行调节，产生一种综合作用，使之达到“阴平阳秘”的状态。另外，穴位埋线疗法操作简便，治疗间隔时间长，节约治疗成本，更容易让工作繁忙的当代人接受。

从穴位埋线的起源、发展、进步到历史演变来看，穴位埋线疗法对针灸学的发展将会起到积极的作用，并且将占据重要的地位，成为针灸学重点发展的方向之一。

二、穴位埋线疗法的历史沿革

穴位埋线疗法是将可吸收性的外科缝线置入穴位内，利用线对穴位产生的持续刺激作用以防治疾病的方法，在传统针具和针法基础上建立和发展起来的，历经了留针和埋针时期的雏形期、穴位埋线的萌芽期、临床推广应用的发展期和以辨证选线取穴为特征的成熟期。单纯采用针刺的一般方法来治疗一些顽固性慢性疾病，效果往往不尽如人意，于是就产生了“留针”的方法来巩固疗效，留针正是穴位埋线诞生的重要基础。基于留针，后来又演变出埋针，用来进一步加强针刺效应，延长刺激的时间。20 世纪 60 年代初，产生了穴位埋藏疗法，当大家摒弃了其他埋藏物（如羊、鸡、兔的肾上腺、脑垂体、脂肪、药物、钢圈、磁块等），集中使用可吸收性外科缝线——羊肠线时，便演变为“穴位埋线”。1991 年温木生编著的《实用穴位埋线疗法》是该疗法的第一部专著，该书总结了穴位埋线疗法问世 40 多年来的经验和成果，引起了巨大反响。说明穴位埋线已经从零散走向了系统，从简单发展到日益成熟。

穴位埋线疗法肇端于 20 世纪 50 年代，起源于异体刺激的组织疗法，后经埋针疗法与针灸经穴结合逐渐发展而来。1959 年，第一篇关于穴位埋线论文发表，文中记载了在喘息、肺俞等穴位上植入羊膜治疗支气管喘息的疗法。1965年，梁健侬改进民间割掌疗法，取中脘穴、大鱼际穴两处“自家”组织交换埋藏治疗胃、十二指肠溃疡。1964年及1965年，唐天禄发表两篇文章，最早提到“穴位埋线”的概念。1969年，陆健在全国率先发明医用埋线针。1972年1月1日，吉林省长春市解放军208医院出版了《小儿麻痹后遗症穴位刺激结扎疗法》一书，书中用大缝针带羊肠线结扎肌束。随后出现大量关于穴位埋线治疗小儿脊髓灰质炎的报道，在20世纪70年代此疗法成为主流的埋线方式。20世纪90年代以后，随着医疗条件的提高以及专用埋线针的使用，穴位埋线进入到微创埋线技术时代。1991年出版的第一部埋线专著《实用穴位埋线疗法》系统总结了埋线疗法自产生后40年来的方法。穴位埋线疗法在原有埋线方式的基础上进一步创新，呈现出多样化发展。埋线的工具除了一次性埋线针具外，还出现了“埋线针刀”。埋线材料由原来的羊肠线等动物组织发展为医用高分子生物降解材料。在取穴上有辨病取穴、辨证取穴等。在手法操作上有穴位补泻等特色。埋线治疗的疾病广涉内、外、妇、儿、五官、皮肤各科以及美容、保健等领域，成为针灸医学的主要疗法之一。此后，从临床实践、科研、论文、著作、针具创新、线体创新、方法创新等各方面突飞猛进，尤其在近几年，穴位埋线疗法经过数十载的发展，已经取得了令人瞩目的成绩，全国的穴位埋线疗法从业者众多，技术进步日新月异，科研临床有条不紊，埋线器械层出不穷，操作技巧日臻完善，技术推广遍地开花，呈现出一片欣欣向荣之势。

三、代表性穴位埋线疗法流派

（一）陆氏穴位埋线流派

1．代表人物及著作　陆健（1938 — 2011），男，江苏射阳人，1957年入伍，毕业于中国人民解放军81师卫生教导队，荣立三等功8次。1982年《人民日报》等多家报刊刊登了陆健“乐为人民送健康”的先进事迹。退休后，他受聘担任全国高级针灸进修学校教授，培养埋线治疗专门人才上千人。2001年创办了河北省老科协埋线医学分会，任分会会长。这是全国第一个埋线专业民间组织。陆健研发埋线和保健器材，获国家专利权14项。发表学术论文20多篇，是公认的全国著名埋线专家。2004年编著《埋线针疗学》，同时创办了中国陆氏埋线疗法专业培训班，为中国埋线医学事业的发展做出了重大贡献。

2．学术思想及特色疗法

（1）病根穴与应用：陆健经过几十年临床经验总结出病根穴，病根穴又称陆氏埋线疗法穴，是根据西医基础知识理论和唯物理论为主，突出神经系统定位诊断理论和技术手段，强调以唯物理论“认病”选取定穴配方。

病根穴是指某种病症的根源处，是真正有病的部位，不是指患部的器官组织或感觉异常的部位，是调理病症疗效最佳的治疗点，其范围在病症部位相应的脊髓节段区域，督脉线至线外3寸左右的压痛点即是病根穴，压痛点多在夹脊穴与膀胱经内侧线之间。如乳房疾病，T_4、T_5是乳房的病根穴，在厥阴俞和心俞附近找压痛点即是；膈肌痉挛的病根穴是C_4（支配膈肌节段），在C_4夹脊附近找压痛点；痤疮病根穴是T_1、T_2（调理头面部血管和汗腺功能）、C_2（调理头面神经），在大杼、风门与C_2夹脊附近找压痛点等。

（2）速成定穴配方：速成定穴配方是指以神经系统定位诊断理论为依据，将原有的几百个穴位名称，简化归纳为病根穴、根周穴、阿是穴、中间穴、经验穴等，对所有病症，用查表、核图，结合临床知识，在较短的时间内制订出的定穴配方方法。

病根穴：查脊髓节段分布图表，在相应区域找到压痛点。有的患者对疼痛不太敏感，找不到压痛点，则在相应区域找到一两点作为病根穴。根周穴：指病根穴的左右或上下适当地加穴，能协助病根穴提高疗效。阿是穴：一般在病患部位胸腹部的体表投影部位能找到，如心脏病的阿是穴为膻中穴，胃病为中脘穴、水分穴、梁门穴，便秘为天枢穴，妇科病为气海穴、关元穴、子宫穴等。中间穴：指病根穴与阿是穴之间的部位压痛点，也属于循经选穴；例如，胆囊炎在胆囊穴有压痛点，胃病在足三里穴有压痛点，痛经在三阴交穴有压痛点。经验穴：是指医者总结出来的疗效高的公认穴位，例如：偏头痛取三阳络穴，鼻窦炎取鼻旁沟穴。如心脏病处方：①病根穴为T_4、T_5中线旁开1寸左右的压痛点；②阿是穴为膻中穴；③中间穴为内关穴；④经验穴为左上臂肱二头肌中间的压痛点。这样选穴少而精，疗效高，患者痛苦少，埋线后往往能即刻见效，埋线效果还能够长期维持，轻者一次即治愈。

（3）陆氏埋线针的发明和临床应用：陆氏埋线针又称“U”型埋线针，4cm长的羊肠线被埋入穴位后形成2cm的U型双线，对穴位刺激量集中，刺激面积增大，比单线疗效高。U型埋线针针体粗大，在刺入人体组织过程中可产生粗针创伤效应，使受损组织细胞释放出某些化学因子，导致穴位局部组织发生一系列生理变化，如血管扩张、代谢增强，激发了经气，通其经络，达到通则不痛的功效，所以如遇顽固性疾病，而患者体质较好，用U型埋线针埋线能明显提高疗效。

（4）病根穴埋线流派的传承和发展：董立君教授师从陆健教授，为陆健教授亲传弟子，病根穴埋线针疗的传承人。2020年董立君教授专著《董立君病根秘穴埋线针疗》由中国中医药出版社发行，标志着病根穴的埋线疗法的发展和创新，陆氏埋线流派又一次总结和发展。董立君教授在本书中浓缩提炼出病根埋线组合穴位疗法，采用病根穴、经验穴、阿是穴等组合排列，总结16组穴位组合，治疗多种疾病，选用多病一组穴位组合，使得复杂疾病取穴简单化，便于操作，便于学习，简明易懂，大道至简，难病易治，是对病根埋线针疗体系的一次创新和发展。

陆红研传承父亲陆健教授的学术思想和临床经验，与杨东方等作者一起对2004年出版的《埋线针疗学》进行了添加和整理，于2020年8月吉林科学技术出版社再版了《埋线针疗学》一书，本书更加实用，对新的病种有所探索和创新，目录系统清晰，治疗病种涵盖多样，是一本病根埋线方面的很好的学习资料。

（二）埋线针刀流派

1．代表人物及著作　杨才德，男，甘肃省针灸学会副会长，“埋线针刀”专利发明人，“埋线针刀颈肩腰腿痛特色疗法”创始人，北京中针埋线医学研究院创始人。出版专著《穴位埋线疗法》《埋线针刀百问百答》《星状神经节埋线治百病》《埋线针刀技术操作规范》《埋线针刀治疗学》，发表相关论文117篇。

2．学术思想及特色疗法

（1）明确诊断，精准治疗：在诊断和治疗疾病时，秉持“西医诊断方法、中医治疗思维、中西医结合治疗技术”的诊疗理念，强调明确诊断，详细询问病史及诊疗经过，重视体格检查和辅助检查结果，做到明确诊断，对既往采用治疗手段无效时及时转变诊疗思路，改变治疗手段，结合解剖学、生物力学、脊椎病因治疗学、软组织外科学、周围神经受卡压的理论等现代医学的成果，做到精准治疗。

（2）博采众方，破解排异：近些年发展起来的高分子可降解生物医学材料与羊肠线的临床疗效相同、不良反应少，但存在着线体较软的难题，杨才德等总结大家的经验，提出了“线体对折旋转埋线法”，不但很好地解决了卡线的问题，而且使操作变得更加简单。具体方法：取一段PGA或PGLA线，去掉埋线针刀针芯，把线放入针的前端，线在孔内外的长度基本保持相同，刺入穴位时，线在针尖处被压而形成对折，在确保针孔外的线体进入皮肤并获得针感后，旋转、退出针体，即完成了一次埋线，这种方法解决了排异反应和线软的难题，同时，让置入体内的可吸收缝线长度加倍，增加了穴位埋线的刺激量，而且解放了押手，为双手配合更加精准的操作提供了基础。

（3）安全长效，调节平衡：人体在正常情况下，功能相反的交感神经与副交感神经处于相互平衡制约的过程中，如果自主神经系统的平衡被打破，那么便会出现各种各样的功能障碍。杨才德总结并提出“手卡指压式星状神经节埋线术”“三点一线式蝶腭神经节埋线术”“推寰循经式迷走神经埋线术”，通过调节丘脑的维护内环境的稳定功能而使机体的自主神经功能、内分泌功能和免疫功能保持正常，从而达到“阴平阳秘，精神乃治”的目的，同时，降低了神经等特殊部位的操作风险。

（4）埋线针刀，功能融合：杨才德发明的国家专利埋线针刀，一次穿刺可同时完成空针松解、穴位埋线及穴位注射。由于工具的改进扩大了其应用及治疗范围，空针松解增强了局部减张减压功效，从针刀的角度引入长效针灸的相关机制，从埋线的角度引入即刻松解的机制，把埋线治疗痛症的疗效推向了新的高度，把埋线治疗痛症的范围拓展到了新的广度。

（三）穴位埋线流派

1．代表人物及著作之一　单顺，主任医师，穴位埋线创始人之一，药线埋植疗法发明人，被全国埋线医学会誉为埋线疗法泰斗。代表作：2016 年 6 月中国医药科技出版社《单氏埋线经验精粹》。单顺 1966 年在部队开始研究埋植疗法，1969 年 3 月于河南安阳市林县开展埋线疗法治疗小儿麻痹后遗症。1970 年在山西、河南等多地举办埋线学习班，埋线治疗疾病 100 多种，擅长埋线治疗治疗癫痫、小儿麻痹后遗症、偏头痛、胃病、慢性支气管炎、高血压病、糖尿病、支气管哮喘、闭经、银屑病、青年痤疮等疑难杂症。

学术思想及特色疗法：①埋线疗法双向调节：通过穴位埋线达到双向调节的作用，比如内关穴治疗心动过速或心动过缓和心律不齐。单顺认为埋线调节可以自控，可以自我调节至正常范围；②埋线调节是整合调节：埋线调节人体神经平衡、内分泌失调，调节人体免疫和阴阳平衡，这个调节作用是双向性的、自控性的，同时也是整合性的。例如单顺治疗糖尿病注重多层次、多靶点进行埋线，以调节多个系统改善和加强全身调节作用，来改善影响胰岛素分泌和消除胰岛素抵抗物质，以提高胰岛素利用。穴位组合：一组穴：肺俞、胰俞、曲池；二组穴：胰俞透膈俞、三阴交；三组穴：三焦俞透肾俞、足三里；四组穴：关元、阳陵泉、复溜。配穴：糖尿病眼病配睛明、风池、太阳。糖尿病高血脂配内关、足三里、三阴交，糖尿病肾病配命门，糖尿病皮肤瘙痒配血海、大椎。糖尿病足配丰隆、昆仑。糖尿病肠功能紊乱配天枢、上巨虚。同时配合穴位注射和星状神经节阻滞术。

2．代表人物及著作之二　马立昌，主任中医师，现代微创穴位埋线疗法领军人物，中国医药教育协会埋线医学培训基地主任，中华传统医学会埋线医学专业委员会主任委员，河北省石家庄埋线医学培训学校校长，中国针灸学会穴位埋线专业委员会顾问，河北省老科协埋线医学分会会长。2003 年，参编《埋线针疗学》一书，任副主编。2008 年主编《微创穴位埋线疗法》，编辑出版《微创埋线疗法》教学光盘 1 ～ 6 集，《人体背部望诊治疗图说明书》一套。2010 年编辑出版《微创埋线实用技术》。2012 年编辑出版《埋线美容塑形实用技术》等。

学术思想和治疗特点：①重视辨证论治，熟悉经络经穴，重视夹脊穴。马立昌重视辨证论治，认为一个埋线工作者要以祖国医学理论为指导，临床五输穴和五行相结合，选用治疗处方，埋线实施结合补泻手法进行治疗。通过夹脊穴治疗作用于神经中枢，激发神经感受器，神经反射良性信息效应，治疗脏腑疾病；②多用透穴，重视埋线深浅和方向以及针线的选择。临床中根据患者体质、病症、胖瘦、病患部位、穴位确定针刺方向、进针角度和针刺深浅，选用透穴可以增强疗效，根据部位和疾病不同选择针线粗细，用线粗细长短是治疗疾病获得疗效的关键；③重视辅助治疗：比如为了快速取效，辅助拔罐法、刺血法、刺血拔罐同时做埋线治疗，可以提高疗效。

3．代表人物及著作之三　唐治安，毕业于南阳高等医学专科学校，副主任医师。1951年生于中医世家，河南省长葛市人，自幼承家传习医，新九针创始人师怀堂教授亲传弟子，陆健教授高徒。临床治疗以埋线为主配合新九针创立了九针埋线疗法，比单纯埋线、单纯针灸效果更好。

临床治疗以埋线为主结合运用怀堂新九针疗法，治疗各种病症时重治脾胃，对中风后遗症、颈肩腰腿痛、腰椎间盘突出、风湿、类风湿、各种胃病、哮喘、慢性鼻炎、妇科病、埋线保健、减肥、美容有独特疗效，代表作《穴位埋线配合火针治疗类风湿关节炎30例疗效观察》。

学术思想和治疗特点：①埋线结合新九针疗法，多种针具同用，多法并进，见效快，疗效持久。根据不同疾病采用火针、梅花针、镵针等新九针针具结合，扩大了治疗范围，结合埋线，起到长效针感的效应;②颈部重视手法和自我锻炼，多种方法配合，防止复发。重视颈部按摩和自我锻炼，配合锋钩针、梅花针、火针、埋线、毫针分步使用治疗颈椎疾病;③辨证选用中药结合，疗效好对于慢性病、疑难杂症往往针药结合，配合丸药，起到调理稳定的效果。

4．代表人物及著作之四　高德荣，中医特色针灸科（埋线疗法）主任，“埋线创新疗法”创始人（高德荣新埋线针专利号：2007300267600.0）。1998年荣获中国医疗保健国际交流促进会专家审评委员会授予“中国特技名医”称号。代表作为《穴位埋线治疗类风湿关节炎疗效观察》。

学术思想和治疗特点：①穴位埋线结合耳穴贴压，治疗结石有特色。经过几十年不断探索，采用“穴位埋线”和“耳穴贴压”相结合治疗多种疑难杂症取得了突破性进展，积累了丰富的临床经验；②发明埋线针，埋线有创新。采用埋线针埋线法，治疗类风湿关节炎，疗效显著，一般8～15天治疗一次，选穴3～5个，最多6个。选穴少而精。

四、穴位埋线疗法的临床应用

（一）内科疾病

柴一峰等采用温针灸、穴位埋线治疗萎缩性胃炎，结果显示温针灸加穴位埋线组总有效率92.5%，治疗组优于对照组（$P<0.05$）。包连胜等采用穴位埋线治疗消化性溃疡，两组中医证候痊愈率、总有效率分别为52.8%、90.6%及52.0%、92.0%，胃镜痊愈率、总有效率分别为41.5%、94.4%与40.0%、92.0%，两组比较差异无统计学意义（$P>0.05$），两组幽门螺杆菌转阴率分别为91.1%、90.3%（$P>0.05$）。

郑卫方等采用穴位埋线法治疗肠易激综合征，3个疗程后观察疗效，治愈35例(62.5%)，好转13例（23.2%），总有效率为85.7%，治疗组疗效明显优于对照组（$P<0.05$），停止治疗后12周治疗组复发5例（8.93%），对照组复发16例（29.1%），差异有统计学意义（$P<0.05$）。

夏厚纲等采用俞募配穴埋线治疗功能性消化不良60例，结果表明穴位埋线法对功能性消化不良疗效显著，值得临床广泛运用。洪顾麟等发现定喘、膻中、肾俞等穴埋线治疗支气管哮喘，安全简便，疗效显著，总有效率在90%以上。凌彦昭等运用穴位埋线配合西药治疗支气管哮喘，总有效率为97.1%，研究表明西药结合埋线治疗效果显著优于单纯西药治疗（$P<0.05$）。赵玉广等应用穴位埋线治疗遗尿症50例，治疗组临床有效率92.0%，治疗组疗效明显优于对照组，两组疗效比较差异有统计学意义。朱同奎等采用穴位埋线术治疗面神经麻痹128例，总有效率100%。黄卫强等采用穴位埋线方法治疗不寐症84例，有效率88.1%。田元生等穴位埋线治疗顽固性高血压46例，同时配合口服硝苯地平（心痛定）和卡托普利片，结果治疗组和对照组总有效率分别为84.8%和67.5%。周华青针刺配合穴位埋线治疗痤疮55例，并配合耳尖放血及体针，治愈37例，总有效率96.4%。齐凤军等穴埋线治疗肥胖60例，取穴中脘、天枢、丰隆等，显效32例，有效22例，有效率为90%。

（二）外科疾病

周歆等观察了颈椎夹脊穴埋线配合耳周穴位电针与单纯电针治疗神经性耳鸣的疗效差异，研究将63例患者随机分为观察组（31例）、对照组（32例），观察组予耳鸣侧C_4～C_7颈夹脊穴位埋线，配合常规耳周穴位（耳门、听宫、听会等）电针治疗，对照组只接受常规耳周穴位电针治疗。治疗后各时点两组耳鸣严重程度均有改善（$P<0.05$），且观察组优于对照组（$P<0.01$），观察组愈显率为77.4%，优于对照组的50.0%。宋锋等观察对比腹针疗法联合穴位埋线与单纯西药治疗耳鸣的疗效，治疗组的有效率为92.5%，优于对照组的82.5%，差异有显著性意义（$P<0.05$）。周文瑾等应用穴位埋线配合西药喷鼻治疗过敏性鼻炎，治疗结束1年后总有效率为66.7%～87.5%。田彦华等穴位埋线治疗乳腺增生病60例，结果表明与中药治疗组总有效率相当。魏向阳穴位埋线配合手法治疗椎动脉型颈椎病120例，总有效率为98.3%。赵景文穴位埋线治疗坐骨神经痛85例，按经脉分型为足太阳和足少阳经型，痊愈62例，显效13例，总有效率为97.64%。

（三）妇科疾病

金慧芳等穴位埋线治疗月经过少44例，对照组采用电针疗法，穴位埋线组和电针组的有效率分别是100%和95.0%，穴位埋线组治疗1个月后和治疗2个月后对经量的改善程度优于电针组，近期疗效显著。段峻英等穴位埋线治疗更年期综合征68例，

1 个疗程后，痊愈 49 例，显效 11 例，好转 8 例，总有效率为 100%。毕伟莲取 17 椎下和关元穴埋线治疗原发性痛经 25 例，月经来潮前进行穴位埋线，并配合温和灸，结果总有效率分别为 88%和 24%，两组比较，差异有统计学意义（$P < 0.05$）。

（四）儿科疾病

靳慧云等埋线治疗儿童抽动秽语综合征 50 例，结果证明穴位埋线治疗抽动秽语综合征总有效率高。张俊峰穴位埋线治疗儿童遗尿 86 例，痊愈 68 例，好转 14 例，总有效率 95%，表明穴位埋线治疗小儿遗尿临床疗效著。张子红等穴位埋线结合耳穴压豆治疗小儿遗尿 29 例，临床痊愈 8 例，好转 19 例，总有效率达到 93.1%。井辉明等采用中极、关元、三阴交、行间、太冲穴位埋线配合龙胆泻肝汤治疗肝经湿热型小儿遗尿 66 例，总有效率为 95.5%，发现穴位埋线配合龙胆泻肝汤治疗肝经湿热型小儿遗尿有泻肝清热的功效。王凡穴位埋线治疗小儿脑瘫 30 例，患儿均采用基础治疗加穴位埋线治疗，有效率为 80%，穴位埋线治疗后患儿症状明显改善，生活质量有所提高。张艳梅穴位埋线联合麻杏石甘茶治疗小儿咳嗽变异性哮喘 50 例，治疗组有效率为 98%，治疗后治疗组外周血嗜酸性粒细胞直接计数（EOS），IgE 水平明显低于对照组（$P < 0.01$），提示治疗组近期及远期疗效均明显优于对照组。韩雪等穴位埋线加孟鲁司特治疗小儿支气管哮喘 60 例，治疗 3 个月后治疗组血清 IgE、IL-4 水平均降低，治疗组有效率为 86.67%。段月娥穴位埋线加口服文拉法辛治疗儿童广泛性焦虑症 35 例，治疗组愈显率为 74.3%，两组治疗 6 周 HAMD 评分均明显低于治疗前，随访结果比较，治疗组远期疗效较巩固，比对照组用药剂量小、不良反应少，研究发现穴位埋线加小剂量的文拉法辛是儿童广泛性焦虑症的一种较理想的治疗方法。

五、穴位埋线疗法的相关贡献

穴位埋线疗法流派的产生促进了穴位埋线疗法的推广及应用，随着科技进步及相关学科渗透，一些成熟度低的流派与方法会被新的方法和流派替代，优胜劣汰后一些具有强大生命力、适应时代发展的穴位埋线流派被保存下来，引领中医学学科的健康发展。穴位埋线疗法是针灸医学治疗模式的一次重大改进，针灸模式的转变是针灸发展和振兴的关键，穴位埋线的提出是针灸临床医学的一次模式创新，其意义不亚于针刺镇痛在针灸学上的地位。长效机制符合现代医学发展方向，穴位埋线为穴位的刺激模式变化奠定了基础，在临床和基础研究方面，可以实现研究成果的可重复性、可继承性以及可比较性。同时，埋线医学的发展也必然促进针灸标准化和规范化的研究。

六、讨论

穴位埋线作为一种新的针灸治疗模式，是在留针、埋针基础之上发展起来的新的穴位刺激模式。现代科技的不断发展推动了埋线针具和埋藏物的不断更替和发展，生物材料学发展与微创医学的结合形成一个新的发展机遇，但不论工具和方法如何发展改进，其目的都是为提高疗效，为患者和临床服务。

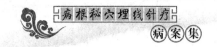

穴位埋线疗法不论何种派别，今后的发展仍然要以机制研究为切入点。穴位埋线过程涉及神经、内分泌、免疫等系统，与单纯针刺仍然有区别，其中埋入线的吸收过程和在穴位的生物化学机制就需要单独研究，所以穴位埋线的长效针感不仅仅是长效的良性针刺效应，而且涉及能量的转化和变化，这种在穴位所产生的不同时间的刺激量变化方式随时刺激着经络和穴位，所以，正如陆健所说的恰当的针对穴位的刺激量是治疗疾病的关键因素，过粗或过细的植入线体会影响疗效。埋线机制的研究涉及穴位埋植材料的工艺和性能研究，以及埋线材料进入机体穴位后的吸收降解机制研究以及所产生的局部、经络、大脑皮层反应。目前穴位埋线的临床开展越来越广泛，在治疗各科室疾病中均有一定的优势，关于其治病机制的研究也越来越多，各类学说层出不穷，这在很大程度上推动了穴位埋线的发展和进步。但是穴位埋线的进一步发展和研究，今后还有很长的路要走，需要我们穴位埋线工作者深入研究，探索出穴位埋线的新机制，新理论，新材料，更好地服务患者，解决实际问题。

（宋红梅[1]）

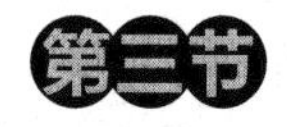

穴位埋线疗法防治儿科疾病的现状与展望

一、儿科埋线概述

儿童埋线治疗是儿科学与埋线治疗学交叉衍生的一门科学。目前尚无治疗儿童疾病的埋线专著。原中国人民解放军白求恩国际和平医院陆健老师是早期埋线医生，著名陆氏埋线创始人陆健老师在 20 世纪 60 年代初步入医道后就从事穴位埋线，1969 年在全国首次提出“长效针感”新概念，立刻就得到传统医学界的重视和肯定。2004 年在吉林科技出版社出版《埋线针疗学》一书，发现了疗效显著的“病根穴”，第一次提出运用脊柱神经节段位置，通过调理神经系统进行埋线治疗疾病的“病根穴”埋线理论。在数十年埋线临床中为数万人进行埋线治疗，病种涉及头痛、老慢支、甲状腺疾患、强直性脊柱炎、坐骨神经痛等百余种。在儿科疾病中，对小儿遗尿、小儿消化功能紊乱、小儿泄泻、幼年类风湿关节炎、小儿脑性瘫痪等都有独到见解和埋线经验。如："小儿遗尿症，主张使用 T_{10}、T_{11}（1、2、3 号穴），采用 2-0 号、3-0 号羊肠线进行埋线治疗"，"小儿消化功能紊乱者，使用 T_{8}（1、2、3 号穴），用 2-0 号羊肠线埋线，并辅助胎盘组织液在足三里、中脘穴注射治疗"，"小儿泄泻者，运用 T_{9}、T_{10}（1、3 穴）埋线治疗，并辅助胎盘组织液在足三里、关元、中脘穴注射治疗"。临床运用病根穴埋线法治疗的多数患儿均取得了较好的疗效。陆健老师的病根穴埋线疗法为我国儿童疾病治疗的早期发展做出了突出贡献。

二、儿童生理特点及生理功能

儿童生理特点不同于成人，故发病特点、疾病种类、病情演变甚至埋线治疗及预后调护上也与成人有显著差异。儿科并非小版成人科，其疾病进展迅速，变化多端，临床要求能够快速准确地做出诊断与处理。认识儿童各个年龄段的生理状态是诊治儿童疾病的首要素养。

（一）儿童年龄分期

胎儿期——受孕至断脐。

新生儿期——出生至 28 天内。

婴儿期——出生 28 天至 1 周岁。

幼儿期——1 ～ 3 周岁。

幼童——3 ～ 7 周岁。

学龄期——7 ～ 12/13 周岁。

青春期——女孩 11 ～ 18 岁；男孩 13 ～ 20 岁。

《灵枢·卫气失常》："人年五十以上为老，二十以上为壮，十八以上为少，六岁以上为小。"隋唐小儿科为少儿科。

（二）生理功能

1．儿童生理特点　①脏腑娇嫩，形气未充；②生机蓬勃，发育迅速。

2．古文举例　叶天士《幼科要略·各论》："襁褓小儿，体属纯阳，所患热病最多。"《颅囟经》："凡孩子 3 岁以下，呼为纯阳。"《医学正传·小儿科》："夫小儿八岁以前曰纯阳，盖其真水未旺，心火已炎。"

王肯堂《证治准绳·幼科》：儿童"脏气清灵，随拨随应。"刘完素："儿童为纯阳之体，热多冷少。"朱丹溪："儿童阳常有余，阴常不足。"明代万全："五脏之中肝有余，脾常不足，肾常虚，心热为火同肝论，娇肺遭伤不易愈。"儿童五脏特点为肺脾肾不足，心肝有余。

三、儿童病理特点

（一）病理特点

1．发病容易，传变迅速。

2．脏气清灵，易趋康复。

3．肺娇，脾常不足，肾常虚，心肝常有余。

（二）古文举例

1．吴鞠通《温病条辨》：“小儿肤薄神怯，经络脏腑嫩小，不奈三气发泄，邪之来也，势如奔马，其传变也，急如掣电。”

2．《小儿药证直诀》：“脏腑柔弱，易虚易实，易寒易热。”说明儿童病情变化快，往往寒热错杂，虚实并见。

3．《育婴家秘》：“小儿病则发热，则发搐，此与大人异也。”

4．《幼科发挥》：“肝常有余，盖肝入少阳之气，儿之初生，如木方萌，入少阳生长之气，以渐而壮，故有余也。”

5．《晋书·郭璞传》：“时在岁首，纯阳之月。”

6．万全《育婴家秘》：“儿之初生，脾薄而弱，乳食易伤，故曰脾常不足也。”

四、儿童病因

（一）儿童常见病因

1．外感六淫。

2．内伤乳食（喂养不当）。

3．遗传病　《格致余论·慈幼论》：“儿之在胎，与母同体，得热则俱热，得寒则俱寒，病则俱病，安则俱安。”

4．情志病　如惊恐伤心神，可出现小儿夜啼、惊惕、抽风；所欲不遂，忧思伤心脾，出现厌食、呕吐、孤独症等。

5．意外。

6．其他　如传染病。

（二）儿童病因古方举例

石寿棠《医原》：“儿童肌肤疏薄，易于感触。”沈金鳌《幼科释谜》：“小儿脏腑脆弱，易于惊恐，恐则气下，惊则心无所依，神无所归，惊与恐相似，但惊为自不知，恐为自知，惊恐属肾，但总与心主神明相关。”

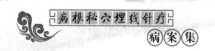

五、儿童四诊

儿童中医诊法包括望、闻、问、切等。《幼科铁镜》："而小儿科，则惟以望为主，问继之，闻则次。"

（一）望诊

小儿望诊包括望神色、望形态、审苗窍、辨斑疹、察二便、察指纹等。

1．望小儿面色　《小儿药证直诀》："左腮为肝，右腮为肺，额上为心，鼻为脾，颏为肾。"

白——寒、虚。

红——热。

黄——脾虚、湿浊。

青——寒、痛、瘀、惊、痫。

黑——寒、痛、瘀、水饮。

2．望小儿形体

健康——筋骨强健，肌润肉丰，毛发黑泽，姿态活泼。前囟及眼窝凹陷，干皮——婴幼儿泄泻（阴伤液脱）。

鸡胸——哮喘、佝偻病。

皮色萎黄，肌肉松弛——厌食儿、复感儿。

腹大，肢瘦，发稀，额上见青筋——疳积儿。

毛发枯黄，稀疏——气血虚。

3．望小儿动态

喜卧——食积。

喜蜷——腹痛。

呼叫哭吵，乱翻身——肠胀气。

热、咳、痰、喘、鼻煽加三凹征——肺炎喘嗽。

颈项强直，四肢抽搐，角弓反张——惊风。

4．望小儿舌　正常小儿舌质较成人红嫩。

正常小儿——舌体柔软，淡红润泽，伸缩自如，舌面薄苔，干湿适中。

异常舌体：

胖嫩有齿痕——脾肾阳虚或痰湿。

舌下见红肿小舌——心脾火炽。

吐弄舌——惊风先兆。

舔舌——脾经伏热。

异常舌质：

淡白——气血虚。

绛红有刺——温热入血。

舌红少苔——阴虚火旺。

紫暗——气血瘀滞。

草莓舌——猩红热。

异常舌苔：(诊小儿苔色一定要先排除小儿吃糖果、铁剂等造成的染色苔。)

白——寒。

黄——热。

白腻——寒湿或寒痰食积。

黄腻——湿热或乳食内停。

厚腻——宿食。

剥苔——阴伤津亏。

地图舌——胃阴虚。

5．察鼻

清鼻涕——风寒。

黄稠涕——风热。

长期脓臭涕——肺经郁热。

鼻孔干——燥热伤肺阴。

6．察小儿口唇

白——气血不足。

淡青——风寒。

红赤——热。

红紫——瘀热互结。

口腔溃疡——心脾积热。

7．察齿

牙齿迟出——肾气不足。

齿衄龈痛——胃火上炎。

8．察大便

正常儿童大便：

苔粪——褐色，无臭，日 2 ～ 3 次，稠糊状。

母乳便——呈卵黄色，酸臭，不成形，日 3 次。

牛羊乳便——淡黄色，臭，干硬，日 1 ～ 2 次。

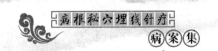

异常儿童大便：

大便燥结——实热或阴虚内热。

便稀夹乳白小块——内伤乳食。

便稀黄臭——肠腑湿热。

清水便——脾肾阳虚。

果酱色大便伴阵发性哭闹——肠套叠。

9．察小便

异常小便：

量多色清——寒。

量少色黄——热。

深黄——湿热。

茶色——黄疸湿热。

血尿——瘀热互结。

10．察指纹（适用于3岁以下小儿）

部位：自虎口向指端一线。第一节风关；第二节气关；第三节命关。

正常小儿：淡紫隐隐而不显于风关以上。

指纹辨证：浮沉分表里，红紫辨寒热，淡滞定虚实，三关测轻重。

（二）闻诊

1．啼哭

新生儿至婴幼儿以啼哭表诉求。

小儿啼哭洪亮为实，但微弱为虚。

哭声尖锐阵作，伴呕吐及果酱大便——肠套叠。

夜卧啼哭，睡眠不安，白日又正常——小儿夜啼。

哭声清亮和顺为正常或病轻；哭声尖锐、细弱无力为病重。

2．呼吸

声音粗重——外感实证，肺蕴痰热。

呼吸窘迫、呛咳——异物堵塞。

急促伴哮鸣音——哮喘。

3．咳嗽

干咳无痰——燥邪犯肺。

咳声清高，鼻塞声重——外感。

咳嗽频频，痰稠难咳，喉中痰鸣——肺气闭塞。

犬吠样咳——白喉。

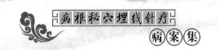

连声咳嗽，夜咳为主，呕吐伴鸡鸣样回声——顿咳（百日咳）。

4．口气

小儿口臭——肺胃积热、食积。

口味腐臭兼吐脓血痰——肺痈。

5．吐出物

吐出物酸臭——食积化热。

吐出物有粪臭味——肠梗阻。

6．二便气味

大便酸臭——伤食。

完谷不化——脾肾虚寒。

小便臊臭——湿热下注。

小便清长——脾肾阳虚。

（三）问诊

1．寒热

发热有汗——外感风热。

发热无汗——外感风寒。

但热不寒——里热。

但寒不热——里寒。

发热持续，热势紧张，面黄苔厚——湿热蕴滞（如近期小儿新型冠状病毒感染后高热、咳嗽）。

夜间发热，手足心热，胸满，不欲食——内伤乳食。

2．出汗　小儿肌肤嫩薄，正常时较成人更容易出汗。

白日汗多，稍动尤甚——气虚。

入睡汗出，醒后汗止——阴虚或气阴两虚。

汗出热不退——表邪入里。

3．头身

头痛兼发热、恶寒——外感风寒。

头痛呕吐、高热抽搐——急惊风。

头晕面白——气血不足。

小儿肢体瘫痪不用，强直屈伸不利——小儿硬瘫（风痰入络，气滞血瘀）。

小儿肢体痿软屈伸不能——小儿软瘫（肝肾亏虚）。

4．二便

先干后溏，食后即便——脾虚。

尿血——排除结石。

小便清长，夜尿多——肾气虚。

5．饮食

不思饮食——脾胃虚。

能食而消瘦或嗜食异物——疳证、虫证。

腹胀纳呆、恶食或兼呕恶——乳食积滞。

（四）切诊

元代《活幼口议》："儿患痘疹作热，非伤寒也，但看耳后有赤缕者是。"

六、儿童诊治的演变和发展

（一）儿童诊治的演变

1．《黄帝内经》就已详细阐述了胎养、胎教、儿童生理特点、生长发育及儿科病的诊治。《灵枢·逆顺肥瘦篇》："婴儿者，其肉脆，血少，气弱；刺此者，以毫针浅刺而疾发针，日再可也。"《仙人水镜图诀》："三岁之间、十旬之内，荣卫未调，筋骨柔软，肠胃微细。凡于动静，易获惊伤。"

2．变蒸学说

（1）最早提出小儿变蒸说的当属晋代的王叔和，他在《脉经》中曾云："小儿是其日数，应变蒸之时，身热而脉乱。"

（2）变蒸学说是我国古代医家用来解释小儿生长发育规律，阐述婴幼儿生长发育期间生理现象的一种学说。变者，变其情智，发其聪明；蒸者，蒸其血脉，长其百骸。小儿生长发育旺盛，其形体、神智都在不断地变异，蒸蒸日上，故称变蒸。

（3）唐代孙思邈、王焘以及崔知悌对于辨证变蒸周期的认识继承自隋代的《诸病源候论》，认为变与蒸是变蒸中的两种变化，自小儿初生起，每 32 日一变，每 64 日又变又蒸，共计 320 日，十变五蒸，"小变蒸"结束之后，每 32 日不变，只在 64 日出现"大蒸"；之后再过 64 日，出现第 2 个"大蒸"；再过 128 天，经历第 3 个"大蒸"。从"小变蒸"开始直至变蒸结束，前后历时 576 天。

（4）变蒸的意义。唐代王焘："所以变蒸者，皆是荣其血脉，改其五脏，故一变毕，辄觉情态忽有异也。"他对变蒸意义的理解超出了隋代《诸病源候论》"小儿变蒸者，以长气血也"。可见他认为变蒸不只是小儿气血的增长，其变化包含了血脉、五脏的良性调整，因此一旦变蒸完毕，小儿的情志以及其神态都会有所变化。

（二）儿科发展

1．萌芽期　自从有了人类，就有了原始的医学活动。据考古学家考证，我国 69 万年前的北京人平均寿命大约只有 14 岁，因而可以说，人类早期的医学活动中，包括了相当部分的儿童医疗保健内容。《山海经》中所载巫方是传说中我国较早的儿科医生。史书中明确记载的儿科医生则始见于《史记·扁鹊仓公列传》："扁鹊……人咸阳，闻秦人爱小儿，即为小儿医。"古代医籍中关于儿科疾病的早期记载见于西汉墓帛书《五十二病方》，书中有关于婴儿病痫、婴儿瘛的记述。《汉书·艺文志》载有妇人婴儿方19卷，是早期的妇儿科方书。《内经》不仅建立了指导各科临床的中医理论体系，而且提出了有关儿科的不少论述，如小儿生长发育、体质特点、先天因素致病、某些疾病的诊断及预后判断等。《伤寒杂病论》建立的辨证论治体系，特别是脏腑论杂病，对后来儿科辨证体系的形成产生了重要影响。这一时期已有儿科医案记载，如西汉名医淳于意（仓公）曾以下气汤治小儿气鬲病，东汉名医华佗曾以四物女宛丸治小儿下利病。《隋书•经籍志》记载南北朝医药书中专门列出儿科、产科等医事分科，同时也出现了小儿医学专著，如王末的《小儿用药本草》2卷，徐叔响的《疗少小百病杂方》37卷等。

2. 形成期　隋唐时期，政府重视医学教育，在太医署内由医博士教授医学，其中专设少小科，学制5年，促进了儿科专业的发展。隋代巢元方主持编撰《诸病源候论》，其中论小儿杂病诸候6卷。该书提出了"不可暖衣，……宜时见风日，常当节适乳哺"等积极的小儿护养观。将外感病分为伤寒、时气两大类，巢元方内伤病以脏腑辨证为主，详论儿科病因证候255候。唐代孙思邈的《备急千金要方》首列少小婴孺方2卷，收录儿科用方320余首，将儿科病分为9门，论其理法方药。

相传至今的较早儿科专著《颅囟经》，流行于唐末宋初，提出婴幼儿体属纯阳的观点，论述小儿脉法及惊、痫、癫、疳、痢、火丹等疾病的证治，北宋钱乙，字仲阳，对中医儿科学体系形成做出了突出贡献，因而被誉为儿科之圣。钱乙的主要学术建树，由其弟子阎季忠编集于《小儿药证直诀》一书中。该书归纳小儿的生理病理特点为脏腑柔弱，易虚易实，易寒易热，对儿科临床有直接指导意义。钱乙从儿科特点出发，在四诊应用中尤重望诊，对面上证、内证，痘疹类出疹性疾病的鉴别诊断等，都有较详明的论述。《小儿药证直诀》建立了儿科五脏辨证体系，提出心主惊、肝主风、脾主困、肺主喘、肾主虚等，成为中医儿科辨证学中较重要的方法。他制订儿科治则治法，从五脏补虚泻实出发，又注意柔润清养，补运兼施，攻不伤正。他善于化裁古方，根据儿科特点创制新方，制剂以成药为主，切合临床应用。

北宋时期，天花、麻疹等时病流行，名医董汲擅用寒凉法治疗，总结撰成《小儿斑疹备急方论》，是为天花、麻疹类专著之始。南宋刘昉等编著《幼幼新书》40卷，是当时世界上较完备的儿科学著作。南宋时还有《小儿卫生总微论方》20卷，对儿科各类疾病广泛收录论述，包括多种先天性疾病。书中明确新生儿脐风撮口是由于断脐不慎所致，与成人因破伤而患的破伤风是同一种疾病，提出切忌用冷刀断脐，主张用烙脐饼子按脐烧炙脐带，再以封脐散裹敷，是当时预防脐风的较好方法。

南宋陈文中，著《小儿痘疹方论》《小儿病源方论》，他力主固养小儿元阳，以善用温补扶正见长。对痘疹类时行疾病因阳气虚寒而产生的逆证，他擅用温补托毒救急。陈文中主温补，与钱乙、董汲重寒凉，两者相得益，促进了中医儿科学的发展，为儿科疾病辨证论治提供了全面的依据和丰富的治疗方法。

七、儿童给药困难

（一）儿童用药依从性相关研究

目前儿童用药依从性的影响因素已成为国内外研究者的重要研究课题之一。牛振喜等人于2022年《儿科药学杂志》第28卷第1期发表《儿童用药依从性及其影响因素分析》。该研究针对2019年12月至2020年7月就诊的1573例患儿家属进行问卷调查。结果:1573例患儿中，用药完全依从235例（14.94%），基本依从1027例（65.29%），极少依从169例（10.74%），用药困难142例（9.03%）。表明儿童用药依从性差、用药困难。结论：儿童用药困难发生率较高。年龄6个月至3岁、非独生子女、家属职业为体力劳动者或自由/全职、药品剂型为片剂、药品口味为中药味、未按医师交代给药频次给药、未按医师交代给药剂量给药、因药品出现不良反应而停药、干预措施为心理安慰或无干预措施是儿童用药困难的独立危险因素。

（二）困难原因

1．年龄6个月至3岁的患儿，家属多选择混悬剂、糖浆剂等药物剂型，认为液体剂型可提高患儿用药依从性，但液体剂型也存在口感不好、需要冷藏等缺点，一定程度上影响患儿用药依从性。

2．非独生子女家庭，家属可能监管不力，无法及时督导患儿用药，进而导致患儿用药依从性差，用药困难。

3．家属职业为体力劳动者或自由/全职易导致儿童用药困难，考虑原因为家属对疾病的认知可影响患儿对疾病的认知，家属认知不足，不懂用药的重要性或未能及时督导患儿用药，均可影响患儿用药依从性，导致用药困难由于片剂未添加矫味剂，且片剂在服用过程中可能造成患儿吞咽困难及损伤，故儿童服药依从性差。

4．药品口味为中药味的药物多伴有刺激性或难闻气味，使得儿童对药物产生抗拒，从而导致用药困难。

5．未按医师交代给药频次给药，可导致儿童自我约束能力降低，进而影响服药依从性。

6．未按医师交代给药剂量给药，可导致因分剂量不均导致药物余量不足或过多，从而影响儿童用药依从性。

7. 因药品出现不良反应而停药，易导致患儿不能坚持用药。仅采取心理安慰方式或无干预措施亦是影响儿童用药困难的危险因素之一，考虑原因在于患儿多存在用药紧张、用药反感及用药抵触等现象，若家属仅靠心理安慰方式或不采取有效干预措施均可导致患儿用药依从性差，进而导致用药困难。

8. 解决方案　临床应当重视并予以相关措施以提高儿童用药依从性。对于年龄较小的患儿，可通过教导患儿家属采取适当方法以提高患儿用药依从性；对于疾病认知能力有限的家属或不同职业类型的家属，可通过对其进行相关疾病知识宣教以提高患儿用药依从性；对于未采取相关干预措施的家属，可通过借助玩具、游戏、卡片等方式分散患儿注意力以提高患儿用药从性。此外，政府和医药企业应加强开展儿科用药剂型、口味等的研究，在合适条件下改变药物规格和用药剂量，解决家长配药困难和儿童用药依从性差等问题。

八、儿童过度医疗

（一）儿童用药安全

儿童对于医疗有较高的要求。由于儿童器官及功能发育不完全，各种酶的活性与数量、体液占比与成人之间有较大的差异，对药物的代谢与排泄能力较成人弱，药物容易在儿童体内积攒，血药溶度容易超过最低毒性溶度，进而导致不良反应的发生。儿童专用药比例不足 2%，且接近 90%的药品缺少儿童剂型，因而成年人药品用于儿童的现象比较常见。多数临床上使用的药品缺少准确的儿童用药说明。儿童不合理用药还表现为不合理使用抗菌药物、过度使用静脉注射、超剂量用药、超适应证用药等情况。

（二）儿童用药不良反应

我国儿童不良反应发生率约为 12.9%，新生儿甚至是成人的 2 ～ 4 倍。但由于儿童临床用药的复杂性及儿童自身有限的表达能力，近年来《国家药品不良反应监测年度报告》报道的不良反应报告中 0 ～ 14 岁所占的比重为 9%～ 10%。因此儿童用药安全问题在临床中不可忽视。

（三）患儿监护人、医护人员对儿童过度医疗的认知安全也起着关键性作用

《2016 年儿童用药安全调查报告白皮书》在首届儿童用药安全与发展大会上发布，调查显示超过 80%的家长给孩子用药存在安全隐患，其中包括依从性差（自行调整用药剂量、自行停药、给药方式不恰当等）、家长根据经验给孩子用药、家庭药品储存与过期药品处理等。不合理用药也是导致儿童过度医疗安全问题的重要原因，其中包括药物选用不合理（抗菌药物、解热镇痛药等用量过度）、给药途径不合理（过度使用静脉注射）、临床诊断与用药不符（根据患者及其监护人的需求而定）、重复用药、

联合用药种类繁多等。根据复旦大学附属儿科医院的调查显示，超过60%的儿科医师有超说明书用药的经历、超过90%的药师有超说明书调剂的经历。

因此，医护人员对儿童寻找更安全、更少不良反应的治疗方法对我国儿童健康生长有着重大意义。

九、儿童治疗中的埋线优势

（一）隋唐时期儿科治疗方法

我国在隋唐时期儿科的治疗手段就已经多样化。仅内服药物的剂型便包含了药丸、散剂、膏剂、丹药、栓剂等。此外，还有治疗小儿眼科疾病时所用的羊肝外敷、人奶浸黄连做成眼药点眼、用豆豉葱白等药物灌肠治疗小儿痟痢等。

（二）医典相关资料

程钟龄《医学心悟·医门八法》："论病之原，以内伤、外感四字括之；论病之情，则以寒、热、虚、实、表、里、阴、阳八字统之；而论治病之方，则又以汗、和、下、消、吐、清、温、补八法尽之。"《本草纲目》儿童痘疮以"丝瓜蔓、葫芦须、兔头、鲤鱼并除夕煎汤，浴儿，令出多者少，少者无"。

（三）儿童治疗中的穴位埋线优势

儿童穴位埋线疗法已经成为我国传统外治医学的瑰宝，"良医不废外治"。

1. 埋线疗法属于"自然疗法""绿色医学"。
2. 埋线疗法属"未病先防，内病外治""已病防变"。
3. 埋线疗法近期疗效治病，远期疗效防病。
4. 儿童埋线针线较细，患儿痛苦小，效果明显。
5. 儿童埋线选穴较少，操作简单，医疗成本低廉。
6. 埋线疗法缩短儿童年度再就诊频率和不必要诊疗时间。
7. 目前适合儿童的高分子线更容易吸收，不良反应越来越小。
8. 多靶点多系统调控疾病，同时强身健体，增强免疫功能。

十、穴位埋线起源和发展

（一）穴位起源和埋线起源

穴位，其学名为腧穴，是临床上用针灸治病的特殊感觉点，起源于《黄帝内经》"气穴所发，各有处名"。《针灸甲乙经》是我国首部针灸专著，此书详细描述了人体349个穴位的名称、位置及治疗作用。砭石为最早针具，形成于石器时代。随后经历了草刺针、竹针、木针、骨针、青铜针、粗细铁针、金针、银针、马衔铁针、合金针等。目前儿童埋线或者针灸治疗临床用不锈钢针具。

早期的埋植疗法与组织疗法相似。组织疗法是苏联费拉托夫教授在1933年角膜移植手术中创立,亦为“生物原刺激素疗法”。该疗法是通过动物组织进行埋藏或注射。我国1946年开始应用组织疗法治疗面神经痛、神经衰弱等，当时组织埋藏的位置并非穴位。

1959年牡丹江人民医院殷德厚发表了第一篇穴位与埋线相结合，用温藏组织（羊膜）植入喘息穴、肺俞穴治疗支气管喘息的文章，首次将组织疗法与针灸穴位相结合。但埋藏物非羊肠线。

埋藏物由动物内脏、钢圈、磁块，很快发展为羊肠线、中药线、胶原蛋白线。至此异体蛋白线埋线疗法代替了埋植（埋藏）疗法。目前临床上儿童埋线多用蛋白线、PDO靓紫丝线或素白线。

（二）穴位埋线发展

1960年江西九江人民医院唐天禄最早提出“穴位埋线”。唐氏根据截根法、组织疗法和皮内针法相结合，用三角缝合针以穿线法报道了500例埋线患者（顽固性腰痛、神经衰弱、消化性溃疡等）治疗情况。穴位埋线改善了针灸临床“针时见效、出针反复”的现象，被越来越多针灸从业人员喜欢。

1969年陆健在全国率先发明医用埋线针,后又相继研制出微型笔管消毒式埋线针、陆氏一次性注线针。埋线针从此告别了医用三角缝合针和腰椎穿刺针时代。目前临床上多用一次性埋线针和注射器针头简易埋线法。至此，埋线专用针、线实现了全套一次性无菌化。

随着全国埋线培训班兴起，各大小医院埋线专科设立，埋线治疗的应用范围从仅治慢性病和虚证，扩大到内、外、妇、儿、传染、美容、五官等各科。埋藏物的演化导致针眼反应（红、肿、痛、麻木、硬结等）越来越小。目前临床已实现埋线零感染、零反应（困、重、麻木等不适）。低感染率、高治愈率下，埋线疗法被越来越多的儿童及其家长接受。各大小医院设立儿童埋线专病门诊或特色科室。笔者临床上使用病根秘穴埋线法治疗儿童病多用注射器针头简易埋线法，既实现了无痛埋线，又推动埋线向更全面、更简单、更标准化方向迈进。

十一、埋线临床研究现状

（一）1978—2006年穴位埋线临床研究分析

2009年左芳及楼婷于《中华中医药学刊》发表了《穴位埋线的临床应用状况和发展趋势研究》。排除重复文献、综述、实验研究、会议论文、硕博士论文及病例数（＜30例）过少、个案报道，最终形成有效文献581篇，来自137种期刊。

1978—2006年，这近30年间，581篇文献中，涉及消化系统疾病132篇（占

22.7%），以胃炎、胃溃疡、结肠炎为主；神经精神系统疾病 130 篇（占 22.4%），以癫痫、面瘫、三叉神经痛、中风为主；骨科疾病 75 篇（占 12.9%），以颈肩腰腿痛为主；皮科疾病 62 篇（占 10.7%），以银屑病、白癜风、痤疮为主；呼吸系统疾病 56 篇（占 9.6%），以哮喘和支气管炎为主；内分泌疾病 35 篇（占 6.0%），以肥胖、甲亢为主；耳鼻喉科疾病 22 篇（占 3.8%），以鼻炎为主；生殖泌尿疾病 22 篇（占 3.8%）；心血管疾病 17 篇（占 2.9%），以治疗冠心病为主；妇科疾病 17 篇（占 2.9%）；风湿免疫疾病 11 篇（占 1.9%）；其他 2 篇（占 0.3%）。由此推测，2006 年以前穴位埋线的临床研究在儿科埋线领域占比不足 0.3%。笔者考虑儿童就诊率低与当时埋藏物不易消毒、感染率高、埋线反应大、操作复杂等因素有关。

20 世纪七八十年代穴位埋线兴盛。但 1978—1989 年穴位埋线相关文献只有 34 篇。笔者考虑与我国传统中医师保守、埋藏物不够稳定、埋线从业人员论文水平较低、可发表的医学刊物种类较少等有关。

90 年代以后穴位埋线文章数量大增。改制腰穿针（占 45.45%）为主要工具，一次性注射针头与针灸针结合的组装针占 14.6%，埋线针占 12.4%，三角缝合针占 18.46%，其余少数采用切开埋线法、骨穿针、大三棱针、上颌窦穿刺针等。针具的多元化带来临床上更广泛的适应证。埋线治疗便秘、肥胖和冠心病是进入 21 世纪才发展起来的优势病种。581 篇文献中，大多数是穴位埋线与针刺、耳穴、放血、中西药物等联合治疗疾病。

1972 年吉林省长春市中国人民解放军 208 医院编著《小儿麻痹后遗症穴位刺激结扎疗法》。书中以大缝合针把羊肠线结扎进入肌束层治疗小儿脊髓灰质炎。

1981 年吉林省人民医院申凤珍在《吉林医学》第二卷第三期发表《穴位埋线治疗儿童癫痫症》。文中收录其 1968—1979 年，治疗 418 例儿童癫痫患者。以普鲁卡因局麻后用套管针或兽用缝合针将 0 号羊肠线 1 ～ 3cm 植入肌层，不结扎。一诊选大椎、内关、安眠穴，21 ～ 28 天治疗一次；二诊病因取穴；三次为 1 个疗程。总有效率达 81.6%。

1991 年温木生《实用穴位埋线疗法》是第一部穴位埋线专著。

2004 年陆健于吉林科学技术出版社出版《陆氏埋线》，根据神经系统定位首创病根穴埋线法。书中详细记录了病根穴腺内穴、根周穴治疗全身幼年型类风湿性关节炎；病根穴治疗小儿泄泻、小儿脑瘫、小儿消化不良及小儿遗尿证等。

2009 年左芳及楼婷的《穴位埋线的临床应用状况和发展趋势研究》对近 30 年埋线发展的建议：①对埋线工具进行比较，选择创伤小、痛苦小、价格经济的工具为行业推荐使用工具；②埋植线的使用要规范；③在治疗频率方面需给出针对不同病种的合理治疗频率；④充分重视穴位埋线的不良反应，尤其是过敏反应。制订埋线禁忌证，首要保证医疗安全；⑤在技术和材料的标准化的基础上开展多中心临床试验研究，明确穴位埋线的临床适应证和优势病种；⑥临床研究中应增强关注方法研究、诊断标准、纳入标准、排除标准的制订和描述。疗效判定方面也缺乏统一的金标准；全部穴位埋线文献都没有记录失访原因和解决办法等；穴位埋线文献质量仍需提高和完善。

（二）2010—2020年穴位埋线临床研究分析

通过检索中国知网、万方、维普、PubMed数据库，程玲等对近10年（2010年1月1日—2020年12月31日）穴位埋线的相关文献进行分析：①10年间共发1196篇期刊论文，年发文量总体呈波动上升趋势；②998名研究人员中发文量居前5位的作者发文不超过10篇，核心作者仅占总发文人数的3.91%；③发文地区以广东、广西、河南、浙江省为主。《上海针灸杂志》和《中国针灸》发文量较多。科技核心期刊8种，普刊有10种；④其中522篇文献（43.65%）获得基金资助，类别以省市级为主（69.42%），国家级基金资助仅占10.64%；⑤文献的样本量以次小样本（69.06%）为主，大样本较少（例数＜30为小样本，30≤例数＜100为次小样本，例数≥400为大样本）；⑥治疗病种呈多样性，频次较多的疾病依次是肥胖（11.45%）、中风（5.69%）、多囊卵巢综合征（4.93%）；⑦195篇（16.30%）有埋线不良反应，未见严重不良报道。结论：目前穴位埋线（包含病根秘穴穴位埋线）研究前景广阔。10年来，埋线发文量明显增多，反映穴位埋线疗效被更多临床研究者重视（可能受新冠病毒影响，实验及发文进程被延缓等原因，2020年后发文量有所下降）。国外相关报道较为稀少，说明该疗法的对外交流及推广有限。虽然研究范围广，但人员分散，集中度不高，发文地区以两广为多，说明穴位埋线临床发展总体呈区域不平衡态势。从期刊发文量前20位分析，级别多为普刊，其次为科技核心，埋线临床层次较低，研究影响力有限，说明目前穴位埋线事业的发展任重而道远。从基金资助情况来看，基金支持比重不大，且以省市级为主，国家级基金资助较少，说明该领域的科研人员申请到的高级别项目不多，该结果与发文期刊级别有一定因果关系。一个学科基金论文的生产能力是衡量这个学科科研实力、科研组织能力及学科社会地位的重要标志，往往代表着该研究领域的新趋势、制高点及未来发展动向。加大基金资助力度，提高研究者积极性，才能保障高质量、深层次、多中心的临床研究。纳入的文献中绝大多数未报告样本量，表明穴位埋线的临床研究不够严谨，样本量偏小的问题较为突出。埋线研究目前均发表在针灸相关杂志中，没有高级别专刊的情况，一定程度上影响穴位埋线的发展。

（三）儿童埋线现状分析

笔者通过分析数据库（2010年1月1日—2020年12月31日10年间共1196篇穴位埋线文献）推出：①儿童穴位埋线16篇（占1.33%），后5年发文量与前5年相比呈波动上升趋势。2021年0～14岁少儿人口数量比2010年增加了3092万人，比重上升了 1.35%。儿童人口增长比例同儿童埋线临床研究占比相差不大，说明儿童疾病对埋线的发展需求并不比成人少。儿童埋线发展需要同来势而上的整体埋线发展齐头并进；②核心 7 篇，占总发文 16 篇的 43.7%。普刊 9 篇，占 56.3%；③发文地区以河南、广东、广西、河北、南京为主；④目前没有相关获得国家及省市基金资助研究；⑤大样本（例数＜ 30 为小样本，30 ≤例数＜ 100 为次小样本，例数≥ 400 为大样本）文献量为零；以次小样本（75%）为主，小样本占 1/4；⑥治疗病种呈多样性，频次较多的疾病依次是儿童遗尿、儿童哮喘、儿童癫痫、儿童过敏性鼻炎、支气管肺炎、儿童反复呼吸道感染、儿童抽动秽语综合征、儿童发育迟缓、儿童广泛性焦虑症等。结论：儿童生理特点不同于成人，存在特殊的疾病谱，不能简单将其看作成人的缩小版。埋线临床研究人员应当引起重视。儿童埋线从无到有，从有到专，正在大步向前发展。病根秘穴儿童埋线以其突出的埋线优势，让穴位埋线再创辉煌。儿童埋线已成为埋线治疗的重要分支。未来将对儿童埋线医生在诊断、选穴、埋线处方的遴选及无痛埋线操作等方面有更高的要求。

十二、穴位埋线疗法在儿科临床应用

陈峰等采用大椎、至阳穴埋线治疗儿童异位性皮炎 25 例，选取 2-0 号羊肠线（总长 0.8 ～ 1.5m），8 号注射器针头，将羊肠线置于注射器针头前端，患者俯卧位，在大椎、至阳处垂直进针后，沿皮下水平向上推入，再用已剪平的针尖针放入针套中，边推边拔针套，将羊肠线置于皮下，压迫无出血后，消毒贴上创可贴。结果第一次治疗 3 ～ 5 天起效，皮疹及瘙痒减轻。每 30 天接受一次治疗。其中 1 次治愈 2 例，2 次治愈 6 例，三次治愈 8 例，四次治愈 7 例。治愈率 92%;2 例未治愈，但症状明显减轻，皮损面积均较前次发病减少。

刘家佳等用改良的穴位埋线法联合中药敷脐治疗 95 例单症状性夜遗尿患儿，结果显示总有效率为 93.88%。两组穴位（一组关元、中极、足三里，另一组为肾俞、膀胱俞、阴陵泉）交替使用。改良针具采用的是 10 号注射器针头。线用的是可吸收外科缝线（规格 1.5cm×20 根）。具体操作：将一根可吸收缝线穿入注射器针头中，保留 1/3 ～ 1/2 的缝线在针身外，用左手拇、示指绷紧或捏起患儿进针部位的皮肤，右手持针刺入其穴。得气后出针。两组穴位埋线时间需间隔一周，治疗 4 周为 1 个疗程，共治疗 4 ～ 6 个疗程。中药敷脐法是将适量的五味子、补骨脂、吴茱萸研磨成的混合粉末取 10g，调成糊饼并置于一次性穴位贴敷片中央，患儿每晚入睡前将药贴敷于神阙穴，次日清晨取下。每周连续贴敷 5 天，休息 2 天。连续贴敷 4 周为 1 个疗程，共治疗 4 ～ 6 个疗程。

吴凌云用靳氏头针结合穴位埋线治疗 35 例发育迟缓儿童，主穴：头四项即四神针、智三针、脑三针及颞三针。一次性埋线针（江苏制塑料柄空心套管针）、0-2 号 2cm 锯制羊肠线，每次选 5 ～ 8 穴放置在一次性埋线针管的前端，后接针芯，左手拇、示指提皮，右手持针刺入到所需深度，出现针感后，边推针芯，边退针管出针。针孔处敷盖消毒纱布或埋线贴盖住针眼。每个月埋线治疗 3 次，共治疗 3 个月。结果显示“靳氏头针”结合穴位埋线治疗可有效促进发育迟缓儿童的运动功能发育，可明显改善患儿的认知水平和语言能力。

张艳梅等用透穴埋线治疗 50 例儿童过敏性鼻炎，总有效率达 96%。采用 9 号套管针透穴埋线法（3-0 医用羊肠线及 PGLA 线）刺入迎香、印堂、合谷、肺俞、脾俞穴，治疗前，提前 1 小时对穴位采用利多卡因乳膏局麻，线体从一次性埋线针前端穿入，后端插入针芯。印堂穴朝鼻根方向透刺、迎香穴朝鼻通穴方向透刺，合谷穴、大椎穴直刺，肺俞穴向心俞穴方向透刺，脾俞穴向肾俞穴方向透刺。根据穴位的角度进针，然后边推针芯边退针管，出针后，用创可贴覆盖针孔。

金炳旭等用微创埋线治疗 50 例儿童精神发育迟滞，取神门、百会、神庭、四神聪、言语一区、言语二区、言语三区（焦氏头针定位）。2 ～ 3 岁患儿选取 4 个穴位，3 ～ 6 岁患儿选取 6 个穴位。植入线体选取华佗牌多股编织结构聚乙醇酸 PGA 缝线(4-0，长 1.5cm)。将 PGA 缝线穿入一次性注射针头（7 号），1/3 线体留在针尖外，患者坐位，常规皮肤消毒，医者右手持注射针头，左手固定头部，针尖楔形面与头皮呈 60° 夹角，快速刺皮，针尖到达帽状腱膜下层后沿刺激区推进到相应的深度后边旋转针体边退针，最后用无菌棉球按压针孔 3 ～ 5 分钟，预防出血。每周 1 次，3 周为 1 个疗程，疗程间休息 2 周，共治疗 3 个疗程。结论：微创埋线能有效提高精神发育迟滞儿童智力水平和适应行为能力，越早治疗效果越好。

杨亚峰用穴位埋线辅助治疗儿童支气管哮喘并探究其对患儿肺功能和血清 IgA、IgE 影响。穴位取定喘、肺俞、足三里和膻中，每半个月埋线 1 次，治疗 3 个月。结果：患儿大气道功能指标［呼气峰值流速（PEF）、第 1 秒用力呼气容积（FEV1）］及小气道功能指标［用力呼气 25%流速（MEF 25%）、用力呼气 50%流速（MEF 50%）、用力呼气 75%流速（MEF 75%）、中段呼气流速（MEF 25%～ 75%）］均较治疗前升高（$P < 0.05$），且中医症状积分较治疗前降低（$P < 0.05$），总有效率为 94.1%。结论：穴位埋线联合丙酸氟替卡松吸入气雾剂可改善慢性持续期支气管哮喘（肺脾气虚型和脾肾阳虚型）患儿的肺功能、中医症状和血清 IgA、IgE 水平，疗效优于单纯用丙酸氟替卡松吸入气雾剂。

徐磊等用穴位埋线联合药物治疗 194 例儿童抽动障碍。穴位用印堂、百会、风池、肝俞、筋缩、太冲等，每 2 周 1 次埋线治疗，6 次为 1 个疗程，治疗 3 个月。选择一次性无菌埋线辅助包，戴无菌手套，剪取长度 0.5 ～ 2cm 的蛋白线备用，将线体用镊子夹取放入一次性埋线针管后，左手提皮右手进针到适宜深度，获得针感后将线推入，边推边退针管。拔针后用一次性棉球按压止血，用医用无菌敷贴覆盖创口。埋线联合药物治疗组的 YGTSS 总分、抽动强度、频率、复杂程度评分均低于药物组（多巴胺受体阻滞剂、多巴胺稳定剂、多巴胺受体激动剂），差异有统计学意义（$P < 0.05$）。结论：穴位埋线联合常规药物对儿童抽动障碍的总有效率为 93.8%，效果优于单纯药物治疗。

杨艳艳等用穴位埋线配合呼吸补泻法治疗 44 例儿童变应性鼻炎。主穴：大椎、肺俞、肾俞、迎香。配穴：肾阳虚弱配命门、腰阳关；肺经伏热，配鱼际、列缺；脾气虚弱，加气海。操作方法：患儿取俯卧位、平静放松状态下，所有穴位给予碘伏常规消毒，用 0.4cm 的 2-0 号可吸收外科缝线（由山东博达医疗用品有限公司生产，批号 BD170401）放置于一次性 9 号无菌埋线针（江西格兰斯医疗器械有限公司生产，赣械注准 20162270287）的前端，接上针芯，用左手拇指、示指固定穴位，右手持针向内斜刺，按照呼吸补泻法的补法进行埋线操作（进针前嘱患者呼气，然后使针快速刺入皮下，当针感出现后，一手推针芯，一手推针管，使羊肠线埋于皮下，此时嘱患者吸气，拔掉针，局部用消毒棉球按压，用胶布固定）；大椎穴向上斜刺；迎香穴进针角度向同侧眼内眦方向，选用 0.5cm 的羊肠线弱刺激，均用呼吸补泻方法的补法。注意不能让所埋的羊肠线暴露于皮肤外面，埋线后的 1 ～ 2 天局部不要沾水，避免感染；若埋线处局部有红肿且伴低热，建议口服布洛芬缓释片改善，或暂不处理，注意观察，一些可逐渐自行消退；若对羊肠线过敏，应给予及时对症处理；对于过敏体质患者，应慎用埋线。2 周埋线 1 次，3 次为 1 个疗程，治疗 2 个疗程。结果：治愈 32 例，显效 6 例，有效 1 例，无效 1 例，总有效率为 97.50%。

严晓岚等穴位埋线治疗 26 例脑性瘫痪痉挛型双瘫患儿。穴位处方：肾俞、秩边、飞扬、解剪、脑清、天枢穴，每次选取 6 个穴位，2 组交替。埋线材料：华佗牌多股编织结构聚乙醇酸 PGA 缝线（苏州医疗用品厂有限公司，苏食药监械生产许 20010020 号，规格:4-0，1.5cm）一次性使用换药包、一次性使用无菌注射针头（0.7X32TWLB）、一次性手套及消毒物品等。操作方法：将线体经注射针头针尖处穿入，1/3 线体留在针尖外，对准穴位刺入一定深度后小幅旋转拔出注射针头，局部按压止血，并用无菌敷贴覆盖。每周 1 次，3 次为 1 个疗程，疗程间隔 1 周，共治疗 3 个疗程。结论：穴位埋线疗法可有效改善痉挛型双瘫脑性瘫痪患儿的运动功能和生活质量。

安彩莲用遮盖疗法配合穴位埋线治疗 30 例儿童屈光性弱视。穴位：双侧肝俞、脾俞、肾俞；针为 9 号一次性埋线针（0.7mm×34mm，江西格兰斯医疗器械有限公司）线：4-0 高分子聚合 PGA 线。操作采用“线体对折旋转”埋线法。每 2 周 1 次。共治疗 2 个月。遮盖疗法：轻、中度弱视患儿每天遮盖健眼 2 小时，重度弱视患儿每天遮盖健眼 8 小时。在遮盖健眼同时予弱视眼行精细目力作业，即让患儿在家练习穿针、描画操作，每日2次，每次30分钟，治疗2个月。每月复查视力1次，根据视力恢复情况调整镜片度数、遮盖方式，防止遮盖性弱视。基本痊愈：视力恢复到0.8及0.8以上者；有效：视力增加2行及以上者；无效：视力退步、不变或仅提高1行者。结论：总有效率为92.9%。

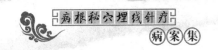

十三、儿童埋线不良反应及处理

（一）埋线术后1～5天不良反应

埋线术后1～5天由于损伤及异体蛋白线的刺激，少数患者会出现局部红、肿、热、痛等无菌性炎症反应，随着线吸收会消除。极少数患者反应较重，全身困重、乏力，有点像重感冒类似，卧床休息2～3天会消失。若针眼出现较多渗液，按疖肿化脓处理，进行局部的排脓、消毒、换药，直至愈合。

（二）局部不良反应

出现血瘀青紫，可用生土豆片外敷，或者予以冷敷止血，再行热敷消瘀。

（三）全身不良反应

少数患者有全身反应表现为埋线后4～24小时体温上升，一般约在38℃，局部无感染现象，持续2～4天后体温可恢复正常。如出现高热不退，应酌情给予消炎、退热药物治疗。

（四）随访

由于埋线疗法间隔较长，宜对埋线患者进行不定期随访，了解患者埋线后的反应及时给出处理方案。

（五）过敏处理

如患者对线过敏，治疗后出现局部红肿、瘙痒、发热等反应较为严重，甚至切口处脂肪液化、线体溢出，应适当做抗过敏处理，必要时切开取线。

十四、对儿科疾病埋线的思考与讨论

《温病条辨·解儿难》：“其用药也，稍呆则滞，稍重则伤，稍不对证，则莫知其乡，捉风捕影，转救转剧，转去转远。”儿童病情变化快，埋线疗法的线体释放相对缓慢，急性期可以结合药物或输液或针刺或放血等即刻效应好的一些治疗方案。选穴力求及时控制并适当增加病情预判方向的相关穴位。“见肝之病，知肝传脾，当先实脾”。

注重患儿寒热变化。比如治疗支气管哮喘患儿：发作期大多以邪实为主，证候却有寒、有热、有虚、有实。询问诱因如果有外感风寒史，不能忽视内伤生冷可能，临床寒痰伏肺的寒实证患儿也不少见。如果患儿反复多次注意，注意素体阳虚，气不化津的虚寒类型；还有外感风热，痰热交结或寒痰久伏化热而致的实热证；素体阴虚，痰热郁肺的虚热证；或者患儿素体阳盛，复感风寒；或外感未解，里热已成，则外寒内热，形成寒包火，属于寒热错杂证候。虽然小儿容易化热，临床痰热互结、寒热错杂者不在少数。穴位埋线前一定要仔细辨别属于寒多还是热多，综合评判患儿疾病证型走向。持续期患儿以正虚邪蕴为主，属于正气未复，邪气仍留。哮喘在发作期、缓解初期，肺脾肾亏虚，痰浊未净，瘀血又阻，弱体宿久留邪，卫外之力弱，病情容易迁延反复，穴位埋线治疗在此期间介入临床效果特别好。缓解期以正虚为主，表现为肺脾肾三脏功能不足，哮喘反复发作，肺气耗散，故缓解期表现为肺气虚弱，久而不复，肺与脾肾关系密切。母病及子，子病又可及母，肺虚则脾气亦虚，又可导致肾气虚弱，或者患儿先天肾气未充，均可表现为后天脾肾阳虚，阳气虚则摄纳失职，气逆于上，产生“喘气不足以息”，注意患儿在缓解期，也可有轻度持续性哮喘。此类型患儿可能刚出院，没上几天学，就又病了，有短时间多次入院病史，穴位埋线选穴时要注意祛邪同时避免关门留寇。

注意排除隐匿性疾病或者症候的相关问题。比如过敏性咳嗽单纯按照咳嗽去埋线治疗，效果并不理想。儿童哮喘多风痰共存，有风多夹痰，有痰易生风。清代李用粹《证治汇补·哮病》：“哮即痰喘之久而常发者，因内有壅塞之气，外有非时之感，膈有胶固之痰，三者相合，闭拒气道，搏击有声，发为哮病。”咳嗽变异性哮喘又名过敏性咳嗽，其症状多是慢性咳嗽，易误诊为支气管炎或呼吸道感染，临床把过敏性咳嗽当隐匿性哮喘，埋线需要取定喘、肺三角、膏肓、列缺之类的强力顺气定喘穴才能达到预期效果。

治疗前要先分期，再临证，最后才是出穴位处方。比如埋线治疗小儿发作期哮喘，主张“已发用攻邪为主”。线可以稍选粗一些的，刺激量稍偏大一些的。同等粗细线情况下，偏泻的穴位可以适当多取，或者一个穴位置 2 ～ 3 根线，也可以结合放血等攻邪治法。小儿为纯阳之体，即使受风寒也易迅速化热，临床哮喘儿童以热哮为多。①风寒型：哮喘儿有明显感受外寒病史，《灵枢·邪气脏腑病形第四》曰：“形寒寒饮则伤肺。”临床可有气喘咳嗽，无汗，肢凉畏寒，痰多清稀夹泡沫，舌苔白滑。《通俗伤寒论》：“太阳兼症，兼肺经证，鼻塞流涕，鼻鸣喷嚏，嗽痰稀白，甚则喘而胸满”。此类患儿选穴以温肺化痰为主。频频打喷嚏，加风池、迎香透上迎香穴等祛风宣窍；②痰热夹杂型：哮喘儿或外感风热，或风寒化热见到时多为痰热壅肺，临床表现为咳、痰、喘，痰多黄色，身热面赤，口干舌红。埋线选穴时清肺热同时得宣肺，化热痰同时得兼顾稍稍降降气（气有余是火，降气可化火）；③寒热夹杂型：患儿考虑为寒哮未解而邪或治疗不及时，寒邪已入里化热，选穴时先考虑解表，再透里邪外出，最后再兼顾止咳平喘，不能听到孩子咳嗽频就一味地重用止咳穴。患儿痰瘀明显的，需要加用些化瘀通络的穴位，比如蠡沟穴、膈俞穴等，痰瘀不再阻碍气道，患儿呼吸才会顺畅。我埋线时重用的穴位会考虑同一穴位平行层次进多线埋入结合深浅层次多线埋入或者较大儿童用同等作用穴位多次联合使用。迁延期哮喘患儿常常虚实夹杂，实者风痰留恋，哮喘发作频次虽减但仍未净，家长会代诉患儿安静状态下气息平和，稍稍活动则哮喘发作，贴其儿后背甚可听到哮鸣音。迁延期患儿需要稍稍泻肺气祛肺邪，但仍得选用肾俞、脾俞、足三里、太白、太溪等兼补脾肾。急性发作早期或者慢性加重期不建议单纯采用埋线治疗。此类患儿可能只有喘息而无哮鸣音。有喘息症状者，在排除其他疾病之后，应首先考虑是否是哮喘。患儿有冷空气、烟雾等过敏原接触史，多起病较急，夜间多见。临床表现为干咳、喘息、呼吸增快、烦躁不安甚至呼吸窘迫，伴呼气延长，口唇发绀、冷汗淋漓，坐时耸肩屈背，端坐样呼吸，胸部过度充气，心动过速、奇脉等。当患儿呼吸极度困难时，喘息也可能没有。但此类患儿会因为过度用力呼吸出现低热、三凹征、颈静脉怒张等。桶状胸是慢性严重持续哮喘气道阻塞的表现，郝氏沟是吸气时横膈及前外侧胸部严重反复收缩的后果。缓解期以扶正为主，虽然肺气虚弱，但脾肾两脏均有不足，得考虑能让患儿健脾补气血的穴位，比如上中下三脘、手足三里、血海等；宿痰内伏、气机瘀滞、肺气不降也是哮喘反复发作的原因，临床上还得用调气理血的穴位，比如灵台透至阳、至阳通膈俞等，交通上下，调和气血的最终目的是消除患儿体内宿根伏痰，防止短时间内再次发作。小儿哮喘重预防、重调其体质，避免接触诱发因素，防寒保暖，适度运动增强体质，医生则要尽可能做到“未病先防、已病防变”。笔者临床上用穴位埋线治疗儿童哮喘，建议当不再能听到患儿双肺前后有任何哮鸣音后，也要选相对平和的穴位、好吸收的细线继续巩固治疗一次，主要是考虑患儿在缓解期，体内恐有宿痰并未完全祛除。

提倡儿童无痛埋线。提倡操作中删掉用镊子夹取线的过程。线体的选择上要细点儿的，刺激量及异体蛋白反应小。针具上，如果一针同进几根线，一次性针头要适当增粗，单穴单线要刚好能进线，越细越好。儿童埋线的操作过程一定得快，争取在孩子已消毒部位乱动之前快速埋完其附近穴，并完成目的方向的多线穿过多穴位透刺法。操作上，很多临床大夫喜欢右手持镊子上线，左手持埋线针头，上线后放下镊子再转换右手持针进针，左手再提捏皮肤，再进针。且不谈镊子放取过程及患儿变换体位过程中可能会掉地上，被衣物等周边物体感染可能，医者单纯放取过程中，此镊子尖就存在被感染机会。如果把操作过程中的镊子浸泡在酒精中，一次性埋线包里没有酒精包的配置，另外再倒酒精，中途存在手套和无菌针具、线体感染风险，而且另外倒的酒精是开口后多长时间的酒精等都存在不确定性。笔者临床上主张删掉镊子夹线过程，不用镊子夹取线体。前期选穴、消毒、体位等工作准备好后，医者用左手直接拿开口的埋线包，并将部分线头适当露出包外，用右手持一次性埋线针头，直接从左手的埋线包口上线。本操作埋线针一直在右手位，直接是右手上线，所以不存在来回换操作手的问题。左手拇、示指夹埋线包，中、小指还可以固定穴位部位皮肤。右手在穴位处快速进线后稍稍向左或向右旋转针头出针，只能单方向旋转，左右均旋转容易带线出来。儿童埋线出针时的旋转角度以15°不超过30°为宜，旋转角度越大，刺激量越大，疼痛度越高。这样操作目前的问题是：虽然特揉的那款靓紫丝线疼痛感小、反应少，但是线体的内包装是透明软塑料包装，也很薄，也很小，目前这个太小的内包装，直接拿来用并不太方便。左手拇、示指太用力抓，则不方便中指和小指起到押手、固定穴位的作用，用力太轻又容易整包线掉地上，浪费材料。建议厂商可以适当增加线的内包装硬度，并且实现单线拆包装置。儿童埋线选穴少，但是临床用线一包一般是十根或者十二根，取十一个穴位的时候，得再浪费一包新线，剩下的九根如果短时间内没有患儿埋线，就得丢弃，造成临床成本增加。如果改为一条线一个小通道的单包装线，成本会降低很多，也会避免为了集中治疗而让患者等待治疗的情况。

（畅艳艳）

第四节　中医首位耳鼻喉博士　埋线技艺精湛为民众
——宋红梅[1]埋线学术思想和临床经验及病案

一、医师简介

宋红梅[1]，女，汉族，1973年2月出生，山西阳泉人，医学博士、中国中医科学院博士后，主任医师，硕士生导师，我国第一位中医耳鼻喉专业医学博士。中华中医药学会耳鼻喉分会委员，世界中医药联合会耳鼻喉分会任理事，中国医师学会循证医学专委会中医学组委员，四川省中医药学会耳鼻喉分会耳鸣耳聋学科组组长，中国针灸学会新九针委员会委员，中国针灸学会火针专委员会委员，河北省预防医学会慢病病根穴专委会副主任委员。

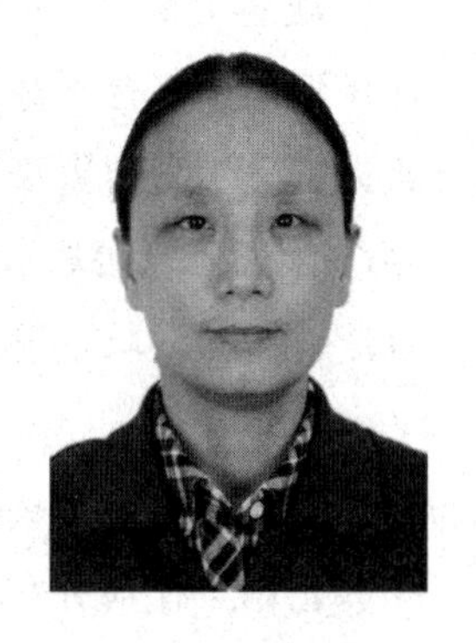

宋红梅[1]

二、主要学术经验

在临床上主要采用针灸（包括新九针、火针、穴位埋线、蝶腭神经节针刺、雷火灸等）结合中药的方法治疗耳鼻喉疾病，秉承“当针则针，当药则药”“针所不为、灸之所宜”

的理念，适时采用针药结合治疗患者。“深刺少阳经腧穴治疗难治性突发性耳聋的研究课题”获得四川省科技厅项目支持。提出了针对重度突发性耳聋患者应当尽早针刺耳部穴位，对突发性耳聋患者听力的提高有积极的意义。同时也提出了针对突发性聋患者在住院正规治疗2周左右，听力没有变化的情况下，应当继续坚持针灸治疗的意义，树立信心，不要放弃，以期早日见效。针对鼻科常见病变应性鼻炎等采用针刺蝶腭神经节结合病根穴埋线方法，远近配合，短期结合长期疗效，使得疗效持久稳定。提出耳前深刺的方法治疗耳鸣耳聋，针对患者体质和虚实以及对针刺的反应选用不同的方案，因人而异。采用雷火灸对于鼻后滴漏综合征、慢性咳嗽、变应性鼻炎、慢性咽炎等疾病进行治疗，取得一定效果。

在病根穴埋线针疗方面师从董立君教授，采用人体椎体神经节段支配位置选穴配合常规腧穴的组合埋线方法，尽可能用少而精的穴位达到治疗效果，减少患者痛苦。同时埋线方面认为采用不同粗细和长短的线，根据穴位和患者病情采用深刺和浅刺，斜刺等方法，根据患者体质的虚实选用不同的穴位和不同粗细长短的线结合。目前在耳鼻喉疾病方面多采用中药辨证论治、毫针针刺、雷火灸、病根穴埋线针疗、新九针疗法、师氏火针、蝶腭神经节针刺等多种治疗方法综合应用。

三、典型病案

病案1　眩晕

病案摘要：刘某，男，43岁。四川省成都市人，2020年7月10日初诊。主诉：头晕、视物旋转1天。

现病史：1天前患者感冒后出现头晕、视物旋转，伴恶心、呕吐，呕吐物为清水样痰涎，伴步行不稳、全身汗出，休息后可稍好转，无耳鸣、听力下降，无跌倒发作、意识丧失、眼前黑矇等。刻下症见：神清，精神稍差，头晕、视物旋转，伴步行不稳，伴恶心欲吐，无跌倒发作、意识丧失、眼前黑矇等，纳眠差，大便黏腻不成形，小便可，舌淡苔白腻，脉弦滑。

诊疗经过：

诊断：眩晕（痰湿中阻证）。

治则：化痰开窍，燥湿健脾。

治法：①普通针刺：选穴百会、风池（双侧）、晕听区（双侧）、神门（双侧）、内关（双侧）；操作：进针得气后留针30分钟取出，1日1次，1周5次；②穴位埋线：选穴C_2、C_3、大椎、天枢（双侧）、丰隆（左侧）、足三里（左侧）、脾俞（双侧）、胃俞（双侧）、三阴交（左侧）。操作：常规消毒，进针得气后将可吸收性羊肠线埋入穴位，退针后按压止血，无活动性出血及皮下血肿后用创口贴覆盖针孔，2周1次，第二次埋线时单侧埋线腧穴选用对侧操作。

复诊：2 周后患者复诊，诉头晕、视物旋转较前明显好转，只时有头部昏沉感，无恶心呕吐、步行不稳等。再予以针刺及穴位埋线 2 周后复诊，患者头部昏沉感完全消失，无头晕、视物旋转、恶心呕吐等，纳可眠一般，二便可。

按语：此例患者起病急，症状较重，根据舌脉及临床表现，是明显的痰湿蒙蔽清窍导致的眩晕。素体脾虚，津液水湿失于运化，痰浊阻于中焦，导致清阳不升，清窍失养，痰浊上泛，蒙蔽清窍，故发为眩晕，脾主四肢，脾虚津液失于布散，故见步行不稳，脾胃升降失常，故见恶心呕吐、呕吐痰涎、纳呆便黏腻，结合舌脉，舌淡苔白腻，脉弦滑均为痰湿中阻之象。针刺选穴侧重开窍安神、止晕止吐，百会、风池、风府、神门、内关等均为安神开窍之要穴。穴位埋线选穴以病根穴 C_2、C_3 为主穴，调节颅内神经血管，大椎振奋阳气，健脾之天枢、脾俞、胃俞、足三里，化湿化痰之三阴交、丰隆为主，针刺埋线并用，意在止晕开窍之标及健脾化湿之本，标本兼治，故见良效。

病案 2　鼻鼽

病案摘要：王某，女，25 岁，四川省达州市达川区人，2021 年 3 月 18 日初诊。

主诉：反复鼻塞、喷嚏、流大量清涕、鼻痒 10^+ 年。

现病史：10^+ 年患者换季时出现双侧交替性鼻塞、喷嚏、流大量清涕、鼻痒，伴嗅觉减退、眼痒、咽喉发痒，多次于外院就诊，予以“喷鼻剂、抗过敏药”（具体疗程及剂量不详）后上述症状可有缓解，但停药后又反复，每遇换季时症状尤甚，为求进一步治疗，患者随至我院门诊就诊。刻下症见：神清精神可，双侧交替性鼻塞、喷嚏、流大量清涕、鼻痒，伴嗅觉减退、眼痒、咽喉发痒，遇风尤甚，纳差，眠一般，大便稀溏，小便清，舌淡，苔白微腻，脉濡。查体：鼻腔黏膜苍白，双侧下鼻甲肿大，总鼻道及下鼻道见大量水样分泌物。

诊断：鼻鼽（脾气亏虚证）。治疗：健脾益气，开窍祛湿。

诊疗经过：

1. 内服中药　以补中益气汤为基础方加减，具体药味如下：黄芪 25g，人参 15g，白术 15g，陈皮 15g，柴胡 15g，升麻 15g，当归 15g，砂仁 15g，防风 15g，桂枝 10g，炙甘草 15g，以上 6 剂。每日 1 剂，每日 3 次，水煎服。药毕后复诊根据情况调整处方。

2. 针刺蝶腭神经节　从下颌支冠状突和颧骨颞突所形成的切迹处进针，进针前予以 75% 的酒精或碘伏消毒液进行皮肤局部消毒。右手拇、示指持针，把针尖放在左手指甲尖中央的前上方，即弓形切迹骨缘下方中央最高点处，针尖刺入皮肤后，再将调整针身方向，瞄准前上方蝶腭神经节所在的位置，徐徐送入，患者有电击感或麻胀感至鼻部或唇部或鼻部有喷水或喷砂样感觉证实为针刺到位。1 周 1 次，1 次 1 侧，交换进行。

3．穴位埋线　选穴八华穴、肺俞透风门、鼻旁沟、脾俞（双侧）、气海、关元、中脘、下脘、足三里（双侧）。操作：常规消毒，进针得气后将可吸收性羊肠线埋入穴位，退针后按压止血，无活动性出血及皮下血肿后用创可贴覆盖针孔，2 周 1 次。

复诊：1 周后患者复诊，鼻阻、喷嚏、鼻痒、眼痒、怕风等症状较前有明显缓解，嗅觉较前有所恢复，大便稀溏有所好转，仍觉涕多，时有鼻塞不适。处理：调整中药处方：加干姜 10g 温中燥湿，余同前不变，继续按疗程针刺蝶腭神经节。1 周后再次复诊，患者鼻阻、流涕、眼鼻瘙痒不适基本缓解，大便成形，纳眠可。嘱患者平时加强身体锻炼，戴好口罩，做好灰尘、花粉等防护，可在换季病情发作之前提前内服中药预防。

按语：鼻鼽以典型的鼻塞、喷嚏、流大量清涕、鼻痒为主要临床表现，可常年发作，也可呈季节性发作，本例患者即属季节性发作者。患者病程长，日久损伤脾脏，导致脾气亏虚，清阳不升，鼻窍失养，季节变换时时气乘虚而入，发为本病，故见鼻痒、喷嚏；脾虚水液失运，停聚于鼻窍，故见大量清涕、鼻甲肿胀。脾虚受纳失职，故见纳差、便溏。后天之本亏虚，不能滋养肺脏，肺主皮毛，故见畏风。舌淡，苔白微腻，脉濡均为脾气亏虚之象。内服中药汤剂以健脾益气，升阳祛湿之补中益气汤为主方，加通阳固表之防风、桂枝，意在标本同治。针刺蝶腭神经节调节交感神经与副交感神经的功能紊乱，使鼻内血管收缩、腺体分泌减少，并抑制鼻腔变态反应，故而可迅速改善变应性鼻炎患者流涕多、鼻腔通气差、喷嚏等一系列临床症状。埋线选穴以八华穴止咳化痰，补益肺气；鼻旁沟是陆氏埋线穴，具有很好的通鼻窍作用。配以健脾固表益肺之脾俞、肺俞透风门、足三里，气海、关元培补元气，中脘、下脘健脾益气、调理中焦，上三法同治，三管齐下，故见良效。

病案 3　喉痹

病案摘要：黎某，女，43 岁，重庆市合川区人，2021 年 5 月 28 日初诊。

主诉：反复咽部异物感、痰多 20^{+} 年。

现病史：20^{+} 年前患者感冒后出现咽部异物感，伴黏痰量多难咳出，伴咽部微痛、咽干、咽痒，自购“玄麦利咽颗粒、胖大海泡茶”后上述症状好转不明显，20 年间上述症状反复发作，现为进一步诊治，患者来我院门诊就诊。刻下症见：咽部异物感、伴黏痰量多难咳出，伴咽部微痛、咽干，无吞咽梗阻、呼吸困难。查体：咽部黏膜色暗红，咽后壁及舌根部淋巴滤泡增生，杓区黏膜肿胀，梨状窝及双声带未见明显异常。纳眠一般，二便可，舌暗红，苔白微黄，脉涩。

诊疗经过：

诊断：喉痹（痰瘀互结证）。

治疗：化痰散结，祛瘀利咽。

治法：

1．内服中药　选方贝母瓜蒌散加减。具体药味如下：浙贝母20g，瓜蒌20g，陈皮20g，桔梗15g，茯苓15g，赤芍15g，牡丹皮15g，砂仁15g，紫菀15g，款冬花15g，半夏10g，余甘子9g，生甘草15g。以上6剂，每日1剂，每日3次，水煎服。药毕后复诊，根据情况调整处方。

2．穴位贴敷　天突、人迎（双侧）、廉泉。操作：皮肤清洁消毒后，以磁疗穴位贴贴敷于相应穴位处，1～2天1换，一共贴敷2周。

3．穴位埋线　选穴C_4、$T_{1\sim2}$、天突、气海、肾俞、丰隆。操作：常规消毒，进针得气后将可吸收性羊肠线埋入穴位，退针后按压止血，无活动性出血及皮下血肿后用创口贴覆盖针孔，2周1次。

复诊：1周后复诊，咽部异物感、咽干、咽痛、咽痒较前有所好转，痰多但较前易咳出，继续予以中药、穴位贴敷治疗。2周后复诊，偶有轻微咽痒不适，痰多、咽部异物感基本消失。

按语：喉痹之病多因脏腑虚损、咽喉失养。本例患者病程日久，邪毒久滞，虚火炼津成痰，阻滞气机，气血运行不畅，血瘀痰凝，聚于咽喉，故见咽部异物感、痰多难咳出、淋巴滤泡增生，舌暗红，苔白、微黄，脉涩均为痰凝血瘀内阻之象。中药以半夏、贝母、瓜蒌化痰，陈皮、桔梗、余甘子清利咽喉，茯苓健脾利湿，丹皮、赤芍活血化瘀，紫菀、款冬花化痰利气，生甘草生津、调和诸药。穴位磁疗贴通过对咽喉局部的持续性刺激，达到利咽之功。穴位埋线选穴以C_4、$T_{1\sim2}$病根穴为主治疗咽部、口腔黏膜病变；天突穴局部选穴理气化痰、清嗓开音，气海穴补肾固精、温阳益气、强壮体质，肾俞补益肝肾、活血通经，丰隆化痰。以上三法，共奏化痰散结、祛瘀利咽之功。

（宋红梅[1]）

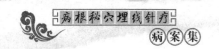

第五节 身怀绝技普众生 学医为民治疾苦——习仕民埋线学术思想和临床经验

一、医师简介

习仕民，男，汉族，1956年12月出生，河北省石家庄市行唐县人。1981年毕业于内蒙古医学院校，先后在呼和浩特卫生防疫站、石家庄市大郭卫生院、石家庄市裕华区妇幼保健站、裕华区疾控中心、裕华区卫生局等部门工作。退休后开办了石家庄桥西习仕民诊所，运用中医药和病根穴埋线技术擅长治疗一些疑难杂症，效果非常好。现任河北省预防医学会慢病病根埋线专业委员会常务委员。

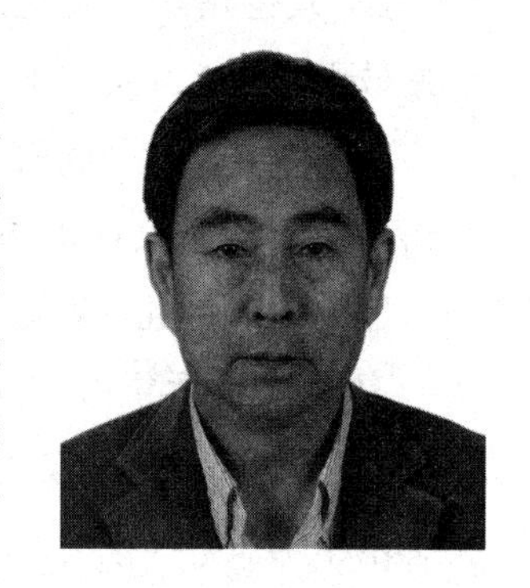

习仕民

二、从医经历

我出生于中医世家，曾祖父和父亲以及大伯都是有经验的老中医善治疑难杂症。从小受到中医世家的熏陶，也就立下了学医为民治疾病的志向。1977年恢复高考时考入医学院校，而步入学医行列。1981年在医学院校毕业，在医疗战线工作了36年。曾在国家级期刊发表有价值论文多篇，曾获内蒙古自治区政府科技进步奖三等奖一项，呼和浩特市科技进步奖两项，河北省科研成果一项，石家庄市政府科技进步奖一项，获河北省发明创造奖一项，这些科研成果和技术在本人之后医疗临床治疗一些疑难杂症疾病中获得了极好的效果。

诊所特色：2016年退休后，开办了石家庄桥西习仕民诊所。主治：烧伤，烫伤，化学灼伤，电击伤。特点是止痛快、抗渗出、抗感染、治愈快、不落瘢痕。治疗带状疱疹和带状疱疹后遗症，止痛快，一般在一周内治愈，无后遗症。治疗面瘫、癫痫、三叉神经痛、颈椎、腰椎间盘突出、股骨头坏死也是我诊所的特色治疗，治愈快，效果明显。治疗顽固性荨麻疹、神经性皮炎、湿疹、牛皮癣等皮肤病有独特的方法，效果显著。

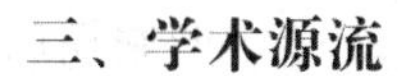

三、学术源流

在2016年跟随董立君教授学习了病根穴埋线技术。结合本诊所的特色治疗，治疗了不少疑难杂症。治疗的疾病如：癫痫病、三叉神经痛、面瘫等。本诊所被授予河北省预防医学会慢病病根穴埋线专业委员会教育推广实训基地称号。有不少埋线学员在诊所实习，学习实践埋线知识，将埋线技术运用到临床治疗中，为病根穴埋线事业的发扬光大做贡献。

四、学术思想和治疗特色

（一）科研成果转化与埋线技术相结合有特色

中医药学包含着中华民族几千年的健康养生理念和实践经验，是中华文明的一个瑰宝，凝聚着中华民族的博大智慧。它在疾病预防、治疗、康复中有独特优势。尤其在临床辨证施治中起到了重要作用。本人研究的治疗烧伤的科研成果（特效药液），在运用到不少疑难病症诊疗过程中起到非常显著效果，治疗一些棘手的病案时，显出了非凡的疗效，如治疗三叉神经痛、面瘫、带状疱疹，用远红外灯加特效药液理疗30分钟，使药物导入皮下起到消炎、活血、营养神经的作用，再运用病根穴埋线进行治疗，起到事半功倍的效果。再如：腹部埋线时，由于埋线的深度问题及其他原因引起的红肿、硬结，可用特效药液敷于患处，用远红外灯理疗2～3次，线体很快吸收，不再红肿，硬结消失，无出现化脓现象，有效解决了埋线后出现的红肿、硬结、感染等不良反应问题。有的患者埋线不慎出现化脓感染的，到我诊所用以上的方法治疗几次即痊愈，不留瘢痕。科研成果转化技术和病根穴埋线技术相结合成为诊所治疗疑难杂症的一大特色。

（二）中医经方和埋线相结合疗效好

本人根据多年临床实践，总结了不少经方、验方，在临床实践治疗中发挥了很好的作用。在治疗一些疑难杂症时，一些上年纪的老人在患病时，病程较长、疼痛、不能安睡、饮食差，导致身体虚弱，免疫力下降，治疗时不能马上奏效。这样的患者不能直接埋线，以免发生危险。先对患者进行中医辨证，根据辨证施治，先开中药经方给予调整身体，再用药物导入进行调理，继而进行病根埋线治疗，都收到了好的效果。比如：治疗老人头部带状疱疹后遗症时，大多都病程长，疼痛不能入眠，身体虚弱。开始几天进行中医辨证施治，用中药对疼痛、睡眠、脾胃等方面调理治疗后，再进行埋线，效果都很好。病根穴埋线选取C_2、C_3及颊地穴、地仓、大迎、足三里、阳白等穴位，再配合药物导入营养神经细胞，很快痊愈，无后遗症。

治疗三叉神经痛、癫痫病也是使用中药辨证施治，再进行病根穴埋线，运用科研成果转化技术三者相配合，都收到了显著效果。例如：行唐患者程某，多年的癫痫病史，中药辨证施治，病根穴埋线治疗，埋线 2 次后症状就好转了，至今 3 ～ 4 个月不再发作。充分显示了中医经方和病根穴埋线相结合能使疗效大大提高的现实意义。

四、典型病案

病案 1　丹毒

病案摘要：患者：王某，男，57 岁，石家庄市大郭镇人。主诉：曾在 2005 年被毒虫咬伤造成左侧脚踝处红肿发炎，小腿和脚开始肿，小腿上缘有清楚的界限。曾到多家医院就诊治疗数次，都未能治愈，经熟人介绍前来门诊就诊。查体：左侧小腿肿，左脚红肿，在小腿上缘有明显的界限，手按下去皮肤弹性差，按压疼痛不明显，肿胀走路不舒服，不能久立，影响正常工作，体温正常。

诊疗过程：

1．中药辨证施治，主要是活血化瘀、解毒祛瘀、消炎利湿治疗。

2．进行病根穴埋线治疗　选足三里、阳陵泉、三阴交、地机等穴位埋线治疗。

3．刺血拔罐　用采血针刺破患处，用真空罐拔出血液（拔罐时间不宜过长），擦净血液后，用酒精棉球消毒，加特效药液理疗 15 ～ 20 分钟。

以上方法治疗 3 天后，明显好转，水肿明显减轻。以上方法治疗两周痊愈。

按语：丹毒，中医病名，是以患部突然皮肤鲜红成片，色如涂丹，灼热肿胀，迅速蔓延为主要表现的急性感染性疾病。此证生于胸腹腰胯部者，称内发丹毒；发于头面部者，称抱头火丹；发于小腿足部者，称流火；新生儿多生于臀部，称赤游丹。丹毒可见于现代医学的急性网状淋巴管炎。此证由于素体血分有热，外受火毒、热毒蕴结，郁阻肌肤而发；或由于皮肤黏膜破伤（如鼻腔黏膜、耳道皮肤或头皮破伤、皮肤擦伤、脚湿气糜烂、毒虫咬伤、臁疮等），毒邪乘隙侵入而成。凡发于头面部者，挟有风热；发于胸腹腰胯部者，挟有肝火；发于下肢者，挟有湿热；发于新生儿者，多由胎热火毒所致。治疗中以抗病毒治疗和物理疗法治疗为主。治疗丹毒此证，用中医疗法治疗：①中药辨证施治，主要是活血化瘀、解毒祛瘀、消炎利湿治疗；②选用病根穴埋线治疗：选足三里、阳陵泉、三阴交、地机等穴位埋线治疗，疏肝理气，健脾补肾，提高人体免疫功能，治标治本；③刺血拔罐，清热解毒，并重点使用特效药水理疗，消炎泄浊，疗效显著。

病案 2　带状疱疹、面瘫

病案摘要：患者：张某，男，39 岁，河北省保定市人。2019 年 5 月来诊所就诊。

主诉：头面部带状疱疹 1 个多月，头痛、耳痛、左眼肿不能闭合、面瘫。1 个月没上班，曾在北京多家医院治疗，刚开始左侧嘴角上部、左脸出现疱疹，疼痛难忍，继而

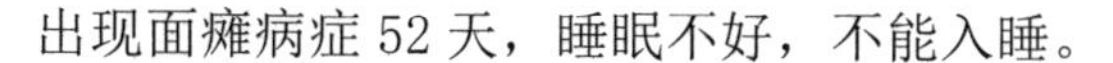

出现面瘫病症 52 天，睡眠不好，不能入睡。

现病史：左侧脸肿、嘴歪、眼睑不能闭合、头痛厉害、耳朵疼。贴膏药损伤太阳穴处皮肤，精神差，面部憔悴，经人介绍前来石家庄桥西习仕民诊所就医。

查体：左侧面部带状疱疹，面瘫，舌苔黄腻，脉细弱。

诊断：带状疱疹后遗症、面瘫。

诊疗经过：

1．中药治疗　龙胆泻肝汤加减。

2．病根穴埋线　选“头颈穴”即 C_2、C_3，配翳风、星状神经节等穴。

3．刺血拔罐，加特效药液导入营养神经细胞。

效果：经过一周治疗，疱疹痊愈，疼痛消失，面部肌肉恢复正常，眼睑闭合正常。现回访恢复正常，无复发（图 2-1）。

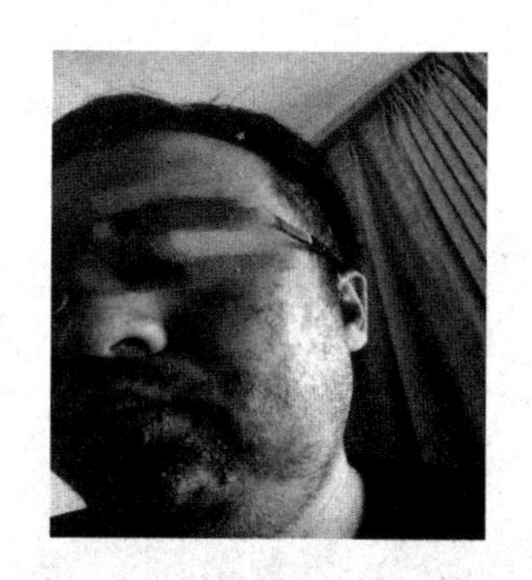

图 2-1　带状疱疹、面瘫患者

按语：带状疱疹是由水痘－带状疱疹病毒所引起的急性皮肤病，有的患者出现水痘，部分患者感染后不出现水痘，是为隐性感染，成为带病毒者。此种病毒有嗜神经性，在侵入皮肤感觉神经末梢后可沿着神经移动到脊髓后根的神经节中，并潜伏在该处，当宿主的细胞免疫功能低下时，如感冒、发热、身体出现虚弱时，病毒又被激发，致使神经节发炎、坏死，同时再次激活的病毒可以沿着周围神经纤维再移动到皮肤发生疱疹并伴有疼痛。中医认为，此证感受疫毒，或肝胃郁热，或肝胆湿热等引起此证；治疗中通过清热利湿、活血止痛、健脾祛湿及清热凉血等进行治疗。可内服中药，如使用龙胆泻肝汤加减，清肝胆，泄湿热，治疗肝郁化火之症上扰耳面部引起的疱疹；也可用病根穴埋线治疗此证，此患者面部有疾，选 C_2、C_3，主支配面部、头部神经、血管的疾患，配星状神经节、翳风穴，疏风通络，通关利窍，主治五官及耳道疾病；再则通过刺血拔罐，加特效药液导入营养神经细胞。三者并进，疾病基本好转，此方法使很多患者解除病痛，快速得到痊愈，此方法值得推广。

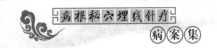

病案3　三叉神经痛

病案摘要：患者：丁某，女，55岁，石家庄市长安区。2019年9月患三叉神经痛前来诊所就诊。主诉：右侧三叉神经痛，疼痛难忍，不能正常生活。睡眠困难，吃饭痛，说话也说不清楚，曾到多家医院就诊，效果不好。查体：右侧脸肿，按压疼痛，张口困难，三叉神经痛。

诊断：三叉神经痛。

诊疗过程：

1. 中药辨证施治7剂，以活血化瘀、通络止痛、祛火为主辨证施治。

2. 刺血拔罐加特效药液物理疗导入。

3. 埋线　C_2、C_3、翳风、颊车、（扇形埋线）下关、三阳络、鼻旁沟、合谷、足三里等穴。经以上治疗1周后疼痛症状消失，无不适感。

20天后复诊，疼痛无复发，不再有三叉神经痛的症状。再次埋线C_2、C_3、下关、合谷、颊车、足三里。随访，至今无复发。患者送锦旗感谢（图2-2）。

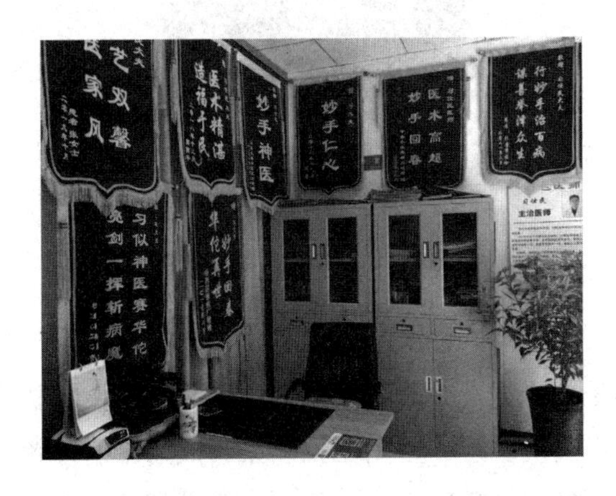

图2-2　患者给习医生送的锦旗

按语：三叉神经痛属于中医的“头痛”“面痛”“偏头痛”范畴。此证与患者外感风寒之邪，寻经上犯头颠引发此病，也可由于肝郁气滞，郁久化火，火热风动，上扰头面致清阳不得舒展而发病；头部为诸阳之会，五脏六腑之精华气血聚于头部，诸邪气，风、火、痰湿、血客于经络，痰湿血瘀，气滞血凝，阻滞经络，导致“不通则痛”。中医治疗中，中医辨证施治，内服中药以活血化瘀、通络止痛、祛火泄浊；用刺血拔罐加特效药液物理疗法导入，清热、消炎、止痛；用病根穴埋线法中医外治，选C_2、C_3，支配头面部神经、血管，配翳风、颊扇穴，下关、三阳络等，活血止痛，通利经络，主治头面部疾病；三者结合治疗，多法并进疗效显著。

病案4　烫伤

病案摘要：患者：左某，女，42岁，住石家庄开泰小区。主诉：在2020年10月

30日，因不慎弄倒水壶，开水烫伤右前小臂，疼痛难忍。用凉水冲半小时，涂京万红软膏。仍疼痛。有大水泡。经介绍前来习仕民西医诊所就医。检查:右前内侧小臂烫伤，二度烫伤。面积2%，有水疱，无脱皮。

诊疗经过：首先清除涂抹的药膏，针穿破水疱，保留完好皮肤，不进行包扎，暴露疗法，喷河北省科研成果——烧伤药水（习仕民为主研人），每天喷3～5次，止痛，每天喷药水即可。3天后结痂，皮肤有皱褶无感染。在烫伤初期，根据其部位进行埋线，促进其血液循环，通络止痛，收到好的效果。本病案在合谷、曲池穴进行了埋线。在治疗1周后，烫伤的部位的皮肤逐渐恢复，无感染。连续治疗10天，烫伤部位开始脱皮，露出新皮肤（略微发红色），继续喷药治疗，痊愈无瘢痕，1个月后随访，痊愈无瘢痕形成。

烫伤前治疗后对比见图2-3。

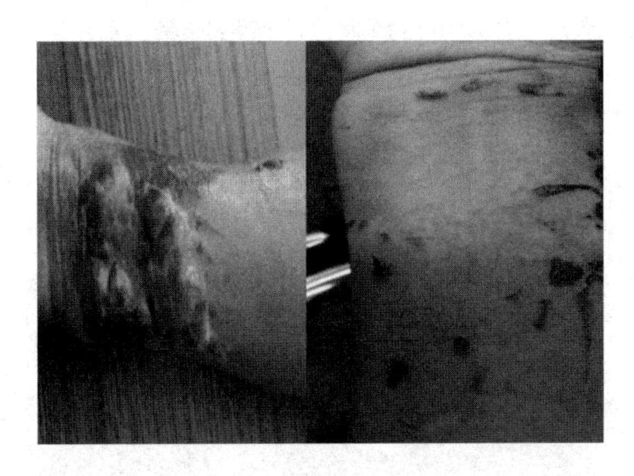

图2-3　烫伤前治疗后图片

注：A：治疗前；B：治疗后。

按语：特效烧伤药水是我经过多年研究发明的一种生物制剂。该制剂已获河北省科研成果、石家庄科技进步二等奖、河北省第三届优秀发明奖。河北省科委组织的专家评审鉴定认为:特效烧伤药水的临床研究资料完整、临床验证材料可靠，具有科学性。该药水具有较好的抗渗出作用，止痛作用，有控制感染作用，并能促进皮肤和组织再生，对烧伤的临床疗效达到了国内先进水平；采用生物制剂做烧伤创面的外用药物为国内首例；生产工艺简便，剂型稳定，使用方便，具有广泛的应用价值，是治疗烧伤的首选药物。

特效药水获奖证书照片见图2-4。该药水具有抗渗出、抗感染、止痛、改善循环、终止烧伤后组织反应、促进皮肤和组织的修复和再生、消肿、生肌、保护创面残存组织的修复和再生。临床应用如下：

1. 治疗烧伤、烫伤及化学灼伤。该药在治疗烧烫伤，Ⅰ度烧伤不过夜，Ⅱ度烧伤不留疤，Ⅲ度烧伤不植皮，硫酸、火碱致伤不致残。伤后 15 分钟止痛，30 分钟使减少渗出或是基本停止渗出。Ⅱ度、Ⅲ度烧伤面积在 50% 以上，创面一个月愈合。一般烧烫伤 10 天后脱痂，愈合后不留瘢痕。大面积的Ⅲ度烧伤留疤率也仅为 1%。

2. 特效烧伤药水在埋线中的应用　特效药水具有抗感染的功能，在埋线过程中，埋线的下针部位可敷此药水，不易引起感染。如在埋线中消毒不严格，容易引起埋线处红肿，可用特效烧伤药水喷敷患处并用远红外线灯烤 20 分钟。两天后再喷敷、灯烤一次即可痊愈。如果在埋线中有特殊体质的患者，对线体不能吸收，出现化脓溃疡，可先清理伤口，用特效烧伤药水敷于患处，每日 1 次，很快痊愈，不留瘢痕。

3. 对带状疱疹的应用　带状疱疹是由疱疹病毒引起的神经的炎症。患者多数疼痛难忍。用特效烧伤药水可防止带状疱疹创面感染，有止痛的功效。在治疗带状疱疹的过程中，可用特效烧伤药水喷敷患处每日 1 次，烤电理疗 20 ～ 30 分钟，治疗后疼痛明显减轻，一般治疗 5 ～ 7 次后可痊愈，不留后遗症。

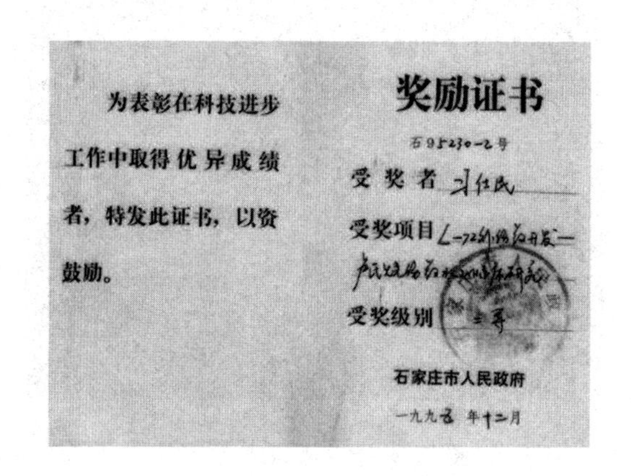

为表彰在科技进步工作中取得优异成绩者，特发此证书，以资鼓励。

奖励证书

石95230-2号

受奖者　习仕民

受奖项目　[illegible]

受奖级别　三等

石家庄市人民政府

一九九[illegible]年十二月

图 2-4　为特效药水获奖证书照片

病案 5　顽固性荨麻疹

病案摘要：患者：张某，女，38 岁，来自石家庄市槐底小区。主诉：曾因受冷，潮湿患有荨麻疹 3 年，遇冷就起疙瘩，一片一片的，痒得很（图 2-5）。在石家庄多家医院用西药，中药治疗都不能治愈，经介绍来找习仕民大夫就医（图 2-6）。检查：身体四肢，躯干都有风团样皮疹。有时皮肤发红成片状。按之褪色，有突起。

诊断：顽固性荨麻疹。

诊疗经过：第 1 次治疗，7 剂中药。辨证施治，以清热祛湿为主，消炎止痒。

1 周后好转。第 2 周继续中药调治。采用病根穴埋线：选曲池、膻中、胃俞、阳陵泉等穴埋线一次。第 3 周其症状明显减轻。辨证施治中药加减调整。在用药 4 周后，所有症状消失。无皮疹出现，皮肤都恢复正常。继续再埋线一次，中药 7 剂治疗。

3 个月后回访。患者痊愈，无复发。

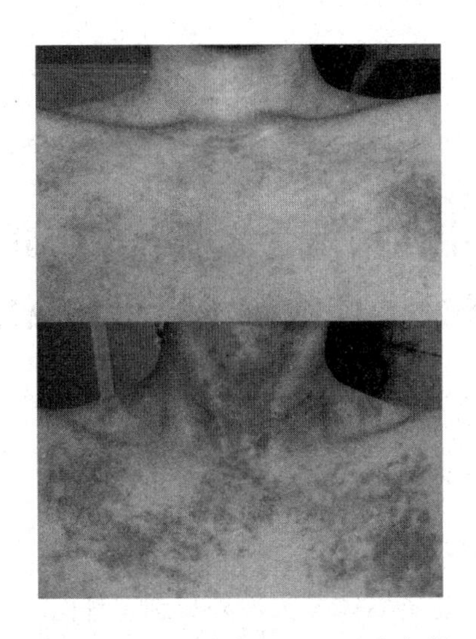

图 2-5　上为治疗后，下为治疗前

按语：荨麻疹是一种常见的过敏性皮肤病。发病与风、热、寒、湿、虚、瘀有关，其中与风的关系最密切，常说“无风不作痒”，风邪常与寒、热、寒、湿、虚、瘀等因素夹杂而致病。

中医治疗此证以中药和病根穴埋线为主。

中药以解表通里，清热解毒来进行治疗。一般中生地黄、牡丹皮、金银花、酒白芍、白鲜皮、蝉蜕、生薏米仁、板蓝根等药进行治疗。反复发作者可重用黄芪，一般用量12～20g，根据患者不同情况可用到40～60g。脾胃虚弱者加白术、怀山药、炒枳壳等。在用中药的同时给予病根穴埋线，可以收到很好疗效。病根穴埋线起到通腑通络之效，增强机体功能的效果。在治疗顽固性荨麻疹中，以综合治疗效果显著，此方法可采用。

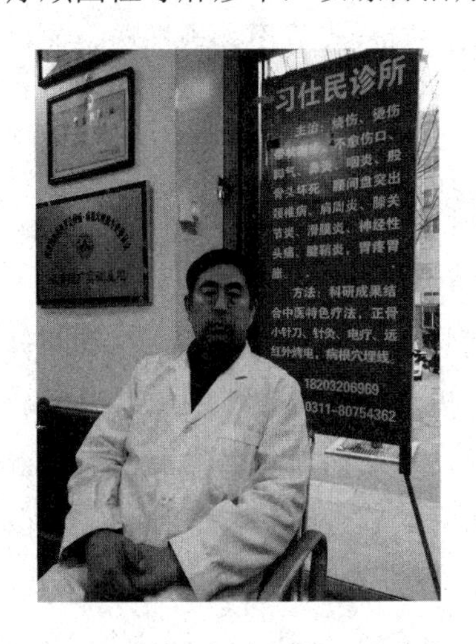

图 2-6　习仕民医生在门诊工作

（习仕民）

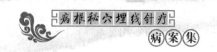

第六节 走中西医结合之路 多法联合施治显效
——孙建芳埋线学术思想和临床经验

一、医师简介

孙建芳，男，汉族，河北省石家庄人，外科副主任医师，民盟盟员。毕业于承德医学院临床医学系，后又于河北医科大学继续教育学习。现任石家庄长兴医院业务副院长，兼任外科主任，河北省预防医学会慢病病根穴埋线专业委员会副主任委员。

孙建芳

二、学术源流

1997 年于河北省承德医学院临床医学专业毕业，尽管毕业后从事西医外科工作，但一直对中医脉诊、针灸怀有浓厚兴趣。在临床工作中，喜欢用西医疗法治病同时，借助中医疗法互补增强疗效。

2009 年开始跟随董立君老师学习病根穴埋线针疗技术，十多年以来一直运用病根穴埋线治疗疾病，不断实践学习，总结经验，针药并用，秉承中西医结合理念解决一些西医不能解决的疑难病症，如膝关节疼、颈椎病、面神经麻痹等疾病，均取得较好疗效。

三、学术思想与治疗特色

（一）中西医结合，显著提高治疗效果

临床中，对于一些常见疾病，比如颈椎病、颈椎间盘突出症，无论病情轻重，患者都不愿意首选手术治疗。可是有些患者椎间盘突出已经明显压迫脊髓或神经根，单纯依靠西药消肿、营养神经，中药活血化瘀输液，一个输液疗程结束后，神经根压迫引起的肢体酸胀、麻木症状只能部分缓解，并且经常会很快复发。遇到该类患者，往往多处求医，按摩理疗，拔罐输液，多次治疗后效果仍然不佳。所以在临床中，我运用病根穴埋线疗法，治疗此类颈椎病，一般埋线 1 ～ 3 次就能使患者治愈百分之八九十。例如：某患者，67 岁，患颈椎病多年，压迫神经根造成手臂、手指疼痛、麻木，

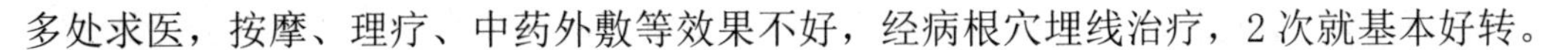

多处求医，按摩、理疗、中药外敷等效果不好，经病根穴埋线治疗，2 次就基本好转。

（二）多法联合施治，不依赖单一疗法

现在，随着祖国经济强盛，人民生活条件越来越好，国民寿命延长，老龄化现象越来越明显，临床中遇到的老年病患者比较多。比如膝关节老年性关节炎，随着年龄增长，骨质疏松、关节退行性病变、膝关节疼痛的患者越来越多。针对该类病种，治疗理念是，第一步对于新近出现疼痛的患者，外贴膏药、口服药就能缓解。发病时间长的患者，膝关节就会出现变形，“O”形腿化，通过门诊治疗已经达不到预期效果。该类患者需要收住院治疗，卧床休息，同时借助西药封闭关节穿刺以迅速缓解疼痛症状，增强患者治疗信心。第二步每日采用中药注射液定点注射治疗，配合病根穴埋线技术治疗，刺血拔罐、针刀松解等手段，选用患者能接受的合适疗法，给予患者治疗。经过上述两步治疗后多数患者能够症状明显缓解，满意出院。少数患者关节变形明显，软骨磨损严重，经保守治疗后症状缓解，建议人工关节置换术。经过大量老年性关节炎治疗案例，我认为任何一种疗法都不是万能的，犹如抗生素联合使用一样，针对患者不同病症，选用合适疗法，多法联合施治，阶梯性增加治疗手段是治疗膝关节疼痛的最佳选择。

（三）经络取穴与病根取穴结合，疗效更高

对待一些顽固性疾病，我在埋线中经常用经络取穴和病根取穴相结合，如给腰椎间盘突出坐骨神经痛患者埋线时，若使用循经取穴，常常要选秩边、环跳、承山和委中等穴。病根穴埋线治疗腰椎病和坐骨神经痛的患者，只要压迫坐骨神经，就选“坐三针”埋线，埋线后症状立刻缓解。另外，根据腰椎病患者的压迫位置，结合病根穴埋线理念，选用腰椎 L_4、L_5、$S_2 \sim S_3$ 椎旁神经根部位埋线，疗效会更好。因为从解剖学的角度追根溯源，坐骨神经来源于骶丛神经，而骶丛神经的组成是由所有骶神经后支和部分腰神经后支组成。按照病根穴选穴原则，以神经系统的定位诊断理论，按神经支配和解剖学原理选取相应的病根穴位置，具有选穴简单、取穴精准、快速见效、远期疗效高的特点。

多年来，我运用病根穴埋线针疗法治愈了许多顽固性、慢性病患者，比如颈椎病、面神经麻痹患者，增强了我对治疗顽固性疑难疾病的信心，对治病选病根穴的理念深信不疑，当然也得到了广大患者的一致好评。

四、典型病案

病案 1：颈椎间盘突出

病案摘要：患者：冯某，女，37 岁，石家庄人。主诉：脖子僵硬、肩背沉重、手指麻木半年余。现病史：2020 年 9 月开始，出现肩背酸胀，压迫感，脖子僵硬，转头困难，伴随左上肢胀痛，示指麻木感，经理疗按摩后，有缓解。2021 年 7 月，再次出现以上症状，理疗按摩后不能缓解。经颈椎 CT 检查显示："C_5、C_6、C_7 椎间盘突出"。

诊疗经过：收住院输液治疗，5 天后缓解不明显，逐渐加重，给予埋线针疗联合中药施治。

埋线处方：取穴：风池穴，左侧 C_2、C_3、C_6、C_7 及 C_5（双侧）、大椎穴、T_1，用 2-0 胶原蛋白线埋线治疗，又选双侧肩井穴，0 号蛋白线埋线治疗，埋线后热透灸烤电 3 次促进蛋白线吸收，以减少埋线反应。1 周后复诊，症状明显好转，已经上班。

嘱咐患者，2 ～ 3 周后二次埋线，巩固治疗。以工作忙为理由，一直未来后续治疗。

2021 年 12 月 1 日患者再次就诊，与首次症状一样，肩背酸胀，压迫感，伴有左上肢沉重，示指麻木感。再次埋线一次，加用天柱穴、曲池和手三里穴等，2-0 蛋白线埋线注线治疗，1 周后缓解出院，至今无复发。（图 2-7）病根埋线采用"臂六针"，即 C_6、C_7、T_1；$C_{5\sim6}$、$C_{6\sim7}$ 多段椎间盘突出患者，可重点关注症状，如颈项痛、头晕、头痛者，选 C_2、C_3、C_4、C_5 埋线治疗，2-0 号线，1cm，注线埋线。如颈项痛、肩胛不适，手臂、手指麻木者，选 C_5、C_6、C_7、T_1，埋线治疗，2-0 号线，1 ～ 1.5cm，注线。颈项有"富贵包"，头晕、头痛、血压不稳、心悸胸闷者，选 C_2、C_3、C_5、C_6，配合大椎穴向上扇形刺扫，平刺埋线，也可选星状神经节埋线，0 号线，2cm，透刺埋线。用病根埋线治疗颈椎病一般埋线 2 ～ 3 次，就有好的疗效。

按语：颈椎间盘突出是临床上较为常见的脊柱疾病之一，发病仅次于腰椎间盘突出。主要是由于颈椎间盘髓核、纤维环、软骨板，尤其是髓核，发生不同程度的退行性病变后，在外界因素的作用下，导致椎间盘纤维环破裂，髓核组织从破裂之处突出或脱出椎管内，从而造成相邻的组织，如脊神经根和脊髓受压，引起头痛、眩晕；心悸、胸闷；颈部酸胀、活动受限；肩背部疼痛、上肢麻木胀痛；步态失稳、四肢无力等症状和体征，严重时发生高位截瘫甚至危及生命。

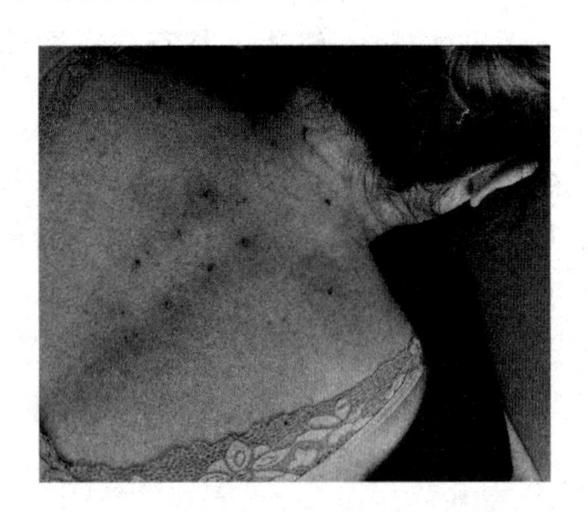

图 2-7　患者埋线照片

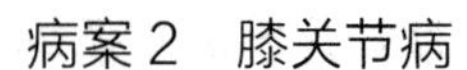

病案2　膝关节病

病案摘要：患者：王某，女，69岁，石家庄人。主诉：双膝关节疼痛，不能上楼，不能下蹲，走路时间长疼痛加重。X光片显示：膝关节骨质增生，髌骨软化症。

诊疗经过：此患者长期采用贴膏药、按摩、针灸、理疗等效果不佳，2021年6月来我医院进行治疗，每日采用中药注射液定点注射治疗，治疗7日后运用病根穴埋线治疗，选用L_3、L_4，用1号胶原蛋白线埋线，配用足三里、阳陵泉穴，用2-0号线埋线治疗。埋线1次后，12天后来复诊，症状大有好转。继续埋线治疗，加肾俞穴、膝部阿是穴，埋线3次后，患者膝关节疼痛减轻，症状明显好转，半年后回访膝关节症状好转，走路、上下楼也不疼了。

按语：膝关节是全身发病率最高的关节，膝关节疼痛不仅涉及关节内的各种病损，也常因各种关节外因素引起。膝关节产生的症状往往不具有特异性，如疼痛、打软腿、关节交锁等症状，既可以因为交叉韧带、半月板损伤引起，也可以因为髌骨关节异常、关节软骨病变引起，甚至可能仅因为异常增生滑膜的嵌顿而引起。膝关节病主要包括骨性关节炎、滑膜炎、髌骨软化、半月板损伤等。病根埋线治疗膝关节疾病有好的疗效，临床中用“膝三针”即L_3、秩边、环跳为组穴，L_3支配膝关节神经节段，治疗膝关节疾病是首选主穴，配秩边、环跳穴主下肢痿软、疼痛症状，治疗骨性关节炎、滑膜炎、髌骨软化等疾病；用$L_{3\sim4}$支配膝关节神经血管，配阳陵泉、足三里等穴舒筋活络，治疗膝肿痛、下肢痿痹等，埋线治疗3～4次有好的疗效，深受老年患者欢迎。

病案3　肥胖症

病案摘要：患者：张某，女，年龄，35岁，石家庄市人。主诉：肥胖，喝水少，口不渴，大便干，有时也便溏，吃饭不多，有腹部胀满等症状。体重67kg，身高1.62m。

中医辨证：属于脾虚湿阻型肥胖。

诊断：肥胖症。

诊疗经过：埋线方案：第一次埋线主穴：选天枢、中脘、关元、水道等穴，配穴水分、气海、滑肉门、带脉、足三里、上巨虚等穴。

背部埋线：T_{10}、T_{12}、肾俞、命门穴。25天后体重减掉4～5kg，第二次埋线去T_{10}、T_{12}，加脾俞穴、支沟穴；30天后体重再次减掉2kg，第三次埋线同第二次方案，巩固埋线治疗后，体重已减到61kg，身体感觉良好，便秘和肠功能调理较好，身体有劲了，精神很好，半年后体重没有增长。

按语：肥胖症是一组常见的代谢综合征，也是脂肪过度蓄积导致的疾病，有遗传、精神、内分泌和环境等因素造成，肥胖症危害很大，容易造成高血压、冠心病、糖尿病、呼吸系统疾病和骨关节疾病等，治疗肥胖症有运动疗法、饮食调理、药物治疗、外科治疗等。针灸减肥是很多肥胖患者选择的热门方法之一，埋线减肥有很早的历史，现在也受肥胖者欢迎。埋线疗法简单、疗程较短、远期疗效好，是治疗肥胖症的一种好的方法。根据肥胖者的体质，辨证施治，选择不同埋线治疗方案，20 ～ 25 天埋线 1 次，1 个疗程 3 ～ 4 次，2 个疗程就能减重 5 ～ 10kg，患者加强运动锻炼，合理调整饮食结构，一般都能达到好的效果。

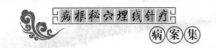

（孙建芳）

第七节　四诊合参诊断　倡导特殊针法　强调道术并进——缪奇祥埋线学术思想和临床经验

一、医师简介

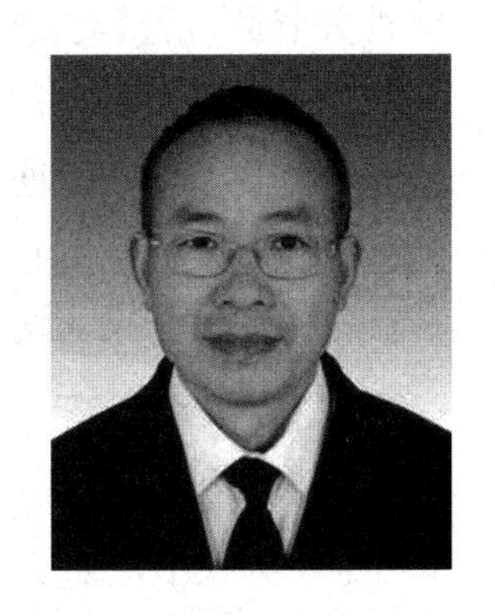

缪奇祥

缪奇祥，男，汉族，1970 年 6 月生，四川省内江市人，主任中医师。全国中医临床优秀人才，四川省中医药管理局学术和技术带头人，四川省名中医，成都市名中医，四川省拔尖中青年中医师，邛崃市优秀卫生人才。四川省针灸学会临床专业委员会及针法灸法专业委员会常务委员，邛崃市第二、三批名老中医药专家学术经验继承工作指导老师，四川省中医适宜技术研究会常务理事，四川省针灸学会理事，成都中医学会常务理事，邛崃市中医学会常务理事，邛崃市中医质量控制专家组组长，邛崃市中医医院治未病科主任。1997 年毕业于成都中医药大学针灸本科专业，2007 年成都中医药大学中西医结合临床研究生结业。

二、从医经历

1997 年 7 月—2011 年 10 月邛崃市人民医院中医门诊坐诊，2011 年 11 月—2016 年 6 月在邛崃市医疗中心医院中医院区中医针灸门诊坐诊，2016 年 7 月至今在邛崃市中医医院针灸科、治未病科工作。

三、学术渊源

临床工作 20 多年，师从于著名针灸学家杨介宾教授、医易学专家邹学熹教授、国医大师廖品正教授、四川省十大名中医王成荣教授、四川省十大名中医梁繁荣教授、全国五运六气专家顾植山教授等，系统学习和传承他们的临床思路和临床经验。至今已在医学学术期刊公开发表学术论文30余篇。主持及参与四川省中医药管理局课题《黄帝内针疗法治疗颈性眩晕临床研究》《川派名家杨介宾教授学术思想及临床经验研究》等科研课题4项。

四、学术思想和治疗特色

自幼酷爱医学，高中时代就为人治病疗疾，自工作以来，秉承“真诚、平等、慈悲济世”的理念，满腔热忱地为每一个患者精心施治。临床上主张理法方穴术一线贯通，擅长运用针灸、中药配合心理疏导治疗临床各科常见病、疑难杂症，尤对颈腰椎病、三叉神经痛、中风后遗症、血管神经性头痛、面瘫、面肌痉挛、肩周炎、腱鞘炎、过敏性鼻炎、慢性咽炎、失眠证、糖尿病周围神经病变、脾胃疾病、肝胆疾病、心血管疾病及后遗症、痛经等有独到之处。临床特点如下：

强调四诊合参诊断疾病，而善于运用手诊、脉诊诊断疾病。这样，既增强了诊断的准确性，又能有的放矢的为患者检查以确诊。能够极大利于患者，为早期诊断、早期治疗疾病提供了方便，同时也能增强患者对医生的信任感，从而增强治病的信心，有利于患者的康复。

主张针灸、中药相结合治疗临床各科常见病、疑难杂症。针灸中药，虽有外治、内治之分，但针药同源，治亦同理，都是在祖国医学理论体系和治疗法则指导下，从整体观念出发，以调和阴阳气血，祛邪扶正，治愈疾病，这是没有分歧的。因此，针药并用，内外同治，可收相辅相成，相得益彰之效，绝无矛盾之理。早在唐代医学分科伊始，孙思邈《千金方》云：“若针而不灸，灸而不针，皆非良医也。针灸而不药，药而不针灸，尤非良医也。知针知药，固是良医矣。”为医者如能熟练地掌握针、灸、药等治疗方法，在临床上遇到适宜于针灸治疗的，就用针灸，适宜于药物治疗的，就用药物，适宜于针药同用的，就针药兼施。使针灸和中药紧密地结合起来，做到针药合用，因病而施，才能千方百计地提高疗效，为解除患者痛苦发挥更大的作用。临床上的许多慢性疑难杂症，单纯用中药或西药治疗往往疗效欠佳。运用针灸、穴位注射、埋线等结合中药治疗，往往可收到非常好的疗效。多年来运用综合治疗多种疑难病症均取得了很好的疗效。特别在慢性前列腺疾病、肝炎、肝硬化、顽固性胃炎、胃溃疡等的治疗方面赢得了很好的口碑。

注重经典学习，倡导传统特殊针法的运用。中医经典是中医理论之渊数，是经过千百年临床实践检验的经验结晶。观历代名医贤哲，大凡成中医人家者，无一不娴熟经典，并通过临床实践灵活运用而有新的建树和发明，或续先贤之绪余，创立新说；

或发皇古义，融会新知，推动临床学术的发展，造福于黎庶。如唐代大医家孙思邈云："凡欲为大医，必须谙《素问》、《甲乙》、《黄帝针经》，张仲景、王叔和诸部经方。"他本人"青衿之岁，高尚兹典；白首之年，未尝释卷"，博采群经，努力实践，遂有《千金要方》《千金翼方》"遗法传于百代"。所以认为学习经典是提高临床疗效的必然途径。黄帝内针针法源于《黄帝内经》，已经经过1000多年的传承，是传统的经络辨证为特点的特色针法，临床疗效明显，近年来，笔者致力于在全省中医界的推广和传播。原始点疗法是在中医经典上，经过不断的临床改进后形成的一套简便廉效的特色中医疗法。近10年来经过本人的不断学习和临床，亦不断在全省各种学术会、培训班等上推广，以利益于更多的人民群众。

强调道术并进，修德治神在临床治病中的重要作用。通过不断学习经典，深入掌握中医之道，提纲挈领地指导临床技术的提高。中医治病的关键在于治神。《素问·宝命全形论》："故针有悬布天下者五，黔首共余食，莫知之也。一曰治神，二曰知养身，三曰知毒药为真，四曰制砭石大小，五曰知府藏血气之诊……凡刺之真，必先治神。"治神主要包括修德、修心，德进心行，令心净而法出。《千金要方》卷第二十七《养性》："常当习黄帝内视法，存想思念，令见五脏如悬磬，五色了了分明，勿辍也。仍可每旦初起，面向午，展两手于膝上，心眼观气上入顶，下达涌泉，旦旦如此，名曰迎气。"只有在平日坚持锻炼，在临症之时，才能做到"夫为针者，不离乎心，口如衔索，目欲内视，消息气血，不得忘行。"修德要参考孙思邈大医精诚的要求，要多学习传统文化，培养我们的慈悲心和清净心，致力于解除患者病苦，提高临床疗效。

重视心理疏导及宜忌以调养、调治临床各科常见病、疑难病症。喜、怒、忧、思、悲、恐、惊，此七情是机体对外界环境各种因素的刺激而产生的精神活动。正常情况下，这些情志活动，是在体内各脏腑气血功能相互协调下，经常维持调节平衡而不致病但过甚或过久的情志活动，就会影响脏腑气血功能的运行，成为致病的重要因素。是祖国医学病因学的三因之一，在临床上情志致病，以怒、忧、思三者为多见，悲、恐、惊致病者偶亦有之，因喜而致病者则较少见。怒、忧、思三者伤人虽有差异，但有一共同之处，即三者均可使正常运行的气机受阻，以致瘀滞。由于人体各脏腑之间是密切联系的，一有损害，常易相互波及，故具体的伤人何脏，并不截然分明，而各脏腑的证候，也常是相互兼见的。情志与疾病，每易相互影响，情志过极可诱病发，久病不愈，亦会使情志异常。中医强调"百病皆由气生。"。人之所以患病，主要是体内有恨怒怨恼烦之毒气结合外在环境条件引发致病相关。而人与人相处产生的情绪变化是五毒之气产生的主因。家庭是人与人最近、最密切接触的环境。因此，搞好家庭的和谐相处，各人尽各人的本分，是调病、治病的基础和大法。因此，临床上很注意询问患者与家庭成员之间的关系如何，与何人生气，开导患者运用家庭伦理道德观念认清自己为什么不应该生气，怎样调控自己的情绪。经过患者的认真反省，认识到对方的好处，认识到自己的不是后，配合中药、针灸等治疗，常常取得了令人意想不到的疗效。

五、典型病案

病案1　心悸

病案摘要：患者：张某，女，52岁，邛崃市临邛镇人。2019年6月12日初诊。主诉：心悸1年，加重半月。

现病史：患者于1年前出现心悸，行走运动后加重，症状断断续续，经中西医诊断为心神经官能症，但中西医药物及针灸等治疗效果时好时歹，半月来逐步加重，他人治疗效果不佳。遂来我处求治。刻诊：精神一般，面色青黄，心悸，胸闷不适，运动后加重，行走时加重，睡眠稍差，饮食一般，二便正常，绝经1年，舌质淡，苔薄白，脉细弦。患者中年，已绝经，肝肾不足，阴阳失衡，出现更年期综合征，久之伤及心气，心气不足，不能养心神，而出现心悸诸证。此为心气不足、心失所养之心悸病，治疗当补益心气、宁心安神定悸。本病从经络来辨，病位在阳明胃经、少阴肾经、厥阴心包经、少阴心经。

诊疗经过：针刺取穴：右侧内关、神门、合谷。操作：在右侧内关、神门、合谷处寻找敏感点进行针刺。快速刺入后询问患者患处有无减轻。1日1次，1周3次。

埋线疗法：取穴：厥阴俞、心俞。

操作：于一侧厥阴俞、心俞寻得敏感点，局部皮肤消毒后，用一次性埋线针刺入穴位，当针头进入适当位置后再进针0.5cm，把羊肠线推入，随后把针退出，用棉球或纱布压迫针孔片刻，再用创可贴敷盖保护创口。15日1次，下次治疗选用对侧厥阴俞、心俞。

治疗经过：针刺及埋线1次，患者胸闷、心悸立即减轻，留针半小时后患者症状减轻大半出针。针刺3次后症状已经不明显，针刺7次后患者症状完全消失，再埋线1次做巩固治疗，1个月后临床治愈。回访半年未见复发。

按语：患者中年，已绝经，肝肾不足，阴阳失衡，出现更年期综合征，久之伤及心气，心气不足，不能养心神而出现心悸诸证。此为心气不足、心失所养之心悸病，治疗当补益心气、宁心安神定悸。《素问•阴阳应象大论》："故善用针者，从阴引阳，从阳引阴，以右治左，以左治右，以我知彼，以表知里，以观过与不及之理，见微得过，用不殆。"所以《黄帝内针》针法严格按此选穴配穴，本病从经络来辨，病位在阳明胃经、少阴肾经、厥阴心包经、少阴心经。三焦属上焦。按《黄帝内针》取穴原则"左病治右，右病治左，两边及中间取男左女右"及阴阳倒换求等原则，取右侧内关、神门、合谷。针入症减，配合厥阴俞、心俞埋线，增强疗效，经年缠绕患者心悸之疾7次而愈。

病案2　月经过少

病案摘要：患者：王某，女，37岁，四川省邛崃市临邛镇人。2018年7月18日初诊。主诉：月经量少10年，加重1年。

现病史：患者患月经量少10年，其间虽服过中西药物及针灸等，但治疗效果时好时坏，近1年来明显加重，月经量非常少，行经1～2天，而且只用卫生巾3张左右。经人介绍前来求治。

诊疗经过：刻诊：精神一般，略显忧郁，面色淡黄，失眠多梦，腰膝酸软，心悸胸闷，腰腹寒冷感、月经基本对期，末次月经为7月2日，月经量少，经行1～2天，经色暗红无血块，用卫生巾3张。饮食尚可，口不渴，小便正常，舌质淡暗有瘀点苔薄白，脉沉细弦。患者工作及家庭压力大，心情紧张、抑郁，肝肾不足，阴阳不调，气滞血瘀，胞脉受阻而致月经量少，此乃肝郁肾虚，气滞血瘀之月经过少证，治宜疏肝补肾、通经活络、理气调经为法。拟针、灸、埋线并用，处方：

针刺处方：①孕十针（神庭、中脘、气海、关元、子宫、足三里、三阴交）、本神、天枢、太冲；②百会、风池、太溪、内关、足三里、心俞、次髎。上二组穴位交换使用，每日一组，针刺入穴后，提插得气，留针半小时，中途不行针。每日1次，5次。

艾灸处方：①胃脘部以中脘为中心、腹部以气海为中心，放2个灸盒，温灸半小时；②腰部以肾俞为中心，骶部以次髎为中心，放2个灸盒，温灸半小时。以上二组交换使用，每日一组。每日1次，5次。

埋线疗法：取穴：肾俞、肝俞、三阴交。于一侧腧穴寻得敏感点，局部皮肤消毒后，用一次性埋线针刺入穴位，当针头进入适当位置后再进针0.5cm，把羊肠线推入，随后把针退出，用棉球或纱布压迫针孔片刻，再用创可贴敷盖保护创口。15日1次，下次治疗选用对侧腧穴。

2018年7月25日二诊：针灸并用5次、埋线1次后，患者腰腹部寒冷感明显减轻，失眠好转，心悸减轻，胸闷改善明显，精神较好，心情不错。小便正常，舌质淡红苔薄白，脉沉细弦。效果已显，效不更方，针灸不作大变动。

2019年8月4日三诊：经此次针灸并用5次期间，患者于7月30日来月经，月经量比上月稍多，持续进3天干净，用卫生巾5张，患者其余症状明显减轻，睡眠已能入睡5～6小时，稍有反复，腰膝酸软明显减轻，精神转好，心情不错。舌质淡红，苔薄白，脉细弦。效果明显，继续针灸合用及埋线治疗。

治疗经过：患者继续针灸埋线合用综合治疗，经过6个月的治疗，月经量比较满意，行经3～5天，卫生间用到8～10张，症状基本消失，患者主动停药而告临床治愈。

按语：患者因工作及家庭压力大等常常休息不好，逐渐而致月经量少，伴失眠多梦、腰膝酸软等症，近年来月经量少逐渐加重，同时伴随症状亦逐渐增多，出现心悸、腰痛、腰部寒冷等，肾虚越来明显，心情更加抑郁。故判为肝郁肾虚，气滞血瘀之月经过少病，治疗当疏肝解郁、温肾养精，行气通经。处以针灸孕十针、太冲、肾俞、次髎等，配合艾灸腰腹部穴位以疏肝补肾、通经活络、理气调经。孕十针为我的恩师梁繁荣教授及其团队治疗月经不调及不孕不育的一个有效经验针灸处方，方中神庭安神镇静、中脘健脾和胃、气海补气益气、关元大补元气温阳壮阳、子宫调经通经、足三里健脾益气、三阴交补益肝脾肾，诸穴共用，共奏健脾益气、温肾补阳、调气安神、调经通经等功效，同时本案根据患者情况加入太冲疏肝解郁，本神加强安神功效，天枢健脾和胃，心俞养心镇悸，肝俞肾俞补益肝肾，次髎通经、太溪补肾等，针灸埋线合用，共奏其功。

病案3　癃闭

病案摘要：患者：王某，男，45岁，蒲江县复兴乡人。2019年10月14日初诊。主诉：小便不利伴下腹胀痛不适，反复发作3年，加重1个月。

现病史：患者于3年前出现小便不利伴下腹胀痛，症状断断续续，经中西医诊断为前列腺炎，但中西医药物及针灸等治疗效果时好时坏，1个月以来逐步加重，他人治疗效果不佳。经人介绍来我处求治。

诊疗经过：刻诊：小便不利，尿沥不尽，尿频，尿少，下腹部疼痛不适，微胀，睡眠稍差，饮食一般，大便正常，舌质淡稍暗、苔薄白，脉沉弦细而涩。患者长期站立工作，肾易亏虚，湿热下注，加之多种原因致肝肾不足，湿热之凝结于下腹部，气血流通不利，尿道不通而小便淋漓不尽，尿频尿少等。此为湿热瘀阻不通之癃闭病，治疗当除湿通利经脉、利尿通淋。本病从经络来辨，病位在任脉、阳明胃经、少阴肾经、厥阴肝经。三焦属下焦。按《黄帝内针》取穴原则："左病治右，右病治左，两边及中间取男左女右"及阴阳倒换求等原则，取左侧列缺、大陵、神门、阳溪。

针刺取穴：左侧列缺、大陵、神门、阳溪。

操作：在左侧列缺、大陵、神门、阳溪处寻找敏感点进行针刺。快速刺入后询问患者痛处有无减轻。针刺入穴位后，患者腹部不适立即减轻，留针半小时后患者症状减轻大半出针。

埋线疗法：阴陵泉、三阴交。于一侧阴陵泉、三阴交交替寻得敏感点，局部皮肤消毒后，用一次性埋线针刺入穴位，当针头进入适当位置后再进针0.5cm，把羊肠线推入，随后把针退出，用棉球或纱布压迫针孔片刻，再用创可贴敷盖保护创口。15日1次，下次治疗选用对侧阴陵泉、三阴交。

治疗经过：一次综合治疗后患者感觉小便量增多而次数减少，针刺10次及埋线1次后症状已经不明显，小便次数控制到日4～5次，夜间起夜1次。针刺15次及埋线2次后患者症状完全消失，针刺20次及埋线3次后患者无症状停止治疗，临床治愈。回访半年未见复发。

按语：《丹溪心法》："诸淋所发，皆肾虚而膀胱生热也。水火不交，心肾气郁遂使阴阳乖舛，清浊相干蓄在下焦，故膀胱里急，膏血砂石，从小便道出焉。于是有欲出不出淋漓不断之状，甚者塞其间，则令人闷绝矣。"大凡小肠有气则小便胀，小肠有血则小便涩，小肠有热则小便痛痛者为血淋，不痛者为尿血，败精结者为沙，精结散者为膏，金石结者为石，小便涩常有余沥者为气，揣木揆原，各从其类也。执剂之法，并用"流行滞气，疏利小便，清解邪热"。患者长期站立工作，肾易亏虚，湿热下注，加之多种原因致肝肾不足，湿热之凝结于下腹部，气血流通不利，尿道不通而小便淋漓不尽，尿频尿少等。此为湿热瘀阻不通之癃闭病，治疗当除湿通利经脉、利尿通淋。《素问・阴阳应象大论》："故善用针者，从阴引阳，从阳引阴，以右治左，以左治右，以我知彼，以表知里，以观过与不及之理，见微得过，用不殆。"所以，《黄帝内针》针法严格按此选穴配穴，本病从经络来辨，病位在任脉、阳明胃经、少阴肾经、厥阴肝经。三焦属下焦。按《黄帝内针》取穴原则："左病治右，右病治左，两边及中间取男左女右"及阴阳倒换求等原则，取左侧列缺、大陵、神门、阳溪。针入痛减，针刺及埋线治疗相结合，多年缠绕患者之疾终得治愈。

（缪奇祥）

第八节　中医技艺高超　薪火相传　择要穴　精定位　重在细节
——畅艳艳埋线治疗疑难病症的临床经验

一、医师简介

畅艳艳，女，现任晋城大医院（三甲）针灸理疗科主治医师。中共党员，陆氏埋线董立君教授嫡传弟子。河北省预防医学会慢病病根穴埋线专业委员会常务委员，山西省针刀分会理事。临床使用病根穴埋线疗法治疗帕金森、癌症患者术后不良反应及各种神经损伤类疾病收效甚佳。擅长运用火针、腹针、耳针、电针等治疗肥胖、失眠、面瘫、三叉神经痛等，尤其擅长运用病根穴埋线结合小针刀治疗各种颈肩腰腿关节等痛症。完成课题"薄式腹针"为主结合埋线疗法对单纯性

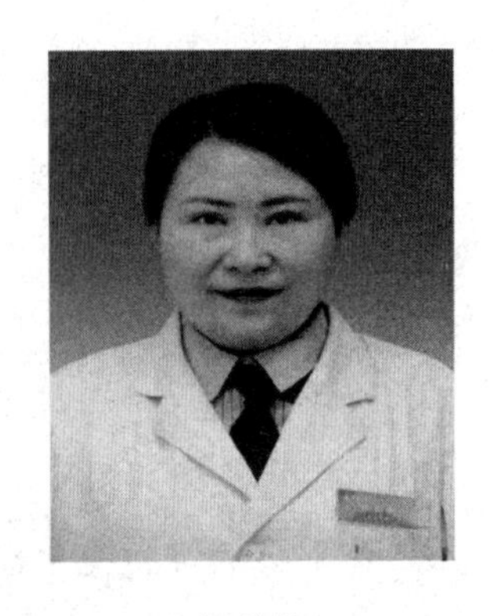
畅艳艳

肥胖症干预研究［吉首大学2011年重点科研项目（NO.11JDX053）.］一项。国家核心期刊分表论文六篇：①畅艳艳．中医药治疗原发性痛经的研究概况［J］．中医药导报，2010，16（10）：105-107；②贾元斌，畅艳艳．反阿是穴疗法配合刺络放血治疗腰椎间盘突出症32例［J］．按摩与康复医学，2011，2（10）：37-38；③宿绍敏，畅艳艳．推拿配合皮肤针治疗偏头痛39例临床观察［J］．湖南中医杂志，2011，27（4）：12-13；④宿绍敏，畅艳艳，候鉴．腹针治疗单纯性肥胖症的临床应用［J］．中国民族民间医药，2011，20（161）：106-107；⑤畅艳艳，宿绍敏．薄式腹针为主治疗单纯性肥胖症的临床研究［J］．按摩与康复医学，2013，4（2）：87-89；⑥畅艳艳．单纯性肥胖症的临床应用．2014年论文周论文集，2014：349-351。

二、学术源流

2012年毕业于湖南省吉首大学医学院07级针推本科班；2012年底就职于本院，曾于中国人民解放军总院、湖南省中医附一、北京汉章针刀总院等地学习实践；2010年在石家庄跟董立君教授学习病根穴埋线疗法。

三、学术思想与治疗特色

（一）善择要穴，精准定位，相得益彰

运用陆氏病根穴与穴位结合，相得益彰。陆氏病根穴以神经系统定位诊断为依据，其独特高效的选穴方法，已被临床上大量应用。例如枕颈疾病选$C_{1\sim3}$；肩部疾病选C_4；前臂上肢桡侧麻木选$C_{6\sim7}$；手、前臂上肢尺侧麻木选$C_8 \sim T_2$，穴位定位要精准，切忌估摸及大概含糊定位。穴位是一个三维立体交叉点，取好穴位后一定要核对穴位的准确性，如取膏肓穴。膏肓穴位于后背足太阳膀胱经上，第四胸椎棘突下旁开3寸，肩胛骨脊柱缘凹陷中。让患者低头左右旋转，活动度最大的定位C_7，不动的为T_1棘突。肥胖患者俯卧位下，因颈部肌肉堆积，即使旋转仍然不好摸其棘突。临床发现，嘱患者俯卧，拱起脖子，患者下巴尽可能紧贴胸骨，C_7棘突自然凸显出来。用定点笔标记C_7及T_1，患者双上肢放于其身体两侧，摸到肩胛骨内侧缘后划一纵线。（肩胛骨内侧缘距后正中线为3寸）从T_1向下摸棘突找到T_4棘突尖，横向画一条线。一横一纵交叉点即为膏肓穴。定出这个点后，一定要核对，部分患者体胖棘突尖不好摸。核对方法：肩胛冈平T_3，向下一个棘突即T_4棘突。肩胛下角平T_7，向上3个棘突即T_4。如果三种方法找到T_4在一个点即确定此穴较准。磨刀不误砍柴工，只有选对了点，治疗才会下针即快速有效。案例：患者，杨某，男，右上肢抬举困难半年，外地针灸半月无效。后经人介绍来我处求治。查：右上肢上举较左上肢上举低10cm，右上肢后背受限，仅可至右股骨大转子处。小针刀取患侧肩禺穴，十字松解后，加拔火罐放血，再以9号

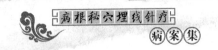

埋线针配 2-0 羊肠线埋入 C_4 及右手三里穴，出针后嘱患者上举右上肢较左上肢仅相差 3cm，右上肢可后背至腰间。单次治疗显大效，患者满意而归。

（二）埋线无痛，看好疗效，重在细节

埋线操作中，埋线无痛疗效好，患者满意最重要，有以下几个细节：①埋线进针，快速轻巧柔和。《针灸大成》："下针之时，必先以左手大指甲于穴上切之，则令其气散，以右手持针，轻轻徐入，此乃不痛之因也"；②穴位埋线，得气效果翻倍。"得气，轻慢滑而未来，沉涩紧而已至"。"刺之要，气至而有效"；③取穴一定要重视手摸。"以手摸之，自悉其情""故必素知体相，识数部位，一旦临证，机触于外，巧生于内，手随心转，法从手出"；④气至则停止再推针深入。进针如果过深，轻则 3 ～ 5 天酸困胀重，重则损伤神经血管脏器；⑤左手示指找穴，找准后按压不动，消毒，右手进针同时左示指浮起离开。既保证穴位准确的同时又规避了刺伤血管神经的风险。严格控制操作手的进针深度，近距离快进针，气至停止进针（透邪外出后再导引正气恢复），退出 0.1 ～ 0.3cm 再推线。相反，气至处推线，线只会更深。埋入穴位的线过深，轻则四肢出现反射性弹跳，重则刺激神经出现一过性放电感，更有甚者放电感要到线完全吸收才消除。

（三）巧用阿是，因人而异，事半功倍

《备急千金要方》："有阿是之法，言人有病痛，即令捏其上，若里当其处，不问孔穴即便成痛处，即云阿是，灸刺皆验，故云阿是穴也""有诸内，必形于诸外""以痛为腧"。案例：王台矿一位 97kg 患者，考虑其苹果身材腹型肥胖明显，采用 9 号埋线针，2/0 的药线，重点选取腹部阿是穴，即平躺时脂肪堆积最高点。二诊时，测其体重下降 12kg。

（四）医疗互补，博采众长，立竿见影

针刺、艾灸、小针刀、火针、埋线、腹针、眼针、耳针、芒针、电针、中药丸散膏汤等，疗法众多，一定要用其所长。疑难杂症综合治疗胜过单一手段。单病种选对治疗，价廉效速，声名远扬。案例：寺河矿一位井下职工，右肘疼痛一年余，诊断为网球肘，用火针于痛点，一针一穴，一次即愈。临床患者之寒热，体质之强弱，肌肉之厚薄，正气之盛衰，病位之深浅等各有不同，要善用各种针具的粗细长短及寒热温凉，才能提高临床疗效。如儿童恐针，一家老少陪诊疼孩儿且暴躁，直接影响医师诊疗。选耳穴压豆取其无痛之长，用其儿童耳穴之高敏性，以达到临床止咳平喘助消化之功。《素问·调经论》："病在脉，调之血；病在血，调之络；病在气，调之卫；病在肉，调之分肉；病在筋，调之筋；病在骨，调之骨。"案例：姬某，女，29 岁，妊娠 35 周，彩超示胎儿臀位，分析患者胎位不正。病在气，调肾气，取膀胱经井穴至阴，4cm 粗艾条，悬灸，每穴每日 20 分钟，3 次后复查彩超已转为头位。《灵枢·官针》："病小针大，气泻太甚，疾必为害；病大针小，气不泄泻，亦复为败。”临床上病根穴埋线疗法的长期持续效用又补充了毫针、小针刀、火针的即刻效应，达到多法互补，综合施治，方显立竿见影。

四、典型病案

病案 1 埋线与电针结合治疗坐骨神经损伤

病案摘要：患者，李某，女，61 岁。山西省晋城人。主诉：右髋疼痛伴活动受限 7 年，加重 2 年。

现病史：7 年前无明显诱因出现右髋疼痛。当地医院平片示：右股骨头坏死伴髋关节炎。近两年来不能久站久行。既往有小儿麻痹致左下肢瘫痪 50 余年。专科检查：脊柱侧弯，双髋无肿胀，左下肢萎缩、发育异常；右髋叩击痛阳性，右下肢轴向叩击痛阴性；右髋屈曲、内收、外展均受限。右下肢肌力、肌张力、深浅感觉正常。左下肢比右侧短，左足弓高，左下肢肌力 2^- 级，左下肢浅感觉可。双侧足背动脉搏动好。

辅助检查：骨盆 DR（长治和平，2019 年 8 月 20 日）：右侧股骨头缺血性坏死，伴退行性改变。腰椎 MRI（长治和平，2019 年 8 月 20 日）：$L_{4/5}$ 椎间盘突出；L_4 椎体向前滑脱。

入院诊断：①右股骨头无菌性坏死；②腰椎间盘脱出；③左侧小儿麻痹后遗症期。

患者 2020 年 3 月 23 日入院，入院后考虑手术难度大风险极高，几经取消手术－上级会诊－多方设计手术方案后，于 3 月 31 日全麻下行右侧髋关节置换术。术后当天查房：右小腿麻痛不止，右下肢不能自主活动。查：各生命体征平稳，右髋肿胀，切口包扎良好，引流通畅。右小腿、右足背浅感觉差，足底浅感觉无，右下肢肌力无，右踝及右足无主动屈伸活动，足背动脉搏动可触及。考虑术后肌力异常，排除麻醉下，第二日行坐骨神经探查术。术中确诊：右侧全髋关节置换术后坐骨神经损伤。经两次手术，小腿麻痛的神经症状略有改善。

2020 年 4 月 4 日—2020 年 7 月 28 日一般情况及饮食睡眠可，右足背浅感觉、前足底浅感觉恢复可，右下肢肌力略改善，右踝及右足无主动屈伸活动，足背动脉搏动好。

2020 年 7 月 28 日会诊，查体：左侧关节挛缩，左下肢针刺觉正常，肌肉萎缩严重（不足右侧 1/2），肌力 2^- 级，肌张力高。左足畸形，足弓高，脚向外翻，左踝屈伸旋转功能正常。右下肢肌力无，肌张力不高，右足肿胀，色紫暗，右足背动脉搏动可触及，右膝关节屈伸肌力 0 级，右踝背伸肌力 0 级，右趾屈肌力 0 级，右足背、足底针刺觉不敏感，温度觉未查。中医诊断：痿证，督伤络阻。

诊疗经过：治则：疏通督脉，调和气血。针刺结合埋线疗法，平补平泻。处方：以督脉和下肢三阳经为主。7 月 28 日：①电针足三里、悬钟、阳陵泉、太冲等疏通下肢经络，每日1次，每次30分钟；②艾条灸法固阳温经消肿每日1次，每次20分钟；③十宣放血，每周1次，每次3～5滴，化瘀生新，防止右足坏死；④右下肢及踝足部推拿治疗。白天疼，去三阴交，加合谷。11日后家属看见患者无意识动右下肢。14日后足肿消失，现皱纹。18日后肉眼可见右下肢大腿肌肉颤动，右下肢肌力由0级调整为1^-级。2020年8月28日右侧下肢肉眼可见，可在床上自由平移，右下肢肌力由1级调整为2级。针灸治疗已1个疗程，考虑患肢目前可以活动。暂停针刺两周，改病根穴埋线治疗，取穴：T_{12}～L_1找阳性反应点，$L_{1\sim5}$找阳性反应点，穴位埋线取地机、髀关、殷门、血海、足三里、阳陵泉、悬钟、双肾俞穴，2-0号胶原蛋白线长2cm，注线法，9号埋线针埋线，2周后重复针灸、埋线循环治疗。2020年9月2日右侧下肢可自行抬起并收回到臀部，膝关节屈伸肌力由0级调整为3级，右下肢肌力由3级调整为3级，至此实现在床上自由翻身。2020年9月8日可下地自行站立。踝背伸肌力由0级调整为2级，足下垂明显。2020年9月25日实现自己坐，自己起。9月26日站立位，自由抬高右下肢，右下肢肌力由3级调整为4级，踝背伸肌力由2级调整为4级。10月28日坐位，右下肢自由活动，右下肢肌力由4级调整为4^+级。10月30日可上下楼梯（跖屈肌肌力不够），可单独站立13分钟以上，辅助轮椅可以自由行动。右下肢肌力由4级调整为5级，踝背伸肌肌力由4级调为5级。经过针灸及埋线治疗，下肢肌力由0级提升到5^-级，膝关节屈伸肌0级到正常，踝背伸肌力0级到正常。

病案2　病根埋线结合针刺治疗帕金森综合征

病案摘要：患者，高某，女，65岁，山西高平人。主诉：双手不自主颤抖3年，进行性加重半月。

现病史：3年前无明诱因出现右手颤抖，随后发展到双手、双下肢、足、唇、头不自主震颤、不可自我控制，情绪激动加重，活动后减轻，睡眠时消失。近半月来颤动频次明显增多。查：血压130/80mmHg，心肺（-）。右手静止性震动重于左手，呈“搓丸样”，双上肢僵硬，面肌强直，面具脸，说话缓慢，吐字含糊，暂无吞咽困难，随意运动始动困难，双手双足活动较前减少，平素情绪低落，家务活受累，胸脘闷胀不舒，食少，舌胖大质淡，边有齿痕，苔白腻，脉弦滑，其母及2个妹妹均有帕金森病史。CT查头颅无异常。

诊疗经过：分析：病位在脑，病变脏腑在肺，涉及肾脾。病情属本虚标实，肝肾亏虚为本，痰浊动风为标。治则：补益肝肾、化痰通络、熄风止颤，埋线与针刺并用，平补平泻。针灸处方：百会、四神聪、合谷、太冲、阳陵泉、三阴交、中脘、阴陵泉。加重期，每天1次，每次30分钟，每日1次，10次为1个疗程。埋线处方：T_1～T_5找阳性反应点，T_{10}～L_2找阳性反应点，神庭、双风池、双足三里、双肝俞、双肾俞、双肺俞、双丰隆，僵者加大包穴、期门穴以除颤止僵，震甚加大椎穴，口唇颤抖加承浆、廉泉，用注线法，2/0# 靓紫丝线软线 5cm 装入 9# 埋线针内，每月 1 次，3 次为 1 个疗程。经 1 个疗程治疗后患者口唇未见明显颤动，头摇频率明显降低，双足正常走路已经看不见颤动。双手紧张时仍有不自主颤动，但频次已经明显降低。帕金森病，中医学“颤证”，好发于 50 ～ 60 岁。明代王肯堂《杂病症治准绳》：“颤，摇也；振，动也。筋脉约束不住而莫能任搏，风之象也……老年尤多”，多为肝肾亏虚气血不足，脾虚痰浊阻滞脉络，经筋失养，虚风内动。

病案 3　病根穴埋线等综合治疗食管癌术后不良反应

病案摘要：患者：李某，女，50 岁，山西晋城人，2020 年 10 月就诊。主诉：进食哽噎 1 个月余，恶心呕吐 3 天。

现病史：1 个月前无明显诱因出现进食哽噎。门诊胃镜提示：食管癌（25 ～ 29cm）。病理诊断：高分化鳞状细胞癌、鳞状上皮增生活跃。2020 年 9 月于山西省肿瘤医院行食管癌恶性肿瘤手术，术后好转出院。3 天前患者出现恶心、频繁（每天 30 ～ 50 次）呕吐白色黏液，每次约 3ml。进行性加重，伴干咳、胸部隐痛。食欲缺乏，便秘。予以甲氧氯普胺封闭治疗无效。入院诊断：①胃食管反流；②食管恶性肿瘤术后；③子宫全切术后。入院后予以禁食、抑酸、止吐、润肠通便、补液等治疗后效差。

诊疗经过：于 10 月 26 日加电针双天枢、大横等穴；中艾柱瘢痕灸双足三里，每日 1 次，每次 7 壮。治疗 1 周后恶心呕吐次数明显减少，但每日仍有 10 余次。加病根穴埋线治疗，选取 T_1 ～ T_5 阳性反应点、双脾俞、双胃俞、肾俞穴以 9 号埋线针配 2-0 磁化线治疗后，于 11 月 3 日基本无恶心、呕吐情况，3 个月后复诊未再发。

病案 4　月经先期

病案摘要：王某，女，21 岁，未婚，本院实习生，2021 年 11 月 25 日就诊。近 1 年来月经提前 8 ～ 10 天。既往贫血。每次例假前两天很少（护垫不满），第 3 天较多后急停，第四五天几乎没有。查体：小腹胀痛，喜叹息，舌淡，苔略黄，脉弦数。

诊断：月经先期（肝郁化火，一诊）。

诊疗经过：皮肤常规消毒后以 4-0 的靓紫丝线用一次性镊子上穿入蓝色注射器针头内，轻刺激，埋入双太冲、双合谷、双三阴交、双地机穴。双行间用一次性注射器针头点刺出血，放血三到五滴。三寸芒针针刺双气冲穴，中极方向，使气往小腹部窜行后出针，久压针孔，再次消毒所有针眼后结束治疗。嘱患者 10 日后二诊。12 月 6 日复诊，这次例假较前明显增多。虽量多，但来完后自觉腰困，疲乏、浑身乏力。二诊：舌淡，苔白，脉滑。选用 3-0 靓紫丝线绿色针头埋入双足三里、双脾俞、双关元、双三阴交。嘱再来例假前复诊。三诊重复一诊治疗，加脾俞、肾俞。1 月 28 日复诊反馈：月经量明显增多，这几日睡眠较好，腰腹部也不像原来那么困，心情大好。

按语：诊断月经先期的两个必要条件：月经提前七日以上和连续两个以上周期。西医认为多与黄体功能不全、卵泡发育不良有关。中医认为多与气虚血热有关。《罗氏会约医镜》："先期而至者，多属血热有火……血虚夹火……重在虚；中气脱陷……重在脾肾。"本病的治疗原则重在调经止血。量多，色淡，质清稀为气虚，治疗以健脾益气为主，穴位取足三里、脾俞、关元等。量少，色紫红为阴虚血热，取太溪、三阴交等滋阴清热为主。量多色深红质黏稠为阳盛实热，以曲池、大椎泄阳明大热为主。量多少不定，色暗兼小腹胀满为肝郁化火，取太冲、合谷、行间、三阴交、气冲以疏肝解郁为主。一诊判断肝郁化火泻肝火后，补脾水不足。二诊患者出现腰困、疲乏。《傅青主女科》："倘一见先期之来，俱以为有余之热，但泄火而不补水，或水火两泄之，有不更增其病者乎！"二诊埋线取足三里、脾俞、关元穴健脾益气养血以大补脾水为主。三诊重复一诊方案，行间穴放血清泻肝经郁热，三阴交调和肝脾肾三经气血。地机，妇科三大要学之一，健脾调经。合谷太冲开四关，疏肝解郁，泻肝经郁热。二诊大补脾水后，三诊加脾俞、肾俞使热去而不伤气耗血。血安经调病自愈。

病案 5　月经后期

病案摘要：患者：王某，女，34 岁，已婚已育。2021 年 9 月 13 日就诊。近 3 个月来月经推后 7～15 天。宫内放置节育器。每次例假量少，色黑红，血块时多时少不定。食纳不佳，睡眠差。偶有心慌。双侧乳腺彩超示：子宫前位，后壁可见 2.4cm×1.9cm 大小低回声结节，考虑子宫肌瘤。查体：舌暗，尖有瘀点，苔白，脉涩。

诊断：月经后期；气滞兼寒瘀。

诊疗经过：常规消毒后选 9 号埋线针 2-0 的药线埋入双血海、双次髎、双太冲、双秩边、左肝俞透胆俞、右脾俞透胃俞穴、双三阴交。10 月 20 日复诊诉：月经血量较前明显增多，血块也少多了。

按语：月经后期的诊断要点：①月经推迟 7 日以上；②连续 2 个以上周期。西医认为促卵泡成熟素不足或卵巢不排卵有关。中医认为与气滞、血虚、血寒、虚寒、痰湿有关。《罗氏会约医镜》："凡血寒血虚者，俱后期。"治疗重在和血行滞、温经养血、疏通经脉气机。虚者补之，实者泻之，寒者温之，痰者化之，瘀者祛之。青春期多血虚、痰湿，生育期多寒瘀。临床上此类疾病注意辨证选穴：量多色暗红有块，腰腹冷痛，小便清长，舌暗、苔白，脉沉，为血寒，治疗以肾俞、血海、归来温经散寒为主；量少色稀，头晕面白，心慌气短，大便溏泄，舌淡、苔白，脉无力，为虚寒，治疗以命门、双肾俞快速补阳祛寒；量少色淡无块，小腹隐痛，面白，头晕眼花，心悸，失眠，舌淡、苔薄，脉细弱，为血虚，治疗以肝俞、脾俞、足三里、三阴交补血为主；量少色暗红有块，小腹胀满，乳胀不适，抑郁，善太息，舌暗红、苔白，脉弦涩，为气滞，治疗以血海、次髎、太冲、合谷开郁行气为主；量少色淡夹黏液带下清稀量多，体胖，胸闷，眩晕，口腻多痰涎，舌胖大边有齿痕、苔白腻，脉弦滑，为痰湿，埋线治疗选三脘（上脘、中脘、下脘）、脾俞、丰隆等燥湿化痰为主。

病案 6　月经先后不定期

病案摘要：患者：张某，女，54 岁，2022 年 1 月 10 日就诊。月经错乱半年。近半年来，每月例假有时 1 个月来 3 次，有时 1 个月不来 1 次。量多时延续半个月，量少时 2 ～ 3 天即止。色暗红，块多。伴小腹冷痛，血块流下后腹痛减缓。偶有心慌、头晕。家属诉患者平素烦躁不安。血常规提示有中度贫血。腹部彩超示：子宫大小形态未见明显异常。查体：面色蜡黄，唇白干裂，舌淡薄，苔黄，脉弦。

诊断：月经先后不定期；肝郁脾虚。

诊疗经过：常规消毒后用 0 号羊肠线埋入双脾俞、双肝俞、双三阴交、双足三里、双期门、双血海。嘱患者针眼一周内忌水，1 个月后复诊。1 月底来电，这个月只来了一次例假，量不多，有 4 天，颜色也没那么黑了。继续追踪疗效。

按语：月经先后不定期的诊断要点：①提前或错后 7 天以上；②先后不定；③连续 3 个周期以上。西医认为激素分泌紊乱或黄体发育不全。中医认为与肝郁、肾虚有关。《罗氏会约医镜》："凡经行原有常期，或前或后，悉从虚治。"此病辨证要点：量多少不定，有块，色暗，小腹胀，情志抑郁，舌苔可白可黄脉弦，为肝郁，治疗取肝俞、期门、行间、血海为主；量少色淡清稀，腰骶部酸痛，形寒腹冷，小便频数，为肾虚，埋线治疗以肾俞、太溪、关元、带脉、三阴交等补肾益气为主，《针灸聚英》："月不调匀……灸带脉。"

病案 7　月经过少

病案摘要：闫某，女，28 岁，已婚未育。2020 年 8 月就诊。月经量少半年。近半年来，每月 28 ～ 30 天来 1 次例假。每次 1 天或一天半干净。经期无明显腹痛、腹胀。苹果型身材，体重 98kg，身高 172cm。曾两次刮宫，术后无大量出血等不适。平素白带较多，量多时，两天不换内裤，臭味就很大。查体：舌体胖大、两边齿痕较多，脉滑。

诊疗经过：常规消毒后，选 0 号药线，1 个月埋 1 次。一诊选中极、子宫、中脘、双足三里、双次髎、双丰隆。二诊选双次髎、双下髎、双阴陵泉、双足三里、双三阴交。三诊选子宫、双肾俞、中极、双地机、双三阴交。三诊后经量较前多了一倍，每次达 4 ～ 5 天的量。

按语：月经过少的诊断要点：①月经周期规律；②经量减少，每次 1 ～ 2 天。《罗氏会约医镜》："平日多而忽然少者，非病后体虚，痰碍经隧者，必其体肥，而脾土亏败，不能燥痰也。"本案例中，病患体胖为标，脾虚为本，补脾化痰才能达到调经效果。西医认为本病与刮宫、避孕等内膜损伤有关。中医认为与血虚、肾虚、血瘀、痰湿有关。《证治准绳》："经水涩少，为虚为涩，虚则补之，涩则濡之。"治疗中选用子宫穴，为经外奇穴，妇科对症用穴；归来穴活血行血；中脘、足三里健脾益气，滋养后天生化之源，气血双补，气血互长，加速生血行血之功；丰隆结合中脘，化痰而不燥湿；八髎为妇科特效穴；中极、次髎前后配穴，活血化瘀，与足三里共用，补血而不滞血，祛瘀而不耗血。血不亏，痰不阻，月经自然通畅。

病案 8　经行头痛

病案摘要：樊某，女，21 岁，2020 年 11 月 3 日就诊。右侧头痛 5 年。每次来例假期间头痛难忍，月事后缓解。严重时用头撞墙。额头处可见多处黑色块状瘢痕。疼痛部位为前额、头顶。其母诉因当年高考不理想，之后情绪波动较大。性激素提示：雌孕激素比值异常。头颅核磁未见明显异常。查：舌暗尖有瘀点，脉弦。

诊疗经过：局部常规消毒后，选 2-0 磁化线，9 号埋线针。一诊取百会、双风池、印堂（提捏，平刺进针，神庭方向）、双血海、双三阴交、头部阿是穴，20 天后复诊。二诊埋线取右太阳、左太冲、右额厌、右头维、百会、左合谷、双三阴交。三诊复诊时诉头痛已大大改善。三诊改用 1 号磁化线，12 号埋线针，经期治疗。穴位用右率谷、左公孙、右头维、百会、双地机、双三阴交巩固治疗。半年后回访经期已无明显头痛。

按语：经行头痛出现在每逢经期，或行经前后的特殊时期头痛。中医认为素体血虚，经行时血不上荣或瘀血内阻、情志气郁化火所致。与月经周期相关，反复发作。月经过后，症状可自行减轻或消失。《张氏医通》："经行辄头痛。"本病多与情志相关。建议患者种花、养鱼培养个爱好，经期适当外出散步以保证心情愉快。本病案中一诊用血海、三诊用膈俞，意在"治风先治血，血行风自灭"。头维、额厌局部疏通头部瘀堵经络；风池祛肝风；三阴交养肝血调脾气滋肾精；行经期阴血下注冲任，冲气偏旺又上逆，用合谷、太冲与百会同用，平息肝火，巅顶痛自除。地机、血海化瘀通络，调和肝脾气血，气顺血畅，头痛自然缓解。

病案 9　闭经

病案摘要：赵某，女，18 岁，高三。停经半年余。幼年体健，12 岁来例假。高二下学期后，学习压力增大，每月例假忽有忽无，自觉集体宿舍处理生理期衣物麻烦，逐渐停经后也未引起重视。平素对形体要求较高，喜节食。妇检及下腹部彩超未见明显异常。查：舌淡、苔少，脉沉无力。现患者高考结束，仍无例假，遂于我门诊就诊。

诊疗经过：一诊埋线用 4-0 羊肠线取：关元、肾俞、三阴交、中极、地机、子宫、膈俞、脾俞，平素在家每日艾灸神阙及命门、关元穴每穴 15 分钟，半月后复诊。二诊选中极、血海、三阴交、足三里、关元、合谷、太冲，每日自行在家艾灸双足三里、八髎（每日每次艾灸半小时）。2 周后来电，来了少量例假。三诊改用 2-0 中药线取双太溪、中极、双血海、双三阴交、双肝俞、双膈俞、膻中。

按语：闭经诊断要点：① 16 岁尚未初潮或行经中断；②停经 3 个月以上。排除妊娠、哺乳、更年期生理性停经；排除甲亢、甲减、结核、贫血等继发性闭经。16 岁后未行经或经期逐渐延后至停闭，多属虚，肝肾虚、气血虚、阴虚。月经正常突然停闭，多为血瘀气滞、痰湿阻滞。《针灸大成》："月经断绝，中极、肾俞、合谷、三阴交。"

病案 10　痛经

病案摘要：高某，女，21 岁，未婚，大二学生。2021 年 11 月 24 日就诊。经前期腹痛 10 年余，加重半年。伴腰骶部酸困、乳胀。11 岁后每次月经来潮前出现腹痛，呈阵发性。有时绞痛难忍。最剧烈时，面色苍白，双手出冷汗。曾因此昏厥过两次，被室友送至校医处打止疼针及输液治疗后缓解。不伴恶心、呕吐。平素喜席地而坐。在外院曾服中西药治疗（具体不详），吃药后可以缓解，停药一段时间后又复发。查体：面黄，舌红，脉弦。

诊疗经过：就诊当天正值患者月经期，就诊时手压小腹部弯腰疼痛难忍。中腹及小腹部小火快速闪罐 8 ～ 10 分钟，子宫水道穴、中极穴、气海穴及双天枢留罐 10 分钟。起罐后面色转红，疼痛有所缓解后，TDP 下穴位埋线治疗。一诊用 4-0 药线选子宫、中极、气海、关元、足三里、三阴交、地机、十七椎，10 天后复诊。二诊选 2-0 药线埋入合谷、太冲、三阴交、阴陵泉、地机、命门、双肾俞，下次来例假前 1 周复诊。三诊选 2-0 药线埋入双次髎、双肾俞、脾俞、足三里、血海、子宫、期门、膻中穴，1 个月后复诊。

按语：痛经诊断要点：①疼痛呈周期性；②部位在小腹；③发生在经期或行经前后。中医认为"不通则痛"及"不荣而痛"。《格致余论》："将行而痛者，气之滞也；来后作痛者，气血俱虚也"。经前期痛为实，经后痛为虚。胀痛夹血块为血瘀，胀痛伴血排出不畅为气滞；绞痛、冷痛后得热痛减为寒；灼痛得热病重为热；少腹痛、乳胀在肝；痛连腰伴耳鸣在肾虚。本病病位在冲任、子宫，治疗以调理冲任气血为主，建议经前 1 周开始治疗最佳。考虑患者正当月经期疼痛难忍，腹部肌肉痉挛扭曲，不宜进针。闪罐对盲目性的大面积疼痛具有独特的缓急作用，而后留罐拔出小腹部相应穴位上的寒和瘀，通则不痛。方中期门穴清泄肝热，使肝经条达；膻中利冲任气血，气血通自然不痛；肾俞、命门补肾阳，肾为冲任之本，寒得热化，热则痛舒；中极、关元温胞宫气血；太冲、合谷行胞宫气血；次髎、十七椎为痛经特效穴，祛胞宫瘀血效佳；脾俞振脾阳，荣气血，气血充盈，冲任运行流畅，疼痛自除。《针灸逢源》："室女月水不调，脐腹疼痛，肾俞、关元、三阴交。"

病案 11　妊娠恶阻

病案摘要：杨某，女，32 岁。停经 35 周，反复呕吐 31 周。35 周前怀孕，孕早期稍有孕吐，频次不多。闻及油烟、汽油、油漆、腐臭味等刺激性味道会频繁呕吐。呕吐物中可见新鲜实物或大量绿色酸水。严重时呕吐后出现一过性眩晕，扶物休息后好转。孕后体重较前增长不明显。吐后口苦口干。平素睡眠差，神疲乏力，喜卧。查体：

舌淡、苔白厚，脉缓滑乏力。

诊疗经过：常规消毒后用 4-0 的靓紫丝线，蓝色注射器针头，轻刺激，埋入穴位。一诊取穴：双内关、中脘、双足三里、双公孙、双胃俞。10 天后二诊，患者呕吐频率已明显减少（日均 10 余次到日均 2 ～ 3 次）。现食欲大增，体重已正常增长。二诊取双脾俞透胃俞、双内关、双足三里、双丰隆、双太冲加强治疗。

按语：妊娠病包含妊娠恶阻、妊娠心烦、妊娠眩晕、妊娠痫证、妊娠失音等。本病案为妊娠恶阻。妊娠恶阻诊断要点：①妊娠期才出现；②头晕、厌食、恶闻食味；③食入即吐；④排除妊娠早期短暂的生理性早孕反应。《诸病源候论》："恶阻者，心中愦闷、头眩、四肢烦痛、懈惰不欲执作，恶闻食气。"中医认为冲脉之气上逆犯胃，胃失和降。治疗以健脾和胃、降逆止呕为原则。本案例埋线所选的穴位：中脘健脾温胃、益气止呕；内关理气行滞、降逆止呕，"心胸内关谋"；公孙健脾止呕；太冲抑肝和胃、降逆止呕；足三里、胃下合穴，通肠腑而降逆止呕，"合治内腑"；中脘搭档胃俞，俞募配穴法，和胃止呕；脾俞透胃俞，一针透两穴，健脾益胃止呕。《沈氏女科缉要笺正》："妊娠病源有三大纲，一曰阴亏……二曰气滞……三曰痰饮"妊娠病治病与安胎同等重要。因胎不安而致母病，重在安胎，胎安病自愈。安胎以补肾培脾为主，补肾为固胎之本，培脾是益血之源，本固血充则胎自安。埋线操作中一定要严格控制埋线针的深度及刺激量。"衰其大半而止""中病即止"。

病案 12　产后排尿异常

病案摘要：李某，女，24 岁。2021 年 12 月 31 日因"停经 37^{+5} 周，阴道见红伴不规律腹痛 2 小时"入住我院产科。既往体健，平素月经规律，3 ～ 5/24 ～ 25 天。停经 32 天自测尿 HCG 阳性。孕期建档及各项筛查未见明显异常。

入院诊断：①先兆临产；②宫内孕 37^{+5} 周，LOA G1P0。

2022 年 1 月 3 日 13 点出现规律宫缩，20：30 宫口开全，苔头拨露，未着冠。胎心监护下降至 60bP，吸氧宫内复苏后上升至 90 ～ 100bP。第二产程产妇疲惫，产程停滞，胎儿宫内窘迫危险。急诊手术剖宫产下一活男婴。术后子宫收缩乏力。1 月 6 日拔出尿管后无法自解小便，用新斯的明、温水擦拭尿道口等对症处理后，患者仍不能自解小便。

诊疗经过：我科会诊后电针双天枢、双大横、双三阴交、双阴陵泉 30 分钟，患者唇白，加用艾条灸 30 分钟补虚。1 月 8 日间断夹闭期间，自觉憋紧尿后放开尿夹可引流出 400ml 尿液。11:00 拔出尿管可自解小便，但自觉尿不尽，考虑患者逼尿肌功能障碍，产妇要求出院。1 月 9 日门诊埋线治疗，选用穴位：双膀胱俞、中极、双肾俞、左水道、曲骨穴，2/0 羊肠线埋入，嘱患者 1 个月后如果仍有尿不尽随诊。

按语：产后病包括产后痉证、产后大便难、产后排尿异常、产后自汗盗汗、产后身痛等。产后排尿异常又称产后小便不通、产后小便难、产后遗尿，为新产后小便不通或小便频数失禁。西医认为，产后尿潴留多是膀胱组织长时间被压迫所致的功能性排尿困难。中医认为素体虚弱，产后膀胱气化不利。《万氏妇人科》："膀胱者，州都之官，津液藏焉，气化则能出矣"。此病治疗以补气温阳为主。本次埋线所用方中：双肾俞补肾阳之不足；命门、中极前后配穴法阻止命门火衰；双膀胱俞结合曲骨，促使膀胱气化而利水；左水道加三阴交通调膀胱水溺；蓄积的尿液在膀胱气化作用及水道通畅条件下，尿液自出。埋线的持续治疗作用又避免了坐月子中患者日复一日来院针灸的痛苦。

（畅艳艳）

第九节　杏林之路探索中医真谛　健康大道为民祛除疾苦
——支丽娜埋线学术思想和临床经验

一、医师简介

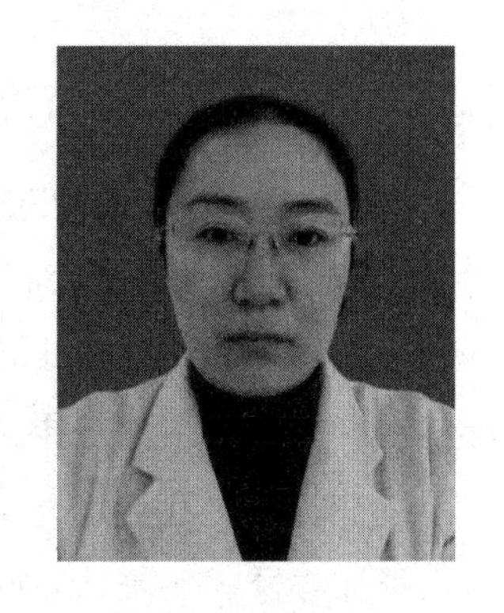

支丽娜

支丽娜，女，1982年出生，河北石家庄人，中医主治医师，执业中药师，毕业于河北医科大学中医学专业，就职于石家庄元氏县中医门诊。河北省预防医学会慢病病根穴埋线专业委员会委员。擅长内科杂病调理，头疼、头晕、脾胃病以及各种慢性皮肤病，如慢性湿疹、慢性皮炎、带状疱疹，尤其对银屑病治疗效果显著。

二、学术源流

我是来自河北省石家庄的一名中医大夫，自2008年考取执业医师后一直从事医疗工作。从步入中医之门到现在边临床实践边读书学习，转瞬学医已近20载，在学习路上有幸遇到很多良师的指导。从迷茫期开始探寻中医真谛，到开始接触胡希恕的六经辨证理论，豁然开朗，于是我开始了和广安门医院的鲍艳举博士系统学习六经辨证体系。他践行"六经钤百病"无论外感内伤，皆不出六经范畴，把经方用于临床果然取得了很好的效果。后期在临床工作中经常遇到疼痛类和各种顽固疑难杂症患者，患者常因病情反复而痛苦，希望求助中医治疗调理。中药调理虽可以缓解病情，但是治疗周期较长，有的病也不巩固稳定。恰逢中医刘国轩老师来石家庄讲学，与他学习了炁针对于疼痛的治疗方法。他有一套独特的道家练习“炁”的方法，讲究“针人炁合一”的境界，学习后使我对针灸的技法有了很大的提升。

后来通过朋友介绍认识了病根埋线专家董立君教授，学习了“病根秘穴埋线针疗法”。埋线治疗通过出血刺激、穴位刺激和线体吸收过程中的持续刺激，进而起到了补虚泻实、调和气血、疏通经络、协调脏腑等作用。而“病根穴埋线针疗”不同于一般埋线疗法。它是根据神经系统的定位诊断理论，选取脊柱神经节段位置埋线，不同神经节段位置支配不同肌肉、神经、血管、脏腑、体表、骨骼，用埋线针具将医用肠线埋入人体病源之处（脊柱神经节段周围）或穴位里，延长了在穴位上的刺激时间，肠线能够长时间刺激人体椎体节段支配位置及穴位，以主治慢性病、顽症为主体，解决了困扰多年的不易解决的问题。病根穴埋线针疗是针灸学的重要分支，具有选穴精准、简单快速有效、安全性高、不良反应少、痛苦小、适应证广、疗效显著等特点。由于肠线等材料在穴位内停留时间较长，待其自然吸收可达 2 周至更长时间，弥补了针刺在治疗疾病中时间短、次数上的不足、疗效不巩固的缺点，方便了患者时间，增强了治疗效果。把病根穴埋线应用于临床使治疗的效果得到了很大提升，很多以前不能接诊或疗效不明显的疑难病症问题得到了解决。

三、学术思想与治疗特色

（一）针药结合疗效稳定迅速

病根穴埋线对于部分疾病的临床症状可以迅速缓解和好转。比如疼痛疾病，通过 2 ～ 3 次埋线有的可以彻底痊愈，有的可以快速缓解病情，减轻患者痛苦，同时配合辨证用药巩固治疗效果。比如颈部肩部僵硬不适，肩背沉重而痛，口干舌苔黄腻，属于湿热阻滞，我会选 C_3、C_4、阿是穴、阳陵泉埋线，配合口服当归拈痛汤；如果舌苔水滑伴心悸、头晕、呕吐者，属于水饮上冲，可通过埋线 C_3、C_4 加内关、中脘穴，配合苓桂术甘汤；还有带状疱疹后遗神经痛的，会选取疼痛部位所支配的椎体节段上下埋线，同时配合点刺拔罐外敷中药等，一般 1 ～ 2 次治疗就能缓解疼痛，3 次基本能够痊愈。针药结合，见效比较快，不容易留病根，解决了中医治病慢的问题。

（二）辨证取穴与病根穴结合疗效好

临床中日常的穴位埋线存在扎完疗效不明显，不好选穴配穴的问题。病根穴选穴精准，配穴少，快速有效，只要有病症，就能迅速找出病灶点对应的病根穴位，不同疾病有对应的病根穴位置（脊柱神经节段位置），认病求真，治病求本，刺激直达病灶，泻其邪热，疏通气血，配合辨证取穴增强疗效。比如治疗胃病，可以首先选择病根穴“胃六针”即 T_6、T_8、T_9，然后再辨证取穴，如果气虚乏力选择气海、足三里等穴；纳差，脾胃虚弱的脾俞透胃俞、梁门穴；肝气乘脾的配肝俞、阳陵泉等穴。虚则补之，实则泻之，协调脏腑，平衡阴阳，临床中采用辨证取穴加病根穴埋线结合疗效更好。

（三）打开了治疗慢性疾病之门的金钥匙

很多慢性病在做完各种检查后并没有太好的处理方法，病根穴埋线针疗给了我们一把打开治疗慢性病之门的金钥匙，提供了另一种治疗思路，把传统中医学和现代解剖医学进行了对接，依据神经节段解剖原理，根据神经系统的定位诊断理论选穴，简单实用，疗效科学稳定。对于高血脂、高血压、高血糖、癫痫、胃病、妇科疾病、面瘫、带状疱疹、皮肤病等都能有好的治疗效果。比如治疗高血脂疾病，西医一般选择他汀类药物降脂维持，中药降脂效果又不太理想。配合病根穴埋线辨证选穴，高血脂疾病可以通过在相应的穴位和椎体埋线，如选 T_6 ～ T_9，配脾俞、肝俞、肾俞等穴，达到健脾益气、疏通经络、温中散寒、调整脏腑阴阳的作用，从而调整了患者的自主交感神经和内分泌功能，促进脂肪分解。湿热油腻者加滑肉门、水分等穴，肥胖痰湿重者加丰隆、足三里等穴，埋线调理后有好的效果。

四、典型病案

病案 1　神经性皮炎

病案摘要：患者：李某，男，65 岁，石家庄人。全身剧烈瘙痒 3 年加重半年。

现病史：患者于 2018 年夏季开始全身出丘疹伴随剧烈瘙痒，曾奔波于各大医院用各种外用膏剂口服抗组胺药物，病情反复，最近半年瘙痒加剧夜不能寐，某省医院要求住院，推荐注射进口免疫针剂，因价格昂贵本人拒绝，求助中医治疗。

刻下：四肢皮肤增厚，有出血抓痕，皮肤干燥，口干、口苦，舌尖红，小便黄，大便每日 1 次，脉弦数。

治疗经过：治疗前皮肤状况，见图 2-8。

第一次埋线：选病根穴 C_7、T_1、L_5，配曲池、血海透百虫窝、驷马三穴及阳陵泉等穴。

六经辨证：太阳少阳阳明合病。

中药处方：消风散加刺蒺藜，5 剂，三棱针局部点刺加拔罐。

10 天后复诊瘙痒明显减轻，已能入睡，皮肤增厚部位变薄变软，已无抓痕，口干、口苦减轻。

第二次埋线：选 C_7、T_1、L_5，配曲池、血海、肝俞穴，继服中药 7 剂，三棱针局部点刺。

15 天后回访，患者非常满意，感叹起效快，效果好，多年顽固皮肤病 30 天得到恢复（图 2-9）。

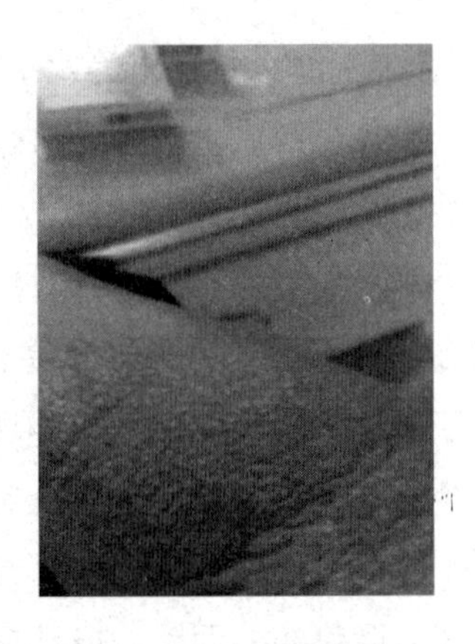

图 2-8　治疗前皮肤状况

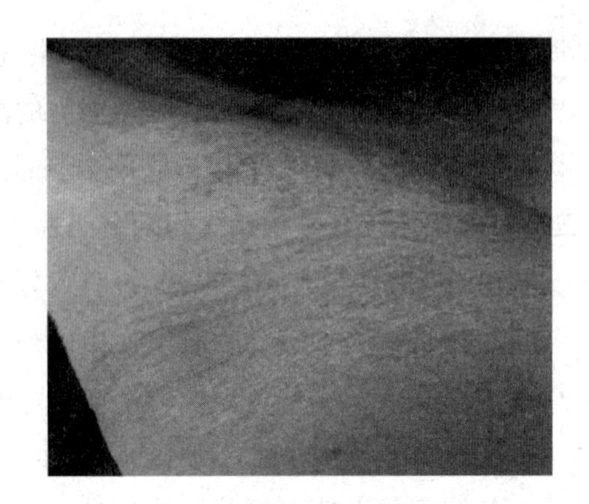

图 2-9　治疗后

按语：本例发于夏季感受暑湿之邪，湿热内蕴，浸淫血脉，内不得疏泄外不得透达，郁于肌肤腠理之间，日久耗伤津液，血燥生风，皮肤增厚瘙痒剧烈。治当祛风除湿，清热润燥止痒，中药选方消风散。四肢较重，选对应神经支配区域病根穴 C_7、T_1、L_5。根据肺主皮毛，肺与大肠相表里的理论，曲池为手阳明大肠经穴位，选曲池可清热解表，散风止痒。因治风先治血，血行风自灭，选血海活血养血，祛风润燥止痒。百虫窝名意指本穴的气血物质其特性为湿热。本穴物质为聚集而成的脾经之气，性湿热，而本穴所应的时序、地域又为长夏的中土，是百虫的产生之时和繁衍之地，故名百虫窝。本病案湿热较重，发于夏季故选百虫窝。血海和百虫窝穴位距离较近，治疗顽固皮肤病我经常用血海透百虫窝。驷马三穴为董氏奇穴治疗皮肤病的特效穴，本例瘙痒剧烈经多种治疗方法效果不佳，加驷马三穴增强祛风止痒效果。本例患病日久情绪烦躁，肝郁化火，口苦脉弦数为少阳之热盛表现，选阳陵泉和解少阳、清热化湿、去除肝胆之火。针药并用，大大缩短了治疗周期，尤其是在顽固类皮肤病治疗过程中，可以解决现在皮肤病治疗中普遍用抗组胺药和外用激素后病情反复束手无策的问题。

病案 2　糖尿病

病案摘要：患者：康某，女，65 岁，赞皇县人，糖尿病 5 年。现病史：空腹血糖 8.7mmol/L，体重 72kg，口服二甲双胍肠溶片。刻下：乏力、易腹泻、偶有腹胀，怕冷，舌淡、苔白，有齿痕，脉缓滑。辨证：脾肾阳虚。

治疗经过：

第一次埋线：选 T_6、T_7、T_8、T_9，配脾俞透胃俞、肝俞透胆俞、肺俞、中脘、天枢、气海、关元、足三里、三阴交等穴。

继服二甲双胍肠溶片，每次 1 片，每日 2 次。

4 天后测空腹血糖 6.3mmol/L，7 天后测量空腹血糖 5.7mmol/L，又过 3 日测空腹血糖 5.4mmol/L 嘱忌口、多运动。

第二次埋线：选 T_5、T_{10}，配胰俞、肾俞、脾俞透胃俞、气海、关元、足三里、上肢穴等。

回访血糖一直控制在 5.5 ～ 5.8mmol/L，患者比较满意。因她家中有事一直未能来扎第三次，血糖一直较平稳，乏力减轻，有时间继续埋线巩固治疗。

按语：糖尿病属于中医消渴的范畴，成因多为先天禀赋不足、阴阳失调、后天饮食失养、阴虚内热和肝肾脾损伤有关。传统治疗分上消、中消、下消，以清热滋阴降糖为主。本例腹泻多年损伤脾阳，出现了乏力、腹泻、腹胀、怕冷等脾肾阳虚的症状，并无阴虚内热之象，糖尿病治疗不能只拘泥于清热滋阴。慢性病因为治疗周期长，选取埋线部位较多，尤其是血糖高的患者体质特殊，容易发生感染溃疡破口不易愈合等问题，如果用粗线可能会形成皮下硬结，所以我一般选用针线一体细针埋线，刺激柔和痛感小，7 ～ 10 天埋线 1 次。先选病根穴 T_6、T_7、T_8、T_9 对相应脏腑神经进行调整。后选脾俞透胃俞、中脘、足三里、肝俞透胆俞，健脾益气，疏肝和胃。天枢是上下的交通枢纽，对于改善脏腑功能有显著的效果。配合气海、关元引气归元，提高正气，共同激发胰脏功能。脐周几个穴位也是腹针的常用穴，在慢性病调理治疗中我有时会参照薄智云腹针取穴原则选穴埋线。肺主宣发肃降，能把肺吸入的清气和脾转输至肺的津液和水谷精微向下布散，肺俞配合引气归元法一升一降，升降协调，所以选肺俞在本案中是点睛之笔。本例虽然没有服用中药，没有运用清热滋阴法，但是通过病根穴刺激配合整体辨证取穴，经过多次埋线同样达到了健脾益气、温肾降糖的目的。

患者对治疗非常满意，送锦旗感谢（图 2-10）。

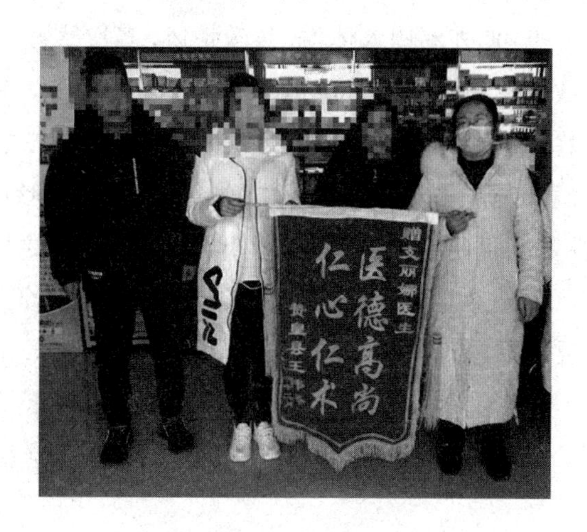

图 2-10　患者对治疗非常满意，送锦旗感谢

病案3　慢性支气管炎

病案摘要：患者：张某，女，58岁，石家庄人，咳嗽咳痰8年。

现病史：咳嗽咳痰，每年冬季加重，曾口服抗生素，输液治疗，效果不明显，口服汤药稍有缓解，但病情反复顽固难愈，求助埋线疗法。

刻下：乏力、多汗、怕风、怕冷，易感冒，痰清色白量多，小便清长，大便溏，舌淡、苔白腻、有齿痕，脉沉滑。

治疗经过：第一次埋线：选病根穴 T_1、T_2、T_4 肺俞穴透风门、天突、膻中，因脾为生痰之源，痰多，乏力，大便溏均为脾虚症状，加脾俞穴、足三里，健脾益气祛湿化痰。脏腑辨证：肺脾气虚中药处方：玉屏风合三子养亲汤加麻黄、半夏、鱼腥草，10剂。10天后复诊，咳嗽次数明显减少，咳痰量减少，乏力减轻。第二次埋线：选病根穴 T_2、T_3、T_5、膻中、肺俞、脾俞、足三里、丰隆，因久病及肾加肾俞穴。继服中药7剂。一周后复诊偶有咳嗽，大便稀，乏力怕风已不明显。第三次埋线：选病根穴 T_1、T_2、T_4 肺俞穴透风门、脾俞、肾俞、足三里。

中药调整为玉屏风加茯苓、党参、杏仁、甘草，7剂。

10天后回访已基本恢复正常，多年顽固咳嗽去除，患者比较满意。嘱忌口辛辣、寒凉，多做运动，5个月后回访暂无复发。

按语：慢性支气管炎、哮喘、肺气肿首选肺三角，定位为 T_1、T_2、肺俞穴透风门。T_1、T_2 主要支配肺脏、气管、支气管的脏器神经调理。肺俞穴透风门要从肺俞穴向风门透刺。T_1、T_2 采用平刺，捏起皮肤从椎体中间进针1cm，在转换针的角度，以35°向两侧埋入，深度不能超过2.5cm，一般1～2cm，这是必需要注意的。卫气保护肌肤腠理，使外邪不能入侵体内，肺主一身之气，卫气依靠肺的宣发使精微物质布散全身。本例肺气虚卫气失守，使外邪侵入体内，导致怕风，多次感冒。脾为气血生化之源，运化水湿，脾气虚导致痰湿增多，通过脾俞、足三里健脾益气，通过培土生金使肺气充足，和选方玉屏风散有异曲同工之处，互相协助共同提高卫外之气，提高了免疫力，减少了感冒。另外久病及肾，本例年老肾亏，又肾主纳气，久咳之人一定要注意增加补肾穴位，这也是慢性支气管炎治疗的关键，肾阳可以温养全身之阳气，是一身之根本。脾阳依赖肾阳的温煦，脾阳不足，运化乏力会影响水谷精微对全身的滋养，进一步使肺气不足，造成病情反复不愈。

（支丽娜）

第十节　以线代针理筋正脊　辨证与经验取穴结合——周鹏飞埋线学术思想和临床经验

一、医师简介

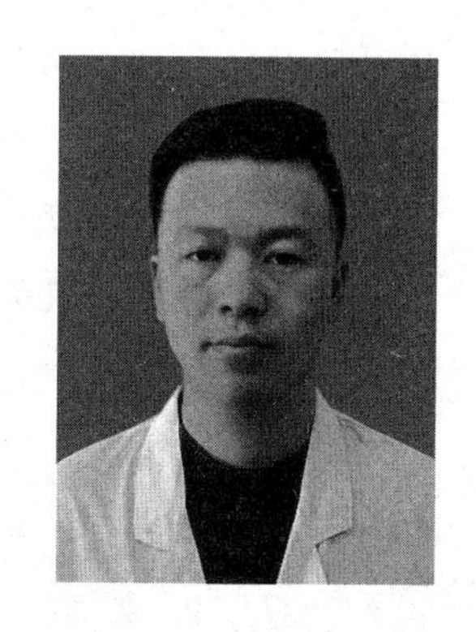
周鹏飞

周鹏飞，男，汉族，1986 年 2 月生，河北石家庄人，中医执业医师。毕业于石家庄医学高等专科学校中医系针推专业，后又于湖南长沙医学院中医学专业进行继续教育学习。华夏疼痛医学会委员，河北省中西医结合学会络病学专业委员会委员，河北省中西医结合学会皮肤与毛发分会委员，河北广东省针灸学会委员，河北省预防医学会慢病病根穴埋线专业委员会委员。

二、从医经历

我从部队复员回来以后，自学考入石家庄医学高等专科学校中医针推专业，在读期间对中医产生浓厚兴趣，故后又到湖南长沙医学院继续学习深造，毕业后一直运用中医疗法治疗临床各种疾病，临床善用针药、经方、针灸、整脊等外治方法并用。

2012 年在石家庄，跟师董立君老师学习病根穴埋线针疗技术，也是我在学习陆氏埋线第一位领路人，9 年来又陆续拜访多名老师学习，一直运用病根穴埋线治疗疾病，集各家之长处为一身，不断实践学习，总结经验，针药并用，能解决一些以前不能解决的疑难病症，如痛经、肥胖症、腰肌劳损、肠胃功能紊乱等疾病，均取得不错的效果。

诊所主治：痤疮、湿疹、牛皮癣、脱发、斑秃等皮肤病以及老胃病、肠胃病有独特的方法，效果显著。治疗特点：针药并用效果极佳。治疗带状疱疹和带状疱疹后遗症，止痛快，一般在一周内治愈，无后遗症。治疗颈椎病、肩周炎（五十肩）、腰椎病、膝关节疼痛、痛经等疾病也是我诊所的特色治疗，治愈快，效果明显。

三、学术思想与治疗特色

（一）以线代针，长效刺激，调和阴阳

病根穴埋线针疗法是以神经系统定位诊断理论配穴取穴，通过调理神经系统治疗

疾病的一种方法，对慢性疾病、疑难疾病在治疗中有好的疗效，比如哮喘、头痛、消化道溃疡及运动系统的一些顽固性的软组织损伤。病根穴埋线是在针灸学理论基础上产生的一种穴位刺激疗法，以线代针，改良式的针灸，也是一种长效针灸，它是用特制的一次性医疗器具将人体可吸收的载体羊肠线（15天左右可自行吸收）植入相应的穴位，长久刺激穴位，起到“健脾益气、疏通经络、调和阴阳气血”的作用，从而调整了患者的自主神经和内分泌功能，达到祛病强身、保健美容目的的一种治疗方法。埋线一次相当于针刺10次或数10次，疗效持久巩固，省时方便。穴位埋线后，肠线在体内软化、分解、液化和吸收时，对穴位产生的生理、物理及化学刺激长达15天或更长时间，从而对穴位产生一种缓慢、柔和、持久、良性的“长效针感效应”，长期发挥疏通经络作用，达到“深纳而久留之，以治顽疾”的效果。穴位埋线，每15～30天治疗1次，避免较长时间、每日针灸的麻烦和痛苦，减少就诊次数。因而，穴位埋线是一种长效、低创痛的针灸疗法，它特别适用于各种慢性、顽固性疾病以及时间紧和害怕针灸痛苦的人。

穴位埋线，其适应证非常广泛，尤其是对中西药物久治不愈的许多慢性病、疑难病，往往获得意想不到的神奇疗效。穴位埋线法广泛应用于减肥祛斑除皱美容领域，另外也可以治疗30多种临床顽固性疾病，对一些疑难病、慢性病、疼痛病效果显著，如癫痫、甲亢、甲减、腹泻便秘等有着很好的疗效。

（二）疏通经络，调和气血，辨证施治

疼痛与经络闭塞、气血失调有关，有“痛则不通，通则不痛”之说，埋线疗法有“制其神，令气易行”的作用，它能转移或抑制与疼痛有关的“神”的活动，使“经气”通畅而达镇静止痛的效果，故可疏通经络壅滞的气血，使气滞血瘀的病理变化得以恢复正常。

临床中，对患者辨证施治，对症治疗。治疗颈椎病，先辨清他是哪一种类型，如神经根性颈椎病，按臂丛神经脊神经的节段支配区域原理，划为不同区域疼痛，选不同的椎体病根穴。如$C_{5\sim6}$节受损时，疼痛沿前臂桡侧到拇指方向疼痛；$C_{6\sim7}$节受损时，疼痛在手掌内侧、示指中指疼痛，按疼痛不同位置，选择相应的椎体节段旁脊神经根旁进行埋线，点对点，临床上取穴少而精，见效快，效果好，大多数患者埋完线就立马感觉轻松了许多。

（三）补虚泻实，扶正祛邪

埋药线的多种效应，穴位埋药线是将吸附中药的羊肠线埋入穴位，利用羊肠线对持续刺激和药物对穴位及机体的作用治疗疾病的方法，一般具有兴奋的作用。针刺法、埋线法和中药作用相结合，能对人体产生生理物理、生物化学综合效应，对身体功能减退、免疫力低下者有一定效果，即具有提高免疫功能、补虚扶正的作用。

例如：董氏药粉将白芥子、麻黄、半夏、淫羊藿、细辛、甘遂等药溶入75%酒精500ml，浸泡1周滤出浸液制备药线，取双侧肺俞、膈俞、脾俞治疗慢性咳喘病，治疗1年后总有效率86%，治疗2年后总有效率92%，治疗3年后总有效率达97%。

（四）埋线与其他疗法配合效果更好

腰椎间盘突出症在单纯穴位埋线和先做整脊再埋线的对比发现，先经过整脊再实施穴位埋线比单纯性穴位埋线治疗的患者更能早日康复，治疗次数少。穴位埋线治疗取穴：主穴为椎旁阿是穴（常在病椎椎间隙的中线旁开2cm病椎间隙上2/3和上一腰椎间隙下1/3处，即病锥椎间孔）；配穴为L_3、L_4突出配髀关、迈步；L_4、L_5突出配环跳、风市、阳陵泉、丰隆；L_5、S_1突出配承扶、殷门、承山、委中；整脊方法：首先请患者平卧在床上，医生检查患者脊柱侧弯位置，然后在患者督脉骶骨处由下向上做提拉动作，每一节都要提到，连续提拉3遍，再按压双腿膀胱经线，由上到下按3遍，最后请患者侧躺，贴床一侧的腿平伸，另一条腿在向上面向怀内弯曲，肩膀尽量向后躺平，要求患者尽量全身放松，医生顺势推患者不贴在床上腿的同时做收髋关节的动作，达到骨关节回位的功效，左右各做一次即可，能起到立竿见影的效果。

从医十多年来，使用病根穴埋线针疗法为主，多法并用，埋线与其他疗法配合，辨证施治，对症治疗取穴少而精，辨证与经验取穴结合，疗效更高，显著提高治疗效果。使我增强了对治疗顽固性疑难疾病治疗的信心，取得了显著的疗效，也得到了许多老患者的一致好评。

四、典型案例

（一）痛经

1．概述　痛经是指正值经期或经行前后的女性，出现周期性小腹疼痛或痛引腰骶，甚至剧痛晕厥，以致影响生活工作，分为原发性和继发性两种。功能性痛经是指经过详细妇科临床检查无器质性病变的月经疼痛，多见于未婚或未孕妇；继发性痛经是指生殖器官有明显器质性病变，如子宫内膜异位症、子宫腺肌病、子宫内膜增厚、子宫颈狭窄阻塞、子宫前倾或后倾、盆腔炎、肿瘤等。

本病属于中医学的“痛经”“经行腹痛”范畴。多由情志内伤或起居不慎，或六淫为害，致冲任胞宫气滞血瘀，“不通则痛”，或气虚血少，“不荣而痛”为主要病机。经期前后，血海由满盈而泄溢，气血盛实而骤虚，子宫、冲任气血变化较平时急剧，易受致病因素干扰，加之体质因素的影响，导致子宫、冲任气血运行不畅不通或不荣而痛，经净后子宫、冲任血气渐复则疼痛自止。其常见病因病机由气滞血瘀、寒凝血瘀、湿热瘀阻与气血虚弱、肾气亏损。

2．辨证要点　根据疼痛发生的时间、部位、性质以及疼痛的程度辨虚实寒热。

一般而言，痛发于经前或经行之初，多属实；月经将净或经后始作痛者，多属虚。辨痛之部位以察在肝在肾、在气在血，如痛在少腹一侧或双侧多属气滞，病在肝；小腹是子宫所居之地，其痛在小腹正中常与子宫瘀滞有关；若痛及腰脊多属病在肾。详查疼痛的性质、程度是本病辨证的重要内容，隐痛、坠痛、喜揉喜按属虚；绞痛、刺痛、拒按属实。

3．证候分型

（1）气滞血瘀证：经前或经期小腹胀痛拒按，经血量少，行经而不畅，血色紫暗有块，块下痛暂减；乳房胀痛，胸闷不舒；舌质紫暗或有瘀点，脉弦。

治法：理气行滞，化瘀止痛。

方药：膈下逐瘀汤。

埋线处方：气海、气穴、合谷、三阴交、太冲。

（2）湿热瘀阻证：经前后经期小腹疼痛或胀痛不适，有灼热感，或痛连腰骶，或平时小腹疼痛，经前加剧；经血量多或经期长，色暗红，质稠或夹较多黏液；素常带下量多，色黄质稠有臭味；或伴有低热起伏，小便黄赤；舌质红、苔黄腻，脉滑数或弦数。

治法：清热除湿，化瘀止痛。

方药：清热调血汤加车前子、薏苡仁、败酱草或银甲丸。

埋线处方：中级、水道、命门、阴陵泉。

（3）寒凝血瘀证：经前或经期小腹冷痛拒按，得热痛减；月经或见推后，量少，经色暗而有瘀块；面色青白，肢冷畏寒；舌暗、苔白，脉沉紧。

治法：温经散寒，化瘀止痛。

方药：少腹逐瘀汤。

（4）阳虚内寒症：经期或经后小腹冷痛，喜按，得热则舒；经量少，经色淡黯，腰腿酸软，小便清长。舌淡胖，苔白润，脉沉。

治法：温经扶阳，暖宫止痛。

方药：温经汤（《金匮要略》）加附子、艾叶、小茴香。

（5）肾气亏损证：经期或经后 1 ～ 2 天小腹绵绵作痛，伴腰骶酸痛；经色暗淡，量少质稀薄；头晕耳鸣，面色晦暗，健忘失眠；舌质淡红、苔薄，脉沉细。

治法：补肾益精，养血止痛。

方药：益肾调经汤或调肝汤。

（6）气血虚弱证：经期或经后小腹隐隐作痛，小腹及阴部空坠不适；月经量少，色淡，质清稀；面色无华，头晕心悸，神疲乏力；舌质淡，脉细无力。

治法：益气养血，调经止痛。

方药：圣愈汤。

埋线处方：气海、关元、肾俞、足三里。

4. 典型病案

病案摘要：患者：薛某，女，20岁，河北石家庄人。主诉：小腹疼痛，每次月经来潮均出现腹痛伴有恶心呕吐。

现病史：经期小腹胀痛已4年，半年来加重，15岁初潮周期28天，经期4～5天由初潮起，每月经期第1天开始下腹胀痛下坠。重时面色苍白，冷汗淋漓，恶心，肢冷，须用止痛针方能缓解。近期用止痛药物也难显效。

诊断：痛经。

诊疗经过：初于社区卫生服务站输液治疗，5天后不见好转，逐渐加重，后又在某医院用内分泌激素治疗，穴位封闭疗法，均不显效，多年来辗转求医无数，不见好转，后经人介绍来我处治疗。诊疗：小腹疼痛，痛及腰骶，面色苍白，冷汗淋漓，恶心，肢冷，苔暗，苔薄白。诊断为气滞血瘀。治法：行气化瘀。给予埋线针疗联合中药施治。

埋线处方：十七椎、地机、关元、命门、阴陵泉、血海、气海、归来、合谷、气穴、中极、膈俞、太冲、曲池、肾俞、三阴交、水道、足三里。（埋入3号线3cm，下肢穴位用4号线）（根据具体症状选择具体穴位组合）（图2-11）。

中药方剂：选用痛经一号10剂。丹参30g，乌药10g，枳壳10g，香附12g，桃仁10g，红花10g。水煎服，每次月经前服用，有热者将方中丹参改为丹皮10g。

下个月后复诊，诸症好转上，患者大喜。又埋线1次，患者痊愈，至今无复发。

按语：任脉循行于人体的前面正中线，起于胞宫，与妇女生理功能关系密切。气海穴为任脉的要穴，有调理冲任、行气活血止痛之功效，气滞血瘀用气海配气穴，调整下焦气分，使冲任之气调畅，气行则血行，经血自能畅行无阻，即所谓通则不痛之理，该穴是任脉与足三阴经的交会穴，与肝、脾、肾三经联系。采用埋线法对气海穴进行刺激，较之单纯针刺法对穴位的刺激强，持续刺激时间长，可更好地达到调理冲任、通经活血、调节阴阳平衡的作用，太冲为肝经原穴，可疏理肝气、活血化瘀；合谷配三阴交，为促进子宫收缩，化瘀通经之经验配穴。寒湿凝滞者用中极，中极为任脉穴，任脉主胞胎，补之可暖胞宫、调任脉；水道属足阳明，为利水除湿要穴，兼具活血止痛之功；命门温暖下元以散寒邪；阴陵泉为脾经合穴，健脾渗湿为其所长。若胞脉失养应以补养先后天之气为主。肾俞虽为膀胱经穴，实为肾脏经气转输之所，能补养先天之气；气海、关元均为全身强壮穴，通过补养肾气达到强壮作用，且二穴均属任脉，可调补冲任，调经养血；足三里为阳明经之合，具有肯定的全身强壮作用，针用补法或坚持用灸均有补气养血之功。诸穴配合，先后天同补，气足血充，自无痛经之虞。关元穴属于任脉、冲脉所起之处，有调冲任、理胞宫之效，且位于小腹，对女性生殖系统疾病的治疗效果显著；三阴交为治疗痛经的要穴，对肝、脾、肾经均有调理作用；地机是脾经之郄穴，功能是健脾理气、调经止痛；次髎乃为治疗痛经的经验有效穴。诸穴相配，有调理冲任、温经散寒、活血化瘀、调经止痛之功。上述两组穴的配合应用能提高调理冲任、行气活血、调经止痛之功效。

特别提示：避免精神刺激。少食寒凉、辛辣、刺激性食物。

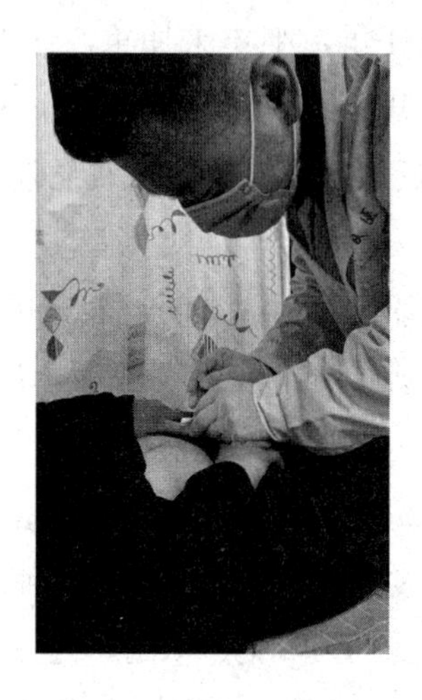

图 2-11　周大夫在埋线治疗中

（二）项痹证

1．概述　颈椎病是由于椎间盘退变、脊椎骨质增生以致造成脊髓和神经根受压的疾病。其致病原因是随着年龄的增长或长期被动体位使椎间盘髓核部分所含水分不断减少，由于脱水造成髓核弹力减低，收缩变小，同时环状纤维呈玻璃样变致其向外膨出并变得粗糙，于是在椎间盘与椎体之间发生摩擦，产生骨质增生。其次由于椎间盘退化造成椎间隙狭窄，因而出现神经根受压及缺血等改变。中医学认为，项部感受风寒、痹阻经脉；或劳作过度、外伤，损及筋脉，气滞血瘀，“不通则痛”；或年老肝血亏虚、肾精不足，致筋骨失养，“不荣则痛”，素体虚弱，阳气不足，腠理不固，风寒湿邪乘虚侵袭而致。

2．诊断依据

（1）有慢性劳损或外伤史，或有颈椎先天性畸形、颈椎退行性病变。

（2）多发于 40 岁以上中年人，长期低头工作者，或习惯于长时间看电视、录像者，往往呈慢性发病。

（3）颈、肩、背疼痛，头痛、头晕，颈部板硬，上肢麻木。

（4）颈部活动功能受限，病变颈椎棘突、患侧肩胛骨内上角常有压痛，可摸到条索状硬结，可有上肢肌力减弱和肌肉萎缩，臂丛牵拉试验阳性，压头试验阳性。

（5）X 线正位摄片显示，钩椎关节增生，张口位可有凿状突偏歪，侧位摄片显示颈椎曲度变直，椎间隙变窄，有骨质增生或韧带钙化，斜位摄片可见椎间孔变小。CT 及磁共振检查，对定性定位诊断有意义。

3．典型病案

病案摘要：患者：李某，男，42 岁，河北藁城人。主诉：左侧偏头痛，颈部僵硬，坐车运动眩晕 3 年，左上肢麻木，近 10 天来症状加重，胸闷，口苦，两手发麻，伸仰转侧颈项更觉不适。

检查：压颈实验、叩顶实验、牵拉试验阳性，CT 显示 $C_{1\sim2}$ 偏位，$C_{3\sim4}$、$C_{4\sim5}$、$C_{5\sim6}$ 椎间盘退变突出，颈部左侧广泛压痛。诊断：颈椎综合征。

体检：体温、脉搏、血压均正常。舌质红，苔微黄滑腻，脉滑。

诊疗经过：患者曾于按摩店按摩及省医院诊治，最后医生要求手术治疗，患者想保守治疗，后经老患者介绍，来我处治疗。

四诊合参：脾虚痰湿，瘀血阻络。

治法：健脾化痰利湿，活血通络。

整脊：做寰枢椎复位手法。

埋线处方：颈夹脊穴、风池、大椎、天柱、肩井等穴。

中药处方：颈椎方 10 剂。

葛根 30g，半夏 12g，橘红 12g，云苓 12g，甘草 6g，炒枳壳 12g，竹茹 6g，生磁石 20g，丝瓜络 9g，钩藤 15g，川芎 15g，菊花 12g，炒栀子 12g。水煎服，每日一剂。

20 天后复诊，该患者诉第 2 天早上就明显减轻，晕厥次数减少，颈部僵硬也有好转，经触诊环寰枢未完全回位，做一次寰枢椎复位手法，埋线 1 次，基本治愈，至今无复发。

患者已好转，向周医生送锦旗（图 2-12）。

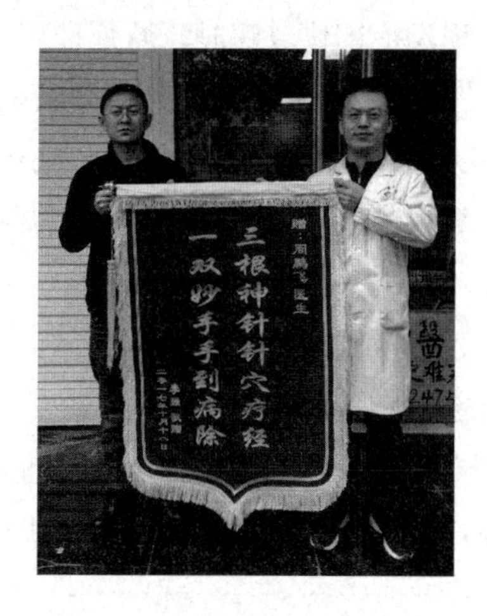

图 2-12　患者给周医生送锦旗

（三）痤疮

1．概述　痤疮是一种常见的毛囊皮脂腺炎症性的皮肤病，主要发生于青年男女，发育期后大部分患者可以逐渐自愈或减轻。好发于面部、胸背部，皮肤损害的特点为丘疹、脓疱、结节、囊肿与瘢痕，常伴有皮脂溢出。痤疮的发病率很高，是一种多因素的疾病，一般认为本病的发生和内分泌有关。当雄性激素分泌增多时，则使皮脂腺肥大，皮脂分泌增多，皮脂腺管与毛孔堵塞，致使皮脂外流不畅而生粉刺。其他如遗传、精神紧张、饮食习惯、化学刺激都可能与本病有关。中医称之为肺风粉刺、面疱、酒刺等。《肘后备急方》一书中有“年少气充，面生疱疮”的记载。指出了年轻生机旺盛之际，营血偏热，脉络充盈，气血瘀滞而发病，或过食肥甘油腻之品，中焦运化不利，日久化生火热，亦有感受风热之邪及不洁尘埃附着出现黑头，日久不愈使气血瘀滞，经脉失畅，脾胃积热，化湿生痰，使病情加重且顽固。针灸治疗可泻肺清胃、凉血解毒，以疏通经脉、气行瘀消。

2．临床表现　好发于青壮年，损害主要在面部，也可见于胸背部及肩部，偶尔发生于其他部位，大部分患者皮损处油脂较多，可以有丘疹、脓疱，严重者可发生脓肿，症状时轻时重，女性患者经期前后皮损可增多或减少，病程很长，有些到达中年时期，病情才逐渐缓解或消失，或多或少地留下萎缩性瘢痕或瘢痕疙瘩样损害。大部分患者只有轻微瘙痒。炎症剧烈时可以引起触痛及疼痛，由于每个人的皮损种类不同，可分为以下几种类型。

（1）丘疹性痤疮：主要在面部、胸、背、肩等处，有炎性小丘疹，呈淡红或紫红色，丘疹中央有皮脂角粒，初发和症状较轻的患者常只有这一种损害。

（2）脓疱性痤疮：丘疹因继发感染而形成脓疱，顶端破溃后可有脓疱，结痂后一般不留瘢痕，但较深的脓疱性损害，痊愈后可留浅瘢痕。

（3）结节性痤疮：当皮损炎症部位较深时，脓疱性痤疮可以逐渐发展成壁厚的结节，大小不等，一般呈淡红色和暗红色，有的破溃后可留瘢痕，有些皮损可慢慢吸收，不留瘢痕，有少数患者在鼻尖部反复出现米粒至豌豆大小的结节，红肿而疼痛。经过治疗可以慢慢吸收痊愈，少数也可破溃留下浅瘢痕，此类症状易在中年或老年人患有糖尿病患者中发生。

（4）萎缩性痤疮：由于丘疹或脓疱的损害破坏腺体，引起凹坑状萎缩性瘢痕，溃破的脓疱或是自然吸收的丘疹及脓疱都可以引起纤维性变及萎缩。

（5）囊肿性痤疮：这类皮损主要在面部及前胸、后背发生深部的脓肿，这些囊肿一般红肿，炎症反应不明显，病程较慢。这类损害可发生在各类痤疮的患者，往往形成很明显的瘢痕或瘢痕疙瘩。

（6）聚合性痤疮：本病是痤疮中损害最严重的一种。皮损呈多形，有粉刺、丘疹、脓疱、脓肿、囊肿、窦道、瘢痕和瘢痕疙瘩，相互融合、破溃，病程缓慢。此类症状常发生在有病灶感染或慢性消耗性疾病的患者身上。

（7）恶病质性痤疮：损害的特点为小米至蚕豆大的青红色或紫红色丘疹、脓疱或结节，较柔软，并且含有脓液及血液，长久不愈，也不疼痛，浸润也很少。病程缓慢，可能与慢性消耗疾病身体虚弱的患者有关。

3．鉴别诊断　根据患者多为青壮年，好发于面部及上胸背处，有黑头粉刺的损害可以诊断。应与下列疾病鉴别。

（1）药物引起的痤疮样药疹：溴化物及碘化物及长期服用皮质激素所致的痤疮，一般有服药史而无年龄限制，没有典型的黑头粉刺，皮疹一般为全身性。

（2）职业性痤疮：有接触煤焦油、石油产品、机器油和氯萘等化合物的病史，皮损一般多发生于接触过这些物质的部位。皮损很密，同工种的人员中有相同的损害，也无年龄限制。

（3）颜面播散性粟粒狼疮：本病损害多为暗红色或棕黄色的丘疹及小结节，在眼睑下缘皮损呈堤状排列，用玻璃片压诊可见苹果酱色的改变，损害与毛囊不一致。

4．治疗规范

（1）治则：疏风通络，泻肺清胃，凉血解毒。

（2）配方

①刺络法：沿华佗夹脊用三棱针挑刺放血，脊柱左右旁开 2 寸刺络拔罐。

②穴位埋线法

取穴：主穴：大椎、肺俞、合谷。配穴：肺经风热型配风池、曲池、足三里、尺泽、列缺、太渊；脾胃湿热型配胃俞、丰隆、内庭；热毒内蕴型配上巨虚、灵台、三阴交；气滞血瘀型配膈俞、膻中、血海、少商、尺泽、太白、足三里。

操作方法：每次选取主穴 1 个（对）、配穴 1 个（对）。选准穴位，在进针处做出标记，穴区常规消毒后做皮内麻醉，选用 4 号 1 ～ 1.5cm 长羊肠线和 16 号穿刺针，大椎穴埋入的羊肠线与后背正中线垂直（横埋），膻中穴埋入的羊肠线与前正中线平行（竖埋），其他穴位常规刺法埋线。每周 1 次，3 次为 1 个疗程，间隔 3 ～ 4 个月做第 2 个疗程。

适用范围：本法适用于青春期后发病、病程较长、用其他方法治疗效果不佳者。

注意事项：严格无菌操作，防止感染；埋线后适当休息，2 日内针孔不要浸水；女性患者避开月经期。疗程之间可用其他方法治疗，以加强疗效。

③中药配伍法：黄连、黄柏、丹参、连翘、百部、金银花、皂角刺、红花、白术、茯苓、茵陈、野菊花、川芎、当归、虎杖。

随症加减：脓疱：金银花、皂角刺、蒲公英；闭合：皂角刺、桃仁、红花；大便干燥：生大黄；月经前后加重：益母草；月经期疼痛：益母草、青皮；无苔少苔：玄参、麦冬、石斛。

④外用内部制剂：专方面膜、痤疮乳剂。

5．生活指导　由于过食辛辣油腻之品，中焦运化不周，积久化湿生热，湿热循经熏蒸，蕴阻于面，加之青少年生机旺盛，阳热偏盛，血热外壅，络脉充盈血随热行，上壅于面，因此皮疹多发于颜面及胸背。日久不愈，使气血瘀滞，络脉壅阻，或肺胃积热日久，化湿生痰，痰热互结，致使皮疹日久不消，或出现囊肿。由此可见，素体的血热是发病的根本。过食腥发肥甘之品，血瘀痰结是本病的病机变化。《医宗金鉴》提出："此证由肺经血热而成"，针刺的治疗在于疏通经脉，经脉通则气行瘀消，泻肺清胃，痰消结散，瘀消而面清。肺胃蕴热所取大椎穴为手、足三阳经，督脉之会，有清热、散风、通阳之功；尺泽为手太阴经之合穴，列缺为手太阴经络穴，太渊为肺经之原穴，三穴同用泻热肃肺而消痰化热。气血瘀滞型所取少商、太白两穴，一为手太阴经所出为"井"，一为足太阴经所注为"输"，活血行滞；尺泽、足三里健脾疏络、行气活血。痰瘀结聚所取足三里、太溪可温阳助气、消痰化湿而散结；曲池、血海二穴并用具有散风活血、消瘀除斑之功。

6．典型病案

病案摘要：患者：王某，女性，20岁，2021年7月28日初诊。主诉：面部反复起小红疹3年余。

现病史：患者3年前前额、面颊部开始起小红疹，轻微痒，时轻时重，尤以月经来潮前明显，间断于外院就诊，诊断为痤疮，内服中药，外用药水，药膏（具体不详），效果不明显，仍不断有新生皮疹出现，遂来我门诊就诊，现症见前额、面颊多数小红疹，局部油亮，轻微瘙痒，纳眠可，大便干燥，2～3日一行，小便调。

既往史：否认慢性病及传染病史。

个人史：平时嗜食辛辣，肥甘之品，月经周期可，色偏暗，量正常，偶有轻微痛经。

舌苔脉象：舌尖红，苔薄黄，脉浮数。

皮疹情况：面部轻度脂溢，前额、两颊、鼻侧及下颌多数粟粒大小毛囊性炎性丘疹、脓疱：前额密集多数白头粉刺；鼻头、鼻翼两侧毛孔粗大，少许炎性红斑，其间见黑头粉刺。

辨证分型：肺经风热证。

施治原则：疏风宣肺，清热解毒。

诊疗经过：

穴位埋线：主穴：大椎、肺俞、合谷。配穴：肺经风热型配风池、曲池、足三里、尺泽、列缺、太渊。

治疗用药：黄连10g，黄柏10g，丹参20g，连翘20g，百部10g，金银花15g，皂角刺 10g，红花 10g，茵陈 20g，野菊花 15g，川芎 6g，当归 6g，虎杖 20g，桑叶 10g，焦山楂 15g，大黄 3g（后下），夏枯草 20g。

外用内部制剂：专用面膜、痤疮膏。

医嘱：注意面部清洁；忌食辛辣、油炸、高糖分食物；注意作息时间规律，保证充足睡眠；调畅情志。

按语：患者正值青春期，平素喜食辛辣，肥甘厚味，致邪热壅于内，循经上扰，致肺经风热，外发肌肤而致病发，肺主皮毛，肺热向上熏蒸肌肤，故见面部多数炎性丘疹，脓疱；热壅脉络，湿浊内停，湿热熏蒸于上，故见鼻头、鼻翼两侧炎性红斑，伴有脂溢；肺与大肠互为表里，肺风热盛，下移肠道，导致热伤津液，肠道失濡，故见大便干结；舌尖红，苔薄黄，脉数均为肺经风热之象。治宜疏风宣肺清热解毒之法。方中桑叶、金银花、连翘、野菊花疏散肺经风热解毒；黄连、黄柏清热燥湿；川芎、丹参、虎杖行气活血；夏枯草清肝热散结；百部润肺解毒；当归善于补血，又长于活血调经；茵陈利湿清热；山楂消食健胃以助消脂；大黄清热解毒，通腑泻火、去内之积滞。诸药配伍，使肺经风热得清、气血畅行，从而恢复脏腑生理功能。

生活常识：

1. 痤疮是一种比较顽固的皮肤病，患者应到医院就诊，而不要到美容院接受以损害皮肤结构为代价的“速效美容”，不仅很快复发，而且迅速加重，给以后的治疗增加难度。不宜长期服用氯、溴、碘类化合物，不要擅自使用外用药物，尤其是不要用皮质类固醇激素等药物。

2. 治疗期间嘱患者忌食腥腻、辛辣、煎炸、甘味之品，禁止饮酒，尽量不吸烟，少饮可乐、茶、咖啡、含酒精饮料等，治疗期间限制饮食 3 个月，治疗好转后少量食用上述食物观察反应。多食蔬菜、水果以保持大便通畅。

3. 注意皮肤清洁，常用温水和硼酸皂洗患处和面部油腻多的部位。洗脸次数既不能太勤也不能太少，根据面部出油脂的多少，每日洗 2 ～ 3 次。如果脓疱多、大或有囊肿损害，洗脸时不可太用力以免弄破。不滥用化妆品，避免使用油脂类化妆品及含有粉质的化妆品如粉底霜等，以免堵塞毛孔加重病情。忌用碱性强的肥皂。

4. 活动性、炎症性痤疮患者避免风吹日晒，避免风沙。太冷太热太潮湿的场所也对痤疮不利。工作时，要尽可能避开接触油脂、粉尘、烟雾、氯、溴、碘化物和其他刺激物。

5. 讲究个人卫生，头发、指甲要剪短，勤洗头、洗手，衣帽、枕巾、面巾、面盆、梳子都要保持清洁。平时尽量不用手触摸肿处，禁止用手挤捏患部，以免加重炎症反应。

6. 调节情志，保持心情愉快，使气血运行通畅，有助于本病的治疗。注意劳逸结合，不要长期精神紧张，保证每天 8 小时睡眠，放松面部肌肉和给予皮肤自我修复的时间。

（四）肩关节周围炎

1．概述　肩凝症（肩关节周围炎）又称“冻结肩”，是由于感受风、寒、湿邪为主，造成肩关节周围疼痛，活动功能障碍的一种病症。本病多发生于 50 岁左右患者，故又有“五十肩”之称。现代医学认为本病是多种原因所致的肩部肌肉、肌腱、滑囊和关节囊等软组织的无菌性炎症。日久造成肩关节周围疼痛，肩关节内外粘连，活动受限，故称之为“肩关节周围炎”，简称“肩周炎”。其发病多因营卫虚弱，筋骨衰颓，复因局部感受风寒，或劳累闪挫，或习惯偏侧而卧，筋脉受到长期压迫，遂致气血阻滞而成肩痛。肩痛日久，由于局部气血运行不畅，蕴郁而生湿热，以致患处发生轻度肿胀，甚则关节僵直，肘臂不能举动，故治疗以活血通络止痛为大法。

2．临床表现

（1）初期：肩部疼痛、活动不利，有僵硬感，疼痛可向颈、项及手放射，无感觉障碍。

（2）中期：肩关节功能活动受限，以外展、上举更为严重，不能完成梳头、脱衣、摸背动作。

（3）后期：患者出现肩部肌肉萎缩。X 线检查示轻度骨质疏松及肱骨头上移。

3．鉴别诊断

（1）肩关节脱臼：外观呈方肩畸形，肩肿胀，失去膨隆丰满的外形。肘关节屈曲时，肘尖内收不能接近肋部，患侧上举不能搭在健侧背后（即搭肩试验阳性），并有明显外伤史。

（2）肱骨外髁颈骨折：局部肿胀并有青紫瘀斑，肩关节活动功能丧失，患肢较健侧短，其骨折处有压痛。在上臂做纵向叩击时，骨折处有锐痛。触摸时，在骨折处可有骨擦音，并外伤史。

（3）颈椎综合征：主要为眩晕，颈项、肩背部疼痛如烧灼样刀割样，向枕部或上肢放射呈针刺样或过电样串麻感。查体：击顶试验阳性，臂丛神经牵拉试验阳性。

4．治疗规范

（1）治则：活血祛瘀，通络止痛。

（2）配方：①刺络法：取患侧肩髃、肩贞、臑俞、天宗、曲垣、肩外俞或以痛为腧刺络拔罐；②穴位埋线法：取患侧肩髃、肩贞、臑俞、天宗、秉风、曲垣、肩外俞、肩中俞、条口。

配方理论：肩凝症以单侧或双肩关节酸重疼痛、运动受限为主症。本病属于中医学“风寒湿痹”的范畴。风盛者多伤于筋，肩痛可牵扯项背手指；寒盛者多伤于骨，肩痛较剧，深按乃得，得热则舒；湿盛者多伤于肉，肩痛固定不移，局部肿胀拒按。风寒湿三邪痹阻经络、气血凝滞不通则痛。方中条口透承山为治疗肩臂痛的经验穴，肩髃为手阳明经经穴，有祛风通络之功。肩贞至肩外俞 7 穴，为手太阳小肠经穴，又名“七星台”，对缓解肩胛部疼痛有特效。刺络拔罐意在祛其邪气瘀血，使经络气血运行通畅，达到祛瘀生新、行气活血、通络止痛的目的，瘀去络畅则疼痛自消。本配方所取腧穴均位于肩背部，其穴位深层有大圆肌、冈上肌、冈下肌、斜方肌、肩胛提肌、小菱形肌；分布着桡神经、腋神经、肩胛上神经、肩胛背神经这些肌肉和神经有支配上臂外旋、内旋、外展、内收及肩胛上举的作用。通过针刺及刺络拔罐，促进筋肉内血液循环代谢，增加关节的血流，达到活血散瘀、消肿止痛的目的；另外，还可以缓解肌肉痉挛，从而改善肩关节的运动功能。

（3）转归及预后：①本证初期邪浅，经针灸治疗可望治愈，预后较好；②本证治疗若不得当常迁延缠绵难愈，预后不良，影响正常生活；③本病在针灸治疗的基础上配合推拿手法治疗可提高疗效。

（4）预防与调护：本病的发生或为感受风寒湿邪，或为外伤闪挫，因此生活起居中应注意避风寒，进行适当的功能锻炼，促进局部气血运行。

5. 典型病案

病案摘要：刘某，女，47 岁，工人。主诉：左肩臂疼 6 个月余。

病史：患者于白天织毛衣时间较长，晚上睡觉时左肩臂疼痛剧烈，如针刺样，在本单位保健站治疗，于口服“泼尼松”“去痛片”，疼痛有所缓解，但每当过度用力则诱发疼痛，渐至活动受限，经人介绍来来我诊所求治。

查体：发育正常，营养中等，神疲乏力，右肩臂疼痛如刺，屈伸不利，后伸 30°、外展 45° 活动受限，疼痛得热则舒，与气候变化无关，神经系统查体未见异常，心肺（-），肝脾正常，舌质淡红，苔薄白，脉弦细。

诊断：①中医：痹证；②西医：肩关节周围炎。

辨证：患者年过五旬，气血不足，经脉空虚，过度劳累，耗伤气血，筋脉失养，又复令肩臂持续劳累，致气血闭阻不通，不通则痛，血瘀致痛，故其痛如刺。

治则：益气活血，疏通经络。

埋线选穴：肩髃、臑俞、肩内陵、肩外陵、条口；最痛点刺络拔罐。

治疗经过：采用本法，治疗即刻疼痛缓解，经 1 周治疗左上肢可后伸 45°，上举 90°，又复巩固治疗 1 周，临床治愈。

临证提要：肩臂痛是临床常见病、多发病，其治疗方法多种多样，然穴位埋线长效刺激疗效尤其显著。特别是穴位埋线长效针刺与刺络拔罐相结合止痛迅速，立竿见影。

按语：肩凝症以单侧或双肩关节酸重疼痛、运动受限为主症。本病属中医学“风寒湿痹”的范畴。风盛者多伤于筋，肩痛可牵扯项背手指；寒盛者多伤于骨，肩痛较剧，深按乃得，得热则舒；湿盛者多伤于肉，肩痛固定不移，局部肿胀拒按。风寒湿三邪痹阻经络、气血凝滞不通则痛。方中条口透承山为治疗肩臂痛的经验穴，肩髃为手阳明经经穴，有祛风通络之功。肩贞至肩外俞7穴，为手太阳小肠经穴，又名“七星台”，对缓解肩胛部疼痛有特效。刺络拔罐意在祛其邪气瘀血，使经络气血运行通畅，达到祛瘀生新、行气活血、通络止痛的目的，瘀去络畅则疼痛自消。本配方所取腧穴均位于肩背部，其穴位深层有大圆肌、冈上肌、冈下肌、斜方肌、肩胛提肌、小菱形肌；分布着桡神经、腋神经、肩胛上神经、肩胛背神经这些肌肉和神经有支配上臂外旋、内旋、外展、内收及肩胛上举的作用。通过针刺及刺络拔罐，促进筋肉内血液循环代谢，增加关节的血流，达到活血散瘀、消肿止痛的目的。另外，还可以缓解肌肉痉挛，从而改善肩关节的运动功能。

转归及预后：

1．本证初期邪浅，经针灸治疗可望治愈，预后较好。

2．本证治疗若不得当常迁延缠绵难愈，预后不良，影响正常生活。

3．本病在针灸治疗的基础上配合推拿手法治疗可提高疗效。

预防与调护：本病的发生或为感受风寒湿邪，或为外伤闪挫，因此生活起居中应注意避风寒，进行适当的功能锻炼，促进局部气血运行。

（五）膝痛（膝关节骨关节炎）

1．概述　骨关节炎系由于老年或其他原因引起的关节软骨的非炎症性退行性变，并在关节边缘有骨赘形成，临床可产生关节疼痛、活动受限和关节畸形等症状。膝关节骨关节炎多见于中老年女性，肥胖超重负荷是致病的主要原因。本病的病理基础是关节软骨的改变，一般认为由于软骨的磨损超过软骨的修复能力所致，常发生于负重关节，早期于光镜下可见软骨细胞减少，脂肪退行性变和胶原纤维的改变，其后在软骨表面可见多数软化灶，软骨失去光泽，颜色变黄，表面粗糙不平，进而出现裂隙，表面剥落糜烂，引起软骨下骨质暴露，脱落的小碎片可引起滑膜炎症。中医学认为本病是由于年老体虚，气血不足，或因感受寒湿之邪，经脉瘀阻，不能荣养关节所致。

2．临床表现　患者常诉关节有喀喇音，走路时感疼痛，休息后好转，久坐久站时觉关节僵硬，走动及放松肌肉可使僵硬感消失。症状时轻时重，甚至每天可有差别。关节肿大常由骨质增生，亦可由少量渗液所致，急性肿胀提示关节腔内出血。病情进展时膝关节活动受限，可引起失用性肌萎缩，甚至发生膝外翻或内翻畸形。

3．鉴别诊断　引起膝关节疼痛的疾病很多，主要应与下列疾病相鉴别。

（1）类风湿性关节炎：多发生于青年女性，常伴全身系统症状，以累及周身小关节为主，病后遗留关节畸形。同时本病可有活动期血沉加快，类风湿因子阳性。

（2）膝关节创伤性滑膜炎：由于暴力打击、跌仆创伤、扭伤、过度劳损等原因造成滑膜损伤，使之充血、渗出，产生大量积液。渗出的积液中可含有血浆，白细胞，吞噬细胞等。同时滑液积聚日久，纤维素沉着，如不及时消除可发生机化。膝关节疼痛，肿

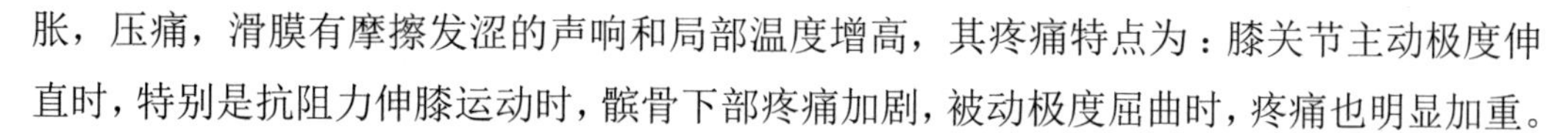

胀，压痛，滑膜有摩擦发涩的声响和局部温度增高，其疼痛特点为：膝关节主动极度伸直时，特别是抗阻力伸膝运动时，髌骨下部疼痛加剧，被动极度屈曲时，疼痛也明显加重。

4．治疗规范　行气活血、疏通经络。

配方：耳针疗法：肝、肾。穴位埋线法：膝眼、鹤顶、阳陵泉、阴陵泉、膝阳关、梁丘。

5．典型病案

病案摘要：患者：张某，女，49岁，服务员。2018年5月7日主诉：膝关节肿痛近1个月加重。

病史：左膝关节肿痛20余年，当时局部红而不热，行走困难，每因阴雨、过力而疼痛加剧，服泼尼松等药不效。后经某医院拍X光片，诊为增生性关节炎，予针灸、电疗、外洗药及激素类药物治疗2年，病情渐缓解，时有轻度疼痛。一个月前浴后感寒，翌日即恶寒发热，体温达39.4℃，经某医院予APC及土霉素后，体温降至36.9℃，10天后左膝红肿疼痛，不能活动，再次拍片诊为增生性关节炎，服用泼尼松、双氯芬酸钠肠溶片（瑞培林）、吲哚美辛（消炎痛）等药，疼痛不减并延及右膝，某医院建议行“髂骨脂肪松解术”，本人不接受而来我门诊治疗。

查体：形体肥胖，咽无充血，扁桃体不大，舌淡苔黄腻，心肺正常，肝于肋缘下一横指可及，双膝关节肿胀，左侧较重，右膝关节积液，双下肢未见红斑、结节。左脉沉细，右脉沉弦。

印象：①中医：痹证；②西医：增生性膝关节炎。

辨证：患者素体肥胖，气虚湿盛，病痹证日久不愈，湿性黏腻之故，浴后腠理空虚，风寒乘虚袭入经隧，阻于脉络，寒湿互结，阴气下沉，气血痹阻于足阳明经，发而为痹，关节疼痛不移为寒邪甚，肿胀为寒与内湿相持，遂酿成寒湿痹证。

治则：疏风散寒，祛湿通络。

穴位埋线选穴：委中、内外膝眼、阴陵泉、阴谷、曲泉，局部梅花针排刺。

治疗经过：如上法针1次，4天后静止时已不疼，经搀扶可短距离行走。3周后双膝关节疼痛消失，肿胀消散，屈伸灵活，独立行走自如。

按语：中医学认为人体虽可分为脏腑经络、五官九窍、四肢百骸等器官和组织，但它们都是有机整体的一部分，就耳来说并不单纯是一个孤立的听觉器官，它和脏腑有着密切的关系，当脏腑肢体发生病变时，可于耳部相应区域找到压痛点，在此痛点予以针刺治疗，通过体表一内脏反射起到调整机体结构功能的作用。另外，肝主筋，肝与胆相表里，脾主四肢肌肉，阴、阳陵泉及膝阳关等穴即属于胆经和脾经俞穴，并配合膝关节局部相关穴位，共同达到舒筋通络止痛之效果。

（周鹏飞）

第十一节 德艺双馨硕果累累中原地 桃李满园医技四海八方传
——付华锋埋线学术思想和临床经验

一、医师简介

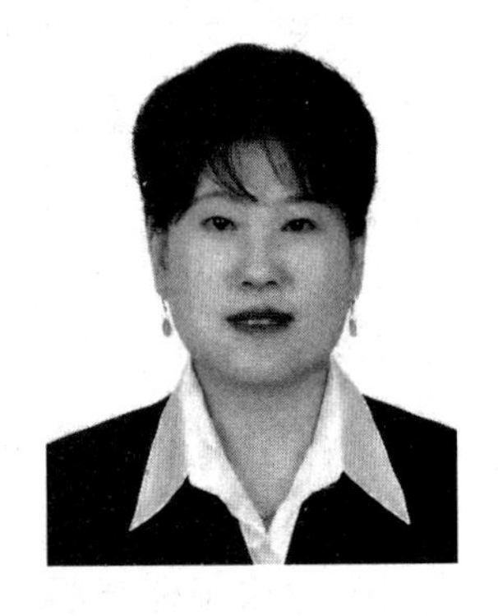
付华锋

付华锋，女，1970 年 12 月 26 出生于河北省承德市。现为内蒙古扎兰屯市妇幼保健院中医康复科主任，内蒙古自治区“敬业奉献”身边好人，扎兰屯市“十佳健康卫士”。中国妇幼保健协会第一届美容学会年轻化学组和生殖健康整复学组成员。毕业于延边大学中医学专业，本科学历，副教授。中医针灸师、国家一级营养师、执业中药师、美容师。

二、学术思想和临床经验

2004 年在黑龙江省中医药大学进修心脑血管病及小儿脑瘫康复专业。2012 年 3 ～ 9 月在北京市海淀区妇幼保健院产后康复中心进修儿童早期综合发展教育和产后康复专业。2014 年 7 ～ 8 月跟师王守东教授学习针灸及穴位埋线技术。2019 年跟师董立君教授学习病根秘穴埋线治疗疑难杂症。曾在《中国疾病预防控制》《全国铁路结核病防治》《健康大视野》《健康与美容》等杂志发表论文。

擅长小儿脑瘫的早期筛查与康复治疗；产后康复、周围神经损伤、心脑血管病的诊断与治疗。善于用中医中药辨证调理妇女月经病、乳腺疾病、妇女围绝经期诸证以及产后病（产后身痛、虚证、缺乳、风湿骨病、抑郁症）等。擅长用中医穴位埋线疗法治疗中医内、外、妇、儿科杂症，中风、面瘫、早老早衰症、中气下陷导致的脏器脱垂症（胃、子宫脱垂、脱肛）等。

三、典型病案

（一）早衰症

1. 概述　早衰是一种比较罕见的症状，目前认为与基因突变或遗传有关。早衰可发生于儿童时期，也可发生于青春期或成年期，患者往往过早的出现一系列老年人的特征，如脱发、驼背、皮肤松弛、皱纹增多、性功能障碍等，早衰症与阿尔茨海默病呈相关性。

早衰症目前西医无特效的治疗方法，主要通过药物对症治疗和日常护理来提高患者的生活质量。但是，中医针刺疗法配合中药，尤其是穴位埋线疗法的应用对延缓和控制早衰症方面疗效是非常显著的。

2．主要病因　基因突变、遗传、营养不良。

3．常见症状　脱发、驼背、皮肤松弛、皱纹增多、记忆力减退、内脏器官脱垂等。

4．门诊指征

（1）患者外貌出现与年龄不相符的衰老，如过早脱发、皮肤松弛、皱纹增多等。

（2）伴随耳郭、牙齿、脊柱、四肢等畸形。

（3）以往功能正常，近期出现进行性智力衰退或儿童期体格发育不全、认知功能障碍、中老年期无躯体疾病或其他诱因而出现体能、器官功能的衰退表现。

（4）患者不能正常生活和交际。

（5）出现其他严重、持续或进展性症状体征。

5．治疗原则　早衰症的治疗主要是对症治疗，以往针对患者出现的症状从营养，药物方面加以干预，虽然能解决部分不适，但是对肌肉进行性萎缩、面部肌肉及脏器下垂、遗尿、记忆力减退等症状改善不理想。中医针刺和穴位埋线技术的介入使得早衰症的防治有了显著的提高。尤其是病根穴埋线，下针直达主穴，疗效神奇。病根穴位埋线技术具有操作简单，选穴精准，诊疗方便，疗效显著、无不良反应等特点。病根穴位于督脉附近，并与督脉相通，督脉属脑络肾，所以病根穴埋线对改善神志病症较普通针刺针感更强且作用持久，疗效显著，是针刺技术的升华。操作时把线体植入穴位处起到持续刺激人体的经络系统，使人体经络畅通、气血充盛、脏腑调和，埋线一次相当于普通针刺的 15 ～ 30 次的疗效，并能够减少患者就医次数和时间。

6．典型病案（早衰症，遗尿症）

病案摘要：患者：李某，女，45 岁，2016 年 6 月出现不明原因记忆力减退，方向感缺失，颜面表情肌松垂，左右面肌不对称。同年 10 月，来我院就诊，来诊时除了原有症状加重外，还合并了压力性尿失禁症状。

诊疗经过：患者的临床症状，出现颜面表情肌松垂，皱纹增多提示局部肌群功能减低，根据中医理论，脾在体合肉，即脾主肌肉；人未老，而肉松不实，可确诊为脾虚证；不明原因记忆力减退，方向感缺失，提示病位在心，心主神志；牙齿松动、漏尿提示病位在肾与膀胱（神经系统和内脏系统功能失调）。以心脾肾气虚为主。

治法：增神益智，补脾益肾。病根穴加减埋线治疗面部肌群下垂，根据患者的面部肌肉厚度和松弛程度，通过埋置针将胶原蛋白线置入支配面肌和主全身肌肉的病根穴，针法采用补法，起到向上升提的作用，以达到升提面肌，改善早衰症状。

选穴：

主穴：面肌病根穴（延髓下出脑桥，相当于风府穴旁开 1 寸处）、脾脏病根穴（10 胸椎棘突下旁开 1 寸）、肾脏病根穴（11 胸椎棘突下旁开 1 寸）、膀胱病根穴（第 2 骶椎孔旁开 1 寸）。

配穴：选取与病症相关的腧穴：面肌松垂较重加四白、颧髎、颊车、地仓；记忆力减退、定向力障碍者加心俞、百会、神门、四神聪；肌肉渐进性萎缩、肌张力下降者加中脘、足三里；遗尿者加肾俞、膀胱俞、中极、会阴穴等。

针穴解读：病根穴是治疗由于相关脏腑功能低下导致靶器官损伤的主要穴位；百会、神门、四神聪增神益智；心俞、脾俞、足三里补益心脾，健脾和胃；肾俞、膀胱俞、中极补肾阴；百会、会阴穴提升阳气，升阳举陷，使全身下垂的肌肉和脏器向上提升。

针法：均用补法入针。头面部选用 5 号智象针埋线针，4-0 靓紫线或 3-0 素白丝线，躯干、四肢部选用 7 号埋线针、2-0 或 3-0 靓紫线或素白丝线。每次 7 ～ 10 穴，间隔 4 周做一次，连续埋线 5 次已治愈，随访 3 年未见复发。

（二）子宫脱垂

1. 概述　子宫脱垂是指子宫从正常位置沿阴道下降，宫颈外口达坐骨棘水平以下，甚至子宫全部脱出于阴道口以外，常合并有阴道前壁和（或）后壁膨出。阴道前后壁又与膀胱、直肠相邻，因此子宫脱垂还可同时伴有膀胱尿道和直肠膨出。子宫脱垂与支持子宫的各韧带松弛及骨盆底托力减弱有关，因此多见于多产、营养不良和体力劳动的妇女，发病率为 1%～ 4%。

2. 病因　常见病因为分娩损伤、腹压增加、先天发育异常、营养不良及衰老。

3. 临床表现　患者自觉腹部下坠，腰酸、走路及下蹲时更明显。轻度脱垂者阴道内脱出物在平卧休息后能自行还纳，严重时脱出物不能还纳，影响行动。子宫颈因长期暴露在外而发生黏膜表面增厚、角化或发生糜烂、溃疡。患者白带增多，并有时呈脓样或带血，有的发生月经紊乱，经血过多。伴有膀胱膨出时，可出现排尿困难、尿潴留、压力性尿失禁等。

子宫脱垂为子宫沿阴道向下移位，根据脱垂的程度可分为 3 度。

4. 典型病案

病案摘要：患者：陈某，女，54 岁，子宫脱垂 1 年，蹲位或持重物时，会阴部有异物感，卧位时尚能回纳。近一周以来脱出物不能回纳。妇科查体，诊断为子宫脱垂Ⅲ度。

病因病机：该病主要原因是女性在怀孕期间胎儿压迫子宫、多产、多胎妊娠等，其他因素如产妇生产过程中腹压过大，产后未及时康复治疗；或者身体素虚、中气不足，带脉失约，导致子宫脱垂。病位在子宫，与肾和肝脾关系密切。

诊疗经过：

治法：调和肝脾，温肾助阳，升阳举陷。病根穴加减埋线治疗。

主穴：以肾脾肝三脏病根穴为主：肝脏病根穴（T_8 胸椎棘突下旁开 1 寸）、脾脏病根穴（T_{10} 胸椎棘突下旁开 1 寸）：肾脏病根穴（T_{11} 胸椎棘突下旁开 1 寸）、膀胱病根穴（S_2 骶椎孔旁开 1 寸）。

配穴：带脉、会阴穴、百会、八髎、中极、关元、气海、命门（灸法）、三阴交。

解读：带脉约束诸条纵行的经脉；百会、会阴穴提升阳气，升阳举陷，治疗脏器脱垂；八髎、中极、气海治疗盆腔腹腔诸疾；肾阳虚关元和命门（灸法）、三阴交为肝脾肾三经交会穴；脾气虚加脾俞、足三里。

针法：均用补法入针。配合百会、涌泉、关元、气海穴艾灸效果更佳。

选用 8 号智象埋线针、1-2 号靓紫丝线。每次 5 ～ 10 穴，间隔 3 ～ 4 周做 1 次，连续治疗 5 次治愈，随访 3 年未见复发。

体会：本人自 2015 年以来，应用穴位埋线疗法治疗病案 1800 余例，病案涉及内科、外科、妇科、儿科、老年保健及皮肤、美容科等，总有效率 98%以上，连续 3 年随访率 100%，只有 1 例中风患者、1 例慢阻肺患者因为过度饮酒、吸烟导致疾病复发外，余者均未见复发。所以，穴位埋线疗法是针灸技术的升华，是传统中医适宜技术的创新与发展，而病根穴埋线则是埋线技术的精髓，该项技术在治疗疑难杂症和预防保健、抗衰、美容方面将会发挥不可替代的作用。

（三）肥胖症

1．概述　肥胖症是指体内贮积的脂肪量超过理想体重 20%以上，是一种由遗传因素、环境因素等多种原因相互作用而引起的慢性代谢性疾病，其发生机制是因为能量摄入超过能量消耗，导致体内脂肪过度蓄积和体重超常。目前，肥胖症已成为全球性的慢性疾病。在我国 20 ～ 69 岁人群中，超重率为 34.26%，肥胖率为 10.98%。城市发病率大于农村。儿童肥胖率的上升速度高于成年人。

2．病因　先天元气不足、饮食不节、久坐少动或情志不畅，或素体阳虚，气化失司，导致水液代谢失调。

3．临床表现　形盛体壮，食欲亢盛，嗜食肥甘厚腻或形盛气虚，脘痞纳呆，腹胀便溏，气虚倦怠，情绪低落，不耐运动等。

4．辨证论治　西医将肥胖症分为单纯性肥胖症和继发性肥胖症，中医将该病分为五大证型：①脾虚湿阻证；②胃热痰阻证；③肝郁气滞证；④脾肾阳虚证；⑤阴虚内热证。本文仅论述肥胖（脾肾阳虚证）。

5．典型病案

病案摘要：患者：包某，女，18岁。2021年7月12日初诊。主诉：腰部酸冷，手足寒凉，腹胀便溏3年。平素喜食生冷、肥甘油腻之物，运动量不足。查体：身高163cm，体重85kg，腰围98cm，体重指数是32%；形盛气虚，腹部及四肢肌肉松弛，张力下降，舌淡胖，边有齿痕，苔白腻，脉沉迟。

诊断：肥胖（脾肾阳虚证）。

治法：温肾助阳，健脾通络。

诊疗经过：埋线选穴：主穴：脾之病根穴、肾之病根穴、肝之病根穴，命门、关元、大椎、胆俞等穴。配穴：上脘、中脘、下脘、承满、不容、滑肉门、天枢、大横、带脉、梁丘、足三里、三阴交等穴。

针刺方义：脾、肾之病根穴温补脾肾，与脾俞、肾俞功效相同但是作用较之更强；命门为人体阴阳之宅，元阳之所在；关元人体元气之所居；大椎为人体阳经之海；肝之病根穴与胆俞穴可以促进胆汁分泌，助脾胃消化饮食物。上、中、下脘与关元、带脉配合可以升举阳气，约束纵行的经脉，提升下垂的胃体；承满、不容、滑肉门、天枢、大横促进脾胃运化、输布水谷、消食降脂，食欲亢进针刺梁丘可以抑制食欲；足三里健脾和胃（食欲亢进者不宜）、三阴交是足三条阴经交会穴，调理肝脾肾。

操作：主穴选用智象3-0、1～1.5cm PDO单股靓紫线或素白丝线补法置入线体，命门、关元复加灸法；配穴足三里、三阴交用平补平泻法，选用1-2号线 3.5～5cm PDO单股靓紫线或绛紫溶PGA“降脂溶”对折线，余穴均泻法置入线体。2周埋线1次，5～7次完成治疗周期。该患者经过7次的埋线治疗，现体重68kg，腰围78cm，BMI＝25.6%。腹肌及四肢肌张力显著增加，脾胃功能健旺，饮食节制有度，评估减肥有效，停止治疗。

指导：适度运动，饮食营养均衡，禁忌生冷辛辣、肥甘厚腻饮食，加强肢体功能锻炼，养成良好的生活习惯。

（四）中风

1．概述　中风是以猝然昏仆，不省人事，半身不遂，口眼歪斜，语言不利为主证的病症。病情轻微者可无昏仆，仅见口眼歪斜及半身不遂等症状。分中经络和中脏腑，本文主要论述中风—中经络病症的埋线治疗。

2．病因病机

（1）病因：内伤积损、劳欲过度、饮食不节、情志所伤、气虚邪中。

（2）病机：中风的基本病机为阴阳失调，气血逆乱，上犯于脑，虚（阴虚、气虚）、火（肝火、心火）、风（内风、外风）、痰（风痰、湿痰）、气（气逆）、血（血瘀）为其病机六端。病位在脑，与肝、脾、肾密切相关。

3．诊断依据

（1）具有突然昏仆，不省人事，半身不遂，偏身麻木，口眼歪斜，言语謇涩等，轻症仅见眩晕，偏身麻木，口眼歪斜，半身不遂等。

（2）多急性起病，好发于40岁以上年龄。

（3）发病之前多有头晕、头痛、肢体一侧麻木等先兆症状。

（4）常有眩晕、头痛、心悸等病史，病发多有情志失调、饮食不当或劳累等诱因。

4．治疗原则　中经络以平肝息风、化痰祛瘀通络为主。

5．证治分类及典型病案

（1）中经络（风痰阻络证）

病症举例：患者：包某，男，50岁，2021年3月发病。

证候：头晕昏蒙，手足麻木，因酒后突然发生口眼歪斜，语言不利，口角流涎，舌强语謇，兼见左侧手足拘挛，舌质紫暗，苔白腻，脉弦滑。

证机概要：肝阳化风，风痰上扰，经脉闭阻。

诊断：中风中经络（风痰阻络证）。

治法：息风化痰，活血通络。

主穴：$C_{1\sim3}$病根穴、$C_{5\sim6}$病根穴、$L_1\sim S_2$病根穴、水沟、内关、膻中、三阴交。

配穴：风池、风门、风市、承浆、地仓、廉泉、丰隆、合谷。痰热腑实配曲池、内庭、中脘。

针刺方义：$C_{1\sim3}$病根穴支配头面部、颈部区域的筋脉皮肉功能；$C_{5\sim6}$、$L_1\sim S_2$病根穴支配上、下肢筋脉肌肉的运动。风池、风门、风市息风；水沟、内关醒神开窍；丰隆、曲池、内庭、中脘清热化痰通络。

（2）中经络（风阳上扰证）

病症举例：患者：杨某，男，52岁。2019年7月初诊。

证候：常感头晕头痛，耳鸣目眩，日前因暴怒突然发生昏仆，醒后手足不举，半身不遂，舌质红苔黄，脉弦。

证机概要：肝火偏旺，阳亢化风，横窜络脉。

诊断：中风中经络（风阳上扰证）。

治法：平肝潜阳，活血通络。

主穴：$C_{5\sim6}$、$T_{6\sim8}$、$L_1\sim S_2$病根穴，风池、百会、三阴交。

配穴：大椎、血海、太溪、环跳、风市、足三里、阳陵泉、悬钟、太冲。

针刺方义：$T_{6\sim8}$病根点是分别为膈、肝、胆的病根穴，与风池、百会及配穴合用，具有平息肝风，引火（血）下行、活血通脉的功效；三阴交、太溪滋肾阴以养肝阴。$C_{5\sim6}$、$L_1\sim S_2$病根穴支配上下肢诸肌群运动、通经活络。

（3）中经络（阴虚风动证）

病症举例：患者牟××，女，48岁。2018年5月初诊。

证候：平素头晕、耳鸣，腰酸，劳累后突发口眼歪斜，言语不利，右侧上肢不遂，麻木拘挛，舌质红，苔薄，脉弦细数。

证机概要：肝肾阴虚，风阳内动，筋脉失养。

诊断：中风中经络（阴虚风动证）。

治法：滋阴潜阳，息风通络。

主穴：$C_{1\sim3}$、$C_{5\sim6}$、T_8（肝）、$T_{11\sim12}$肾之病根穴、水沟。

配穴：阳白、太阳、太溪、风池、肩髃、曲池、手三里、外关、合谷。

针刺方义：$C_{1\sim3}$、$C_{5\sim6}$与配穴合用，息风通络；肝肾之病根穴与太溪合用滋补肝肾，濡养筋脉。

操作：病根穴及四肢腧穴选用智象0-1靓紫线、9号针、6-5号一次性埋线包；面部穴位选用3-0或4-0靓紫线、6～7号针，在无菌操作下置入线体。15天埋线1次，每次选10～15穴，3～5次完成治疗周期。

总结：病案1和病案3埋线5次，病案2埋线7次，现3例患者临床症状均已消失，肢体活动自如，功能正常，颜面五官端正，语言清晰。

结论：病根穴埋线疗法治疗中风病症较传统毫针腧穴针刺法具有显著的优势。选穴少、作用持久、疗效显著；操作频次少，2周埋线1次，无需天天针刺，减少了患者就诊次数；复发率低，凡是经过埋线治疗过的患者无论何种疾病，达到临床治愈指标后，每年巩固埋线1～2次，跟踪1～3年的随访，均未见有复发病案。

（付华锋）

第十二节 传承九针埋线理念 扎根革命老区服务群众 ——张琪埋线治疗不孕症的临床经验

一、医师简介

张琪，女，汉族，1991年10月出生，四川省泸州市人。2018年毕业于山西中医药大学，先后在成都中医药大学附属医院、山西中医药大学附属医院实习、规培，现为遵义医药高等专科学校教师。

工作期间，运用病根穴埋线技术结合中药内服，治疗妇科常见病、多发病取得了较为理想的疗效，积累了一定的临床经验。

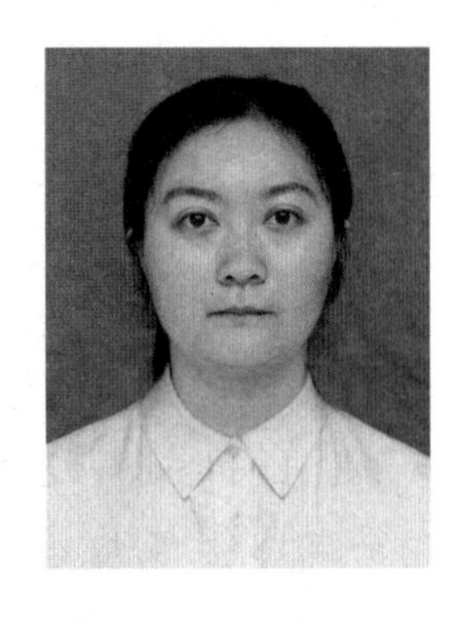

张琪

二、典型医案

病案摘要：患者：郝某，女，33 岁，2018 年 10 月 12 日初诊。患者诉结婚 5 年余，夫妻生活规律，未避孕 3 年未孕。平素月经 32 ～ 37 日一行，近一年半以来月经不规律，甚则两 3 个月 1 行，量中等，色暗红，少许血块，偶有痛经及经前乳胀，可耐受。末次月经：2018 年 10 月 10 日。经检查配偶生殖功能正常。既往于外院自然周期监测排卵示无自发排卵，间断服用促排卵药物，监测卵泡示有优势卵泡并可排卵，试孕未成功。

患者形体肥胖，近两年体质量增加约 10kg。身高 161cm，体质量 75.9kg，体重指数（BMI）29.3kg/m^2，腰围 102cm，臀围 103.5cm，腰臀比为 0.99。阴毛、腋毛、小腹毛发较重，面部痤疮较明显；平素常自觉胸脘满闷，晨起痰多，乏力嗜睡，带下量多，色白质黏，无异味，纳眠可，二便调。舌淡红，苔白腻，边有齿痕，脉沉滑。

辅助检查：性激素六项（月经第 3 天）示：卵泡刺激素（FSH）6.1U/L，黄体生成素（LH）10.9U/L，血清催乳素（PRL）324mU/L，雌二醇（E_2）39.29pg/ml，孕酮（P）0.61nmol/L，睾酮（T）2.2nmol/L。糖耐量和胰岛素释放试验示：空腹血糖 4.62nmol/L，60min 血糖 7.95mmol/L，120min 血糖 6.69nmol/L；空腹胰岛素 25.6μU/ml，60min 胰岛素 116.8μU/ml，120min 胰岛素 87.9μU/ml。甲状腺功能六项未见异常。血脂四项示：总胆固醇 5.55mmol/L，三酰甘油 2.7mmol/L，高密度脂蛋白胆固醇 1.14mmol/L，低密度脂蛋白胆固醇 2.83mmol/L。妇科 B 超：子宫前位，形态规则，大小为 4.6cm×4.2cm×4.0cm，内膜 0.8cm，B 级；左卵巢大小为 3.2cm×2.1cm；右卵巢大小为 3.4cm×2.3cm，双侧均可见窦卵泡＞ 12 个 / 切面。子宫输卵管造影示：子宫形态大小未见异常，双侧输卵管通畅。

诊疗经过：

中医诊断：不孕症（痰湿型）。

西医诊断：原发性不孕、多囊卵巢综合征、高脂血症。

治法：温肾健脾，燥湿化痰。

具体治疗方案：①穴位埋线：选穴：第一组肾俞、肝俞、天枢、丰隆、中脘、阴陵泉、血海、子宫；第二组脾俞、太冲、关元、中极、足三里、三阴交、地机、带脉。每次选一组穴位，每 10 天 1 次交替进行埋线操作，操作前观察皮肤是否出现破溃。操作方法：

局部常规消毒2遍，左手绷开皮肤，右手持一次性埋线针快速进针，得气后边推针芯边退针管，将线体推入穴位，用棉签压迫针孔，确保进针处无出血、有无暴露线体后敷上医用胶贴。进针的深度、角度根据所选穴位部位不同进行调整。每月为1个疗程，期间进行心理疏导及饮食、运动指导；②中药内服：淫羊藿20g，菟丝子20g，枸杞子15g，当归10g，苍术12g，白术15g，陈皮9g，茯苓12g，法半夏6g。10剂，水煎服，日1剂，早晚分温服。

2018年11月2日二诊：埋线及服药后平妥。体质量73kg，BMI 28.16kg/m^2，腰围98cm，臀围100.5cm，腰臀比为0.98。舌红润，苔白，脉沉滑。上方加香附10g、石菖蒲6g理气化痰，川牛膝9g活血通经，引血下行。10剂，水煎服，日1剂，早晚分温服。第2次穴位埋线选穴及操作方法同前。

2018年11月18日三诊：LMP：2018年10月10日。舌淡红，苔白，脉沉滑。上方陈皮加至12g、法半夏加至9g、川牛膝加至12g，加川芎12g行气活血通经、泽兰12g利水以助化痰。10剂，水煎服，日1剂，早晚分温服。第3次穴位埋线选穴及操作方法同前。

2018年12月6日四诊：患者月经自行来潮，LMP：2018年11月28日。月经量、色同既往，6天干净，经行无明显不适。体质量70kg，BMI 27.01kg/m^2，腰围96cm，臀围98.7cm，腰臀比0.97。考虑患者经后血海空虚，用药不宜过用通利，减去牛膝、石菖蒲、泽兰，减川芎至9g，加杜仲15g温肾助阳，促卵泡发育。10剂，水煎服，日1剂，早晚分温服。第4次穴位埋线选穴及操作方法同初诊。嘱其监测基础体温。

2019年1月5日五诊：LMP：2018年11月28日。患者面部痤疮较前改善，诉乏力嗜睡情况减轻。因出差服药不便，要求停内服中药，仅穴位埋线处理。选穴及操作方法同前。

2019年1月17日六诊：LMP：2019年1月13日。月经量中，色暗红，经行无明显不适。体质量68kg，BMI 26.23kg/m^2，腰围94cm，臀围97cm，腰臀比0.97。复查性激素六项（月经第4天）示:卵泡刺激素（FSH）6.4U/L，黄体生成素（LH）8.8U/L，血清催乳素（PRL）353mU/L，雌二醇（E_2）43.4pg/ml，孕酮（P）0.4nmol/L，睾酮（T）1.8nmol/L。目前患者体质量减轻，继续与四诊处方内服，并结合来曲唑片1片/日，口服促排卵。嘱患者月经干净后第2天继续穴位埋线治疗，方法同前。

2019年1月30日七诊：本周期监测卵泡，在月经第16天可见右侧卵泡大者1.5cm×1.3cm。舌淡红，苔白，脉沉滑。处方：淫羊藿20g，杜仲16g，熟地黄12g，枸杞子18g，川牛膝9g，当归12g，川芎9g，香附10g，苍术12g，白术15g，陈皮9g，茯苓12g，甘草3g。10剂，水煎服，日1剂，早晚分温服。埋线操作同前。

2019年3月3日八诊:LMP:2019年1月13日。停经48天。2019年3月1日查B超示:

宫内早孕（6 周）。患者自觉偶有腰酸，无腹痛及阴道出血，无呕恶。舌红，苔白，脉沉略滑。停穴位埋线治疗，治以中药补肾健脾安胎。菟丝子 20g，桑寄生 12g，续断 16g，熟地黄 10g，杜仲 16g，旱莲草 12g，山萸肉 12g，黄芩炭 6g，白术 12g，山药 30g，甘草 6 g。5 剂，水煎服，日 1 剂，早晚分温服。嘱患者注意避免劳累，静养安胎。

随访：2019 年 10 月 25 日患者顺产男婴 1 名，体健。

分析与讨论：多囊卵巢综合征（PCOS）是一种好发于青春期和育龄期女性的发病机制复杂的生殖内分泌紊乱及代谢异常性疾病，患者以月经不规律、不孕症、肥胖、多毛、痤疮为主要临床表现，治疗起来很困难。肥胖患者体内氧化与抗氧化平衡功能失调，进而诱导激素水平异常，形成恶性循环。PCOS 归属于中医“不孕症”“月经后期”“闭经”等范畴，多认为该病与肾、肝、脾功能失调及肾虚、痰湿、血瘀相关。近年来诸多研究表明中医对本病的治疗有较为积极的作用。埋线治疗是在传统的中医治疗的基础上发展起来的，具有封闭、针刺、刺血及组织疗法效应，属于针灸治疗范畴，能长时间地发挥治疗作用，本案就以穴位埋线结合中药内服改善患者困扰。

案例中患者体质量增加明显，为脾肾阳虚无以温化水湿，聚湿成痰泛溢肢体所致。痰湿壅阻，冲任不充，血海受阻，加之阳虚不能触发氤氲之气，故不孕。治以温肾健脾，燥湿化痰。肾俞益肾助阳、强腰利水；肝俞疏肝理气；脾俞健脾和胃，利湿升清；天枢是减肥要穴，舒调肠腑、双向调节胃肠功能；丰隆化痰利湿；阴陵泉健脾理气利湿；子宫为奇穴，是治疗妇科月经不调、不孕要穴；太冲为肝经原穴，疏肝理气解郁，调畅气机，促进成熟卵子排出；中脘和胃健脾；关元培元固本、补益下焦；中极补肾气、利膀胱、清湿热；足三里补气健脾和胃；血海化血为气、运化脾血；地机理气行滞、化瘀活血；带脉为足少阳经与带脉交会，健脾利湿、调经止带，和天枢合用增强减肥之力；三阴交是肝脾肾三经交会之处，健脾益血，调补肝肾，确有调节卵巢功能、促进卵子成熟的功效，为治疗女性不孕的必选要穴。诸穴配合，具有温肾健脾、燥湿化痰、通调水道、调经助孕的功效。

内服方剂中淫羊藿、菟丝子、杜仲温肾助阳，调节促进卵巢功能，助卵泡发育；枸杞子补肾益精；当归、川芎、牛膝配伍，行气活血通经；茯苓、白术健脾益气化痰；法半夏和胃燥湿化痰；陈皮、香附、石菖蒲理气化痰；苍术、泽兰利水化痰；甘草益气温中。诸药合用，肾气得旺，脾得健运，气血生化有源，任通冲盛，故获治疗之效。

（张　琪）

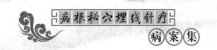

第十三节 小荷才露尖尖角 传承路上有新人
——林俞利埋线治疗耳鸣的临床经验

一、医师简介

林俞利，女，汉族，1996年5月出生，四川省射洪市人。2014年入学于成都中医药大学，就读针灸推拿学专业，2019年本科毕业后考入成都中医药大学临床医学院中医耳鼻喉科学专业，先后于核工业416医院、成都中医药大学附属医院实习、规培，现为成都中医药大学附属医院规培住院医师。在校学习期间，成绩优异，多次取得学业奖学金等相关奖项。在临床轮转期间，对中医中药治疗各科常见病、多发病有一定的心得体会，并将理论与实践相结合，将病根穴埋线疗法用于治疗耳鸣、眩晕、过敏性鼻炎、便秘、腹泻、失眠等临床常见病并取得了非常好的疗效。

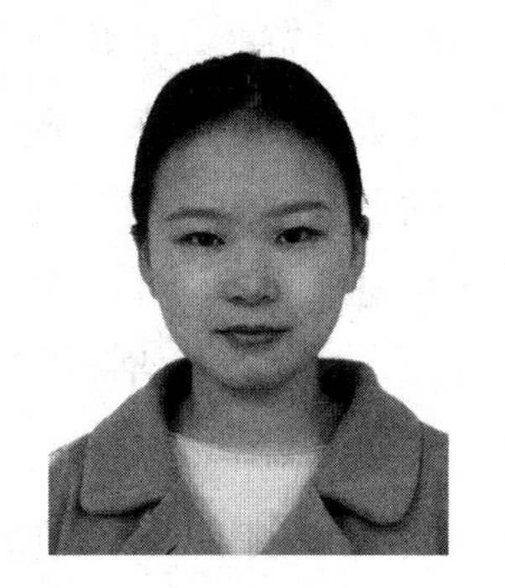
林俞利

二、学习和工作经历

我从小立志学习中医、投身中医药事业建设之中。高中毕业后，考入了成都中医药大学针灸推拿学院，在本科期间，系统学习了中医基础理论、中医诊断学、中药学、方剂学、经络腧穴学、刺法灸法学等中医学课程及解剖学、生理学、病理学、药理学、内科学、外科学等西医学课程。在校期间学习成绩优良，并积极参与各项临床实践活动，利用每年寒暑假的时间在当地医院见习学习，积累了一定的临床学习工作经验，为后续的进一步深造学习打下了良好的基础。

在其导师宋红梅主任医师的指导下，对病根穴埋线治疗临床常见病尤其是耳鼻喉科疾病有了深切的学习和掌握，并且积累了较为丰富的临床经验。在成都中医药大学附属医院规培工作期间，运用病根穴埋线技术结合中药内服，治疗了多例耳鸣、眩晕、过敏性鼻炎等病案患者，并取得了比较理想的疗效。

三、典型医案

病案 1　耳鸣

病案摘要：患者：刘某，女，43 岁，四川省成都市人。

主诉：双耳耳鸣 5^+ 个月。

现病史：5^+ 个月前因与人争吵后出现双耳持续性“蝉鸣样”耳鸣，伴头部胀痛及昏沉感，无听力下降、耳痛，无耳闷胀、耳内流脓，无头晕、视物旋转等，纳稍差，眠差、入睡困难，大便干，1 ～ 2 天 / 次，小便黄、量少。

中医望、闻、切诊：得神，神清，精神可，语声清晰，形体正常，舌红，苔黄薄，脉弦。

查体：耳：双侧耳郭无畸形，双侧外耳道通畅，双侧鼓膜完整，标志清楚；鼻：外鼻无畸形，鼻腔黏膜色淡红，鼻中隔基本居中，双侧下、中鼻甲不大，各鼻道及鼻咽部未见明显异常分泌物，鼻咽部结构未见明显异常。咽喉：咽部黏膜色淡红，双侧扁桃体不大，悬雍垂居中，软腭无松弛塌陷，咽后壁及舌根部淋巴滤泡增生，会厌无充血、肿胀，梨状窝未见新生物，杓区黏膜肿胀，双声带边缘光滑，发音时，闭合可，动度佳。

检查：听力检查：双耳听力正常，双耳鼓室图：A 型；耳鸣检查：纯音，右耳 125Hz，20dBHL，左耳：无法匹配。

诊疗过程：

1．结合舌脉及发病情况，辨证为肝火上扰证，中医治以疏肝降火，解郁开窍，予以丹栀逍遥散加减，具体药物如下：牡丹皮 20g，栀子 15g，当归 15g，白芍 15g，柴胡 10g，茯苓 10g，白术 10g，川芎 10g，合欢花 20g，首乌藤 20g，茯神 15g，郁李仁 10g，砂仁 15g，生甘草 15g。以上 4 剂，日 1 剂，水煎服。

2．埋线治疗　选 C_2、C_3、星状神经节、风池（双）、肝俞（双）、脾俞（双）、心俞（双）、足三里、天枢（双），2 周 1 次，两次为 1 个疗程。

3．耳鸣声治疗：每天 1 次。

4．复诊　埋线一次后，患者诉双耳耳鸣减轻，头部胀痛及昏沉感消失，但安静时仍有低频率“嗡嗡样”耳鸣，大便干、眠差较前有明显缓解。处理：中药减郁李仁、茯神，加石菖蒲、郁金解郁开窍，病根穴埋线予减去双侧天枢，继续声治疗。第二次埋线两周后复诊，患者诉双侧耳鸣完全消失，头部胀痛、昏沉感完全好转，纳眠可，二便可，舌红，苔薄微黄，脉弦稍滑。嘱患者注意休息，规律作息，避免噪声环境及污水入耳，保持愉悦的心情，不适及时复诊。

讨论：患者起病前有明显的情志不畅病史，与人争吵后，肝气郁结，气机阻滞，升降失调，浊气上扰双耳窍及头窍，故见耳鸣、头部胀痛及昏沉感，肝气郁而化火，扰乱心神，故见失眠，便干，小便黄、量少，苔黄薄，脉弦都是肝气郁滞，郁而化火的表现。内服中药以丹栀逍遥散为主方疏肝解郁，其中柴胡疏肝解郁，白芍、当归柔肝，白术、砂仁、茯苓健脾和胃，丹皮、栀子清肝泻火，合欢花、首乌藤、茯神养心安神，郁李仁泻火通便，甘草调和诸药。穴位埋线选 C_2、C_3 及星状神经节、风池以改善脑部及耳部血液循环，肝俞、脾俞、心俞、足三里、天枢调和肝脾、养心安神。患者右耳耳鸣可匹配，予以物理治疗，减轻耳鸣。三法齐用，共奏疏肝解郁，通窍止鸣之功。

病案 2　良性甲状腺结节

病案摘要：患者：王某，女，四川省广元市人，56 岁，2020 年 7 月 15 日初诊。

主诉：发现甲状腺结节 1^+ 年。

现病史：1^+ 年前患者体检查甲状腺彩超示：甲状腺实质回声欠均匀，左侧叶低回声，大小为 0.31cm×0.25cm，甲状腺影像报告和数据系统（TI-RADS）分级 2 类。体检医生建议患者门诊随访观察，患者心存忧虑，遂至我院就诊，寻求中医治疗。刻下症见：体型适中，平素嗜食生冷，面色白，畏寒，四肢末端凉，伴全身乏力，自汗，腰膝酸冷，双耳持续性耳鸣，音调较高，左耳为甚，纳差，食少，眠差，入睡困难，睡后易醒，大便偏稀，每日 2 ～ 3 次，小便清长，夜尿增多，每晚 2 ～ 4 次。

中医望、闻、切诊：得神，神清，精神可，语声清晰，形体正常，舌淡有齿痕，苔薄白，舌中稍厚腻，脉细弱。

中医诊断：瘿病，脾肾阳虚夹痰湿证。

西医诊断：良性甲状腺结节。

诊疗过程：患者良性甲状腺结节诊断明确，中医辨证脾肾阳虚夹痰湿证，治以温阳益气，消瘿散结，化痰祛湿。予穴位埋线疗法。

选穴：星状神经节、腺内穴、关元、至阳、气海、肾俞、足三里、天枢、大肠俞、心俞，2 周 1 次。

埋线 3 次后复诊，患者面色淡红，诉畏寒、肢端发凉、腰膝酸冷、乏力、眠差、大便稀等症状较前明显好转，耳鸣声较前减弱，舌淡红，苔薄白，脉稍弱。2020 年 9 月 19 日复查甲状腺彩超示：甲状腺实质回声均匀，未见团块回声。

讨论：患者中年女性，天癸已竭，肝肾不足，加之好食生冷，平素脾胃已伤。面白、形寒畏冷、乏力、自汗、肢端发冷为脾肾阳气亏虚，不能温煦周身所故；脾肾阳气亏虚，不能上荣清窍，故见耳鸣；脾阳亏虚，失于运化，痰湿内生，故见便溏；津液痰湿凝结于颈前，故体检可见甲状腺结节，舌中部候脾胃，故可见苔厚腻，舌边有齿痕；受纳不能，故见纳差；肾阳亏虚，腰为肾府，肾主骨生髓，故见腰膝酸冷，膀胱气化不利，故见小便清长；舌淡，苔薄白，脉细弱均是脾肾阳气亏虚的表现。本病病属本虚标实，脾胃阳虚为本，痰湿积聚为标，故温阳益气以治其本，消瘿散结，化痰祛湿以治其标。

选取，星状神经节以止鸣，腺内穴以消散结节，关元、至阳、气海、肾俞以温阳散寒益气，足三里、天枢、大肠俞以健运脾胃，祛湿化痰，佐以心俞安神助眠，诸穴共奏温阳益气，消瘿散结，化痰祛湿之功，使气至病所，达到疏通经络、调和气血的目的，谨守病机，抓住病根，故见良效。

（林俞利）

第十四节　病根埋线重疗效　临床操作最重要——刘坤埋线学术思想和临床经验

一、医师简介

刘坤，男，主治医师，毕业于安徽医科大学临床专业。现任安徽省中医学会会员，河北省预防医学会慢病病根穴位埋线专业委员会委员，从小就接受中医文化的熏陶，因为父亲和爷爷均是当地的老中医，自幼喜爱中医。

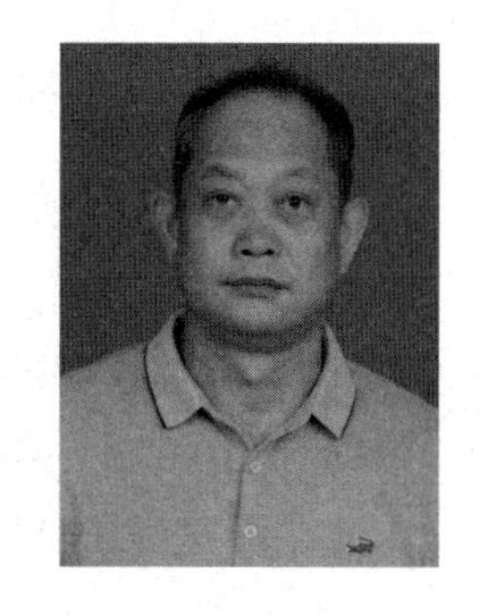

刘坤

毕业工作在基层，近几年在安徽省蚌埠市新华医院中医疼痛科工作，在实际工作中运用中医针灸，病根穴位埋线疗法治疗鼻炎、颈椎病、腰椎病、胃肠道疾病、冠心病等疗效显著。

二、从医经历

1985 年 9 月就读安徽省合肥市卫生学校，1997 年 6 月考入安徽医科大学临床专业学习。自幼对中医产生兴趣，在大学期间学习中医理论基础扎实，实习期间积极参加实践活动，与老师一起运用传统和现代针灸疗法治疗内科疾病，如胃肠道疾病、冠心病，对疼痛及神经性疾病也早有研究。

2013 年在河北石家庄白求恩医学院学习病根穴位埋线培训班，系统地学习了病根穴埋线理论和实操，该方法运用到临床效果很好，因此，在工作期间把病根穴位埋线治疗当成了我治病的主攻方向，针灸一点，埋线一片，针灸治疗是手枪，埋线就是治病的核武器，对于治疗各种疑难杂症疗效显著，往往出现意想不到的效果，如神经类疾病、面神经麻痹、中风偏瘫、胃肠道疾病、胃炎、胃溃疡、慢性结肠炎、腹泻、便秘、颈椎病、腰椎间盘突出等疾病，效果都很好。

三、学术思想与治疗特色

（一）病根穴埋线临床疗效高

病根穴埋线疗法是根据神经系统的定位诊断理论，在解剖学说的指导下，采用传统针灸方式，结合现代医疗微创技术方法加特异性的线体再配合中药液，植入人体病源处，脊神经节段周围或穴位里，线体长时间刺激，人体椎体节段支配位置刺激穴位会产生穴位的封闭、针刺、刺血、长效针感、后作用及组织疗法的生理物理作用和生物化学变化等刺激效应，来激发神经调节脏腑，促使人体阴阳平衡，协调人体功能，提高人体的抗病免疫功能和应急能力，达到防病治病的一种医疗手段和方法。

病根埋线和穴位埋线不同，一是按照神经解剖位置选取椎体节段旁埋线，即病根穴埋线，通过调节神经系统治疗疾病的方法。穴位埋线是按照经络穴位循经选穴进行埋线治疗疾病的方法。比如颈椎病的眩晕，手指麻木，头痛等，穴位选穴就较多，效果不稳定，见效慢。病根穴埋线就不一样，患者把症状、体征表述好，通过配合手法检查埋线的部位，病根穴处方就开好了，病根穴少而精，埋线简单，快速有效。颈源性眩晕就用“头颈穴”即 C_2、C_3，一扎就好了，有的一次就不晕了，但是必须按疗程治疗 15 ～ 20 天埋线一次，连续三次后期远期效果更好，有的几年十几年都不复发。颈椎病，神经压迫引起的手指麻木，手臂麻木就用“臂六针”，腰椎间盘突出后压迫坐骨神经，造成患者腰痛，胯骨痛，大腿、小腿痛不适，就选“坐三针”埋线 2 ～ 3 次就好，效果立竿见影，这就是病根穴埋线的神奇之处。

（二）埋线辨证取穴效果好

在临床治疗中，认病求真，治病求本。根据患者的实际检查症状、体征、问诊，结合自己的整脊手法检查做出方案。病根穴埋线首先确定患者主诉体征，再选取支配此病的病根穴位置，其次是根据此病的发病病因及临床表现，取穴少而精。如：胃肠道患者，年轻人多以受凉，饮食不节，引起胃痛、胃胀。埋线病根穴选 T_{10}（1、3 穴）配中脘、足三里等穴埋线，效果立竿见影。年龄大一点的胃疼多以胃炎、溃疡、胃幽门螺杆菌等引起。选用 T_{10}、T_{11}（1、3 穴），或选“胃六针”埋线，配足三里穴。埋线 2 ～ 3 次就好了，如头痛患者要辨证分型，看是一般性的偏头痛，还是三叉神经痛，或是血管性头痛、紧张性头痛等，通过辨证施治，选取病根穴。一般性头痛、偏头痛，取“头颈穴”即 C_2、C_3，配三阳络穴、心俞穴。三叉神经痛，根据三支不同的病痛点配太阳透角孙，蝶腭神经节，颊扇透穴等，埋线治疗中使用辨证取穴效果好。

（三）埋线临床中操作很重要

埋线实践中注重手法技巧很重要。首先注重埋线得气感，埋线中进针时，患者感到酸麻胀时再进行注线，一般是埋线位置离神经根位置较近，效果较好。临床上遇到的患者体质不同，身体胖瘦因人而异，选取的线体长度和粗度也不同，埋线的深度也不同。埋线太浅吸收不好，达不到疗效，反而易出现应急感染，液化等不良反应；太深易造成血管，神经，脏腑器官的损伤。例如:腰椎间盘突出的患者，年龄大，体质差，一般选线就选 2-0 号线或 3-0 号线，采用 8 号针注线埋线，深度 2 ～ 3cm 即可；如年轻身体好，比较胖的，就选 1 号线或 2 号线，埋线要有得气感，深度 3 ～ 4cm，埋线疗效较好。

四、典型案例

病案 1　偏头痛

患者：廖某，女，21 岁，学生。2015 年 6 月 24 日就诊，既往有偏头痛病史，近日来因复习准备期末考试过度紧张后又复发偏头痛，以左侧头部发作性、搏动性疼痛为主，每日发作多次，发作时伴有烦躁、嗜睡情绪紧张等。疼痛剧烈时则出现恶心、欲吐症状，不能集中精神学习，拟诊断为偏头痛。埋线方案:选取 C_2、C_3、三阳络穴等。埋线 10 分钟后患者即感觉偏头痛明显缓解，半小时后基本疼痛不适消失。嘱咐她自行合理安排学习时间，劳逸结合，3 天后患者发作次数明显减少，偶有发作，继续埋线治疗 3 次后未再发作，又追踪半年后未复发至今。

按语：本病属中医头疼范畴，按头疼部位属少阳头疼，主要病机是肝阳上亢，瘀血阻滞，常因情绪紧张、劳累刺激而诱发，C_2、C_3 神经根支配，有时因外伤、炎症、不良姿势致局部有硬结，粘连导致久治不愈的主要原因。

病根埋线，找到原因，从病根处埋线，松解，放血，可以使局部血液循环恢复正常。解除神经根受压状态，所以从根本上解决了偏头痛的症状和体征问题。三阳络是属足少阳经穴，循经取穴，也是经验穴，三阳络治疗偏头痛有奇效。

埋线对人体产生的生物物理和生物化学刺激可达 20 天或更长时间，所以病根穴埋线治疗偏头疼是一种疗效显著，安全方便的理想方法。

病案 2　冠心病

患者：刘某，男，46 岁。主诉：心慌，憋气 8 个月余，患者于治疗前 8 个月，突然发生心前区疼痛，伴心慌憋气，胸闷当即前往当地中医院内科治疗。心电图示急性前间壁心肌梗死，住院一个月症状好转回家休养。出院后两个月又突然出现咳嗽，憋气心慌，胸闷，于 2019 年 5 月再次住院治疗。住院期间经常出现心慌，憋气，活动受限，口唇发绀，下肢水肿，住院期间下了两次病危通知书。后患者放弃治疗，主动出院。经人介绍到我诊所接受病根埋线治疗。根据患者的临床症状和体征心电图住院病案资料，拟诊断为：冠心病、高血压、心衰。第一次用病根穴埋线治疗：第一次选 T_4、T_5、星状神经节、内关、膻中、气海、关元、足三里、丰隆等穴。

在这20天的恢复时间里，该患者心慌、胸闷、憋气明显减轻，口唇也不发绀了，精神也好转了，下肢水肿也消除了，也能下地走动了，因治疗效果好，第2次治疗方法同第1次，而且配合胸骨手法矫正，后又连续做了2次，20天1次，总共埋线4次，选穴上有增有减。4次埋线调理后，该患者已经走上正常人的生活状态，还能做家务，一年后该患者也没有复发，于2020年6月6日送锦旗一面，以示感谢！

按语：心肌缺血引发的心脏病，按中医理论，治以扶正祛邪，标本兼顾。心血瘀阻，治宜活血通络。气阴不足者，治宜补心气、养心阴。T_4、T_5属脊椎神经节段对应心脏所属支配区。冠状动脉供血不足，心肌缺血，经矫正胸椎，病根穴埋线后心电图示，ST段、T波异常者，随即改善，胸痛、胸闷、憋气明显减轻，病根穴埋线不仅能消除患者症状，还能影响血流动力学的参数及改善心脏活动性质。气海，补气，改善冠状血流量，解除血管痉挛，增加心脏的供血，供氧增加心肌收缩力。星状神经节，起阻滞的作用，主要有中枢神经作用和周围神经作用两个方面，其通过调节丘脑的功能以维护内环境的稳定，使机体的自主神经功能、内分泌功能和免疫功能保持正常，其周围神经作用是由于阻滞部位的节前和节后纤维的功能受到抑制，分布区域的交感神经纤维支配的心血管运动、腺体分泌、肌肉紧张、支气管收缩及痛觉传导也受到抑制，此周作用一直被用来治疗头颈部、上肢、肩部、心脏和肺部的一些疾病。随着对星状神经节技能研究的深入认为此法可能成为21世纪的一种重要的临床治疗方法，所以病根穴埋线效果很好，治疗一些疑难杂症往往起到意想不到的奇效，愿病根穴埋线疗法发扬光大，走向世界，造福全人类（图2-13）。

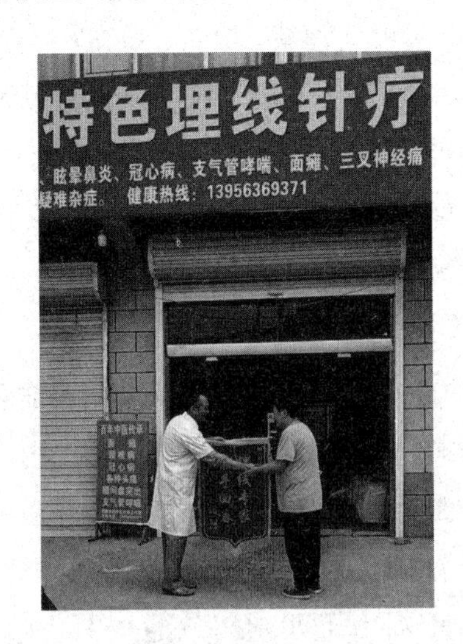

图2-13　心冠患者向刘坤医师赠送锦旗

（刘　坤）

第十五节　病根埋线注重细节治疗顽症有成效
——曹文云埋线治疗卵巢囊肿的临床经验

一、医师简介

曹文云，男，主治医师，毕业于江西井冈山大学临床医学系。现任河北省预防医学会慢病病根穴埋线专业委员会委员。自幼喜爱中医后又进修于江西省中医药大学附属中医院中医、皮肤、肛肠专业进行继续教育学习。先后到北京、河南、济南等地参加颈肩腰腿痛新技术培训学习。善于运用病根穴埋线疗法治疗囊肿性疾病、颈椎病、腰椎病等，疗效显著。

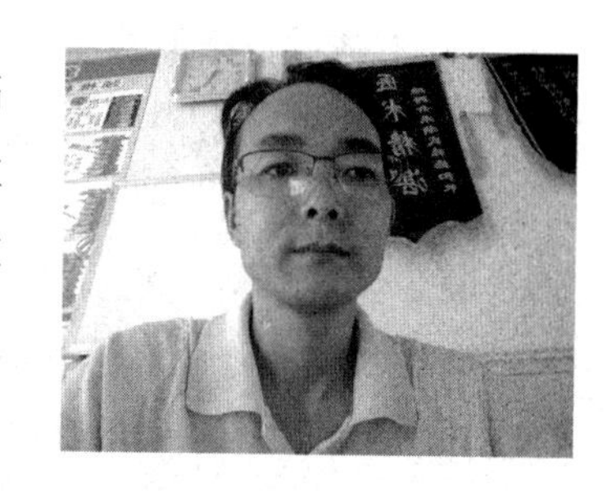

曹文云

二、从医经历

1994—1998年就读于江西井冈山大学医学院临床专业，自幼对中医产生兴趣，大学期间学习中医理论知识基础扎实，对于四大经典潜心研究。2014年在石家庄白求恩医学院参加病根穴埋线培训班，系统学习了病根穴埋线的理论和实操方法，毕业后一直在诊所开展埋线工作，工作期间，一直致力于病根穴埋线疗法的治疗，对于治疗各种疑难杂症疗效显著，如治疗面神经麻痹症、顽固的腰椎间盘突出症、颈椎病、卵巢囊肿等疾病，效果很好。

三、学术思想与治疗特色

病根穴埋线针疗法是为了延长在穴位上的刺激时间，用埋线针具将医用肠线，埋入人体病源之处（脊柱神经节段周围）或穴位里，肠线长时间刺激人体椎体节段支配位置及穴位，肠线逐渐液化和被人体吸收的过程会产生：穴位封闭、针刺、刺血、长效针感、后作用及组织疗法的生理物理作用和生物化学变化等刺激效应，来激发神经、调节脏腑，促使人体阴阳平衡，提高人体的抗病免疫功能和应激能力，起到防病治疗疾病目的的方法，病根埋线针疗与穴位埋线在选穴方面不同：一个是按照神经解剖位置选取不同椎体节段即病根穴埋线，通过调理神经系统治疗疾病的方法；一个是按照经络穴位循经选穴进行埋线治疗疾病的方法。

比如：颈椎病的眩晕、手指、手臂麻木、疼痛等，穴位埋线选穴较多，效果不稳定，使用复杂，见效慢。病根穴埋线简单、快速、有效。颈源性的眩晕，选 C_2、C_3，几针下去就不晕了，后期疗效还好。颈椎病的手指、手臂麻木选“臂六针”，一般 2 ～ 3 次就能基本好转。

腰椎病穴位埋线更复杂，效果也慢。病根埋线简单、快速、疗效好，压迫坐骨神经，就选“坐三针”，埋线 2 ～ 3 次就好，有的有骨质增生、椎管狭窄者，埋线 3 ～ 5 次都有好的疗效。

（一）注重辨证取穴

在临床治疗中，“认病求真，治病求本”，病根穴埋线首先是确定病症，选取支配此病的病根穴，其次是根据此病的发病原因及临床表现，取穴宜少而精，如颈椎病有的是颈源性眩晕为主症，年轻人基础病较少，治疗起来较简单，埋线选 C_2、C_3 即可，但老年人基础病较多，治疗眩晕症除了要选 C_2、C_3 外，如有的血压不稳，要配 C_6，或星状神经节、百会穴等，有脑血管供血不好的，要配风池、风府等腧穴埋线；如遇到头痛的患者，要辨证分型看是属于典型偏头痛，还是一般性偏头痛；是三叉神经痛，还是血管性头痛。通过辨证，主穴是治疗头部神经血管的 C_2、C_3，不同头痛配穴不同，典型偏头痛选颞肌穴、中脘穴，一般偏头痛选心俞、太阳、三阳络穴，三叉神经痛根据三支不同疼痛点和发病位置配穴，一般主穴选 C_2、C_3，根据三支不同疼痛点选颞肌、太阳、鼻旁沟、颊扇穴、三阳络等穴施治。

（二）注重脏腑辨证

脏腑辨证，对埋线临床起着举足轻重的主导作用，是临床治病的基础，为辨证体系中的重要组成部分。辨证取穴与辨证脏腑取穴在临床上不能截然分开，需要灵活运用。例如：治疗的癫痫患者中，一名 28 岁的患者，身体瘦弱，面色晦暗，舌质淡，舌苔厚腻，脉沉细，脾胃虚弱，寒湿瘀堵。埋线主穴针对癫痫选穴：C_2、C_3、腰奇、神道、筋缩穴等，还要根据患者脏腑辨证施治，如情志所伤、脾胃虚弱者，配脾俞透胃俞、中脘、肾俞、外三关、三阴交等。另一癫痫患者，男，32 岁，面色红赤，脾气暴躁，肝阳上亢，舌质暗红，苔黄厚腻，脉弦。除选治疗癫痫主穴外，配肝俞、太冲、阳陵泉、胃俞等穴。两个癫痫患者，脏腑辨证后取穴不同，治疗后效果显著。

（三）注重埋线深度及埋线“得气感”

临床上遇到的患者体质不同，身体各异，应因人而异，选取的肠线长度和埋线的深度也不同。埋线太浅容易造成吸收不好，埋线后出现硬结、感染、液化等不良反应现象；太深易造成误伤血管、神经、脏腑器官等。例如：腰椎间盘突出症患者，年龄大，体质较差的，埋线选肠线细点，短点，埋线进针缓慢点，第一次埋线选 3-0 号线，用 8 号注线针，深度 2 ～ 3cm 即可。如身体较好，比较胖壮的，选 1 号肠线较好，埋线进针深度 3 ～ 4cm，埋线后疗效较好。

埋线中进针时有“得气感”时对治疗的效果很关键，病根穴埋线是选在离神经根较近的位置埋线，尤其是疼痛性疾病埋线，如果埋线时没有“得气感”就将肠线注入，效果就不太好。如对一个腰椎间盘突出的患者埋线时选好了位置，埋线时每针都注重进针时的“得气感”，这个患者埋线后效果就很好，埋线几次就基本好转了。所以，埋线实践中注重埋线深度，注重埋线进针时的“得气感”，埋线后就有立竿见影的效果。

四、典型案例

病案 1　腹痛

病案摘要：患者：陈某，女，13 岁，福建人。主诉：持续性腹痛。

现病史：持续性腹痛 2 个月余，行动时需颔胸弯腰 80°，经医院诊断：腹痛待查？

诊疗经过：持续性腹痛 2 个月余，行动时需颔胸弯腰 80°。在福建医院腹腔镜探查下切除阑尾后症状一直没有缓解，曾到上海等各大医院辗转求医无数，不见好转。后经人介绍来我处治疗。

2021 年 2 月第 1 次埋线治疗：选 T_9、T_{11}、T_{12}，配中脘、天枢穴等。

2021 年 3 月首次复诊：自述埋线一次后症状有好转。

2021 年 3 月第 2 次埋线时，选 T_{10}、星状神经节、S_1、S_2 等。

2021 年 4 月第 2 次复诊：自述埋线二次后症状好了 50%。

2021 年 4 月第 3 次埋线时，选 T_9、S_1、S_3、星状神经节、关元、中极、水道等穴。

2021 年 5 月第 3 次复诊：通过三次埋线症状又有了进一步改善。

2021 年 5 月第 4 次埋线选用：T_{10}、S_1、S_3、星状神经节、中脘、中极、水道穴等。

2021 年 6 月第 4 次复诊：通过四次埋线疼痛康复 80%。

2021 年 6 月第 5 次埋线选用：T_{12}、S_1、S_2、S_3、星状神经节、关元、中极、水道穴等。

2021 年 7 月第 5 次复诊：通过 5 次埋线治疗腹部疼痛症状完全消失，近来还经常参加课外篮球跳绳等运动。

按语：腹痛既可以是一个独立的证候表现，也可以是多种疾病的一个症状表现，多表现为腹部疼痛，疼痛性质可表现为隐痛、剧痛、绞痛、压榨样疼痛等，同时可能伴有其他症状，严重者可能会出现休克、昏迷等严重的症状，甚至危及患者的生命。

脏腑辨证属瘀血阻滞型。治疗腹痛，病根穴埋线主选 T_{10}、T_{11}、T_{12}、S_1、S_2、S_3，“妇六针”即 T_{10}、T_{11}、T_{12} 椎体的 1、3 号穴，为陆氏埋线用穴，专治妇科病症。配星状神经节，支配心肺功能提高；配肾俞、肺俞、脾俞，滋补肾气、健脾益气、升清降浊、补益中气，提高免疫功能。治疗女性腹痛，病根穴选穴支配腹腔，提高免疫力，治标治本，快速有效治疗腹痛妇科疾病，值得推广学习。

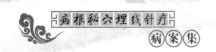

以下是患者的医院检查报告（图 2-14、图 2-15、图 2-16）。

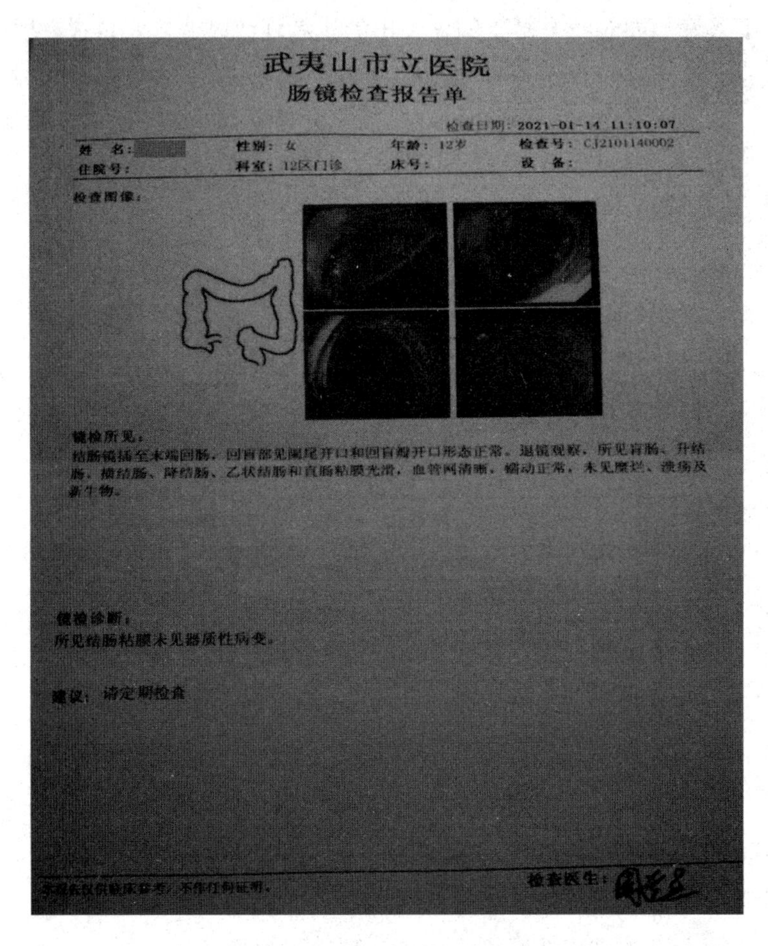

武夷山市立医院
肠镜检查报告单

检查日期：2021-01-14 11:10:07

姓　名：　　性别：女　　年龄：12岁　　检查号：CJ2101140002
住院号：　　科室：12区门诊　　床号：　　设　备：

检查图像：

镜检所见：
结肠镜插至末端回肠，回盲部见阑尾开口和回盲瓣开口形态正常。退镜观察，所见盲肠、升结肠、横结肠、降结肠、乙状结肠和直肠粘膜光滑，血管网清晰，蠕动正常，未见糜烂、溃疡及新生物。

镜检诊断：
所见结肠粘膜未见器质性病变。

建议：请定期检查

本报告仅供临床参考，不作任何证明。　　检查医生：

图 2-14　肠镜检查报告

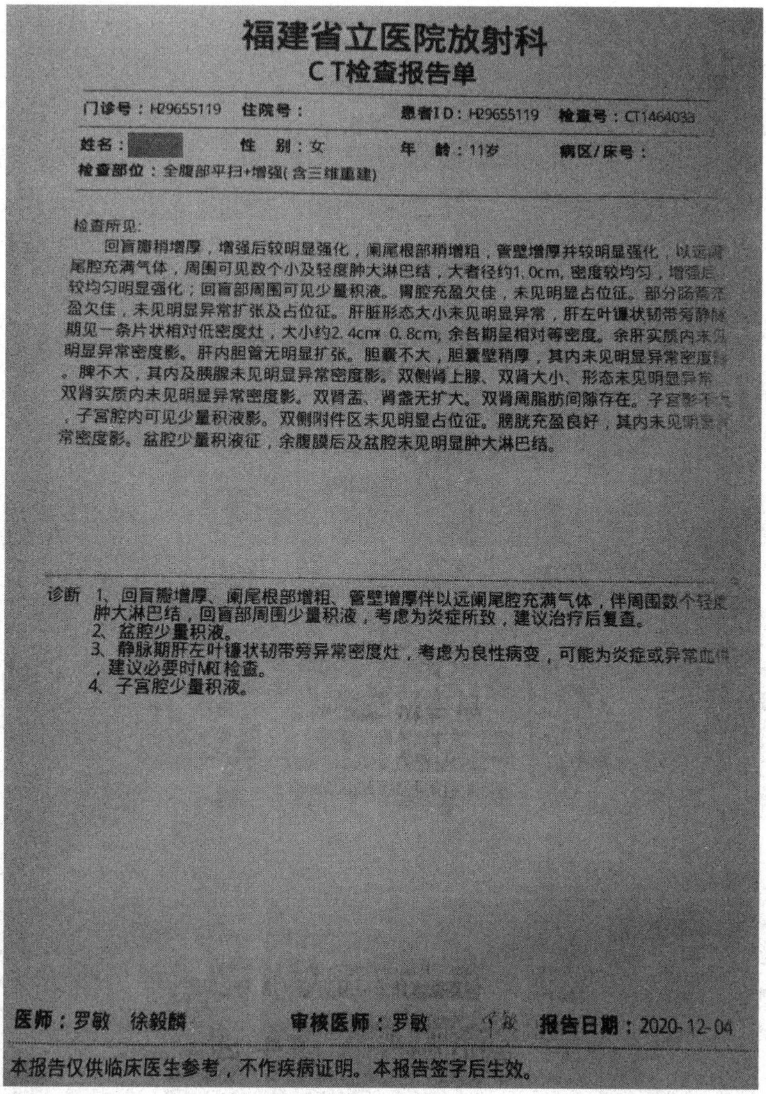

福建省立医院放射科
CT检查报告单

门诊号：H29655119　住院号：　患者ID：H29655119　检查号：CT1464033

姓名：　性　别：女　年　龄：11岁　病区/床号：

检查部位：全腹部平扫+增强(含三维重建)

检查所见:

回盲瓣稍增厚，增强后较明显强化，阑尾根部稍增粗，管壁增厚并较明显强化，以远阑尾腔充满气体，周围可见数个小及轻度肿大淋巴结，大者径约1.0cm，密度较均匀，增强后较均匀明显强化；回盲部周围可见少量积液。胃腔充盈欠佳，未见明显占位征。部分肠管充盈欠佳，未见明显异常扩张及占位征。肝脏形态大小未见明显异常，肝左叶镰状韧带旁静脉期见一条片状相对低密度灶，大小约2.4cm×0.8cm，余各期呈相对等密度。余肝实质内未见明显异常密度影。肝内胆管无明显扩张。胆囊不大，胆囊壁稍厚，其内未见明显异常密度影。脾不大，其内及胰腺未见明显异常密度影。双侧肾上腺、双肾大小、形态未见明显异常，双肾实质内未见明显异常密度影。双肾盂、肾盏无扩大。双肾周脂肪间隙存在。子宫影不大，子宫腔内可见少量积液影。双侧附件区未见明显占位征。膀胱充盈良好，其内未见明显异常密度影。盆腔少量积液征，余腹膜后及盆腔未见明显肿大淋巴结。

诊断　1、回盲瓣增厚、阑尾根部增粗、管壁增厚伴以远阑尾腔充满气体，伴周围数个轻度肿大淋巴结，回盲部周围少量积液，考虑为炎症所致，建议治疗后复查。
2、盆腔少量积液。
3、静脉期肝左叶镰状韧带旁异常密度灶，考虑为良性病变，可能为炎症或异常血供，建议必要时MRI检查。
4、子宫腔少量积液。

医师：罗敏　徐毅麟　**审核医师**：罗敏　**报告日期**：2020-12-04

本报告仅供临床医生参考，不作疾病证明。本报告签字后生效。

图 2-15　CT 检查报告

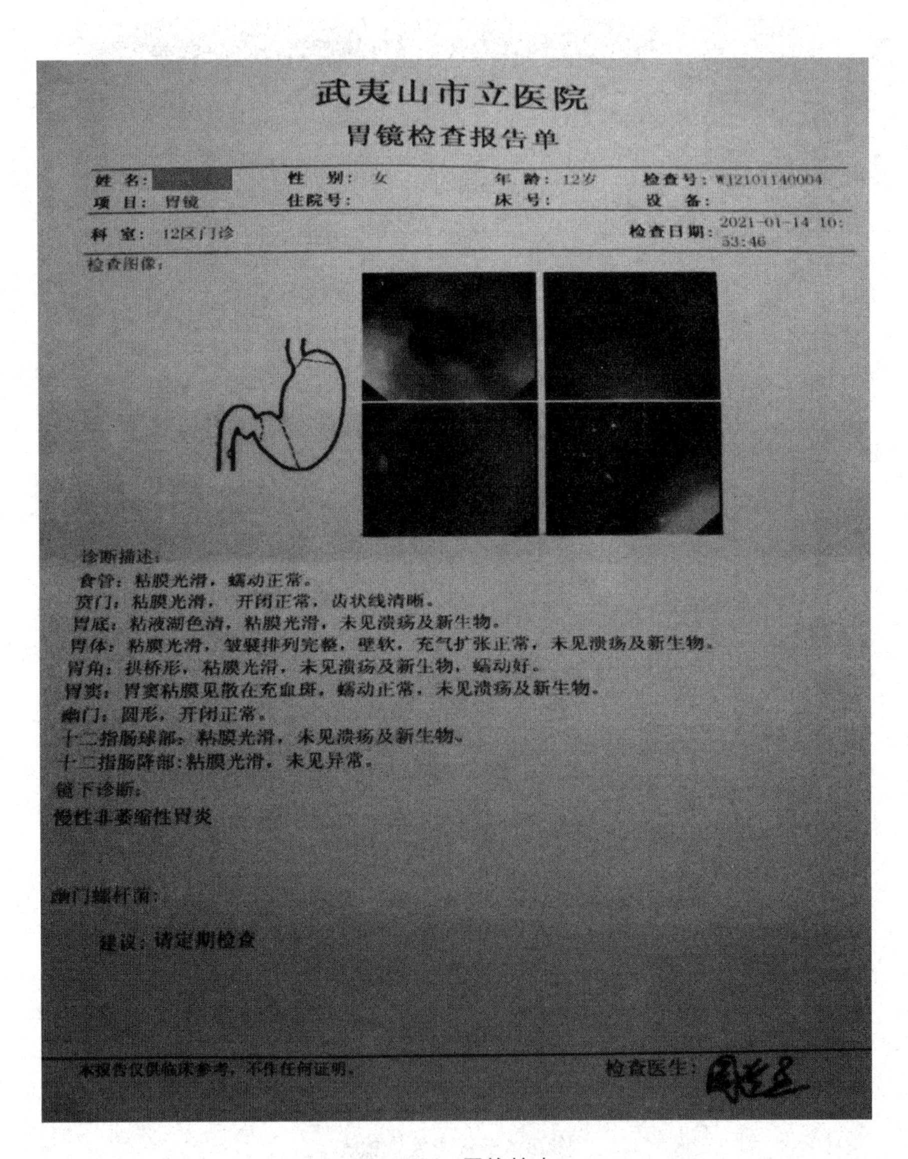

武夷山市立医院

胃镜检查报告单

姓　名：　　性　别：女　　年　龄：12岁　　检查号：WJ2101140004
项　目：胃镜　　住院号：　　床　号：　　设　备：
科　室：12区门诊　　检查日期：2021-01-14 10:53:46

检查图像：

诊断描述：
食管：粘膜光滑，蠕动正常。
贲门：粘膜光滑，开闭正常，齿状线清晰。
胃底：粘液湖色清，粘膜光滑，未见溃疡及新生物。
胃体：粘膜光滑，皱襞排列完整，壁软，充气扩张正常，未见溃疡及新生物。
胃角：拱桥形，粘膜光滑，未见溃疡及新生物，蠕动好。
胃窦：胃窦粘膜见散在充血斑，蠕动正常，未见溃疡及新生物。
幽门：圆形，开闭正常。
十二指肠球部：粘膜光滑，未见溃疡及新生物。
十二指肠降部：粘膜光滑，未见异常。
镜下诊断：
慢性非萎缩性胃炎

幽门螺杆菌：

建议：请定期检查

本报告仅供临床参考，不作任何证明。　　检查医生：

图 2-16　胃镜检查

病案 2　卵巢囊肿

病案摘要：患者：陈某，女，30 岁。主诉：腹部疼痛拒按弯腰尤甚。

检查：B 超检查：诊断为卵巢囊肿（43mm×30mm）。

诊疗经过：腹部疼痛拒按弯腰尤甚 3 个月，加重一周经县级医院治疗未果转至省级医院治疗，效果不尽如人意，医师强烈要求其尽快手术治疗。患者由于恐惧所以选择我处《病根埋线疗法》治疗。

2020 年 7 月 3 日第 1 次治疗。埋线治疗方案：选 T_6、T_8、T_9、T_{11}（1、3 穴），配三阴交、血海等穴。

以下是埋线治疗前即 2020 年 11 月 1 日的检查报告：卵巢囊肿 43mm×30mm（图 2-17）。

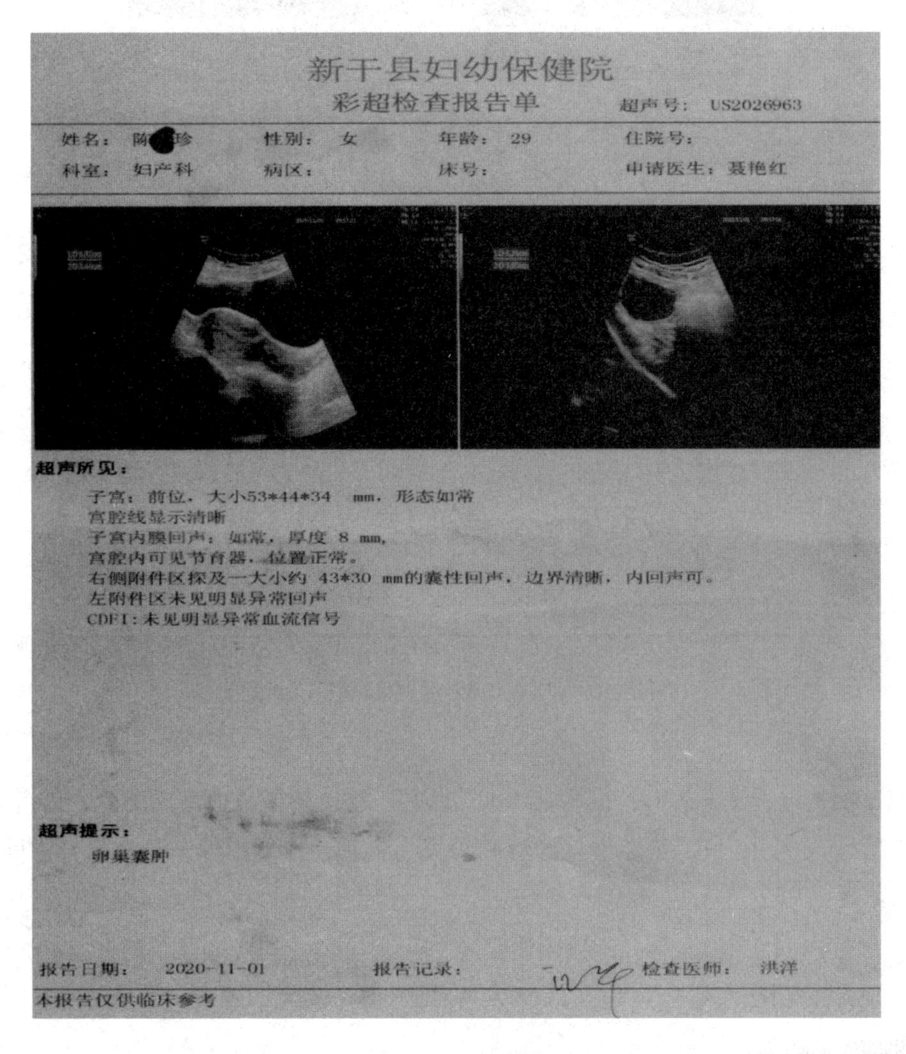

新干县妇幼保健院

彩超检查报告单　　超声号：US2026963

姓名：陈[illegible]珍　性别：女　年龄：29　住院号：

科室：妇产科　病区：　床号：　申请医生：聂艳红

超声所见：

子宫：前位，大小53*44*34　mm，形态如常

宫腔线显示清晰

子宫内膜回声：如常，厚度 8 mm，

宫腔内可见节育器，位置正常。

右侧附件区探及一大小约 43*30 mm的囊性回声，边界清晰，内回声可。

左附件区未见明显异常回声

CDFI：未见明显异常血流信号

超声提示：

卵巢囊肿

报告日期：2020-11-01　报告记录：　检查医师：洪洋

本报告仅供临床参考

图 2-17　彩超检查报告

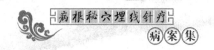

埋线治疗后 1 个月余（2020 年 12 月 10 日），第一次复诊囊肿开始缩小：卵巢囊肿 35mm×29mm（图 2-18）。

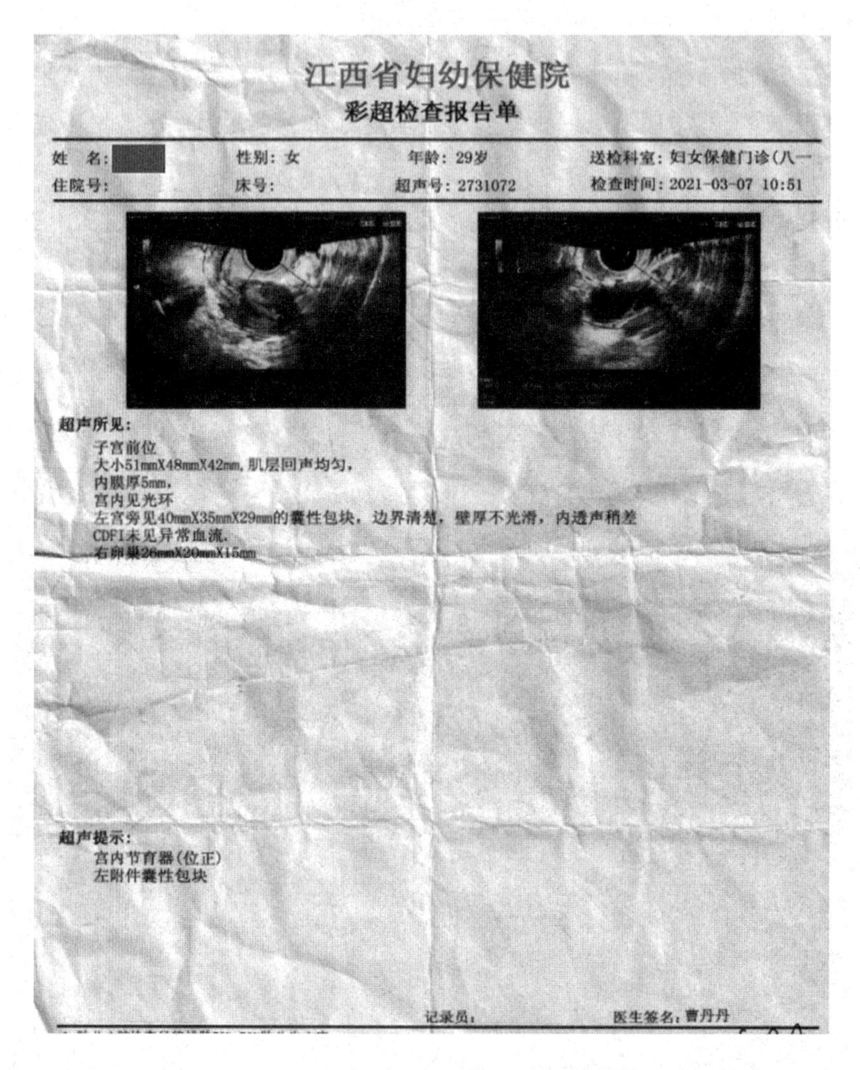

江西省妇幼保健院
彩超检查报告单

姓　名：　　性别：女　　年龄：29岁　　送检科室：妇女保健门诊(八一
住院号：　　床号：　　超声号：2731072　　检查时间：2021-03-07 10:51

超声所见：
子宫前位
大小51mmX48mmX42mm，肌层回声均匀，
内膜厚5mm，
宫内见光环
左宫旁见40mmX35mmX29mm的囊性包块，边界清楚，壁厚不光滑，内透声稍差
CDFI未见异常血流.
右卵巢26mmX20mmX15mm

超声提示：
宫内节育器(位正)
左附件囊性包块

记录员：　　医生签名：曹丹丹

图 2-18　2020 年 12 月 10 日第二次治疗

第二次治疗方案：选 T_9、T_{10}、T_{11}（1、3 穴），配三阴交、血海、脾俞、胃俞等穴。

2021 年 4 月 16 日：第 2 次复诊囊肿消失（子宫、双侧附件未见明显异常回声），见检查结果（图 2-19）。

2021 年 4 月 16 日：第 3 次巩固治疗。

治疗方案：选 T_{10}、T_{11}、T_{12}（1、3 穴），配气海、关元、脾俞、胃俞等穴。

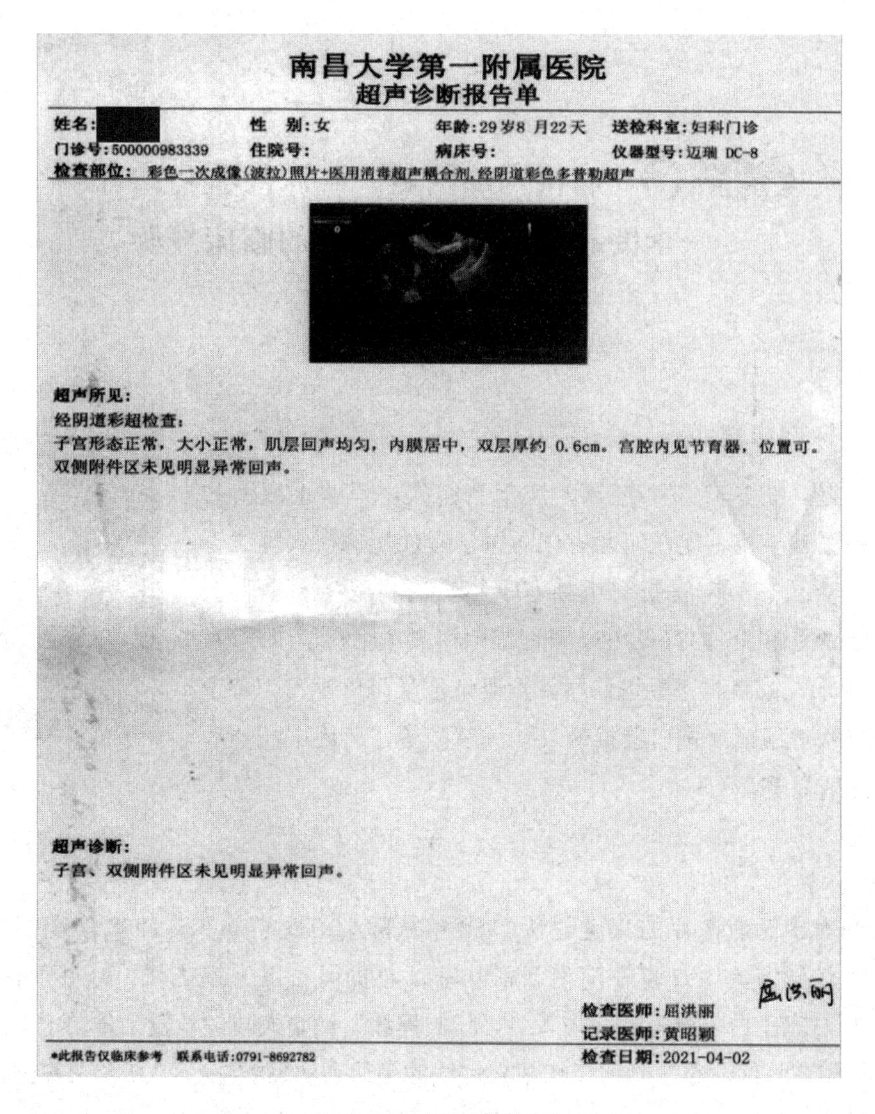

南昌大学第一附属医院
超声诊断报告单

姓名：[redacted]　性　别：女　年龄：29岁8 月22天　送检科室：妇科门诊
门诊号：500000983339　住院号：　病床号：　仪器型号：迈瑞 DC-8
检查部位：彩色一次成像(波拉)照片+医用消毒超声耦合剂,经阴道彩色多普勒超声

超声所见：
经阴道彩超检查：
子宫形态正常，大小正常，肌层回声均匀，内膜居中，双层厚约 0.6cm。宫腔内见节育器，位置可。
双侧附件区未见明显异常回声。

超声诊断：
子宫、双侧附件区未见明显异常回声。

检查医师：屈洪丽
记录医师：黄昭颖
*此报告仅临床参考　联系电话：0791-8692782　检查日期：2021-04-02

图 2-19　超声诊断报告

按语：卵巢囊肿是妇科常见疾病，与妇女月经周期有关，可能与环境、饮食、感染、激素因素有关。卵巢囊肿如果是良性肿瘤，可以通过手术治疗，但也可通过中医疗法治疗，埋线疗法就是一个很好的治疗方法。此病案患者通过上述治疗方案，患者没有结合任何其他治疗方法，仅仅使用病根穴埋线治疗 2 次，患者体内的卵巢囊肿如此迅速消除，证明病根穴埋线治疗卵巢囊肿有非常好的疗效。病根埋线治疗此证选用“妇六针”即 T_{10}、T_{11}、T_{12}，支配妇女的卵巢、子宫及生殖器官，是很重要的病根穴位，配气海、关元、脾肾、三阴交滋补肝肾、健脾强身，配血海活血化瘀，病根埋线疗法治疗此症值得推广。

（曹文云）

第十六节 病根穴加阿是 临床经验巧结合
——李俊超埋线治疗胆囊炎的临床经验

一、医师简介

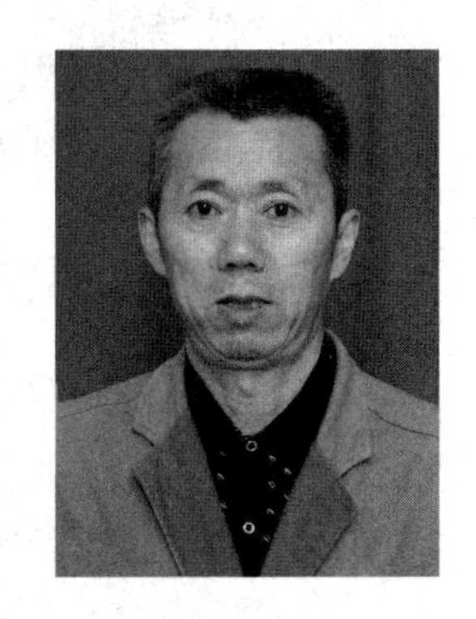
李俊超

李俊超，男，57岁，汉族，河南新密人，毕业于河南省安阳市中医药学校。现任河北省预防医学慢性病病根穴埋线专业委员会委员、河南省新密市刘寨镇赵贵岗村卫生室全科医师。自幼喜爱中医，1985—1987年在郑州柯隶华医科学校学习，1996年参加北京乡村医生进修学院疑难杂症学习班学习。善于运用病根穴埋线治疗颈肩腰椎病、膝关节炎等，运用中药调理慢性病疗效显著。

二、从医经历

自幼对中医有浓厚的兴趣，从1982年从师学习医学知识，1985年在郑州柯隶华医科学校学习，1992年在河南新密刘寨镇赵贵岗村卫生室工作，开办个体诊所。2005年在石家庄白求恩医学院与著名“陆氏埋线”创始人陆健教授亲传弟子董立君教授学习病根穴埋线，系统学习了病根穴埋线的理论和实操方法。2007年又在河南安阳中医药学校中西医专业学习毕业。 多年来，通过临床实践积累了丰富的埋线临床经验，在临床中也有不少问题有待解决，带着问题，2017年在郑州多期埋线培训班又跟随董立君教授学习了埋线的理论和实操知识，并得到董立君教授的亲自指导和帮助，学到了病根穴埋线的精髓，医术得到进一步升华，在临床工作中对病根穴埋线治疗疑难杂症有了更充分的认识，尤其是病根穴埋线通过神经系统定位诊断理论选穴精准，配穴简单，快速有效，应用于临床实践，在治疗常见病和慢性病中疗效显著，得到当地老百姓的认可和好评。

三、学术思想与治疗特色

（一）善用病根穴为主，取穴精准有效

病根穴埋线是按照神经系统的定位诊断理论为基础，以脊柱神经节段支配和解剖

学原理为根据，以人体脊柱椎体的病源之处选穴为特色，以埋线在脊柱神经节段离神经根周围组织最近为最佳治疗点，通过调理神经系统达到治疗疾病的目的。它定位准确，选穴精准，方案简单，疗效快速，效果显著。通过使用病根穴埋线治疗临床中的常见疾病、慢性疾病都有好的疗效，受到广大患者的欢迎。

比如：头面部疾病就选“头颈穴”即 C_2、C_3，颈椎病引起的颈源性眩晕、手臂及手指麻木、疼痛等，传统穴位埋线选穴较多，效果不稳定，使用复杂，见效较慢。所以遇到颈源性的眩晕症，选穴就以病根穴为主，选“头颈穴”即 C_2、C_3，埋线 1 ～ 2 次后就不晕了，后期疗效还好。颈椎病的手指及手臂麻木、疼痛，也是以病根穴为主穴，选“臂六针”即可，选 C_6、C_7、T_1，埋线 2 ～ 3 次就能基本好转；另外治疗腰椎间盘突出，压迫坐骨神经的腰椎病，只要腰椎病压迫了坐骨神经，就选病根穴埋线的“坐三针”，埋线后 1 周左右症状就减轻，埋线 2 ～ 3 次基本好转。如某患者，60 岁，患颈椎病，眩晕、恶心、呕吐，属于颈椎病引起的颈源性眩晕症。经其他医疗方法不佳，寻求埋线治疗，用病根穴埋线：选 C_2、C_3，配大椎穴，埋线 1 次后症状就好转了，后期巩固埋线 1 次，至今无有复发。

病根穴埋线取穴精、简单快速，疗效突出。比如，“面三针”治疗急性面神经炎，埋线 1 次就好转，疗效肯定，不遗留后遗症。例如：李某，男，58 岁，河南新密人。2017 年 6 月患急性面神经麻痹症，曾在其他医疗机构针灸用药效果不佳，来门诊埋线治疗，埋线 1 次就好转，月余后回访已上班，身体已痊愈。

（二）病根穴加阿是，巧妙结合疗效高

在临床实践中，病根穴埋线与有效的经验穴、精准阿是穴巧妙结合，突出万病皆有因，治病须除根，“靶向直达”病灶，“祛顽克难”，彰显快速、简单、精准，疗效好。

比如：治疗偏头痛疾病，选用病根穴“头颈穴”即 C_2、C_3，加经验穴三阳络提高治疗头痛的效果，加阿是穴“颞肌穴”有立竿见影之效，偏头痛埋线 1 次就有效，埋线 1 ～ 2 次基本好转；如埋线治疗胆囊炎疾病，首选病根穴 T_7、T_8、T_9，配加经验穴阳陵泉穴、胆囊穴，再选阿是点埋线，埋线 2 ～ 3 次就基本好了。治疗肩周炎疾病，选病根穴 C_3、C_5、C_6 埋线，加经验穴“肩三针”即肩髎、肩前、肱二头长头肌腱处埋线，再在阿是穴疼痛点上用平刺埋线，治疗 1 ～ 2 次就基本好转。病根穴作为主穴，加有效经验穴，在病灶的阿是穴上巧妙结合，埋线治疗疼痛疾病、慢性疾病，缩短病程，快速简单，远期疗效高。

四、典型案例

病案 1　慢性胆囊炎

病案摘要：患者：张某，男，32 岁，汉族，河南新密市岳村镇苇园村人。主诉：

右上腹疼痛 2 小时。

现病史：2005 年 5 月 3 日上午 9 时，患者以右上腹疼痛 2 小时，因昨晚饮食不当诱发慢性胆囊炎急性发作。查体：墨菲征阳性，并向右肩肩胛部放射痛，无发热。追述既往史，曾患有慢性胆囊炎 10 余年，在县医院做 B 超示慢性胆囊炎，间断性发作，曾经输液、抗炎、镇痛对症治疗，多次反复间断发作建议手术切除。

诊断：慢性胆囊炎急性发作。

治疗经过：2005 年 5 月 3 日第一次埋线：选病根穴 T_7、T_8、T_9 位置，（右侧）配合肝俞、胆俞、阳陵泉、胆囊穴等，用 0 号线埋入，埋线一次后症状好转，疼痛减轻。嘱忌油腻食物、酒，注意劳逸结合。

2005 年 5 月 25 日第二次埋线：效不更方，同第一次。

按语：中医学归属“胁痛”“腹痛”“胆胀”范畴。《灵枢·胀论》记载，“胆胀者，胁下呕胀口中苦，善太息”。临床以饮食失节，情绪不畅，脾失健运，湿浊内生，肝胆气滞所致。病根穴埋线取 T_7、T_8、T_9，配合肝俞、胆俞穴，疏肝利胆，祛除湿邪。阳陵泉为胆经八脉交会之穴，胆囊穴是经外奇穴对胆囊炎有显著疗效。

经过两次埋线，随访至今 15 年未复发，取得较好疗效，曾介绍多人来埋线治疗胆囊炎。

病案 2　腰椎间盘突出

病案摘要：患者：张某，女，36 岁，汉族，河南栾川人。主诉：2019 年 8 月 20 日以右侧腰痛，小腿麻木 1 个月余就诊。

现病史：患者 1 个月前因劳累过度致腰部疼痛，而后向右侧臀部、大腿、小腿部放射，有麻木感。在当地医院经 CT 检查：腰椎间盘突出，$L_{4\sim5}$、$L_5\sim S_1$ 突出，经抗炎输液、牵引、按摩推拿、针灸等治疗，症状减轻，但还是不能缓解，寻求埋线治疗。

患者在栾川旅游景点开酒店，郑州一旅游颈椎病患者在她酒店用餐见到该患者走路的痛苦表情，询问情况后介绍我处治疗。电话预约联系后驱车 4 小时前来就诊。

查体：现腰部平髂棘处压痛，右侧臀大肌压痛，直腿抬高试验阳性。

诊断：腰椎间盘突出。

治疗经过：2019 年 8 月 20 日第 1 次埋线方案：选病根穴“坐三针”埋线，配双大肠俞穴，加臀部阿是穴埋线。

又配合中药：伸筋草、牛膝、地黄、白芍、葛根、桃仁、红花、乳香、没药、续断、狗脊、甘草等药煎服。7 天后随访症状减轻，20 天后症状完全解除。建议巩固埋线治疗，因路程远未继续治疗。一年后回访未复发。

按语：腰椎间突出属中医学“腰腿痛”“痹病”范畴，因感受外邪所致经脉闭阻，气血瘀滞而不通，不通则痛，或因正气不足、肾气亏损，无以充养筋脉而发疼痛。现代医学认为腰椎间盘突出系腰椎间盘纤维环破裂髓核突出症，是在椎间盘退行性病变之后，在外力作用下，纤维环破裂髓核突出刺激压迫邻近神经根、脊髓或血管等组织而出现一系列腰疼，并伴有坐骨神经临床症状的一种病变。

此患者体重过重，长期劳累，受风、寒、湿之邪侵袭，造成腰椎间盘突出，压迫坐骨神经，导致疼痛麻木。病根穴埋线选用组穴“坐三针”即 L_3、S_2、S_3 埋线（右侧）。配合大肠俞穴，臀部阿是穴，配合活血通络、止痛中药治疗，现已两年未复发，恢复良好，证明病根穴埋线治疗腰椎病有良好的疗效。

病案 3　面神经麻痹

病案摘要：患者：李某，男，58 岁，汉族，新密市刘寨镇赵贵岗村。主诉：左面部不适，嘴角歪斜 1 周。

现病史：2017 年 6 月 12 日上午 10 时就诊，患者以面部不适、嘴角歪斜一周而诊。询问病史一周前因受凉，早上发现面部不适，嘴角漏口水，曾在其他医疗单位针灸服药治疗，疗效不佳来我所就诊。查体：血压正常，左侧面部额纹、鼻唇沟变浅，口角向下歪向健侧，鼻尖人中沟歪向健侧。眼睑闭眼不全，不能皱眉，不能示齿，鼓腮漏气，不能吹口哨，喝水从患侧口角溢出。

诊断：面神经麻痹。

治疗经过：埋线治疗：选病根穴“面三针”即 C_2、颊地穴（陆氏埋线用穴）、翳风穴。

1．穴位常规消毒，C_2 用 2-0 号胶原蛋白线埋线。

2．颊地穴，常规消毒，2-0 号胶原蛋白线 2cm 分别向地仓和颊车两穴进行注线埋线平刺，保护针眼 24 小时；翳风穴用 2-0 胶原蛋白线 2cm 线从耳后向前平刺 0.6 寸注线埋入。

3．配下关穴用 2-0 号线 1.5cm 注线。

4．嘱避风寒，休息好，护理好针眼卫生，1 周后回访已经痊愈，已上班工作。

按语：面神经麻痹的发生以面部受风或受凉引起茎乳孔内急性非化脓性面神经炎，以致面神经管内压力增高，而致使神经遭受压迫，发生局部缺血、水肿，甚至与周围组织粘连等引起面神经麻痹。通过面神经麻痹病根组穴“面三针”埋线，颊地穴、翳风穴、下关穴三穴巧妙结合，通过线体长效刺激，临床比传统针灸天天扎，在快节奏时代患者节省时间，痛苦小疗效好，值得推广（图 2-20）。

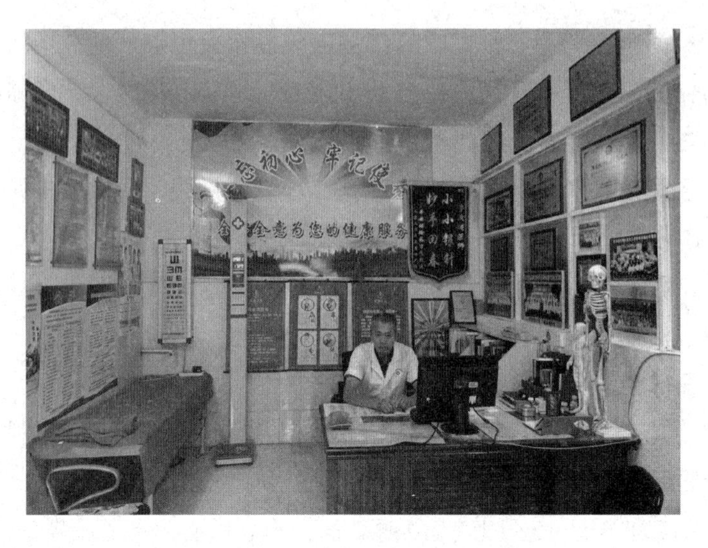

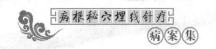

图 2-20　李俊超医生在门诊工作

（李俊超）

第十七节　病根埋线为主　辨证取穴为辅　相对相依
——张旭埋线治疗神经损伤的临床经验

一、医师简介

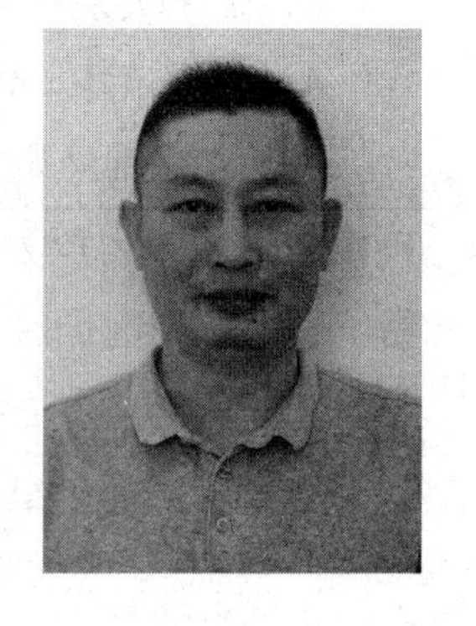

张旭

张旭，男，46 岁，山东平邑人，主治医师，毕业于武汉大学临床医学专业。山东针灸学会专业委员会委员，被聘为世界中医穴位埋线疗法学会委员，平邑张旭诊所创始人。曾在中国人民解放军第 171 医院外科工作，2016 年在山东泗水红十字会医院针灸门诊，善于运用病根穴埋线治疗颈源性眩晕、梅尼埃病头晕、内耳眩晕症、脑供血不足等各种眩晕症；治疗颈椎病、腰椎间盘突出、椎管狭窄、心脏神经症、便秘、尿失禁、三叉神经疼、偏头痛，治疗胃炎、慢性肠炎、慢性胆囊炎等胃肠疾病，以上慢性疾病有特效，神经系统等疑难杂症有独到疗效。

二、从医经历

多年来从事临床工作，先后参加石家庄病根穴埋线学习班，也多次参加了全国各地举办的埋线交流学习，对埋线疗法情有独钟，惊叹其疗效，尤其是病根穴埋线疗法对于治疗各种疑难杂症配穴简单、快速有效，疗效显著。之后致力于病根埋线治疗，以埋线为主治疗各种中西医效果不好的疑难杂症，常常取得可喜效果，曾有论文发表在世界最新医学信息文摘上，题目是“针灸埋线联合穴位注射治疗骨质疏松、腰腿痛的临床效果分析”，很受患者欢迎。

三、学术思想与治疗特色

病根穴埋线针疗法是为了延长在穴位上的刺激时间，用埋线针具将医用肠线，埋入人体病源之处（脊柱神经节段周围）或穴位里，肠线长时间刺激人体椎体节段支配位置及穴位，肠线逐渐液化和被人体吸收的过程会产生：穴位封闭、针刺、刺血、长效针感、后作用及组织疗法的生理物理作用和生物化学变化等刺激效应，来激发神经、调节脏腑，促使人体阴阳平衡，提高人体的抗病免疫功能和应激能力，起到防病治病目的的方法，病根穴埋线针疗与穴位埋线在选穴与治病方面有不同：一个是按照神经解剖位置选取不同椎体节段即病根穴埋线，通过调理神经系统治疗疾病的方法；一个是按照经络穴位循经选穴进行埋线治疗疾病的方法。

比如：胃肠病的埋线治疗，穴位埋线选穴较多，效果不稳定，使用复杂，见效慢。病根穴埋线选穴简单，只选 $T_{6\sim9}$ 几个位置即可，埋线 2 ～ 3 次就有好的疗效。治疗颈源性的眩晕，选 C_2、C_3，几针下去就不晕了，后期疗效还好。治疗心脏神经症，穴位埋线选穴较复杂，病根穴埋线选 $T_{4\sim5}$，配内关穴就会有好的疗效；便秘患者埋线就选“秘三针”，选 T_{12}，配七节骨穴和大肠俞，埋线 1 次就有疗效；病根穴埋线选穴简单，配穴精准，快速有效，疗效显著，病根穴埋线是解剖学原理和中医辨证的最好结合，在治疗慢性疾病中有独特疗效。

（一）病根埋线为主，辨证取穴为辅

在临床埋线治疗中，病根穴埋线讲究：“认病求真，治病求本”，不管何种系统的疾病，只要确定了病症，就能选定相关的病根穴，只要找到了病根穴，就找到了疾病的根源处，埋线后就能治病祛根。所以在临床埋线中，病根穴埋线首先是确定病症，选取支配此病的病根穴；其次是根据此病的发病原因及临床表现体征，再选相应的病根穴和辅助腧穴。取穴宜少而精准，例如：颈椎病有的是颈源性眩晕为主症，年轻人基础病较少，治疗起来较简单，病根穴埋线首选 C_2、C_3 即可，这是支配颅脑神经的病根穴。但老年人基础病较多，治疗眩晕症除了要选 C_2、C_3 外，如有的血压不稳，要配

C_6，这是在颈中神经节周围的病根穴，调理血压有好的效果，或选星状神经节、百会穴等，对调理血压心肺功能有作用；有脑血管供血不好的患者，首选 C_2、C_3 外，要配风池、风府等穴埋线效果更佳；如遇到头痛的患者，要辨证分型看是典型偏头痛，还是一般性偏头痛，是三叉神经痛还是血管性头痛，通过辨证，主穴是选治疗头部神经血管的 C_2、C_3，不同头痛配穴不同，典型偏头痛选颞肌穴、中脘穴。一般偏头痛选心俞、太阳、三阳络。三叉神经痛根据三支不同疼痛点和位置配穴治疗。临床埋线治疗中以病根穴为主穴，确定病症，找到病根，再辨证取穴，治标治本，根灶同治，疗效就好。

（二）临床脏腑辨证为主导

《素问·六节藏象论》中的"藏象"二字。"藏"指的是藏于体内的内脏，"象"指表现于外的生理、病理现象。古代医家早就认识到人体复杂的生命活动以及疾病的发生、发展和转归有赖于脏腑功能活动的变化。据此中医以脏腑为纲，在对病症的定位、诊断、论治的基础上创立了藏象学说，这是中医基础医学理论的核心之一，是辨证论治的理论基础，贯穿于中医各科临床之中。脏腑辨证，对埋线临床中起着举足轻重的主导作用，是临床治疗疾病的基础，为辨证体系中的重要组成部分。辨证取穴与辨证脏腑取穴在临床上不能截然分开，需要灵活运用。例如：埋线治疗的癫痫患者中，一名 28 岁的患者，身体瘦弱，面色黑暗，舌质淡，舌苔厚腻，脉沉细，脾胃虚弱，寒湿瘀堵。病根穴埋线主穴针对这个癫痫患者选穴：C_2、C_3，这是主管颅脑神经支配的病根主穴，配腰奇穴、神道穴、筋缩穴等，还要根据患者脏腑问题，如脾虚湿阻，配脾俞透胃俞、中脘、肾俞、外三关、三阴交等穴，埋线 3 次后患者的病情有了明显好转。另一名癫痫患者，男，52 岁，面色晦暗，神情抑郁，不爱说话，舌质暗红，有瘀斑，苔少舌尖红，脉沉细，属肝肾亏虚，气滞血瘀型，除选 C_2、C_3，治疗癫痫主穴外，配肝俞、肾俞、阳陵泉、曲池穴等。两个体质不同的癫痫患者，埋线中选用病根主穴基本相同，中医脏腑辨证后配腧穴取穴不同，治疗后效果也有不同疗效。

（三）配合其他针法，因人施策显神通

本人在临床诊疗中，常常将刺络拔罐配合穴位埋线，取其相互协同作用，往往取得良好突出疗效。目前其机制是在于影响经络脏腑，改善逆转病理进展达到疗效，其具体机制尚需要进一步论证，但其疗效是可喜的。

针刺放血疗法通过针刺、出血、拔罐给予机体刺激。适度的应激反应对机体是有利的，可出现肾上腺皮质细胞、胸腺、淋巴结和胃肠道等器官的一系列变化，应激反应是全身性的变化，各系统、器官都参与反应。机体各功能通过反馈、调控、自组织等一系列的调整，达到一个新的稳定的内环境水平。

埋线诊疗时，遵循以下原则，坚持治疗，有好的疗效。针灸及穴位埋线时的姿势均躺卧着，预防晕针和防止针刺过深。穴位埋线避开关节腔和肌肉少的位置。穴位埋线操作技巧：实证患者逆方向其经络循行方向进针。虚症顺方向其经络循行方向进针。经络起点穴位循行经络方向进针，止点逆经络方向进针。埋线时取近穴效果慢，远期效果好，取远穴效果快，远期效果较差。埋线时先扎近穴，再扎远穴。选穴循环复始。埋线时进针深不一定提高疗效，埋线次数多了不一定提高疗效，次数影响疗效，因人而异，具体施策，才会有好的效果。

四、典型案例

病案 1　颈椎、腰椎疾病

病案摘要：患者：韩某，女，36 岁，济宁泗水人。主诉：腰痛伴肢体无力反复发作十年，呈进行性加重一年。

现病史：近十年来患者腰部活动差，伴有左臀部酸疼。患者翻身时腰部疼痛加重，晨起刷牙时腰部及左臀部牵扯疼明显。久站、久坐后腰痛加重。久坐起身时腰臀部闪痛，左侧重。行走时呈拖腿性跛行。休息及保暖后未见明显改善。颈部活动受限，伴有左上肢放射性疼痛，劳累及受凉后症状加重。偶然伴有头痛，上呼吸感染及受凉后鼻塞、头痛加重。查体：NRS 疼痛评分：9 分。脊柱腰段生理曲度变直，腰活动差，腰部前屈及侧弯功能受限，侧屈 20°，后伸 15°，旋转 25°。$L_{1\sim5}$ 双侧骶棘肌痉挛、压痛(++)，L_4 ～ S_1 棘突间隙压痛（+++），向左臀部传导。直腿抬高试验：左侧 45°（++），加强试验（+）。胸垫枕试验（+），腹垫枕试验（+），腰侧弯试验（+）。股神经牵拉试验（+）。胫弹拨试验（+）。双侧髂缘、腰方肌体表投影区压痛（+++），双侧臀小肌、臀大肌、臀中肌体表投影区压痛（+++++），双侧髂胫束、股外侧肌体表投影区压痛（+++）。双侧拇趾背伸、跖屈肌力Ⅳ级。右上肢肌力Ⅳ级，右下肢、左下肢肌力Ⅳ级。济宁市第一人民医院诊断，腰椎退行性变并 T_{11} ～ S_1 椎间盘突出、L_3 ～ S_1 椎管狭窄。L_5、S_1 椎体终板炎。

诊断：①进行性肌萎缩；②腰椎间盘突出；③神经根型颈椎病；④颈背筋膜炎。

诊疗经过：

2020 年 12 月 15 日第 1 次治疗：埋线：选华佗夹脊盘龙埋线，曲池，阳陵泉。刺络：太阳、委中量 100ml。一次后症状有好转。

2020 年 12 月 30 日第 2 次治疗：埋线：选 C_4、星状神经节、瘫三针、股三针、环跳等。刺络：委中、曲泽量 150ml，埋线 2 次后症状比以前好转。

2021 年 1 月 15 日第 3 次治疗：第 3 次埋线选用坐三针、星状神经节。刺络：三阴交、尺泽量 80ml。腰痛、无力症状都进一步好转，症状又有了很大改善，行走时呈拖腿性跛行明显改善。

2021 年 2 月第 4 次治疗：埋线：瘫三针、股三针，刺络：大椎、腰阳关、委中穴等出血 120ml。腰痛、无力症状都进一步好转。行走时呈拖腿性跛行明显改善。

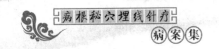

2021 年 3 月第 5 次治疗：埋线：选 C_2、星状神经节、癫三针、股三针、环跳等穴。刺络：太阳、尺泽等穴出血 150ml。腰痛、无力症状都基本好转。行走时呈拖腿性跛行几乎消失。

2021 年 4 月第 6 次治疗：埋线，腰痛基本消失，至今生活自理（图 2-21）。

按语：对于时间较长的神经损伤也要积极治疗，一般认为神经细胞损伤后不能再生，而神经纤维在一定条件下可以再生，但是一定要有良好的微环境保证神经细胞的胞质转运，使细胞分泌的神经生长因子、神经营养因子、促神经轴突生长因子等多种多肽类活性物质，对诱导刺激和调控轴突的再生及恢复起作用，所以争取尽快改善血运状况是神经修复的保障和关键。神经的恢复期，神经功能还可有不断的改善。

督脉位于脊柱的内部，上达项后进入颅内，上行巅顶，督脉穴位针刺或埋线一部分经传入脑神经到相应节段的脊髓后角后下传机体组织病变部位起调节作用；另一部分经脊髓后角上传大脑皮层，使大脑皮层应激后分泌 5- 羟色胺、去甲肾上腺素、儿茶酚胺、内啡呔等多种神经介质，来调节中枢对病理刺激传入兴奋的干扰、抑制和替代，再通过神经 - 体液的调节来调整脏器功能状态。促进机体代谢，提高其免疫能力，使疾病达到痊愈的目的。对治疗神经系统的头痛、眩晕、失眠、脑瘫、癔症性失语、癫痫、椎体外系疾病都有良好的效果。

刺血疗法的适量出血，在改善机体局部血液循环障碍的同时，还能调整机体整体的功能，所以刺血疗法治病对人体有利无弊，生理学和病理学来看是一种对机体无损害的值得提倡的天然疗法。同时患者一定要树立战胜疾病的信心，不能悲观失望和有消极情绪，要以良好的心理状态促使疾病康复。

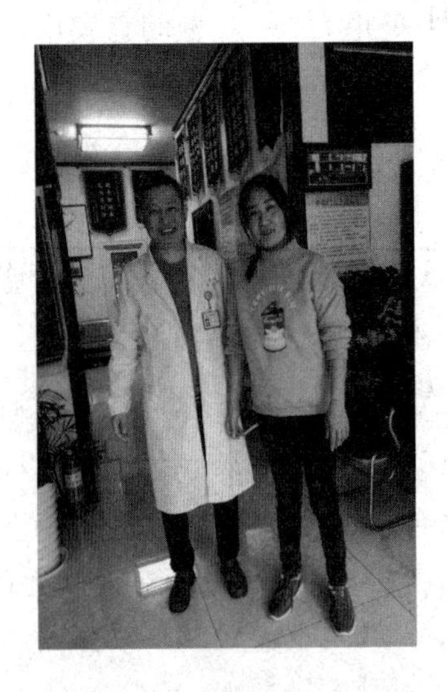

图 2-21　张旭医生与患者合影

病案 2　腰椎间盘突出症

病案摘要：患者：陈某，女，64 岁，汉族，临沂平邑人，2021 年 7 月就诊。

主诉：左侧臀部、大腿后、小腿前后疼痛、麻木。

检查：医院 CT 片检查：① $L_{2/3}$、$L_{3/4}$、$L_{4/5}$、L_5/S_1 椎间盘膨出；②双放射冠区腔隙性脑梗死，右颈内动脉颅内段钙化灶。

诊断：腰椎间盘突出症、腰椎退行性病变。

诊疗经过：前一段时间住院治疗，医院建议手术治疗，但想保守治疗，经针灸、理疗治疗后症状不佳，寻求埋线治疗。

第一次埋线治疗方案："坐三针"埋线，即 L_3、S_2、S_3，配 T_{12}，臀部阿是穴埋线；刺络：委中、曲泽 100ml。一次后症状好转。

第二次埋线治疗方案:坐三针，股三针。刺络:委中、尺泽 80ml。症状进一步好转。

第三次埋线治疗：于 15 天后，同上次方案。刺络：足三里、阴陵泉 120ml。埋线 3 次后症状消失，至今未发。

按语：腰椎间盘突出又称腰椎间盘纤维环破裂髓核突出症，是在椎间盘退行性变之后，在外力的作用下，纤维环破裂髓核突出刺激或压迫邻近的神经根、脊髓或血管等组织而出现一系列腰痛，并常伴有坐骨神经临床症状的一种病变。

此患者有腰肌劳损，受风寒侵蚀，造成腰椎间盘突出，压迫了坐骨神经。病根埋线选用"坐三针"即 L_3、S_2、S_3 埋线，有 85% 的患者埋线后症状减轻，配 T_{12}、L_1、L_2，支配坐骨神经位置，支配腰骶部位置，加肾俞滋补肾气、强骨健体，外三关穴活血化瘀，治疗下肢麻木。此患者治疗证明病根埋线治疗腰椎病有好的疗效。

患者治疗后好转合影如图 2-22 所示。

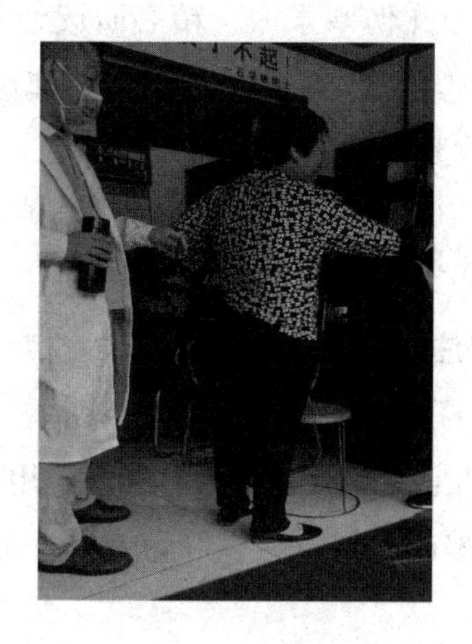

图 2-22　患者治疗后病情已好转

（张　旭）

第十八节 临床辨证施治 针药结合治顽症
——赵志彬埋线学术思想和临床经验

一、医师简介

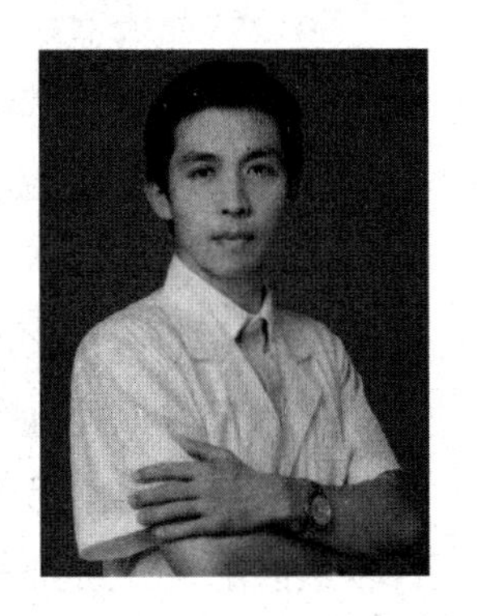
赵志彬

赵志彬，男，1979 年 9 月生人，河北省石家庄藁城县人，毕业于河北医科大学，本科学历，学士学位，中医执业医师，经典医学讲师，河北省预防医学会慢病病根穴埋线专业委员会委员。2014 年创立御草堂大药房，2017 年开设汉鹤中医诊所，坐落于佛教圣地正定县隆兴寺旁。

二、学术源流

从小对中医知识有浓厚兴趣，大学报考的医学院校，学的中医专业，本科是河北医科大学，1999—2013 年在石家庄医学高等专科学校任教。2008 年在白求恩医学院与董立君教授学习病根穴埋线技术。2008—2011 年运用病根穴埋线技术在河北藁城、赞皇等地区为基层民众治疗疑难病症。

多年来奉承中医经典，专注伤寒学派，精心研读仲景心法，熟知中医六经辨证，在临床实践中常结合病根穴埋线疗法，擅长治疗焦虑抑郁症、慢性胃炎、肿瘤疾病术后调理、癫痫、腰椎病等，收到良好的临床疗效。

四、学术思想和临床经验

（一）临床辨证施治，专注中药方剂和埋线结合

中医治病的核心在于辨证论治，先辨证再谈论治，所以显得辨证很重要，只有辨证准确才能更好地施治。在我 20 余年的执业生涯中用方无数，有效者亦有不效者，总结所得：辨证当首选六经辨证，制方当以经方打底，随症加减，因时、因地、因人而制宜，临证收效颇丰。

（二）善用针灸、方剂和埋线结合治疗顽症

中医的现状是被大多数人认为见效比较慢，服用时间长，很难立竿见影，而我则

深刻体会到中医治病之神奇疗效，我常用针药结合，这样治疗效果更好，用传统的中药，配合病根穴埋线，尤其是一些个所谓的大病重病，一些急危重症，往往收效甚佳。以下三个案例都是我在临证中的实际辨证应用，我用病根穴埋线疗法配合中药调理，标本兼治，固本培元，如此病案不胜枚举。

四、典型病案

病案 1　焦虑抑郁症

病案摘要：王某，女，51 岁，河北省正定县人。患者患焦虑、抑郁、顽固失眠 6 年余，服用氟哌噻吨美利曲辛（黛力新）3 年，自诉严重失眠，重则彻夜不眠，思绪烦乱，阵汗出，每到晚上有恐惧心理，有想跳楼情节。在河北省某省级医院治疗 3 年，给予黛力新口服，病情时好时坏。后经他人介绍找我就诊，问诊病史，查舌质红，以舌尖红为主，舌苔黄厚局部呈花剥状，脉象左脉微弱右寸关弦洪，两手尺脉微弱，初步诊断为不寐。症候分类为惊恐伤肾，心火不降，郁久伤神。

诊疗经过：中医处方：竹叶石膏汤，重用生石膏 90g，加生龙骨 30g、生牡蛎 30g、磁石 30g，配合病根穴埋线，选取 $T_{5\sim6}$，C_2 病根穴，0 号线注线。配穴：内关、足三里、气海、关元、三阴交。第 2 天患者打电话诉当晚睡觉就显好转。效不更方，继续给予中药处方随症加减配合每个月 1 次病根穴埋线。3 个月痊愈，如常人，随访 3 年无复发。

按语：患者主因惊恐伤肾，肾气失司，心火不降而反逆，火热扰神而出现失眠、烦躁、阵汗出、恐惧感等症状。心得：中医治病重在辨证论治，重在治证治本，不管感冒还是癌症，只要辨证准确，都能收效良好。

病案 2　肺癌晚期骨转移

病案摘要：患者：武某，男，71 岁，河北省石家庄市人。经河北省级医院检查确诊为肺癌晚期伴骨转移，右侧股骨头坏死，医院建议立即放化疗治疗，配合生物制剂疗法，患者子女沮丧之极，不知所措，后咨询于我。建议：别让患者知晓病情，患者年龄太大，不建议放化疗，可采用生物疗法，配合上中医治疗会收效很好。遂于 2017 年 4 月来我处就诊，患者体态略瘦，极易感冒，反反复复，经常怕冷，每晚 3 ～ 5 点醒来睡不了觉（中医观念寅时肺经当令，与症状暗合），最近咳嗽有痰，右腿疼痛，眼皮水肿，舌质淡胖，苔白厚腻，脉弦大中空。

诊疗经过：中药处方：茯苓 30g，炙甘草 15g，制附子 15g，白术 10g，薏苡仁 30g，鱼腥草 30g，郁金 15g，白芍 15g，生内金 10g，大黄 10g，蛇舌草 30g，大枣 6 枚。配合已故老中医李可老师的培元固本散每天空腹服 2 克。配合病根穴埋线，选取 T_2 ～ T_5、T_8 ～ T_{10}、L_2 病根穴，0 号线注线。配穴：中脘、足三里、气海、关元。每个月埋线1次。

处方每周一调，随症加减，培元固本散坚持每天服用，该患者诸证好转，身体也逐渐好了，治疗一年体重增减5kg，不易感冒了，腿也不疼了，中间去医院做过几次检查，各项指标都正常，现已治疗近5年，停服汤药，患者只每天服用培元固本散2g，如常人，我心中甚慰，常叹祖国医药之伟大。

按语：这个病案我采用仲景心法，颇收良效。仲景云："见肝之病，知肝传脾，当先实脾"，虚则补其母，实则泻其子的治法。治肺病先强肝保肝，兼调理脾肾，因证而施治。选用病根穴埋线，用肺的病根穴 $T_{2\sim5}$，用肝脾的病根穴 $T_{8\sim9}$，用肾的病根穴 T_{10}、L_2，调理脏腑阴阳平衡，提高人体正气，使其康复。

病案3　胃溃疡

病案摘要：患者，王某，男，55岁，河北省正定县人。患者患胃病10余年，身体消瘦，自诉，上腹部胀痛，烧心反酸，不思饮食，口中无味，遇冷加重，时好时坏，脾气急躁，大便时干时稀。在县医院检查诊断为胃溃疡，给予奥美拉唑，复方吕酸铋颗粒口服治疗，病情时好时坏。后经他人介绍找我就诊，问诊病史，查舌质淡苔白，脉沉迟。初步诊断为胃痛，症候分类为肝郁气滞。

诊疗经过：中医处方：平胃散，加醋香附15g、柴胡6g、木香9g、煅瓦楞子30g、生鸡内金15g、生姜15g、大枣6枚。配合病根穴埋线，选取 $T_{6\sim9}$ 病根穴，0号线注线。配穴：中脘、下脘、天枢、足三里、气海、太冲，埋线1次。1周后症状明显好转，1个月痊愈。

按语：患者主因肝气郁滞，影响脾胃气机，属中医之肝木过旺克脾土，病情虽长，一旦辨证准确，治若釜底抽薪，病去如抽丝。使用胃的病根穴 $T_{6\sim9}$，支配修复胃腑功能，配中脘、下脘、足三里等穴，健脾养胃，益气补脾，增强脾胃的运化功能，使胃溃疡患者早日康复。心得：中医治病重在辨证论治，重在治证治本，不管是何种疾病，只要辨证准确，都能收到好的疗效。

（赵志彬）

第十九节　病根埋线克顽疾　操作取“根”又选“点”——陈国春埋线学术思想和临床经验

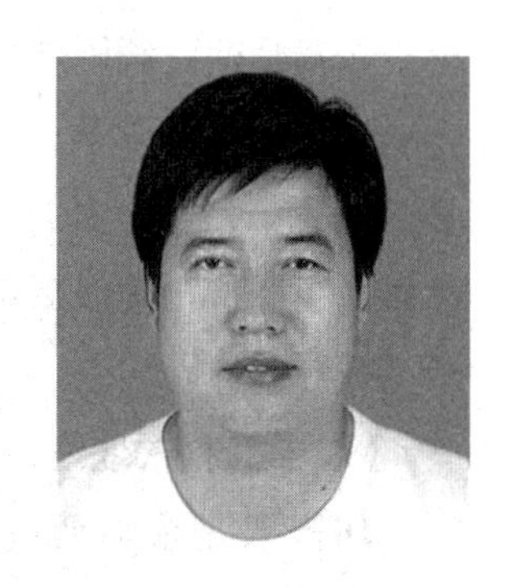
陈国春

一、医师简介

陈国春，男，汉族，1967年12月生，内蒙古通辽人，全科医师、中医副主任医师。1990年毕业于内蒙古赤峰卫校，1999年6月毕业于内蒙古包头医学院临床医学专业，在中医临床中为了更好地服务患者，曾多次外出进修学习，从事医生工作30余年，2016年被评为“全国最美基层好医生”称号。

二、从医经历

2007年10月—2008年1月：北京高等中医培训学校进行基层疑难病特色治疗学习。

2010年10月—2010年11月：石家庄白求恩职业专修学院进行中国埋线针疗学习。

2010年11月—2011年2月：参加内蒙古自治区卫生厅举办的中医类别全科医师岗位培训并取得全科医师资格证。

2012年8月—2012年10月：大连沙河口区医院进行松筋针、齿钩针、针刀医学学习及临床进修。

2013年12月—2014年1月：石家庄白求恩职业专修学院进行中医特效面瘫专业进修学习。

“书山有路勤为径，学海无涯苦作舟”，作为一名医生，深知医学知识是永无止境的，所以从未放松对专业知识的学习和探索。通过跟恩师董立君教授的学习，引进了病根穴埋线新型的特色治疗技术，填补了专业知识和临床知识上有的病种治疗疗效不巩固的空白。病根穴埋线疗法对临床中常见的颈椎病、腰突症、膝关节慢性滑膜炎、带状疱疹、面瘫等疾病的治疗，获得广大患者的一致好评，把中医学拓展到更广阔的方面，使患者得到更高效、更简单、快速见效的特色治疗。

三、学术思想和治疗特色

（一）病根穴埋线治疗疑难顽症

病根穴埋线，经过近五十年的发展，著名陆氏埋线专家陆健老师创立的病根穴埋线针疗体系，埋线针疗学得到了长足的发展和创新。“病根秘穴埋线针疗”，是在病根穴埋线针疗基础上推陈出新的技术成果，它突出了神经解剖学和生理学相结合的特点，选穴配穴选用最佳组合，最佳组穴解决疑难病症，认穴—诊穴—选穴—秘穴埋线，快速出方案，只要符合“认病”，治疗中就能“求本”，“求本”治病必去根。病根秘穴埋线尤其是治疗顽固性疾病有独特疗效，如使用“肺三角”埋线治疗老年慢性支气管炎、哮喘，埋线 3 ～ 5 次，可在冬季病情不发作；治疗头痛、偏头痛，埋线 1 ～ 3 次都能基本治愈；治疗三叉神经痛这种顽固性疾病，3 年病程的 2 ～ 3 次基本好转；治疗急性面神经麻痹，埋线后基本是 1 ～ 2 次就能好转；顽固的癫痫埋线治疗后有 80% 患者基本好转。

（二）病根穴埋线选穴精准有特色

病根穴是依据西医的解剖学原理和按照神经系统定位诊断理论为依据，强调以“认病”选取定穴配方，病源之处（脊柱神经节段位置）取穴，特点是选穴精准，直捣病灶，根灶同治，治病明确，见效快，效果显著。如治疗胃炎、胃溃疡的患者，病根穴埋线只要选取管胃的脊柱椎体神经节段胸椎 T_5 ～ T_9 即可，每次选 2 ～ 3 处埋线，埋线一次就有效，埋线 2 ～ 3 次基本治愈。颈椎病的眩晕、手指、手臂麻木、疼痛等，病根穴埋线简单、快速、有效。颈源性的眩晕症，埋线只需 2 ～ 3 个位置，几针下去就不晕了，后期疗效还好。颈椎病的手指、手臂麻木一般埋线 2 ～ 3 次就能基本好转。埋线治疗腰椎病，病根穴埋线选穴简单、快速、疗效好。压迫坐骨神经者，就选病根组穴“坐三针”，埋线 2 ～ 3 次就好；有的有骨质增生、椎管狭窄者，埋线 3 ～ 5 次都有好的疗效。这样的病案很多，病根穴埋线治疗疾病有选穴精准、快速有效的特点。

（三）病根穴埋线操作取“根”又选“点”

病根穴埋线认病求真，治病求本，选穴精准，快速有效，疗效显著。但在埋线临床操作中这个环节最重要，操作每个细节要清晰，对埋线具体的解剖位置要到位，不论是何种系统疾病，都要从脊柱的病源之处，即“病根”处取穴，也就是疾病的根源位置选穴，这是真正有病的位置，这就是病根穴的基本定义。实操精准，“药线”直达病灶，疗效就会很高。如治疗头痛、偏头痛的患者一般选“头颈穴”即 C_2、C_3，因为此位置是支配头颅部血管、神经的神经节段位置，只要选准了有效的“病根”处埋线，都有好的埋线效果。

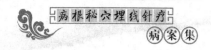

病根穴埋线临床操作中还要注意选“点”上，这个“点”就是在埋线中发现的阿是点或是“阳性点”位置。在临床埋线治疗疾病中，背部都有阿是点或“阳性点”，这是疾病在背部反应的病灶点，在这个位置上埋线，会有翻倍的疗效，如治疗胃病、胃溃疡患者背部都会在 T_7 椎附近有阿是点或“阳性点”，埋线治疗中选胃的病根穴外，再将阿是点或“阳性点”埋线，埋线 1 ～ 2 次就会有非常好的疗效；治疗腰椎病，在阿是点和周围椎体上埋线，也会有立竿见影的效果。

四、典型案例

病案 1　慢性浅表性胃炎

病案摘要：患者：谢某，56 岁，通辽市霍林河人，于 2012 年 9 月就诊。主诉：患胃病多年，胃痛、胃胀、纳差，经当地医院检查，为慢性浅表性胃炎。查体：面黄消瘦、乏力、舌质淡、苔厚腻、脉弦。

诊断：慢性浅表性胃炎。

治疗经过：第一次埋线：选 T_7 1、3 穴，T_8 1、3 穴，T_{10} 1、3 穴位置，配选中脘、上脘、足三里等穴，埋线 10 天后症状明显缓解，20 天后继续埋线第 2 次，方案基本同第 1 次，共埋线 3 次，胃痛、胃胀、纳差症状都明显好转，一年后患者带其邻居来就诊胃痛，诉自己胃病至今未复发。

病案 2　腰椎间盘突出

病案摘要：患者：马某，男，52 岁，铝厂工人，通辽扎旗人。主诉：腰疼，左下肢疼痛伴麻木 1 个月余，近期疼痛加重，不能上班，经别人介绍，来我处要求埋线治疗。

检查：腰部 CT 显示，$L_{3\sim4}$、$L_{4\sim5}$、$L_5\sim S_1$，腰椎间盘突出。

诊断：腰椎间盘突出。

治疗经过：第一次病根穴埋线，取穴：“坐三针”，L_3 1、3 穴，L_4 1、3 穴，L_5 1、3 穴，配承山等穴。第二次埋线方案同上，埋线后患者症状基本消失，一年后回访无复发。

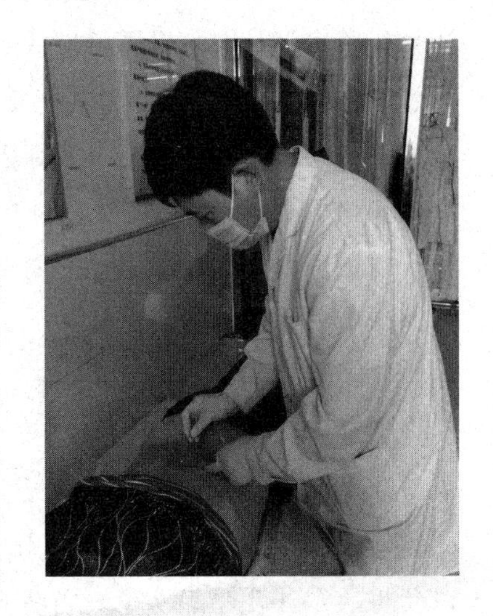

图 2-23　陈大夫给患者埋线治疗中

在多年的从医道路上，本着对每一位病患者高度负责的工作态度及各方面的工作经验，不断完善自我的医学知识，希望可以发挥中医源远流长及西医现代文明，在实际工作中充分运用病根穴埋线技术，结合其他疗法达到最佳的治疗效果，为更多的患者解除痛苦，争取做一名最优秀的白衣天使，更好服务于更多的患者，为健康大中国做贡献。陈大夫给患者埋线治疗中（图 2-23）。

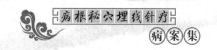

（陈国春）

第二十节 集众家之长　多措并举治顽疾
——王文生埋线学术思想和临床经验

一、医师简介

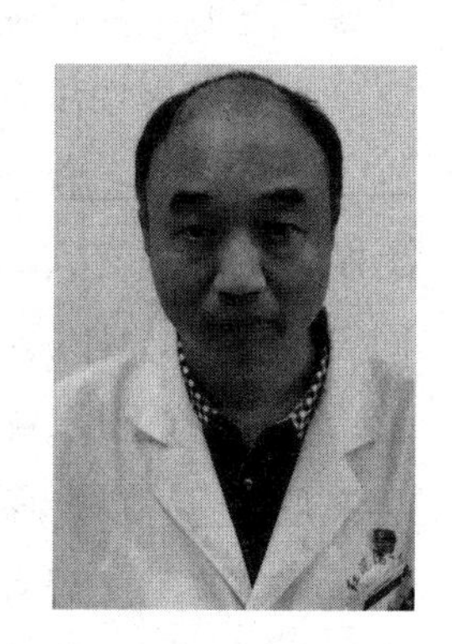
王文生

王文生，男，1968 年 1 月出生，汉族，本科学历，中共党员。1992 年 7 月毕业于河南省南阳医学高等专科学校中西医结合专业。1993 年 5 月到南阳市宛城区红泥湾镇卫生院工作，任业务副院长，一直从事中西医结合临床专业，把西医的优势、中医的优势有机结合，潜心研究，不断总结经验，不但熟练掌握了常见病、多发病的诊疗技术，很多疑难杂症也能够药到病除。本人采用中西医结合方法治疗胃痛、咳嗽、哮喘病、心悸、腹痛、眩晕、黄疸、头痛、中风、痹病、消渴等，疗效确切显著，深得患者好评。2018 年学习病根穴埋线针疗技术，大胆应用病根穴埋线治疗胃痛、泄泻、面瘫、妇科病、眩晕、痹病等，均取得显著疗效。每天前来就诊的患者络绎不绝。本人分别在 2010 年 2 月《陕西中医》杂志上，2010 年 10 月在《现代中西医结合杂志》，2012 年 3 月在《河南中医》杂志上发表论文 3 篇，2017 年 7 月在论著《新编中医内科学》中任第二副主编，2014 年被河南省人民政府授予“河南省文明医生”荣誉称号。

本人自从医以来，共累计带教实习生、研修学生 32 人，其中很多学生功成名就，数名学生已经成为地方名医。

二、从医经历

年幼时，因为父亲一直体弱多病，患慢性支气管炎，常年咳嗽、喘息，极其容易感冒发烧，造成家庭缺乏劳动力，吃穿拮据，穷困潦倒，再加上我自己瘦小孱弱，所以父母决定让我学习医生。首先自己懂得医疗知识，自己能够保健好自己；其次，也能够照顾好家人，使深受病痛折磨的父亲有了自己的医生，给这个家徒四壁、病魔缠绕的家庭带来最基本的保障保护！1989 年 7 月自河南省南阳市五中毕业，参加全国统一高考后，被南阳医学高等专科学校中西结合专业录取。带着强烈的使命感、责任感，积极投身到医学领域的事业中来。在校期间，勤学不辍，孜孜不倦。每天总是早早来到教室，坐到前排中间，认真聆听老师们授课。预习、学习、笔记、温习、复习、一丝不苟；朗读、熟读、背诵、理解、领会、总结，细细咀嚼品味，领悟。熟练背诵《医古文》中重要文献，背诵《黄帝内经》，张仲景的《伤寒杂病论》《金匮要略》，系统学习掌握《中医基础理论》《中药学》《方剂学》《中医内科学》《中医骨伤科学》《针灸学》等，熟练背诵中药药性、归经，熟练背诵方剂方歌。同时注重临床实习实践，经常跟随当时学校门诊部名老中医张廷奇，王万方等老师临床实习。更有幸的是，能够成为河南省针灸领域著名大家张文进恩师的弟子，受益匪浅！张文进老师是河南省针灸协会理事，南阳医学高等专科学校针灸研究所所长。张文进老师有着深厚的中医经络及针灸理论知识，有着丰富的临床实践经验，他创立的针灸新疗法，填补了针灸治疗疾病的很多空白。每天找张老师针灸的患者挤破门槛，当时有患破伤风角弓反张的患者，有难治性癫痫患者，有偏瘫后遗症患者，有截瘫患者等，四面八方，男女老幼，慕名而来。我带着极大的好奇心，极大的求知欲，紧紧跟随张老师临证实习。课堂上，认真聆听张老师深入浅出、幽默风趣、引经据典、脉络清晰的讲解。课后有空就到张老师针灸门诊帮忙诊治患者，晚上再对照课本、笔记，总结消化每个知识点。日复一日，坚持不懈，功夫不负有心人，辛勤耕耘收获硕果累累，连续三年被评为学校“学习标兵”。1992 年 7 月以优异成绩从该校中西结合专业毕业。毕业后，到南阳市中心医院跟师名老中医李鸣皋、李临恭、杨磊学习深造，学习期间深得导师们的真传，使所学书本理论知识与临床实践技能得到了有机融合，熟练掌握了中医内科常见疾病的理法方药。

1993 年 5 月到南阳市宛城区红泥湾镇卫生院工作。到院以来一直从事中西医结合临床专业，把西医的优势与中医的优势有机结合，潜心研究，不断总结经验，不但熟练掌握了常见病、多发病的诊疗技术，很多疑难杂症也能够药到病除。本人采用中西医结合方法治疗胃痛、咳嗽、哮喘病、心悸、腹痛、眩晕、黄疸、头痛、中风、痹病、消渴等，疗效确切显著，深得患者好评。近年来，潜心研习针灸技术，利用普通针灸与董氏奇穴针灸，治疗疾病。但是，很多患者没空天天来做针灸治疗，有些患者面对天天针灸，害怕针刺疼痛，思想恐惧，为了解决这个问题，就在网上搜索早就耳闻的利用穴位埋线治疗疾病。网上搜索到河北省石家庄市白求恩医学院办埋线培训班，顿时心头一亮，感觉如获至宝，困惑了很久的难题有望破解！怀揣梦想，于 2018 年 8 月踏上了北上的列车，直奔石家庄市白求恩埋线培训班。可是，来到培训班，有点失望！原以为学校应该是设施有宽敞明亮的多媒体教室、标本室、实操室等功能齐全的教学院校，现在确是在一间不足20平方米的教室上课，设施简陋。心里考虑着是否退学，通过思想斗争，最后选择既来之，则安之！课堂上，尊敬的董老师娓娓道来，讲述了病根穴埋线治疗方法，不等同于普通中医针灸穴位埋线，病根穴埋线治疗方法治疗疾病是按照神经系统定位，神经节段支配相应器官、组织的神经刺激来调理病变，达到治疗、控制疾病发展的目的，这应该是填补了国家层面治疗疾病方法的空白！跟着董老师学习了相关的解剖学知识，病根穴与疾病位置、病症的对应关系。董老师又手把手教我们认识穴位，定位穴位，选择穴位，配伍穴位。学员之间相互充当模特进行实操练习。多次到董老师的埋线门诊，桥西门诊见习实习。期间，看到来自全国各地的患者，身患顽疾，久治不愈，通过董老师应用病根秘穴埋线法治疗，得到根除，学员无不惊叹这种疗法的神奇作用！短暂的培训学习，让我再次感悟到了"山不在高，有仙则名"的内涵，董老师身怀绝技，低调和蔼，传道授业解惑，让我们对病根秘穴埋线治疗方法充满自信心，必将使我们以后的诊疗技术如虎添翼，造福人民！回到医院，我大胆应用病根穴埋线治疗胃痛、泄泻、面瘫、妇科病、眩晕、痹病等，均取得显著疗效。每天前来就诊的患者络绎不绝。

三、学术思想和临床经验

（一）夯实医学基础，操作游刃有余

我认为，只有对解剖学深入掌握，才能够在治疗操作过程，精准到位。作为医生，无论是中医西医都应该学习好实体解剖课。这是我们医务工作者的工作基础。不了解神经、血管、器官等，如何施术？所以，2018年我从石家庄市病根秘穴埋线培训班学习回来，我又联系河南省南阳市医学高等专科学校解剖教学室，利用节假日在医专解剖室在实体标本上，从大体解剖到精细解剖，从四肢关节、肌与腱到脊神经，直至颅神经到自主神经，亲手对脊柱、关节、四肢骨骼、肌肉、神经分布走向，血管分布，全部认真再学习一遍，做到对穴位埋线进针层次了然于胸。对常见穴位定位，功效又通过观看视频、图谱再复习一遍。把董老师的讲义复习三遍。把中医脉络与人体解剖的点、面与神经血管有机融合，中医西医相得益彰。

（二）集合众家之长，多措并举治顽疾

接诊患者时，为了提升疗效，缩短病程，力争多措并举，合力祛病。诊疗患者，以病根秘穴埋线为主，配合中医穴位埋线，普通针灸，董氏奇穴，红外线照射，艾灸仪，以及中药饮片调理，取效甚著！病根穴埋线和中医穴位埋线都是将可以收外科缝合线置于对应秘穴、穴位，利用线对穴位产生持续刺激作用以防治疾病的方法。它以人体脊椎神经节段支配相应器官的原理，以及中医理论基为基础和经络学说为指导，也可以收外科缝合线为载体，以埋线针为主导，以秘穴、穴位为媒介，以长效针感为核心，

以主要治疗，预防慢性顽固性疾病为主体，来解决人类疾病痛苦。比如西医的病根秘穴 C_2、C_3、C_4 治疗头痛、头晕、失眠，C_6、C_7、T_1 治疗颈椎椎间盘突出，臂丛神经受压迫引起的手臂麻木，L_3、S_2、S_3 秘穴埋线治疗坐骨神经、骶髂关节病症等，精准到位，针到病除，干脆利落。

中医穴位埋药线疗法是根据针灸学理论、中药学和现代物理学相结合的产物，它通过针具和药线在穴位内产生的生物物理作用和生物化学变化，将其刺激信息和能量以及中药通过经络传入体内，而达到治疗疾病的目的。

穴位埋线产生的刺激冲动可起到调整脏腑、平衡阴阳、调和气血的作用。埋线时的针刺入穴位，通过刺激手法，均可产生酸胀感觉，埋入的药线，可代替针灸针在穴位内产生针刺效应。同时药线需要较长一段时间才能吸收，也达到埋针作用。

埋线疗法集多种刺激效应于一体，互相配合，相得益彰，共同发挥作用，形成一种复杂而持久且柔和的非特异性刺激冲动，一部分传入神经到相应节段的脊髓后角，抑制相邻的病理信息，内传脏腑起调节作用；另一部分脊髓后角上传大脑皮层，加强中枢对病理刺激传入兴奋的干扰、抑制和替代，再通过神经－体液调节来调整脏腑，使疾病达到治愈的目的。

总之，埋线疗法的作用，相互关联，其作用方式是双向的功能调整，调整的结果是提高了机体抗病力，消除了病理因素，从而促使人体恢复正常功能。比如手阳明大肠经穴迎香穴治疗鼻塞、鼻渊，足阳明胃经穴下关穴治疗牙疼、面疼、面瘫。足太阴脾经穴三阴交穴治疗足痿痹病痛，足太阳膀胱经穴秩边穴治疗腰骶痛，手少阳三焦经穴三阳络穴治疗手臂疼，足少阳胆经穴环跳穴治疗坐骨神经痛、髋关节以及周围软组织疾病，督脉穴腰阳关穴治疗坐骨神经痛、腰骶神经病，大椎穴治疗颈肩部肌肉痉挛、颈椎病，任脉穴中脘穴治疗胃疼腹疼等，疗效确切。董氏奇穴简便而有效的“倒马针法”和“动气针法”，这两种针法以快速疏通经络，能达到立竿见影、下针即效的效果，简单而实用，这两种针法能起到 3 ～ 5 倍的效果，尤其对各种疼痛病症更为有效。可以说董氏的这种用穴思路和独特针法，成为当今针灸界的一枝独秀，影响当今世界针灸学发展趋势。董氏奇穴施针手术简便，仅仅用“正刺”“斜刺”“浅刺”“深刺”“皮下刺”与“留针”各种手法即可达到理想治疗效果，可以减少患者的痛苦，减少晕针情况，比如治疗三叉神经痛，刺健侧侧三里、侧下三里，让患者咬牙，可以立即止疼；利用两针或者三针并列的倒马针法，增强疗效。比如，针刺内庭、陷谷用倒马针，对肠胃病有很大作用；针刺内关穴、间使穴用倒马针，治疗心脏病效果很好；手三里、曲池穴倒马针治疗头晕、鼻炎、腰膝关节痛。在针灸或者埋线穴位配合应用红外线，能够通过局部的热量，通过穴位的深度逐渐到深层组织，能够起到温针灸的作用，有效起到温经散寒、舒筋通络的作用，对于很多疾病的治疗效果有倍增作用。根据以上各种疗法的特点，适应证在临床实践中灵活运用，能够增强疗效，缩短病程。例如：病案1：李某，女，67岁，腰疼，右下肢疼3天，疼痛难忍，彻夜难眠，在一家诊所口服止疼药，效果差，于2020年8月15日来我院求治。查腰椎CT显示：L_3/L_4、L_4/L_5、L_5/S_2腰椎间盘突出，压迫坐骨神经。治疗方法：①立即针刺左侧灵骨、大白一次；②用病根秘穴埋线“坐三针”、秩边穴、环跳穴。10分钟后，疼痛减轻大半。8月29日复诊，疼痛基本痊愈，复用“坐三针”、秩边、环跳埋线。随访患者，未复发。此病案先用董氏奇穴短效止疼，再用病根穴秘穴埋线获得长期效果。病案2：郭某，男，70岁，左侧面部带状疱疹，引起左侧面部麻痹、三叉神经痛半月。在南阳市三甲医院治疗，仍然牙疼得抱头痛哭，不能入睡，口眼歪斜，于2020年7月20日来我院求治。治疗方法：①针刺左侧灵骨，右侧侧三里，侧下三里，中九里。只用1次；②选“头颈穴”$C_{2\sim3}$、下关、颊扇、翳风、阳白穴埋线；③配合中药牵正散加补阳还五汤加减。每日1剂，连服10剂；④红外线照射埋线穴位，每次30分钟，连续5天。当天晚上患者疼痛减轻，能够入睡。8月3日再来复诊，疼痛减轻大半，面瘫恢复大半。再次疗法：①选“头颈穴”$C_{2\sim3}$、颊车、地仓、阳白、下关合谷埋线；②红外线照射埋线穴位，每天30分钟，连续5天。以后随访患者，痊愈。

（三）多沟通，善疏导，患者配合效果好

以患者为中心，站在患者角度考虑施治方案。详细询问病史以及家庭成员对治疗该疾病的支持程度，并且进行科普宣教以及告知治疗过程的注意事项。需要患者密切配合，医生、患者、家庭成员在思想认识上应该统一，最终达到好转甚至治愈的目的。①详细询问病史，详细进行体格检查，这样不但能够获取详尽完备的病史资料，避免误诊、漏诊；②进行必要的辅助检查，疾病的鉴别诊断要一一列举，不要漏项，做到诊断明确、分型精准；③给患者及家属讲明，患者的病情适合于埋线或者针灸治疗，虽然治疗过程中会出现短暂的疼痛，但是这种方法比口服药物效果显著。这样不仅可以减少药物对胃的刺激，而且也减少药物对肝脏、肾脏的损伤，以及降低药物的耐药性与药物的过敏反应；④多给患者讲述该类疾病的预防保健科普知识，从疾病的成因、诊断、治疗过程、治疗效果、预后几个方面用通俗易懂的语言，让患者听懂、明白，养成良好习惯，预防疾病发生发展，祛除病魔缠绕，得到健康体魄。

（四）严格规范操作，安全埋线很重要

诊疗操作过程，一定严格按照诊疗标准，严格无菌操作，一丝不苟，做到一人一案，进行治疗。评估患者状况，如血压、血糖、心率、心律、精神状态、神志、有无传染病等。①保证手术室环境安静、清洁、无菌；②按照操作规范，列出治疗用的物品清单，一一备齐，查看是否在有效期内，查看有无破损；③施术前稳定患者情绪，消除恐惧心理，增加患者依从性，尽力配合治疗；④治疗过程要远穴精准，手法轻盈，娴熟操作；

⑤治疗室准备好急救物品及药品；⑥紧急情况下处理病情流程图要张贴在墙面。一切为了患者的健康及安全着想，规避风险，防范不良事件发生。

四、典型案例

病案 1　慢性结肠炎

病案摘要：李某，女，47 岁，农民，河南省南阳市宛城区红泥湾镇人。主诉：每日大便 2 ～ 5 次，病程 1 年。

现病史：一年前，患者吃冷饮、生冷食物导致腹疼，大便稀溏，每天 2 ～ 5 次，随到当地诊所治疗，诊断为消化不良、胃肠炎，用药不详。经治疗，症状缓解，但是患者未忌食生冷，病情反复发作，反复治疗。半年前体重减少了 22.5kg，饮食稍有不慎，即出现大便稀溏，每日数次，腹疼，全身乏力。遂到南阳市中心医院消化科住院治疗，诊断为慢性溃疡性结肠炎。经过一个月治疗，好转出院。出院后饮食稍有不慎，病情再次发作，遂来我门诊求治。

诊断依据：患者形体消瘦，体重 40kg，精神萎靡，舌质淡，苔薄白，有齿痕，脉沉细无力。自述饮食稍有不慎，就腹疼泄泻，少气无力，担心有生命危险，心理压力很大。故诊断为慢性结肠炎，中医辨证为脾虚、气虚、血虚。

治疗方法：

1. T_8、T_9、T_{12} 秘穴 1、3 穴埋线。

2. 中脘、下脘、神阙、天枢、气海、关元穴埋线。

3. 双侧足三里穴埋线。

4. 每天红外线照射以上穴位 30 分钟。

5. 复方苯乙哌啶片 1 片，多酶片 3 片，3 次 / 天，口服。

治疗方法改良：新患者气血脾胃虚弱严重，气海穴、关元穴左右旁开 1.5cm 再同时各埋线治疗，足三里下一寸再埋线两针，加强疗效刺激。嘱咐患者忌食生冷辛辣，树立信心，消除恐惧心理。

每 15 天埋线治疗 1 次，患者坚持每天红外线照射，再加上心理疏导，逐渐减少口服药次数，病情好转，大便次数每天 1 ～ 2 次，体重增加，精神状态良好。经过 3 个疗程治疗，现在体重 57.5kg，大便正常。患者感激不尽。送老母鸡一只！

病案 2　面瘫

病案摘要：患者：王某，女，67 岁，农民，河南省南阳市社旗县桥头镇人。主诉：口眼歪斜 1 天。现病史：患者 1 天前晚上睡觉因贪凉，面朝空调睡觉，晨起感觉左侧面部麻木，嘴歪，左侧眼睛不能够闭合，即到我院求治。

体格检查：患者神志清楚，精神正常，血压 142/85mmg，心率 84 次 / 分，心律齐，心肺听诊未见异常，腹部未见异常。左侧眼睑不能闭合，左侧面部额纹消失，口角歪向右侧。

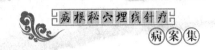

诊断：①西医诊断：周围性面瘫（贝尔氏麻痹症）；②中医诊断：急性面瘫。

中西医结合辨证施治：本病为风邪寒客阻脉络，气血运行受阻所致，治当祛风散寒、通经活血。西医用营养神经，对症治疗。病根穴埋线，普通针灸，口服中药，红外线理疗综合治疗。

治疗方案：

1. C_2、C_3 左右两侧病根秘穴埋线，12 天埋线一次。
2. 左侧颊车穴扇形埋线，地仓、翳风、下关、合谷埋线，12 天埋线 1 次。
3. 牵正散加九味羌活汤加减，水煎服，每日 1 剂，连续口服 7 天。
4. 红外线照射左侧面部穴位，每天 30 分钟，连续照射 7 天。
5. 甲钴胺片 0.5mg/ 片。每日 3 次口服，连续口服 20 天。
6. 忌食辛辣刺激食物，注意保护面部再受风寒。

第 5 天患者症状开始好转。

7 天后，中药调整为牵正散加补阳还五汤加减，每日一剂，连续口服 7 天，红外线左侧面部穴位照射，每天 30 分钟，连续照射 7 天。第 12 天病情恢复 80%，再次病根秘穴 C_2、C_3 埋线，左侧面部颊车透地仓穴埋线，下关、承浆、翳风、合谷穴埋线一次。第 20 天复诊，完全恢复。

患者感激不尽，送锦旗一面（图 2-24）。

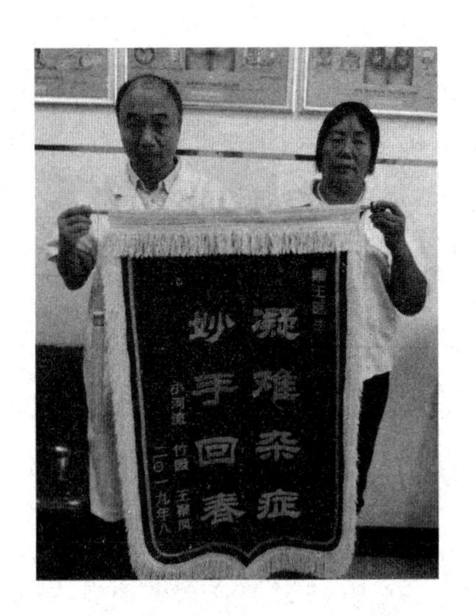

图 2-24　患者感谢王医生 送锦旗一面

病案 3　失眠、头晕

病案摘要：患者：李某，女，37 岁，农民，河南省南阳市宛城区红泥湾镇人。主诉：头疼、头晕、失眠1年。

现病史：1年前，患者因生气，劳累过度出现头疼、失眠、头晕。经在当地诊所治疗，病情缓解，但是稍有情绪不稳，病情反复发作，治疗效果不好，近半年患者加重，失眠、头晕、头疼严重，在南阳市中心医院住院诊断为脑血管痉挛，但是出院后仍然严重，遂到我门诊求治。

查体：患者神志清，精神萎靡，血压135/84mmg，出现位置性头晕头疼，患者自己叙述贪玩手机，其余未见异常。CT检查头颅以及颈椎示：头颅CT扫描正常，颈椎曲度变直，C_2/C_3、C_3/C_4、C_4/C_5椎间盘突出，压迫硬膜囊，椎间孔变窄。考虑患者失眠、头晕、头疼由颈椎病引起。

诊疗经过：

1. C_2、C_3左右两侧病根秘穴埋线，11天1次。
2. 双侧外三关埋线，11天1次。
3. 每天针刺百会穴、四神聪，连续10天。
4. 董氏奇穴 每天针刺灵骨穴、太白穴，左右交替，连续10天。

第3天患者叙述失眠、头晕、头疼大大减轻，第11天基本痊愈。为了巩固疗效，第12天又病根秘穴埋线C_2、C_3左右两侧，外三关埋线一次。一年未复发。

（王文生）

第二十一节 神经支配定位 多法结合治疗 ——国洪才埋线学术思想和临床经验

一、医师简介

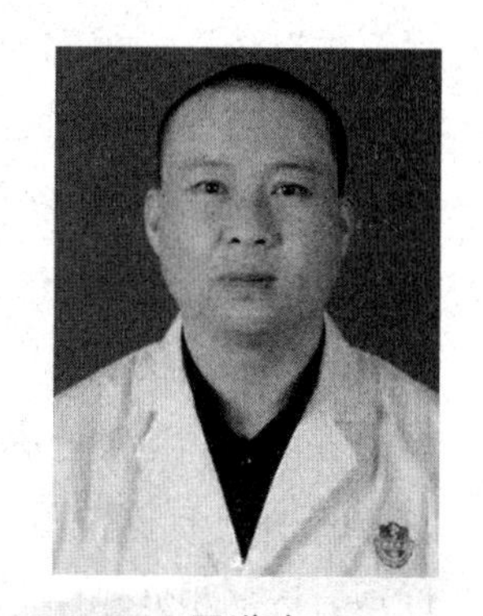
国洪才

国洪才，男，汉族，43岁，河北省保定易县人，毕业于石家庄白求恩医学专修学院中西医结合专业，现任河北省保定易县白马乡南白马村洪才卫生室乡村全科医师。河北省预防医学会慢病病根穴埋线专业委员会委员、保定学术组织副主任。

二、从医经历

自幼随父学习医学知识，对中医有很深的兴趣。后从 1996 年 9 月开始到 1999 年 9 月就读于石家庄白求恩医学专修学院中西医结合专业，在校期间积极学习中西医知识，在实践中用中医知识治疗一些慢性病。毕业后在河北保定易县中医医院针灸科实习，期间在保定中医院进行学习再教育。运用针灸技术治疗颈腰椎病等，毕业后自己在保定易县白马乡南白马村开办诊所至今。

在家乡开办诊所期间，行医过程中遇到好多问题，如上班族患者路途远、交通不便、没人陪伴老年人等；慢性病如哮喘、癫痫、前列腺、皮肤病、糖尿病等疾病治疗病程长、费钱等这些都是在农村一些实际存在的问题。围绕这些问题，在 2008 年 3 月有幸在河北省石家庄白求恩医学院遇到恩师董立君老师，参加了病根穴埋线培训班，学习了病根穴埋线技术。病根穴埋线是著名埋线专家陆健教授创建的，董老师是陆健的亲授弟子，病根穴埋线是按照神经系统的定位诊断理论选穴，通过调理神经系统治疗疾病的一种方法，选穴简单，用穴精准，快速有效。在老师的指导下充分利用所学习的病根穴埋线针疗技术，埋线尽可能少而精，手法轻柔而细腻，让患者在不知不觉中解决病痛问题，治疗见效快、痛苦小、花钱少，对疼痛、慢性疾病有快速见效的特点，常见病造成的身体免疫功能减退等效果也显著，减轻了农村当地老百姓的病痛。

十几年来通过针灸、病根穴埋线理论与实践相结合的方法，擅长治疗支气管炎、哮喘、偏头痛、风湿痹症、脑卒中后遗症、面瘫等疾病，使数千人治愈，效果显著。

三、学术思想与治疗特色

（一）用神经支配定位与辨证施治结合

临床治疗中用病根穴埋线的神经系统定位诊断理论与中医辨证施治结合的方法，治疗效果较好。病根穴埋线的神经系统定位诊断理论选穴是用脊柱神经节段支配不同肌肉、体表、脏腑、神经血管的原理，通过调理神经系统来治疗疾病的方法。在临床治疗中以选取病根穴为主穴。例如：临床上常见病有肩胛背神经卡压综合征（C_5 神经根受卡压，埋线就选 C_5 即可），枕大神经痛（C_3 神经根受卡压，埋线可选 C_3），胸长神经卡压（C_5、C_6、C_7 神经根受压），梨状肌出口综合征（T_{12} 神经根受到卡压）等；也包括内脏神经和支配腺体的神经卡压后，所出现的内脏功能与腺体功能的亢进与抑制造成的一系列的疾患，遇到以上不同的疾患可首先选取相应的病根穴位置埋线，再根据患者体质、年龄、临床表现进行中医辨证后两者结合做出方案治疗。例如：某患者，男，65 岁，身体较弱，患梨状肌损伤综合征来埋线治疗，根据病情，按神经支配定位原理，选病根穴 T_{12}，又按其本人较弱，属肝肾亏虚体质等辨证，配肾俞、秩边穴，埋线治疗后疗效很好。

（二）用病根穴埋线与整脊相结合治疗

病根穴埋线是按照西医的解剖学原理和神经节段支配原理，从病源处选穴，具有精准取穴、针对性强、少而精、辨病快、作用持久、见效快的特点，治疗各类神经根卡压引起的慢性疾病疗效好。治疗特色：不通则痛，气不至则麻，血不至则木，气机不畅则活动失灵。而西医认为疼痛是神经根的炎症性刺激，麻木是神经根的卡压症。当神经损伤后则感觉消失，运动神经损伤则活动受到影响。所以相对应神经受到损伤，则出现所支配处的兴奋式抑制，故病根穴埋线有针对性强、少而精、辨病快、见效快的特点，做到望而知之，闻而知之，作用持久。如患者王某，男，38 岁，2020 年 6 月来门诊就诊。主诉：颈肩背部疼痛剧烈，头不能动几天余，肩背部活动受限。曾就诊其他医院治疗不佳，医院建议需手术治疗，患者不愿手术，来埋线治疗。诊断：第 5 颈神经卡压（瘀血阻络型）。

我根据患者病情，按照颈神经卡压及肩胛背神经卡压神经支配原理，首选病根穴 C_3、$C_{5\sim7}$，埋线治疗，并根据患者体征配合整脊治疗 2 次，每 15 天埋线 1 次，3 次埋线后基本治愈。2 个月后回访，疼痛已消失，感觉良好。

（三）临床中因人而异与治法不同结合

在埋线临床中，根据患者的年龄、体质、病症进行辨证施治，在埋线中因人而异，使用不同埋线技巧。如年龄较大，体质较弱，属于慢性疾病患者，一般采用较细埋线的针具、肠线，埋线中用轻柔细腻手法进行，埋线患者有时在无痛苦的情况下就埋完线了，通过几次埋线后症状逐渐好转。如遇到年龄较小，体质强壮，属于疼痛性疾病的患者，一般采用较粗的针具、肠线，埋线中进针一定要有“得气感”时再注线，这样的患者一般埋线 2 ～ 3 次后都会有好的疗效。例如：患者，男，38 岁，患腰椎间盘突出，压迫坐骨神经痛，第一次埋线就用 11 号埋线针，1 号肠线，精准选取病根穴 L_4、L_5、S_2、S_3，埋线 1 次后症状明显好转，埋线 2 次后基本治愈。

四、典型案例

病案 1　腰椎病

病案摘要：患者：张某，男，63 岁。

主诉：主因腰痛 10 年余，加重伴右膝疼痛，下肢放射痛、麻木 1 个月余。患者自述 10 年前无明显诱因出现腰痛。休息后则症状缓解。1 个月前因往房上扛花生。腰痛加剧。继而出现右下肢的麻木、疼，尤以膝前痛为主。

体诊：脊椎侧弯曲度无，腰部刺间隙小，L_4 压痛明显。按压棘突两侧，则向下肢放射到脚后跟尤以膝痛为主。右下肢直抬腿 30° 阳性。右下肢痛。CT 显示，$L_{3\sim4}$、

$L_{4\sim5}$、$L_5\sim S_1$ 腰椎间盘突出症。

诊断：腰椎间盘突出、坐骨神经痛。

诊疗经过：选穴考虑因坐骨神经由 L_4、L_5 神经和 S_1、S_2、S_3 神经组成，膝前痛又属根性神经痛，所以用病根秘穴“膝三针”“坐三针”埋线（L_3、秩边、环跳、S_2、S_3 患侧），埋线一次后疼痛立时缓解。15 天后来就诊时，不用搀扶自行进屋自诉，日常生活已无大碍，只有小腿前外侧伴外侧脚面麻木，小腿外侧为腰第 5 神经根支配，选穴：L_4、L_5、S_1，配阳陵泉患侧埋线，后随访至今无复发。

病案 2　肩关节病

病案摘要：患者：史某，男，49 岁，2020 年 11 月就诊。

主诉：颈肩背腋下侧胸处，酸楚不适，夜间剧痛不得卧床。10 余天，自行服药无效就诊于保定市二五二医院。患者自诉 10 天前，抬重物后出现颈僵活动受限，继而出现右上肢怎么安放也不适。后来右上肢只能做抬举状。医院核磁示 $C_{4\sim5}$、$C_{5\sim6}$、$C_{6\sim7}$ 椎间盘突出，需手术治疗。在筹钱准备手术时，经亲属介绍来我处治疗。患者年轻不愿手术。

体诊：精神不佳，表情痛苦，呻吟不断，坐卧不安，声音低微，伴有手麻木、舌质紫暗、苔黄、脉弦细涩。

诊断：肩胛背神经卡压综合征（征瘀血阻络型）。

诊疗经过：肩胛背神经为第 5 颈神经根支配，发出又有肩痛，故选穴 C_5、C_6、C_7 患侧。配加膈俞、血海，埋完后患肢及肩背部疼痛缓解一半。后又给药甘露醇 250ml 加地塞米松（考虑神经根处有水肿）每日 1 次，静脉滴注，连用 7 天。15 天后复诊，患者活动自如疼痛基本消失。自诉晚上有痛醒，故行 2 次埋线。配合整脊手法使其歪脖回复。选穴：C_5 双侧、C_6、C_7，配列缺穴患侧埋线。20 天后电话随访症状全无。2021 年 10 月 8 号带父亲治腰痛时。询问其愈后良好（图 2-25）。

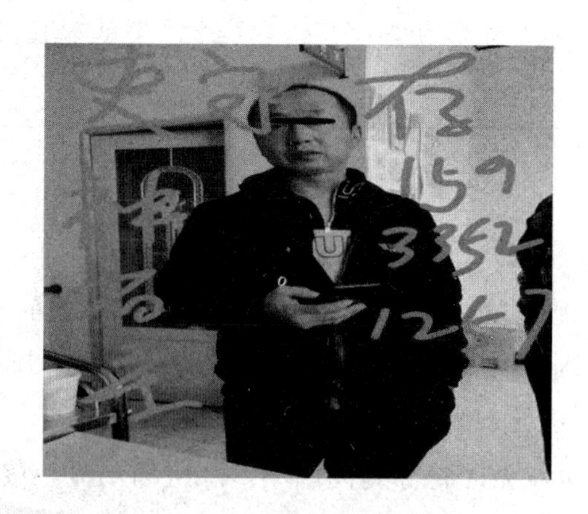

图 2-25　患者埋线后基本痊愈

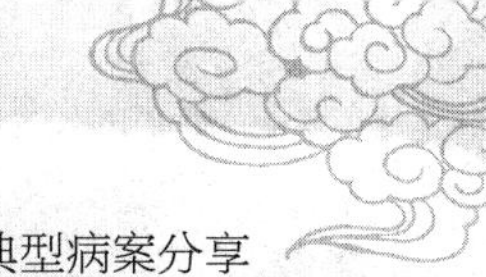

病案 3　偏头痛

病案摘要：患者：许某，女，36 岁，2021 年 9 月就诊。

主诉：患者头晕、头痛 5 年来我处就诊。自诉：5 年来每因生气，情志不舒，出现眼花头晕，睁不开眼，伴有记忆力下降、易怒，行经期间头右侧尤重，常伴有右侧颈部跳痛等症状，发作时间持续 3 小时左右，睡眠后较缓和，头痛减弱。到处求医无果，常口服止痛剂得以缓解，近期发作频繁。遂到我处就诊。

体诊：患者头歪向健侧左旋，面白无华，发稀，爪甲淡白，声音低微，二便不调，月经量少色暗，舌质紫，苔薄白，脉弦涩。

诊断：偏头痛（瘀血阻络加气虚血瘀）、枕大神经痛。

诊疗经过：先用整脊的方法使寰枢小关节复位。选病根秘穴头颈穴（C_2、C_3 双侧）清利头目；配阳陵泉、三阴交、足三里、血海、膈俞等穴，疏肝健脾、补益气血。半月后复诊时，自诉埋完线后，疼痛完全消失，睡眠也好了，只是颈背部还有些僵硬，头后仰费力，再选病根秘穴："头颈穴"、C_2、C_3，配颈百劳穴埋线。20 天后随访，已痊愈，至今未复发。

病案 4　面肌痉挛

病案摘要：患者：王某，女，58 岁，2020 年 11 月就诊。主诉：右半边脸抽搐 7 余年，患者眼角、嘴角不自主抽搐，加重时眼不能睁开，心烦易怒，精神不佳，经大小医院治疗效果不佳，于 2020 年 11 月 8 日就诊我处。体诊：患者每因情绪激动而诱发，有时持续数天或数小时，故患者烦躁易怒，面部抽搐，眼不能睁，语速过快时微颤，面白无华，舌质红，苔黄，脉弦。大便黏腻。

诊断：面肌抽搐（面肌痉挛），肝气抑郁型加风痰阻络型。

诊疗经过：

1. 配穴三阴交、颊车、地仓、星状神经节，双侧。
2. 配足三里，选 C_2、C_3，双侧。
3. 选"头颈穴"、C_2、C_3，配下关、翳风、丰隆、足三里等穴。
4. 阳陵泉、膈俞、血海、合谷、头颈穴。
5. 头颈穴、星状神经节后埋线巩固。
6. 每 20 天 1 次，5 次后基本痊愈。
7. 随访至今无复发（图 2-26）。

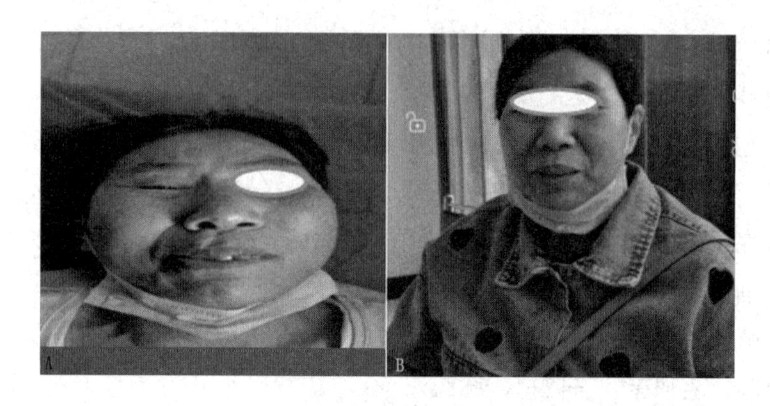

图 2-26　治疗前后对比

注：A：治疗前，B：治疗后

病案 5　三叉神经痛

病案摘要：患者：王某，女，50 岁，2021 年 6 月就诊。主诉：左下颌烧样疼痛 15 年余，患者 15 年前因生气出现下颌处烧样疼痛，夜不能眠，睡梦中痛醒，曾就医县医院和保定市中心医院，诊断为三叉神经痛。遂开卡马西平服药至今，近期由于频发，就诊于我处。体诊：就诊时，表情痛苦，目光呆滞，面黄清瘦，苔薄黄，脉沉濡，常不思饮食，神疲乏力，大便时有时无。

诊断：三叉神经痛（阴虚阳亢，痹症）。

诊疗经过：埋线 C_2、C_3，配颊车穴，（患侧）埋线后疼痛立减，随观察 1 小时后疼痛消，随访至今无复发。患者认可送锦旗（图 2-27）。

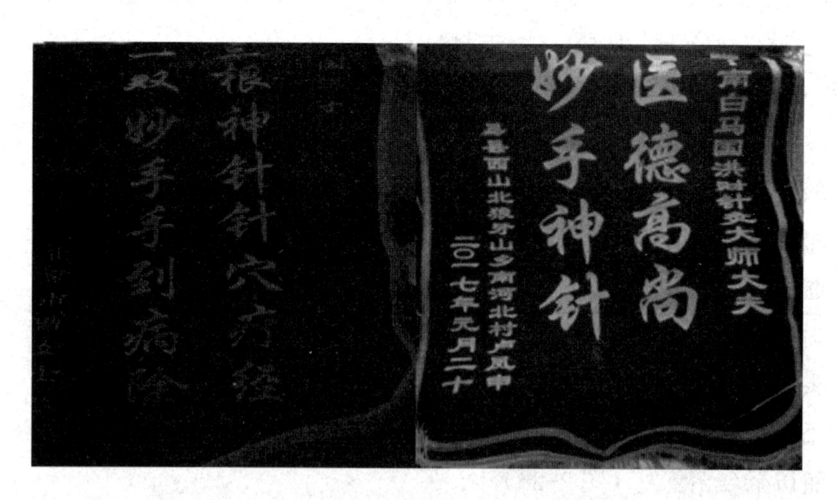
南白马国洪财针灸大师大夫
医德高尚
妙手神针
县西山北狼牙山乡南河北村卢凤申
二〇一七年元月二十

图 2-27　患者认可送锦旗

（国洪才）

第二十二节　中医世家为民众祛除疾苦　携病根埋线技法造福乡邻——杨旭辉埋线学术思想和临床经验

一、医师简介

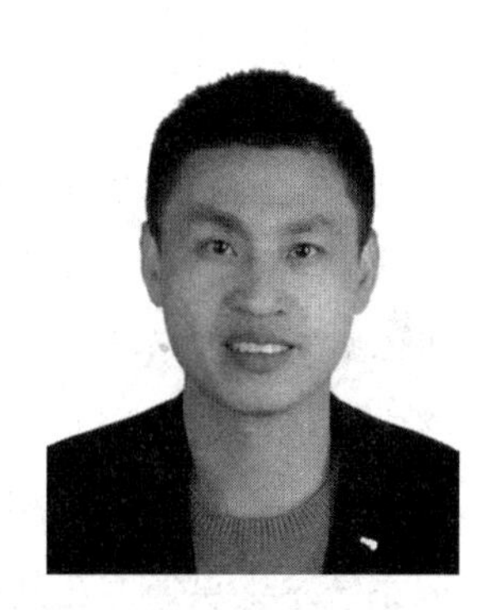

杨旭辉

杨旭辉，男，1976年2月生人，河北省石家庄赞皇县人，中西医执业医师，现任职于河北省石家庄赞皇县杨旭辉中西医诊所。河北省预防医学会慢病病根穴埋线专业委员会委员，石家庄学术组织副主任。

二、学术源流

我出身于杨氏中医世家，乡望名医。祖父杨士林天资聪颖，家学渊源，悬壶七十载，医道精良，常年免费行医于赞皇、高邑等地，为民众祛除疾苦，为当地名医。父杨月生主攻糖尿病，行医60多年，多治于糖尿病各种并发症，享誉冀中。我自幼承家训，随其祖父刻苦学习医学知识，攻读经典古医书，熟读传统医学秘方、古今验方。16岁就接触医学，于1995年就读于石家庄白求恩医学专科学院，毕业后在石家庄眼科医院和解放军103医院工作，中西医共融，临床二十余载，探病求真。2010年欣遇董立君教授，旱逢甘露，刻苦钻研病根穴埋线疗法，擅长用埋线疗法和针灸治疗鼻炎、鼻窦炎、颈肩腰腿痛、三叉神经痛、脑供血不足引起的头晕、头痛等。造福乡梓！多得杂症显效！录之留存。

三、学术思想和临床经验

（一）因人而异，辨证论治，各施其法

辨证论治是中医的基本原则，中医诊治疾病就是以辨证论治为基础。中医讲究对症不对病，通过对病症的辨证，可以分辨出疾病的属性、归经、病因、发病的脏腑，或者是发病的经络，从而起到治疗疾病的作用。可根据患者不同的临床症状，选择不同的辨证方法。杨旭辉谨从父辈中医真谛，遵从："新病多实，久病多虚"，"宁失其穴，勿失其经"的原则，根据患者年龄、体质、病因及脏腑辨证不同，在埋线操作中，

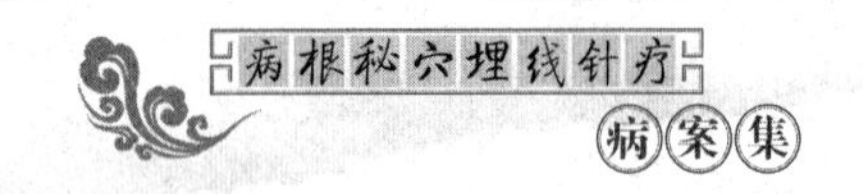

年老体虚者，用针穴较少，选线体较细，选穴务必精准；年轻体壮，属于疼痛疾病者，用针穴较多，选线体较粗，埋线范围较广。例如：某患者，女，68岁，患老年慢性支气管炎咳喘证，年龄大，又肺虚、肾虚，首次埋线时只选“肺三角”两处埋线，配膻中穴，线选0号靓紫线，共埋线4次，症状逐渐好转。某男性患者，40岁，体格健壮，坐骨神经损伤，埋线选1号肠线，选“坐三针”埋线，配阿是穴埋线，埋线1次就好转。

（二）针、药、埋线三者综合治疗

病根穴埋线针疗法是为了延长在穴位上的刺激时间，用埋线针具将中药液浸泡的医用药线，埋入人体脊柱神经节段周围或穴位里，药线长时间刺激人体椎体节段支配位置及穴位，药线逐渐液化和被人体吸收的过程会产生生理物理作用和生物化学变化等刺激效应，以此作用来激发人体的神经、调节脏腑平衡，提高人体的抗病免疫功能和应激能力，起到防病治疗疾病目的的一种方法，病根埋线针疗与穴位埋线在选穴和治病方面不同：一个是按照神经系统定位诊断理论的解剖学原理选取不同脊柱椎体节段即病根穴位置埋线，通过调整神经系统来治疗疾病的一种方法；穴位埋线是按照经络穴位循经选穴进行埋线治疗疾病的一种方法。在临床中以病根穴埋线为主要治疗方法，并配合针灸、中药调理为辅，三者综合治疗效果显著。例如：某女，64岁，患泌尿系统感染疾病，在其他门诊吃中药半年疗效不好，来我处治疗。先行针灸一周治疗，针灸：八髎穴、三阴交、足三里等穴，再进行埋线治疗：选 T_{12}、$L_{1\sim2}$、$S_{1\sim3}$，配关元穴、中极穴，又以利湿通淋中药7剂治疗，2次埋线加针灸、中药治疗就痊愈了，显示针、药、埋线三者综合治疗疗效显著。

四、典型病案

病案1　泌尿系感染

病案摘要：代某，男，山西省盂县仙人乡岑西岩村。自诉：尿频、尿痛，伴有腰部疼痛，小便常规伴有大量脓细胞。在山西各级医院治疗一年半，反复发作。经人介绍到我处就诊，问诊病史，结合影像学检查，排除肿瘤等病变，初步诊断为淋证，症候分类为下焦湿热型。

诊疗经过：依据病根穴埋线，选取 $T_{11\sim12}$、L_1 病根穴，0号线注线，配穴：足三里、关元、水道、中极等穴。21天后二诊，患者诉各症状明显缓解，腰部疼痛消失。继续给予病根穴埋线，效不更方，加三阴交、归来注线。三诊诸症状皆消失，无不适感。嘱：多饮水，忌辛辣，饮食清淡。患者两次埋线痊愈，随访一年无复发。

该患者是我采用病根穴埋线之经验病案，患者症状减轻快，无任何不良反应，二次埋线解决困扰患者一年多的痛苦，受到患者的高度好评认可。

病案 2　化脓性鼻窦炎

病案摘要：赵某，女，赞皇县北羊角村人，医院检查化脓性鼻窦炎，曾经两次穿刺冲洗，结合输液治疗，仍反复发作。吃中药、各种喷剂治疗等，均不见效。于 2015 年 4 月来我处就诊，根据患者病史及辅助检查和治疗史，诊断慢性鼻窦炎明确，此病极其常见，且难以根治，遂决定采用病根穴埋线法。

诊疗经过：选病根穴鼻旁沟穴（陆氏埋线穴），用 0 号肠线注线，并配大椎穴调理免疫功能，埋线一次治疗。二诊患者鼻塞、打喷嚏、头疼等症状明显减轻，效不更方。三诊埋线诸症状全消失，建议用玉屏风散增加抵抗力，随访至今至 7 年余未见复发。

埋线见解：治疗各型鼻炎，病根穴埋线可说是一种特效疗法，而鼻旁沟穴则是治疗各种鼻炎的病根穴，以迎香穴为进针点，向上经过上鼻环穴、鼻穿穴到上迎香穴，此为一针透三穴。这一病案正好验证家传针灸思想“宁失其穴，勿失其经”！点穴精准在于循经取穴。同一经络，即使点穴不够精准，一样效果明显。再结合取穴必得气，病患无忧。

病案 3　老年慢性支气管炎

病案摘要：患者：白某，男，70 岁，患老年慢性支气管炎咳喘证，2016 年来诊所治疗。

此患者年龄较大，身体较瘦，气血虚弱，气喘并吐泡沫黏痰，因为老年慢性支气管炎、咳喘病经常住院治疗。诊断为心肺气虚、痰湿阻滞型慢性气管炎及咳喘证。

诊疗经过：选病根秘穴组穴“肺三角”埋线，配膻中穴、丰隆穴，埋线 2 次后咳喘、吐痰等症状大有好转，效不更方。三诊埋线诸症状全消失。

病案 4　神经根型颈椎病

病案摘要：患者：赵某，女，31 岁，患颈椎病，2021 年 12 月来诊所治疗。此患者年龄较轻，但主诉因为手臂、胳膊经常麻木、困倦、有时手臂无力等，晚上手臂难受的无法忍受，痛苦不堪。

诊断：神经根型颈椎病。

诊疗经过：选病根秘穴组穴“臂六针”埋线，配“肩三针”、大椎穴，埋线 1 次后症状明显好转，第二次巩固埋线 1 次，现患者已痊愈，所以压迫神经根的临床症状消失。回访无复发。

（杨旭辉）

第二十三节 以病根穴埋线为主 治疗疑难病症突出
——刘卫埋线学术思想和临床经验

一、医师简介

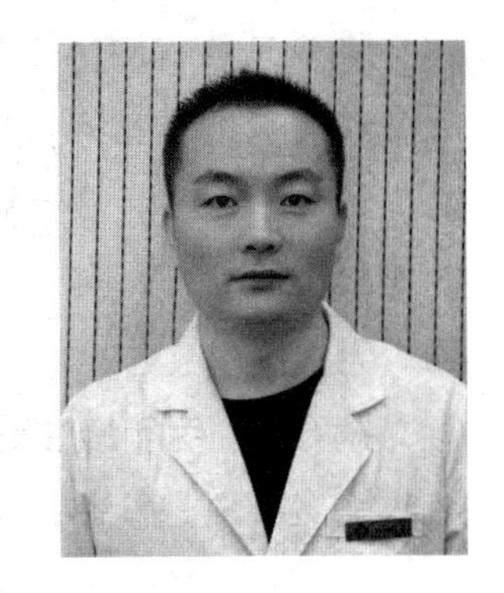
刘 卫

刘卫，男，执业主治医师，河北沧州人。1994—1998 毕业于河北医科大学临床医学专业，学士学位。现任世界中医穴位埋线疗法学会委员，中国中医针灸学会会员，河北省预防医学会慢病病根穴埋线专业委员会委员。

二、学术源流

本人自小喜爱中医，酷爱中医文化，本人对传统中医文化知识产生浓厚兴趣，大学期间努力学习中医理论知识，基础扎实，对于四大经典潜心研究，经常参加医学实践活动。曾在沧州中西医结合医院多次进修，学习中医的知识和中医临床经验，并结合自己的临床经验应用于社区卫生服务站的日常诊疗工作中，深受广大患者的欢迎。

2021 年 5 月在江苏扬州市跟董立君教授系统学习了病根穴埋线的理论知识和实操方法，回社区门诊后一直在诊所开展埋线工作。工作期间，一直致力于病根穴埋线疗法的治疗，对于治疗各种疑难杂症疗效显著，如治疗面神经麻痹症、顽固的腰椎间盘突出症、颈椎病等都取得了很好的效果。

三、学术思想和临床经验

埋线疗法是指用医用埋线针具把肠线埋入人体穴位或皮下组织肌层，利用肠线在穴位内长时间持久刺激，以防治疾病的一种方法。施术简单，疗效高，患者花钱少，远期疗效好，深受广大医患所接受。

病根穴埋线针疗法则是按照神经解剖学理论和生理学结合，以神经系统定位诊断理论配穴选穴，发展出了病根穴埋线针疗法和埋线针疗学，病根穴埋线针疗法在几十年的临床实践中完全开辟了一个新的方向，在埋线疗法领域中独树一帜。通过跟董立君教授学习病根穴埋线针疗法，按照神经系统的定位诊断理论取穴，简单精准，快速有效，治疗疑难杂症疗效高，使我在临床中如虎添翼，增强了治疗疑难疾病的信心，取得了较好的成绩。

（一）以病根穴选穴为主，治疑难病症优势突出

疑难病涉及人体的各个系统，包括现代医学的许多疾病，概括了临床上众多的奇病、怪病、宿疾、顽症，以及病情复杂的疾病；也包括某些功能性疾病、慢性疾病、精神疾病和诸多诊断不明疾病、恶性肿瘤及众多的综合征等疾病。疑难病之称谓，医学界或是普通民众都常习用，但疑难病的概念和范畴是什么，一般认为那些给人类健康构成极大危害的病。临床中对于顽固的腰椎间盘突出症，平时采用按摩、针灸、理疗等方法不好治愈，运用病根穴埋线治疗此证有选穴简单，快速有效的疗效。例如：患者，58 岁，年龄较大，体质较差，患腰椎病多年，在其他门诊按摩、针灸效果不好，经埋线治疗，3 次就基本好转。另外，治疗颈椎病的手臂、手指麻木、疼痛等，选用病根穴埋线，选“臂六针”，埋线 1 ～ 2 次就好转，体现运用病根穴埋线治疗疑难疾病优势突出，深受患者欢迎。

（二）因人施治，操作中用针用线各异

中医临床治疗中，讲究辨证施治，相同的疾病，不同的病因，用不同的方法治疗；同一疾病，在不同阶段，反映的疾病性质不同，也用不同的方法；不同的疾病，病因相同，也用相同的方法。另外，患者疾病的病因病机不同，不同体质，不同性质，不同年龄，病变不同，治疗方法也要不同。在埋线临床实践中，因人而异，用的埋线方法不同，操作中用针用线也不相同，埋线的疗效也不同。如疼痛疾病埋线治疗中，尤其是病程较短的、急性发作期的疾病，像颈椎间盘突出、腰椎间盘突出的患者，没有基础疾病的患者，埋线时选针线体较粗，埋线位置可选较多位置，操作时注意“得气感”，手法可重刺激，一般埋线 1 ～ 2 次就有好的疗效。慢性疾病埋线中，像失眠、神经衰弱、头痛、头晕的患者，一般患者年龄较大，身体基础疾病较多，埋线中易用针线较细，埋线位置较少，操作中手法轻柔弱刺激，埋线治疗中需要多次调理才会奏效。病种不同，如坐骨神经痛、胃溃疡，都属于需较强刺激病症，埋线中也要用较粗的针线治疗；病种不同，如颈椎病、面神经麻痹，颈部、面部神经和血管较多，对疼痛较敏感，埋线需要较小刺激，埋线中用较细针线治疗即可。只要在埋线临床中掌握好辨证施治，因人而异，操作中根据患者的不同情况，用针用线灵活机动，手法熟练轻柔，患者痛苦小，埋线疗效好，受到患者欢迎。

四、典型病案

病案 1　急性面神经麻痹证

病案摘要：患者：于某，男，63 岁，河北沧州人。主诉：1 个月前，感受风寒，造成左侧嘴巴歪，流口水，口内藏饭，眼睛睁不开，眉弓抬不起来。经住院用针灸、输液、贴敷等方法治疗1个月余，症状不见好转。2021年8月来门诊寻求埋线治疗。

诊断：急性面神经麻痹证。

诊疗经过：选用病根穴埋线治疗：选颊地穴、阳白穴、下关穴、翳风穴、足三里、合谷穴等，用2-0号胶原蛋白线埋线。埋线12天后，复诊，症状明显好转。第2次埋线选颊扇、肝俞、肾俞、阳白、下关、翳风等，埋线2次后基本治愈，回访无复发。

病案2　颈源性眩晕症

病案摘要：患者：王某，女，68岁，沧州人。主诉：患者经常头晕、呕吐，颈部不适，身体倦怠。CT片显示：C_2～C_3、C_3～C_4突出。

诊断：颈源性眩晕症。

诊疗经过：根据患者病情，采用病根穴埋线治疗：选C_2～C_3，配风池、大椎、中脘等穴，选用3-0号胶原蛋白线埋线。埋线1次后，1周后反映头不晕了，无呕吐，身体也有劲了。巩固治疗埋线1次，后期症状恢复良好。

（刘　卫）

第二十四节　仲景故里中医传承技艺超　社区卫士治痛症口碑相传——聂苗埋线学术思想和临床经验

一、医师简介

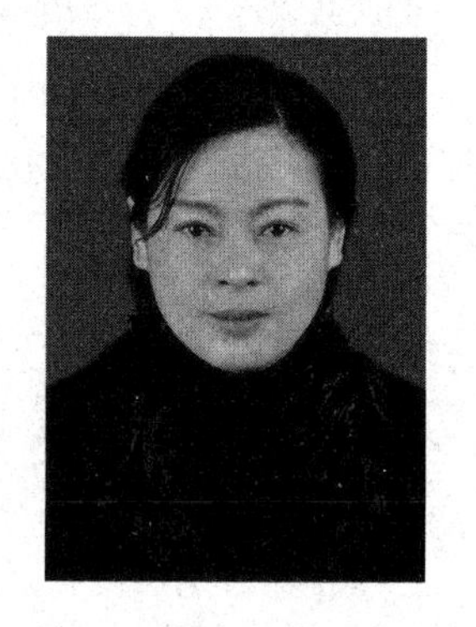

聂苗

聂苗，女，汉族，1974年7月出生，河南省南阳市宛城区人，执业护士。1994年毕业于河南南阳市卫生学校临床医学专业，1999年在武汉体育学院骨伤科学习2年，2006年在湖北武汉中国人民解放军672医院康复科、骨伤科进修学习。河南省南阳市示范区万正社区卫生服务中心主任，河北省预防医学会慢病病根穴埋线专业委员会常务委员。

二、学术渊源

于1994年毕业于河南省南阳市卫生学校临床医学专业，在学校上学期间，我一直向往针灸推拿技术，故后又到武汉体育学院骨伤科学习实践。毕业后，一直从事诊疗颈肩腰腿痛专科，临床擅长使用小针刀、针灸、古银针，以及推拿技术等。2018年在河南省漯河市跟师学习了挑抖技术、董氏奇穴针法等特色疗法。同年又在石家庄市跟随董立君老师学习病根穴秘穴埋线治疗技术。3年以来，一直运用病根秘穴埋线技术治疗疾病，不断实践学习，总结经验，尤其擅治颈肩腰腿疼患者，疗效确切显著，患者口碑相传，赞不绝口！

三、学术思想与治疗特色

（一）临床用病根秘穴埋线治疗痛症

在临床实践经验中，对于颈肩腰腿痛的患者来说，本人擅长用病根秘穴埋线疗法治疗疼痛症。中医针灸历史悠久，源远流长，穴位埋线疗法是针灸疗法的一个分支，是针灸疗法的延伸和发展，是一种现代针灸替代疗法，是现实社会中的比较典型的一种创新疗法，它是将人体可吸收的生物蛋白线埋入穴位，通过长时间刺激穴位产生的“长效针感”，疏通经络，从而防治疾病的方法。例如：颈椎病引起的眩晕、头痛、失眠和血压不稳等，可采用“头颈穴”，即C_2、C_3埋线；头痛则配颞肌穴、三阳络；失眠配安眠穴、三阴交；血压不稳配C_6、大椎穴；肩周炎可采取“肩三针”，配阿是穴埋线；腰椎病选“坐三针”，并在压迫神经椎体周围埋线；膝关节痛选“膝三针”，配足三里、阳陵泉穴。用病根秘穴埋线疗法治疗疼痛症，选穴简单，快速有效，疗效确切显著，深受患者欢迎。

（二）临床治疗注重辨证取穴

在临床治疗中，“认病求真，治病求本”，这是“病根秘穴”埋线之根本。祖国医学中对疾病的论述中强调：“认病求真，治病求本”。治病求本，首见于《素问·阴阳应象大论》的“治病必求于本”。告诫医者在错综复杂的临床表现中，要探求疾病的根本原因，宜采取针对疾病根本原因确定正确的治本方法，是几千年来中医临床辨证论治一直遵循着的基本准则。治病求本的具体应用，除了必须正确辨证外，在确定治则时，必须明确“求本”的概念。寻求疾病的根本原因，也就是说病根在什么地方，是什么原因引起的，并针对根本原因进行治疗的辨证论治原则。标与本是一个相对的概念，有多种含义，而且在一定条件下可以相互转化，只有掌握标本转化的规律，始终抓住疾病的主要矛盾，才能做到治病求本。病根秘穴埋线首先是确定病症，选取支配此病的病根穴；其次是根据此病原因及临床表现，取穴少而精。例如：治疗肩周炎疾病时，除选用“肩三针”外，可通过病因辨证来因人施治。如患者有明显受风寒史，遇风痛增加者为外邪内侵，可配合谷、风池等穴。若肩部有外伤或劳作过度史，病痛拒按者为气滞血瘀型，可配内关、膈俞等穴，若肩部以酸疼为主，劳累加重，或伴眩晕乏力者为气血虚弱型，可配足三里、气海等穴，还可通过患者的临床症状加选经络辨证取穴。如肩部上举受限者可选手阳明大肠经穴，选合谷穴，外旋受限者可选手少阳三焦经穴，选如外关。后旋受限者可选手太阳小肠经穴，如后溪穴。临床治疗中注重辨证取穴，因人施治，疗效稳定效果好。

四、典型病案

病案 1　颈椎间盘突出症

病案摘要：患者：李某，女，53 岁，汉族，南阳市卧龙区华庄村人，2021 年 6 月 21 日就诊。主诉：头晕，头疼，恶心，视力模糊，胸闷，颈项疼痛，右侧上肢疼痛麻木。

检查：核磁共振提示：$C_{2/3}$、$C_{3/4}$、$C_{4/5}$、$C_{5/6}$、$C_{6/7}$ 颈椎间盘突出，继发椎管狭窄。

诊断：颈椎间盘突出症。

诊疗经过：2021 年 6 月 21 日进行第一次埋线，取病根穴埋线法，颈椎 C_2 的 1、3 穴，颈椎 C_3 的 1、3 穴，C_4、C_5、C_6、C_7 的 1、3 穴，星状神经节 1、3 穴，配肩前、肩峰、肩俞等穴，双侧三阳络穴。

经第一次埋线后患者症状全部消失，头不晕，头不疼了，颈项部也不疼了，视力也越来越清晰，右上肢麻木也明显好转，患者说没想到埋线有这么大的神奇功效，为此专门出去旅游庆祝一下。7 月 30 日行第二次埋线，取穴同第一次。9 月 1 日来访，症状全部消失。

病案 2　腰痛

病案摘要：患者：肖某，男，67 岁，汉族，河南省南阳市人，2020 年 10 月 13 日来就诊。主诉：右侧臀部，大腿外侧，后面，小腿前后疼痛，麻木，行走时加重。

检查：CT 提示：① $L_{4/5}$ 椎间盘突出，L_5/S_1 椎间盘突出；②腰椎管狭窄；③腰椎骨质增生。患者 2020 年 9 月在市人民医院住院治疗，经针灸、小针刀、热敷理疗后症状没有好转，医院建议手术治疗，患者想保守治疗，经打听抱着试试的态度来我社区卫生服务站治疗。

诊疗经过：第一次埋线，选取“坐三针”，选 L_4、L_5、S_1，配环跳、殷门、承山等穴，埋线一次后症状明显好转。20 天后第二次埋线，方法同上，加外三关穴，患者反映疼痛明显减轻，麻木减轻。第三次埋线同上，加悬钟穴，疼痛麻木完全消失，后复查也没有再复发。

（聂　苗）

第二十五节 注重“行正神安” 注重摸骨诊病
——韩百强整脊和埋线结合的临床经验

一、医师简介

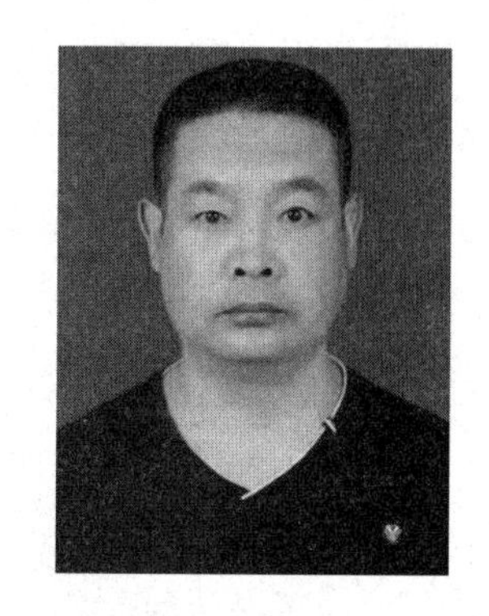
韩百强

韩百强，男，1969年出生，河北廊坊人，中医易寒堂创始人。针灸专业、高级针灸师。非物质文化遗产赵氏针灸传承人，新针灸运动（共同）发起人，新针灸运动中国委员会委员，智象（扬州）埋线技术推广中心金牌讲师，北京珊瑚美医疗国际商学院（中医美容——针灸埋线）特聘教授，河北省预防医学会慢病病根穴埋线专业委员会石家庄学术组织副主任。

二、学术源流

针灸学毕业，2000年从事针灸、埋线，并向多位老师学习：先向廊坊管道局医院杜汉湘老师、非物质文化遗产传承人赵寿老师学习针灸，后向徐好清老师、病根穴埋线董立君老师学习穴位埋线、病根穴埋线，向石学敏院士团队学习醒脑开窍针刺法，并向诸多老师学习针灸、穴位埋线技术。刺络泻血：北京国医研高春老师；理骨手法：痛立止理骨术张桥老师；深受林两传（中国台湾）老师、闫喜焕（北京）老师影响。

三、学术思想与治疗特色

（一）注重“行正神安”

注重身体结构改变所带来的一系列身体的生理、病理影响，如颈椎骨关节紊乱而导致的头痛、头晕、高血压、肩背疼痛等一系列生理病理反应；C_2、C_3，属于颈上神经节周围的椎体，对颅脑的血管、神经有支配作用，C_2、C_3骨关节紊乱可引起头痛、头晕症状；C_5、C_6在颈中神经节周围，骨关节紊乱可引起血压不稳；C_4、C_6、C_7骨关节紊乱可引起肩背疼痛；胸椎关节紊乱而导致的心脏、胃、肝胆、生殖、泌尿等一系列问题；又如$T_{2\sim4}$骨关节紊乱引起心脏、肺、支气管病症，$T_{6\sim10}$腰椎骨关节紊乱引起胃、肝胆病患，$T_{11}\sim L_2$引起生殖、泌尿系统疾病。骨盆、骨的变化所带来的如腰椎病、下肢疼痛、膝关节系列问题以及男科、妇科等问题。

注重“行正神安”，强调骨的位置变化所带偏的肌肉、肌筋膜、脏腑筋膜异位，同时肌肉疲劳而又带动骨的结构变化所形成的生理、病理反应。在临床中先进行理骨或骨盆复位及筋膜调整，再进行埋线治疗有事半功倍的疗效。

（二）诊断上注重摸骨诊病

治疗上注重轻柔手法理骨（筋喜柔恶刚、喜热恶寒），配合针刺、泻血、穴位埋线、病根穴位埋线，先让其筋松骨正、再用针刺＋穴位埋线求其稳定，达到快速见效并维持远期效果的目的。现在很多人工作劳累，坐卧行走长期使用同一个姿势，或姿势不正确。首先伤到的就是筋，筋的长期变形或萎缩（筋长期得不到休整，就像弹簧长期被拉长或压缩回不到原来应有的位置）就会老化形成筋纵、伤筋、筋麻、硬化钙化等，并且这种长期伤害，会造成骨小关节移位、变形和椎间盘移位等，引起气血瘀滞。骨骼就得不到滋养。骨不正，筋不柔，气血不畅，当然会产生疼痛。进而损伤到骨本，形成颈椎病、胸椎病、内脏病等系列问题，早在《黄帝内经》中“骨正筋柔、气血自流、腠理以密”就告诉了我们。筋骨系统正常，气血通了，腰痛、头痛、肩颈痛、失眠……就会远离我们（形正神自安）。气血通了，我们身体自我修复的能力才能强大。

程序上一问、二摸、三手法、四埋线。

一问，询问患者症状，确定患者患侧位置，了解患者习惯性不良体态。头脑中模拟出患者的动作，以及患者筋骨、肌肉的异常形态。

二摸，双手比对，进一步诊断筋骨的异常位置。重要的是患者很难说出疼痛的真正位置，而CT影像对细微的筋骨异位表现不出来，一定要用手细心地摸出来，找到真正的病灶点，而不是粗浅的判断。

三手法，手法上拒绝暴力，手法轻柔（筋喜柔恶刚）不让产生对抗力。遵循“欲合先离”原则，利用骨与骨之间产生的空间，先理筋，再按揉，松解筋络和肌肉，利用柔、(用时间和肌肉自己的力)、轻旋、抖系列手法完成复位。

四穴位埋线，做到远近、交叉、气血综合调理，恢复机体平衡以巩固疗效。

四、典型病案

（一）L_5向腹腔移位（滑脱）3例

3例L_5向腹腔移位（滑脱）女性，被当作妇科疾病施治几年，甚至长达近20年的康复案例。

病案1：某女，34岁，河北廊坊市文安县苏桥镇人。2018年7月来我处治疗腰臀疼痛，触诊L_5、S_1处轻触刺痛，小腹部（脐下）一按就疼，并自述一年半生理期没到，到处输液调理妇科，基本无效，经手法复位，并埋线当时痛止。坐车回家后电话回复我，还没到家生理下来了，把车都染了。又复位埋线一次，共调理2次。至今3年生理期正常，腰臀疼痛也未见复发。

病案2：某女，54岁，河北廊坊市大城县北桃子村人。2019年10月来诊治腰背疼痛，触诊，L_5、S_1有一鼓包，按下去腰骶有约2cm错位差，腹部有一硬块，自己说十几年前摔了一跤，肚子里就出了3个硬块，然后总是肚子疼，生理期非常不正常，也没少看妇科，基本上没有什么效果，总是腰坠肚子疼。施以手法复位，当时肚子里硬块就没有了，腰也不坠疼了。配合穴位埋线（$T_{10\sim12}$、$L_{3\sim5}$）3次，至今2年没再难受过。

病案3：某女，亲戚，41岁，2019年找到我调理肩背疼痛，说起妇科疾病好多年了，便秘，同样触诊，小腹（脐下）一按就痛，L_5、S_1台阶明显，手法复位埋线后，妇科疾病正常，也不便秘了。

小结：这种情况女性挺多见，只是挑选出这4例，举例说明一下。脐正对的是腰五椎间，脐下是L_5骨面。第5椎向腹内移位，必然导致小腹腔内筋膜（肠、子宫等）张力变大，导致循环不畅而产生一系列问题（不通了），通过手法把移位的骨推回去，在配合埋线巩固效果，形正了（骨回位）神安，器官也就正常工作了。

手法：患者平躺屈膝，放松。施术者用三个手指放在患者脐下，然后把患者臀部抬起约20cm抵住约5分钟，缓缓放下来，让患者起身活动，然后再做1～2次，基本就可以复位。

穴位埋线，病根穴，$T_{11、12}$双侧，$L_{4、5}$双侧，患侧、环跳、腹部引气归元（中脘、下脘、气海、关元）即可。

（二）胸椎错位案例4例

病案1：某男，49岁，从事7年安装业务，后背疼痛，睡觉翻身困难有20余年。触诊，$T_{4、5}$夹脊（右侧）有阳性反应点，考虑常年用冲击钻冲击而致，冲击前胸由肋骨顶偏胸椎骨，病根穴埋线，$T_{4、5}$双大椎，其中T_4右侧一穴出较多黑色污血，再在出血点上加上一罐，直到流出鲜艳红色血液。2019年埋线一次，至今有2年多，后背再没有疼痛过。

病案2：某女，51岁，按摩师，从业多年，右肩胛骨缝疼痛多年，触诊肩胛骨内侧与脊柱棘突间有一铅笔粗硬条索，$T_{4、5}$埋线，用针灸针平刺散拨筋五下，并按压约2分钟，条索消失，起身活动，疼痛感基本没有了，至今半年已过没再疼过。

这两侧是由于常年不正确姿势工作产生筋骨错位。

病案3：某女，教师，45岁，心慌，呼吸有时较困难，总有出不来气的感觉，多家医院诊治，也说不出什么来，吃了一年多心脏病药物也未见起色。触诊，胸椎棘突多处偏离中线，铁板桥手法复位，整个脊柱卡卡一顿响，起身评估，全身轻松，呼吸特别顺畅，后埋线胸夹脊病根穴，左右各六针，巩固，一年没出现过上面病情。今年春天（2021年）又觉得有点心慌，整脊一次，病根穴埋线。

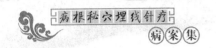

病案 4：某女，41 岁，上卫生间起身歪了一下身子，出现心慌、出虚汗、恶心欲吐，县医院急诊检查未见心脏、胃部等有什么问题，开了几种药，准备等第 2 天去北京。朋友建议找到我处。触诊，后背棘突处偏离正中线，同样铁板桥手法复位，胸病根穴埋线一次解决问题，后又埋线 2 次巩固，说是怕以后再发病，至今 3 年未出现问题。

除了以上 4 例病案，韩百强医师通过埋线技术也让更多的患者受益，如图 2-28 至图 2-30 所示病案。

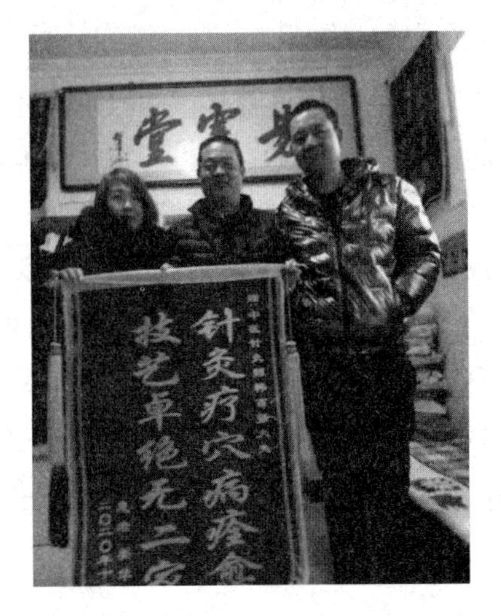
针灸疗穴病痊
技艺卓绝无二

图 2-28　美女士治愈后送锦旗

注：姜女士，2019 年腰突经埋线后髓核完全回纳案例，经 6 次埋线后再做核磁，腰椎完全正常，没有腰椎间盘突出现象。属于完全康复案例。

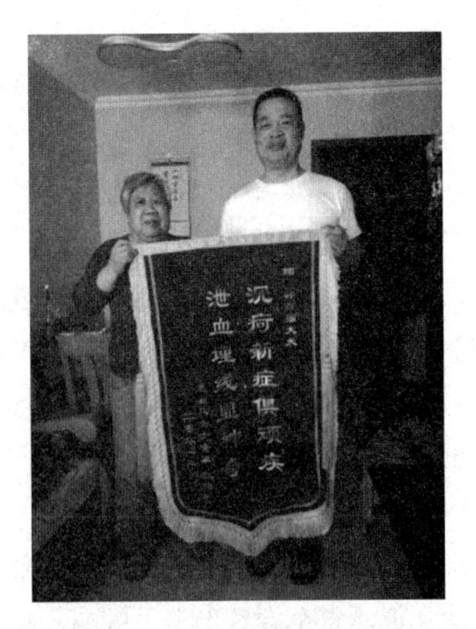
沉疴新症俱顽疾
泄血埋线

图 2-29　马女士送锦旗感谢

注：马女士，北京人。因 2019 年夏天吃一包刨冰后，左脸面瘫，不间断针灸 2 年半，无进展。泻血（左太阳）（左风府），埋线左曲池、左风府、左头三针。当场见效，3 次康复。

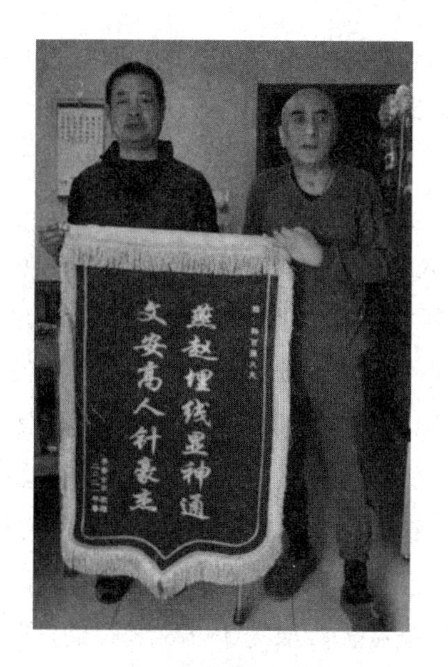

图 2-30　李先生送锦旗感谢

注：李先生，北京人，脑出血、心脏肥大，经 6 次埋线，心脏肥大正常，生活基本自理。2020 年 6 月经朋友介绍找到我处，左侧胳膊全脱位，胸部脖子根本不会动，股骨半脱位，腿不能抬起，手法复位，埋线后当时胳膊能抬起，腿也可以抬来了。

总结：病根穴埋线，是一种安全性高，疗效准确、突出、康复速度快的极好治疗技法。

（韩百强）

第二十六节　从医之路勤耕耘终成正果　学中医绝技为民众保健康——李付华埋线治疗神经疾患的临床经验

一、医师简介

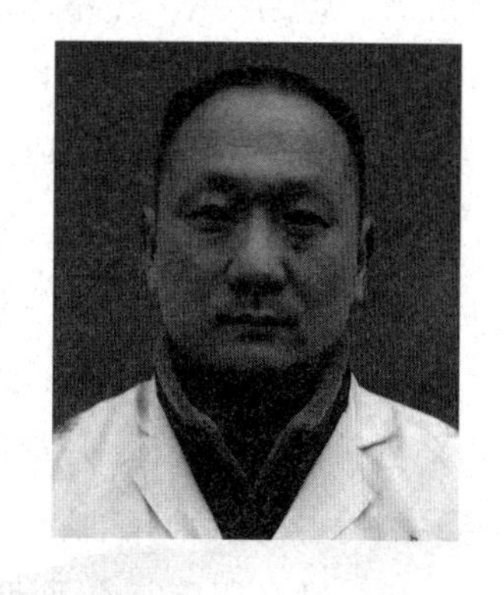

李付华

李付华，男，49 岁，1995 毕业于河南省驻马店市卫生学校，后在村卫生所从事临床工作，期间不断学习又相继取得新乡医学院大专及本科文凭，并取得了执业医师、执业药师资格，又学习了中医理论、中医诊断知识及中医针灸、埋线、刺血、拔罐等技术，现于河南省驻马店市汝南县金铺镇卫生院康复科从事临床工作。擅长运用埋线、刺血、拔罐、针灸中西医结合治疗颈椎病、腰椎病、中风后遗症、胃十二指肠溃疡、支气管哮喘、各种疼痛、痔疮、静脉曲张等，疗效显著。

二、学术渊源

自卫校毕业后由于个人理想及业务需要开始自学中医，精心研读了《黄帝内经》《中医基础理论》《中医诊断学》等中医著作，结合多年的基层临床经验，对中医逐步有所了解和掌握。后又专心研读了《脉经》《针灸大成》《针灸甲乙经》《针灸治疗学》等经典著作，学习中医穴位、经络知识，结合中医理论及诊断方法，并与西医解剖、生理、病理等知识相结合，针对脑中风疾病、颈肩腰腿痛、痔疮、支气管哮喘等病症，特别是2017年在石家庄跟随董立君教授学习病根穴埋线技术，系统地学习了病根穴埋线的理论和实操方法，并运用中西医理论知识，严格辨证诊断，注重整体，精选穴位，不断的实践、专研，对上述病症治疗取得了非常满意的疗效。

三、学术思想与治疗特色

穴位埋线方法是一种新颖的穴位刺激疗法，是针灸疗法在临床上的延伸和发展，也是中西医相结合的丰硕成果，穴位埋线疗法是在中西医理论指导下以整体观、恒动观和辨证观为指导，以脏腑、经络、气血等理论为基础，采用传统中医针灸方式结合现代医疗技术，根据病症特点，将可吸收的外科缝线（可吸收胶原蛋白线）植入穴位，以激发经络气血、协调机体功能、调和血气、平衡阴阳，来达到邪去正复、防病治病的目的一种医疗手段和方法。

（一）注重辨证施治、巧用针、药结合

在临床诊疗过程中，根据中医学的理论，诊察病情，判断病种，辨别证候，以整体审察，诊法合参，病症结合以辨证诊断为特点，给予针、药并施。脑中风后遗症证候分类：①痰瘀阻络证；②气虚血瘀证；③肝肾亏虚证。治法主要有醒脑开窍、滋补肝肾、疏通经络等；精选穴位，主穴：双内关、印堂、上星透百会，患侧三阴交；次穴：患侧极泉、尺泽、委中；另外针、药并用。比如：痰瘀阻络证方药用温胆汤合四物汤加减，并配丰隆、合谷穴；气虚血瘀证方药用补阳还五汤加减，并配足三里、气海穴；肝肾亏虚证方药左归丸合地黄饮加减，并配太冲、太溪穴。埋线常用2-0号胶原蛋白线，15天埋1次，一般埋2次，服药15天1个疗程，服用2个疗程，都能取得显著疗效。

例如：患者：李某，男，72岁，农民，以“右侧肢体活动不利3个月余”为主诉来我科就诊。查体：上肢肌力2级，下肢肌力3级，右侧足内翻。中医诊断：中风病（中经络），西医诊断：脑梗死（左侧基底节区）。辨证：患者年事已高，真阴亏损，平素劳累，肝肾阴虚，水不涵木，肝阳偏亢，阳亢生风，内外合邪，经脉闭阻，上扰清窍，

神明失司，中风乃发。施治：主穴：双内关、印堂、上星透百会，患侧三阴交；次穴：患侧极泉、尺泽、委中；配穴：双风池、双太溪，中药方用左归丸合地黄饮加减，并施以埋线，用2-0号胶原蛋白线，15天埋线一次，经两次治疗，并服中药1个月，生活可自理。

（二）精选穴位、注重特定穴

病根穴埋线治疗，操作简单，作用持久，但要精选穴位，配合其他腧穴治疗。如五腧穴治疗法，俞募、原络、郄穴、下合穴治疗法等配合病根穴埋线治疗，如在治疗支气管哮喘时我就用以上方法配伍治疗，取得显著疗效。

例如：患者：陈某，女，46岁，农民，典型的反复发作性哮喘6年余，多以冷空气、花粉为诱因，发作频繁。发作时必须住院吸氧，用氨茶碱、β受体激动剂、激素等药物治疗方能缓解，常备有平喘吸入剂。2020年3月19日第一次埋线，给予俞募治疗，取双肺俞、双中府、肺经五腧穴、原穴、太渊、双合谷、双尺泽、双郄穴、孔最等穴位，以“实者泻其子，虚者补其母”施针，加双肝俞、双肾俞，加病根穴T_2 1、2、3，用2-0号胶原蛋白线，20天埋一次，共埋3次，至此症状消失，未再复发。

（三）刺血、拔罐疗法加埋线综合治疗

在治疗腰椎病中，“腰背委中求”可寻找压痛点，或于阿是穴处给予刺血、拔罐加埋线治疗，疗效显著。

例如：患者：王某，男，56岁，农民，2020年8月17日来我科就诊。主诉：右侧腰腿疼3年，加重伴右侧小腿外侧、足背部麻木感20天。先给予委中放血，并于患处标记压痛点，在于腰阳关放血、右环跳放血后，用2-0号胶原蛋白线，埋双膈俞、双肾俞、双大肠俞、腰阳关加病根穴S_1 1、2、3穴。第二天疼痛基本消失，20天后巩固埋线一次后，症状基本消失，可正常劳动，未再复发。

四、典型病案

病案1　颈椎病

病案摘要：患者：李某，男，46岁，教师，2021年4月12日来诊，主诉：颈肩痛6年，加重半年，伴左手指麻木、无力，有时发凉，握力差，经多方治疗效果不明显。查体：颈椎前屈后仰旋转活动受限，左侧C_4、C_5、C_6压痛明显并向手指端放射，压颈试验（+），左侧臂丛神经牵拉试验（+），左侧肱二、肱三头肌反射明显减弱。颈椎X线片显示：颈部生理曲度变直，C_4、C_5、C_6椎体后缘骨质增生，结合患者病史，诊断为颈椎病（神经根型）。

诊疗经过：于2021年4月12日进行第一次埋线治疗，在C_4、C_5、C_6大椎，双肩井，左曲池透少海等穴位进行埋线，术中患者情绪平稳，无明显不适，埋线1周内禁辛辣、

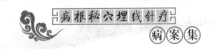

油腻、海鲜等食物;此后患者症状明显好转，并于 20 天后又进行第二次埋线巩固治疗，穴位同前，至此患者不适症状基本消失（图 2-31）。

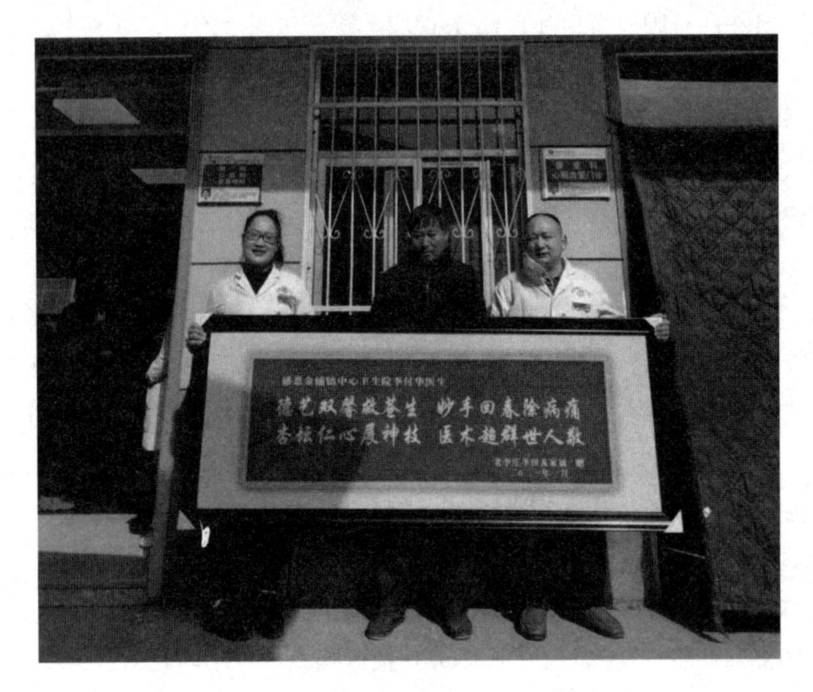
德艺双馨救苍生 妙手回春除病痛
杏林仁心展神技 医术超群世人敬

图 2–31 患者病情好转后送牌匾感谢

病案 2 中风后遗症

病案摘要：患者：邱某，男，69 岁，农民。2018 年 5 月 24 日在广州打工时无明显诱因突然出现头痛、呕吐、不能言语，右侧肢体瘫痪。头颅 CT 示:左侧基底节区出血，并行开颅手术及对症治疗 3 个月余，效差，后遗言语不清，右上肢肌力 0 级、下肢肌力 1 级，右腿伸直不能屈曲，足外翻、跛行，于 2018 年 8 月 26 日来我科就诊。

诊疗经过:结合患者病史，该患者为中风后遗症，当日来院时给予第一次埋线治疗，取星状神经节、右侧肩髃、曲池、手三里、合谷、背俞穴、双心俞、双肝俞、双肾俞、双肺俞等穴位，进行无菌消毒后给予埋线治疗，埋线 1 周内禁辛辣、油腻、海鲜等食物，后症状有改善，于 20 天后复诊，又取右环跳、风市、双阳陵泉、右丰隆、双足三里，背俞穴双肺俞、双心俞、双肝俞、双肾俞等穴位给予第二次埋线，此后患者症状明显改善。再于 2018 年 10 月 20 日复诊，按第一次取穴给予埋线治疗，后症状明显减轻，右手能抬举 30°，右腿伸直，不能屈曲，脚能抬离地面，扶轮椅行走 300 ～ 500 米（图 2-32）。

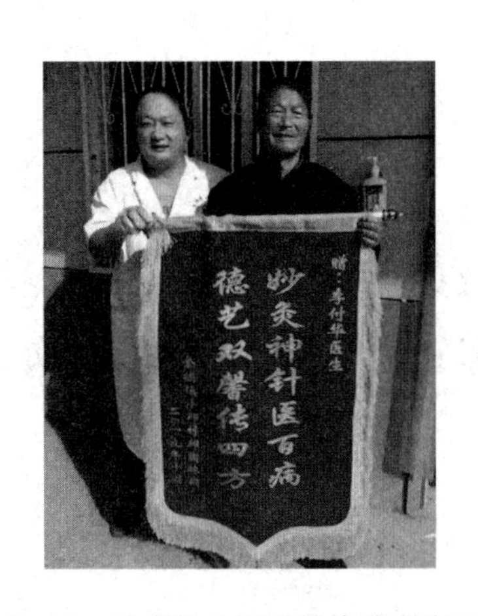
赠：李付华医生
妙灸神针医百病
德艺双馨传四方

图 2-32　患者治愈后送锦旗感谢李医生

病案 3　类风湿关节炎

病案摘要：患者：周某，女，73 岁，农民，患类风湿关节炎近 20 年，曾到多家医院诊治，以中药、药酒、针灸、中药塌渍、熏蒸等方法镇痛，花费 20 多万元，疼痛仍未有明显缓解，自述吃饭、穿衣、走路、起坐、翻身均很艰难，很少出门下楼，生活不能完全自理，于 2017 年 10 月来我科就诊。

诊疗经过：查体：双手掌指关节、腕、肩、膝、踝肿痛。结合患者病史，遂按类风湿关节炎施治，先于委中、尺泽放血，再取双大杼、双肩井、双肩髃、双曲池、双合谷等穴位埋线治疗，埋线 1 周内禁辛辣、油腻、海鲜等食物。20 天后复诊，疼痛已明显减轻。再次于委中、尺泽放血，后取双大杼、双肩井、双外关、双曲池、双合谷、双风市、双阳陵泉、双足三里、双肺俞、双心俞、双肾俞等穴位，两组穴位交替埋线，治疗 6 次后，各关节肿痛基本消失，能行走 1000 米左右，共计治疗 12 次后，行走、散步均如常人，可做日常家务，生活基本可以自理，特赠锦旗感谢（图 2-33）。

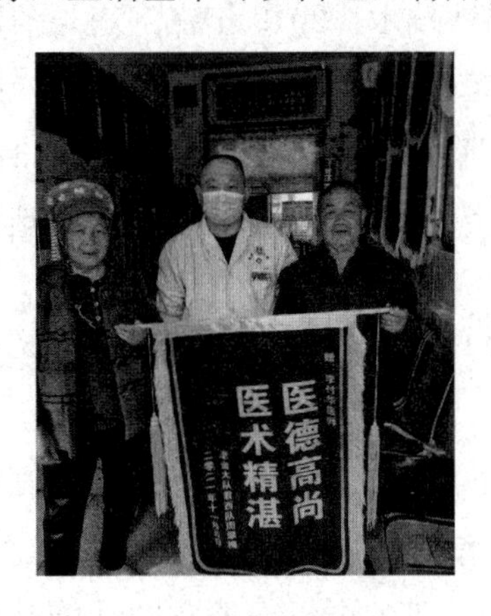
医德高尚
医术精湛

图 2-33　赠送锦旗

（李付华）

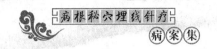

第二十七节 岐黄传人拜师学艺 传承中医技艺超群
——朱社奔正骨和埋线治疗疾病的临床经验

一、医师简介

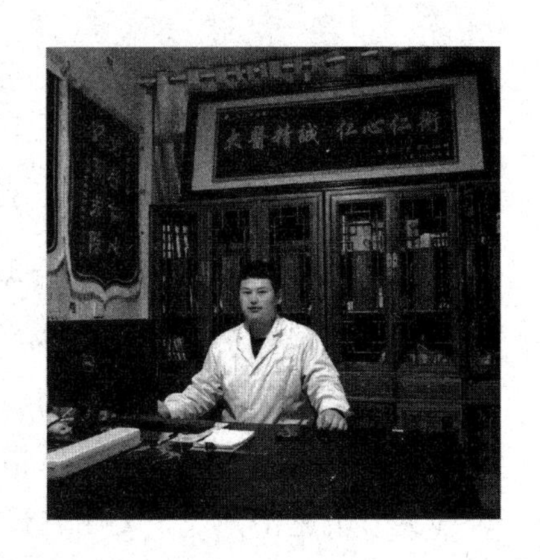
朱社奔

朱社奔，男，汉族，1990年9月生，本科学历，现任职于岐黄正骨推拿研究院。山东省中医药学会委员，河北省预防医学会慢病病根穴埋线专业委员会委员，中华中医药学会会员，国家975筋膜软组织研究院成员，世界中医药联合会针刀专业委员会成员。

二、学术渊源

我出生于中医世家，受家庭熏陶，自幼跟随爷爷学习正骨技术。2009年入学以来有幸认识日照当地名医冯立来大夫学习针灸针刀疗法，在冯老师的精心培养下，为日后的临床打下了坚实的基础。在校学习期间，在认真学习医学理论的同时又跟随段哲峰大夫学习三氧技术，跟随济宁交通医院黄炳刚大夫学习内热针疗法，跟随河北名医学习武氏正骨。2016年跟随南京付中华教授学习浮针技术，2019年在济南长清区学习筋膜针骨针，2015年有缘认识董立君教授，在石家庄白求恩医学院跟随其学习病根穴埋线技术，在董老师的谆谆教导下掌握了病根穴埋线的精髓，本着“七分诊断，三分治疗”的原则，在治疗颈肩腰腿疼、胃肠病、咽炎、偏头疼等方面有较高的造诣。

三、学术思想与治疗特色

（一）强调整体观念

整体观念，构成人体各个部分的骨骼、肌肉、筋膜、脏腑官窍，结构上下不可分割，功能相互协调，相互为用，病理上相互影响。在整体观念的指导下，认识到人体各部功能的相互渗透和相互代偿，即各个组织器官的功能是相辅相成的，没有绝对的特异性。

（二）以病根穴为基础，与其他疗法相结合

根据病症选出病根穴，如慢性胃炎选取 T_6、T_8、T_9“胃六针”，加上经验穴中脘、上脘、下脘、天枢、足三里等穴位（急症加上黄金开刃疗法）。老年慢性支气管炎、哮喘的患者选择 T_1、T_2，“肺三角”为病根组穴埋线，配上天突、膻中、中脘、足三里、大肠俞等穴位；（急性病症可以加上筋膜针缓解症状）。腰椎间盘突出、坐骨神经痛选择 L_3、S_2、S_3，“坐三针”为病根组穴埋线，配上秩边、环跳、承山、阳陵泉等穴（急症配合液波透骨）。对于脊柱小关节紊乱的疼痛患者，先用正骨手法进行调整，然后进行埋线，以达到骨正、筋柔、脉通。

（三）注重埋线深度和得气

根据患者的体质、身材、年龄、身体状况等因素调节肠线的长度和埋线的深度，根据病情的需要在肌肉层或者脂肪和肌肉结合处埋线或者埋线到骨面。如果埋线太浅会容易造成吸收不良，发生硬结、感染，或者液化现象。埋线太深对于偏瘦的患者会伤及脏腑器官组织，对于偏胖的患者埋线太浅会起不到治疗的效果。中医认为埋线效果的好坏取决于是否“得气”，若患者有得气感觉，治疗效果往往会更佳；若没有得气的感觉或者得气很少，治疗效果会较差。在埋线过程中要有一定的刺激手法（提插捻转），患者有酸麻胀痛感之后把羊肠线送至患者相应病根穴和穴位，以产生物理及化学刺激，又能产生持久、良性的“长效针感效应”，长期发挥疏通经络、调和气血的作用。

四、典型病案

病案 1　偏头痛

病案摘要：患者：许某，女，48 岁。主诉：偏头疼 2 个月有余。检查：头部核磁共振无异常，血压正常，颈椎 X 光片寰枢关节有旋转，项平面有压痛、钙化。

诊治经过：手法复位，纠正寰枢关节错位。

选取 C_2（1、3 号穴），C_3（1、3 号穴），采用直刺注线法埋线。

选取经验穴：风池（患侧）、三阳络（双侧）、百会等经验穴交替使用。

经埋线一次 15 天复诊，头疼症状基本消除，又巩固治疗一次 15 天复诊，已痊愈。2 年后回访无复发，身体健康。

病案 2　咳嗽、胸闷

病案摘要：患者：张某，女，59 岁。主诉：咳嗽，有痰，胸闷，气短。检查：胸骨柄处有压痛，肺三角区域有关节紊乱。

诊治经过：利用正骨手法纠正关节紊乱，用筋膜针处理胸骨柄出压痛。选取“肺三角”埋线，即 $T_{1、2}$，肺俞透风门穴，采用斜刺注线法埋线。选取经验穴丰隆（双侧）、足三里（双侧）、膻中穴，2 周后复诊，症状消失大半。

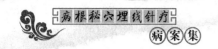

第二次埋线，选取："肺三角" 埋线，即 $T_{1、2}$，肺俞透风门穴，采用斜刺注线法埋线。选取经验穴丰隆（双侧）、脾俞（双侧）、肾俞（双侧）、尺泽（双侧）等穴。

2 周后复诊，基本痊愈，没做巩固治疗，两年后回访无复发，身体健康。

（朱社奔）

第二十八节　辨证论治　各施其法　找准"病根"治病祛根——刘建利埋线学术思想和临床经验

一、医师简介

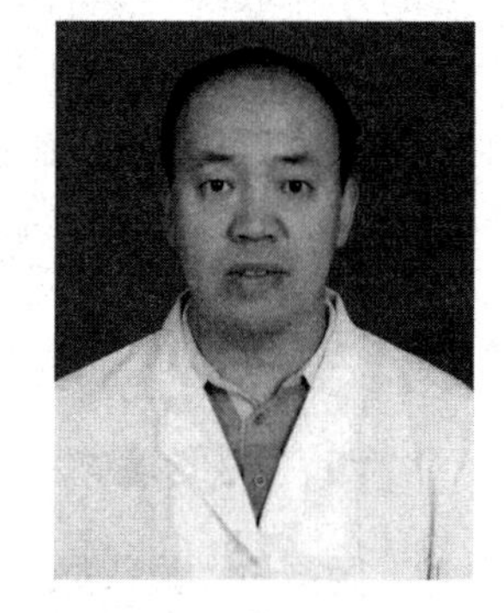
刘建利

刘建利，男，1974 年 12 月生人，石家庄市大郭村人，执业主治医师，执业药师。现任职于石家庄市裕华路社区卫生服务中心门诊，石家庄果岭湾医院院长。河北省预防医学会慢病病根穴埋线专业委员会常务委员，石家庄学术组织主任。

二、学术源流

自幼喜爱中医，从小立志学习好中医知识，长大为基层老百姓解除病痛。1994 年考入河北承德医学院，1997 年毕业于河北承德医学院临床专业，2002 年毕业于河北医科大学临床医学专业，获学士学位。1998 年曾在石家庄友谊医院从事临床工作，2006 年 5 月至 2011 年在石家庄新华区西医诊所工作，2017 年在石家庄裕华路社区卫生服务中心门诊工作至今。2012 年在石家庄白求恩医学院跟董立君教授学习病根穴埋线技术，2014—2016 年接受再教育培训学习，系统学习中医理论知识和中医适宜技术，多年来运用病根穴埋线技术在临床中治疗慢性疾病和疑难病症，擅长治疗腰椎病、颈椎病、膝关节疼痛、2 型糖尿病等，疗效显著，深受患者欢迎。

三、学术思想和临床经验

病根穴埋线，经过近 50 年的发展，陆健老师创立的病根穴埋线针疗体系，埋线针疗学，得到了长足的发展继承和创新。董立君老师推出的“病根秘穴埋线针疗”，是在陆氏病根穴埋线针疗基层上推陈出新的技术成果，它突出了神经解剖学和生理学相结合的特点，选穴配穴选用最佳组合，最佳组穴解决疑难病症，认穴一诊穴一选穴一秘穴埋线，快速出方案，只要符合“认病”，治疗中就能“求本”，“求本”治病必祛根。“董立君病根秘穴埋线针疗”技术在全国神州大地生根、发芽、开花、结果，有数以千计的病根秘穴埋线医生运用此技术解决了当地老百姓的疾苦，创造出病根秘穴埋线攻克疑难疾病的奇迹。我跟董立君老师学习病根秘穴埋线多年，在临床实践中，运用病根秘穴埋线针疗治疗了很多疑难疾病和慢性疾病，取得了较好疗效。

（一）辨证论治，因人而异，各施其法

中医的辨证论治是中医认识疾病和治疗疾病的基本原则。辨证是认“证”识“证”的过程，“证”是对机体在疾病发展过程中某一阶段病理反映的概括，包括病变部位、原因、性质以及邪正关系，反映此病病理变化的本质。所谓辨证，就是根据四诊，辨清疾病的病因、病机、病位的关系，概括、判断为某种性质的证。论治有称施治，是根据辨证结果，确定相应的治疗方法。辨证是治病的前提和依据，论治是治病的手段和方法。两者缺一不可，相互联系，不可分离，是指导中医临床治病的原则。我在临床中按照中医辨证论治原则，对患者根据病位不同、性质不同、体质不同、年龄不同、因人而异，各施其法。如颈椎病、腰椎病、肩周炎等疼痛患者，以病根穴埋线为主，此法选穴简单，选穴精少，快速见效。辅助中药外敷法治疗，缓解埋线后疼痛和线体快速吸收，治疗效果较好。针对患者中体质较弱、气血亏虚、年龄较大者，埋线中采用刺激量较小的靓紫丝线埋线治疗，并配合中药滋补方剂辅助治疗，一般效果好，疗效巩固。对治疗膝关节疾病患者，年龄较大，大部分为骨质增生者较多，除以病根穴埋线为主外，辅以中药包外敷治疗、红外线烤灯理疗等方法辅助治疗，远期疗效较好。

（二）找准“病根”，根灶同治，治病祛根

因为病根穴埋线是按照神经系统的定位诊断理论和解剖学理论选穴，通过调理神经系统治病的一种方法。所以，在临床埋线实践中，找准“病根”很重要。病根穴就是疾病的病源点或根源处，也是疾病在人体上反映的病灶点。如胃溃疡、慢性胃炎的患者在背部都有疼痛点或叫“阳性点”位置，胃溃疡患者在 T_7 旁开 1 寸或 3 寸左右处有“阳性点”位置，在此点上埋线就有事半功倍的效果；支气管炎、咳喘病患者在 $T_{1\sim5}$ 的椎体上或旁开 1 寸、3 寸位置有“阳性点”，按照病根秘穴组穴“肺三角”埋线，此区域都有“阳性点”位置，埋线后效果很明显，远期疗效也好。疼痛疾病中，颈椎病患者，有颈源性眩晕、血压不稳者，在 C_2、C_3、C_6、C_7 周围都可找到“阳性点”位置，埋线后疗效很好；腰椎病患者如果有的腰椎附近有“阳性点”，在腰椎椎体埋线后再加上“阳性点”位置埋线，埋线 1 ～ 2 次后效果就很好，治疗效果迅速，远期疗效显著。

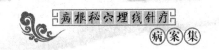

所以，埋线中注重找到“阳性点”位置，埋线能根灶同治，治标治本，治病必祛根。

四、典型病案

病案 1　膝关节疼痛

病案摘要：患者：赵某，女，65 岁，石家庄桥西区某小区。主诉：患者腰部疼痛，走路困难，双膝关节疼痛等。CT 片检查结果：L_3 ～ L_4、L_4 ～ L_5 突出，L_3 ～ L_4 骨质增生、腰椎间盘突出证。X 片显示：双膝关节增生，髌骨软化证。

诊疗经过：患者经多家门诊治疗，做过按摩、理疗、针灸、穴位封闭等，治疗效果不佳。2021 年 8 月来门诊治疗，采用病根穴埋线治疗：选用 L_3、L_4、L_5、S_1、S_2，配穴秩边穴、肾俞穴、足三里穴等，埋线 1 次后症状好转。第二次埋线加“膝三针”，1 个月后进行第三次埋线，方案同第一次方，加 S_3、阳陵泉穴，共埋线 4 次，症状已好转，回访患者身体好转，腰不疼了，走路也好转。

病案 2　腰椎病

病案摘要：患者：黄某，女，67 岁，石家庄人。主诉：患者腰部疼痛，走路困难，双膝关节疼痛等。CT 片显示：L_2 ～ L_3、L_3 ～ L_4、L_4 ～ L_5、L_5 ～ S_1 突出，L_4 ～ L_5 椎管狭窄，腰椎间盘突出证。患者腰椎间盘突出整 3 年，时好时坏，前段时间曾在某骨伤医院住院治疗，出院后症状好转，近期又腰部疼痛，走路只能走一百米左右，左腿臀部及小腿前后疼痛、麻木等。

诊疗经过：2021 年 5 月来门诊治疗，选用病根穴埋线治疗：选“坐三针”埋线，选 L_1、L_2、L_5、S_1 埋线，臀部阿是点埋线等。埋线 1 次后症状好转，第二次埋线同第一次方案，加肾俞、环跳穴等，埋线 3 次，症状好转，腰部不痛了，走路不疼痛了，又巩固治疗 1 次，基本好转。半年后回访身体好转。

病案 3　月经先期

病案摘要：患者：孙某，女，31 岁，河北石家庄人。2020 年 9 月来门诊治疗。

主诉：月经每次提前 7 ～ 8 天来，每次月经来时量较多，颜色紫红，心烦胸闷，喜欢吃凉食物，大便干，小便偏黄。患者身体较胖，身体强壮，面色红润，舌质发红，苔黄，脉滑数。诊断：月经先期，属于血热阳盛型。

诊疗经过：埋线治疗：第一次埋线：选 T_{10}、T_{12}、L_1 埋线，选 1 号胶原蛋白线 2cm 埋线，配曲池、血海、地机穴等。埋线 25 天来门诊复诊，心烦胸闷、大便干症状好转，加三阴交、水道穴，埋线后 1 个月后回复，月经按时来啦，巩固埋线 1 次，症状基本好转。半年后回访，身体状况良好。

病案 4　冠心病

病案摘要：患者：汪某，女，68 岁，石家庄人，患有冠心病多年。

主诉：经常胸闷、憋气，有后背疼痛的感觉，多年吃冠心病中药、西药维持，2021年8月来门诊寻求埋线治疗。查体：面色萎黄，乏力，走路气短，少气懒言，舌质暗红、有齿痕，脉弦涩。属于心脉瘀滞型冠心病，因为年龄较大，有气血不足。

诊疗经过：第一次埋线治疗：选$T_{3\sim4}$，背部$T_{4、5}$椎旁阿是穴，配心俞、膻中穴，引气归元穴，用智象靓紫丝线2-0号线埋线。埋线15天后反应症状好转，背部不疼痛了，胸闷、憋气好转;第二次埋线同第一次方案，减去心俞、T_3，加T_5、内关穴、足三里，使用智象靓紫丝线2-0号线埋线。20天后第三诊：方案同上次，使用智象靓紫丝线2-0号线埋线。共埋线5次，患者症状好转，目前只吃中成药“参芪强心胶囊”，身体良好。

病案5　肠易激综合征

病案摘要：患者：王某，53岁，石家庄人，于2018年8月就诊。主诉：患肠易激综合征多年，腹痛或腹部不适，有时便秘，有时腹泻，吃了凉食物就腹泻。经当地医院检查，为肠易激综合征。查体：面色黄黑，乏力，纳差，舌质淡，苔厚腻，脉弦。诊断：脾虚、肝郁，肠易激综合征。

治疗经过:第一次埋线:选T_{11}、T_{12}位置，配选中脘、天枢、足三里、上巨虚等穴，用胶原蛋白线1号线，埋线15天后症状明显缓解，25天后继续埋线第2次，方案基本同第一次，共埋线3次，腹痛、腹胀、腹泻、纳差症状都明显好转。一年后回访患者，病至今未复发。

（刘建利）

第二十九节　集众名家之长　取穴精准各异
——杨帅埋线治疗颈椎病的临床经验

一、医师简介

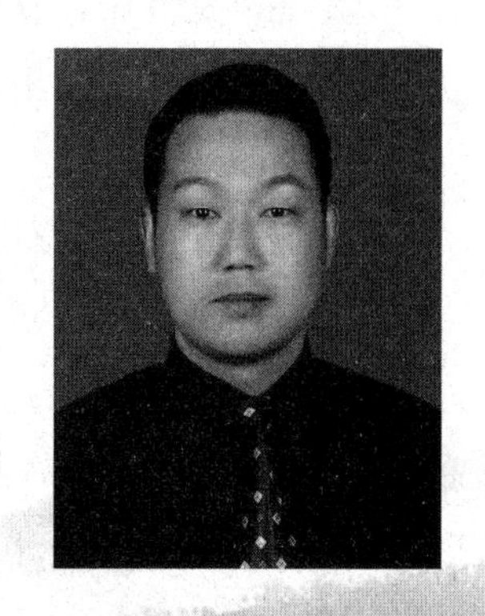
杨帅

杨帅，男，汉族，1971年1月出生，宁夏石嘴山市人。中医师资格认证中心国际考试委员会认证针灸师，山西省非物质文化遗产“九针疗法”传承人，中国小针刀第二代传承人，中国针灸学会会员，国际骨伤联盟理事，水针刀筋骨三针法发明人吴汉卿教授的亲授弟子。自幼喜爱中医和武术，医武双修，专攻疼痛骨伤，四肢关节整复，专注埋线调理各类痛症。先后进修于广州军区流花桥骨伤医院康复科、南阳亚太骨伤医院、成都光华医院颈肩腰痛专科、北京汉章针刀医院、少林寺少林药局伤科、石家庄白求恩专修学院跟随董立君老师学习病根穴埋线、上海孙文善奇穴埋线、兰州大学东岗医院杨才德教授学习埋线针刀等。善于运用病根穴埋线结合埋线名家专调各类颈椎病等疼痛疾病，疗效显著。

1983—1986年就读于宁夏卫生学校针灸推拿专业，自幼对中医产生兴趣，上学期间学习中医理论知识基础扎实，对于四大经典潜心研究，2006年注册了疼痛正骨中心，期间不间断向名家学习针灸正骨技术。2018年在石家庄学习病根穴埋线培训班，系统学习了病根穴埋线的理论和实操方法，一直在诊所开展埋线工作，工作期间，一直致力于病根穴埋线疗法的治疗，对于治疗各种疑难杂症疗效显著，向山西九针名家王文德老师学习九针埋线，专调各类颈椎病及痛症杂病。

三、学术思想与治疗特色

病根穴埋线针疗法是为了延长在穴位上的刺激时间，用埋线针具将医用肠线，埋入人体病源之处（脊柱神经节段周围）或穴位里，肠线长时间刺激人体椎体节段支配位置及穴位，肠线逐渐液化和被人体吸收的过程会产生穴位封闭、针刺、刺血、长效针感、后作用及组织疗法的生理物理作用和生物化学变化等刺激效应，来激发神经、调节脏腑，促使人体阴阳平衡，提高人体的抗病免疫功能和应激能力，起到防病治疗疾病目的的方法。病根穴埋线针疗与穴位埋线在选穴方面不同：①按照神经解剖位置选取不同椎体节段即病根穴埋线，通过调理神经系统治疗疾病的方法；②按照经络穴位循经选穴进行埋线治疗疾病的方法，比如颈椎病的眩晕、手指、手臂麻木、疼痛等，穴位埋线选穴较多，效果不稳定，使用复杂，见效慢。病根穴埋线简单、快速、有效。颈源性的眩晕，选 C_2、C_3，几针下去就不晕了，后期疗效还好。颈椎病的手指、手臂麻木选“臂六针”，一般2～3次就能基本好转。

（一）集众名家之长，取穴精准各异

在临床治疗中，认病求真，治病求本，病根穴埋线首先是确定病症，选取支配此病的病根穴；其次是根据此病的发病原因及临床表现，颈椎病发病机制，颈椎病病根分解图见图2-34。

治疗理念：凡是颈椎病症，除个别特殊者需急救、手术治疗外，不论出现何种症状，用埋线治疗方案是大同小异，但应把握以下4点：①病灶部位的正确性（正确诊断）；②治疗时间的连续性；③羊肠线的选择和埋线工具的灵活选用；④选穴配方的科学性。具体常规规定穴配方，视情灵活加减或各位医者自定。

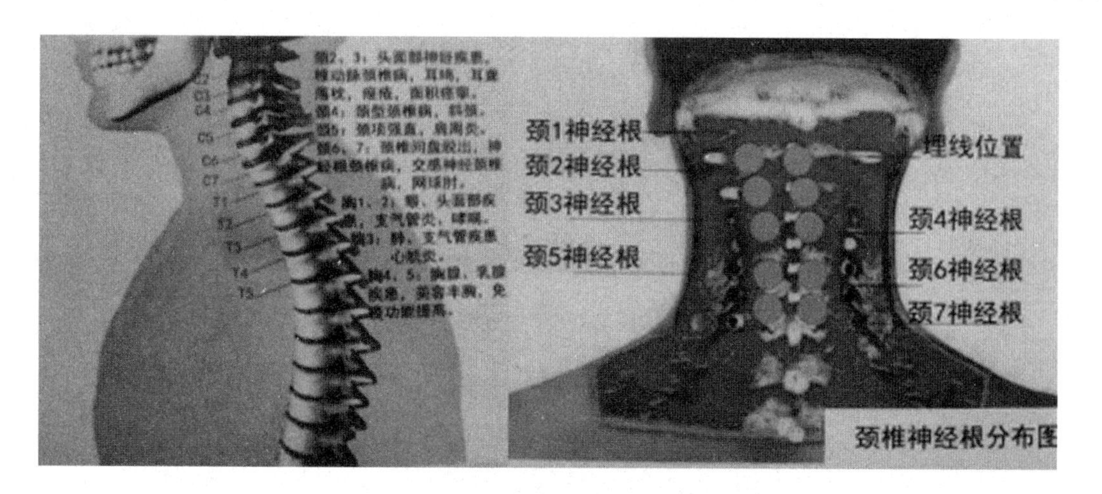

图 2-34　颈椎病病根分解图

处方一：

1. 病根穴：C_2 ～ C_7 夹脊穴选 6 穴。3-0 号线，2 厘米，注线。

2. 中间穴：手三里。3-0 号线，2 厘米，注线。

3. 辨证取穴：肝肾不足取肾俞、肝俞；气血亏虚取脾俞、中脘、关元、气海；气滞血瘀取膈俞、膻中、肝俞、期门。3-0 号线，2 厘米，注线。

处方二：

1. 病根穴：风池、大椎、T_1 ～ T_2 夹脊穴。3-0 号线，2 厘米，注线。

2. 中间穴：悬钟。3-0 号线，2 厘米，注线。

3. 辨证取穴：颈部、枕部痛取 C_3、C_4 夹脊穴；上臂外侧、前臂桡侧痛麻取 C_5、C_6 夹脊穴；示指、中指麻木疼痛取 C_6、C_7 夹脊穴；上臂内侧，前臂尺侧，4、5 指麻木疼痛取 C_7、T_1、夹脊穴。3-0 号线，2 厘米，注线。

计划穴：处方一、处方二交替取穴，15 天埋线 1 次，连治 4 次。头痛头晕大椎三棱针点刺，拔罐放血。颈部怕风怕凉，大椎局部艾灸、药包热敷。

山西九针王文德老师颈椎经典处方：三穴五点埋线法，天柱、天髎均双侧，加大椎共 5 点。3-0 号线，2 厘米，注线。

兰州大学东岗医院杨才德教授颈椎病经典处方：

1. 枕五针（图 2-35）

（1）定点

项中点：头后正中线上，枕外隆空正中向下（2.0±0.5）cm 处。

项 A 点：枕外隆突正中向下（2.0±0.5）cm，旁开（2.0±0.5）cm 处，左右各一点。

项 B 点：枕外隆突正中向下（2.0±0.5）cm，旁开（2.0±0.5）cm 处，左右各一点。

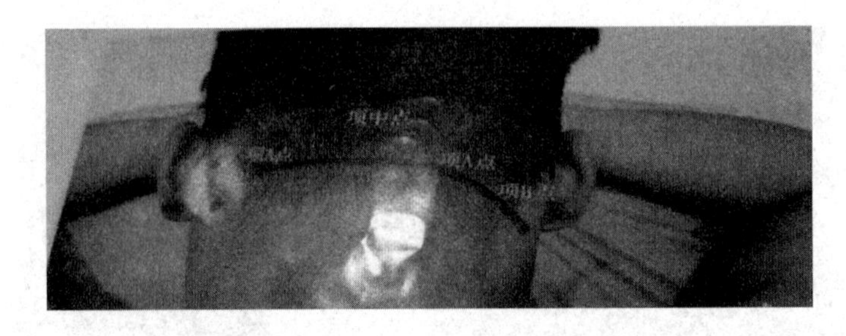

图 2-35　枕五针

（2）椎五针主治：枕五针埋线主治头晕、头痛等。

2．椎五针

（1）定点

项 A 点：枕外隆突正中向下（2.0±0.5）cm，旁开（2.0±0.5）cm 处，左右各一点。

枢中点：枢椎棘突中间一点。

枢外点：枢椎棘突左右各一点。

（2）主治：椎五针埋线主治椎动脉型颈椎病及交感神经型颈椎病等。

3．项五针

（1）定点

项中点：同上。

枢外点：枢椎棘突左右各一点。

肩胛点：肩胛骨内上角左右各一。

（2）主治：项五针埋线主治颈型颈椎病、项韧带钙化及肩胛提肌损伤等。

4．颈五针

（1）定点（以 $C_{4、5}$ 为例）

颈中点：后正中线 $C_{4、5}$ 棘突之间一点。

关节柱点：$C_{4、5}$ 棘突旁开 2cm 各一点。

（2）主治：颈五针埋线主治神经根型颈椎病等。如颈椎病有的是颈源性眩晕为主症，年轻人基础病较少，治疗起来较简单，埋线选 $C_{2、3}$ 即可，但老年人基础病较多，治疗眩晕症除了要选 $C_{2、3}$ 外，如有的血压不稳，要配 C_6，或星状神经节、百会穴等，有脑血管供血不好的，要配风池、风府等穴埋线。如遇到头痛的患者，首先要辨证分析是哪种类型的头痛，是典型偏头痛、一般性偏头痛、三叉神经痛，还是血管性头痛。通过辨证，主穴是治疗头部神经血管的 $C_{2、3}$，不同头痛配穴不同。典型偏头痛选颞肌穴、中脘穴；一般偏头痛选心俞、太阳、三阳络穴；三叉神经痛根据三支不同疼痛点和位置配穴埋线。

（二）埋线掌握深度，因人而异施法

临床上遇到的患者体质不同，身体各异，应因人而异，选取的肠线长度和埋线的深度也不同。埋线太浅容易造成吸收不好，埋线后出现硬结、感染、液化等不良反应现象;太深易造成误伤血管、神经、脏腑器官等。例如:腰椎间盘突出症患者，年龄大，体质较差，埋线选肠线细点、短点、埋线进针缓慢点，第一次埋线选 3-0 号线，用 8 号注线针，深度 2 ～ 3cm 即可。如身体较好，比较胖壮的，选 1 号肠线较好，埋线进针深度 3 ～ 4cm，埋线后疗效较好。

四、典型病案

病案 1　颈源性眩晕症

病案摘要：患者：李某，女，58 岁，宁夏人。10 年前常有突发性眩晕、发作时头颈不能转动，稍动眩晕加重，每次持续 1 ～ 2 天，经检查未发现阳性体征，总是按梅尼埃综合征对症治疗，其效果不明显。于 2009 年夏天感到右肩胀痛难忍，活动轻度受限，一般治疗均无效果，经 X 线显示，诊断为颈源性眩晕症。

诊疗经过：选择埋线治疗，即在 $C_{4\sim7}$ 病根穴上埋线，半个月后眩晕消失，期间又做巩固治疗 5 次，症状彻底消失，电话随访 1 年，无复发。

病案 2　头痛

病案摘要：患者：张某，女，45 岁，学校老师，宁夏人。右侧头颞部呈阵发性钝痛，重时有跳痛，伴烧灼感反复发作已 5 年之久。每次发作，先从右枕部开始，向颞部、眼眶、鼻部放射，伴有恶心、呕吐、多汗等症状，一直按头痛对症治疗并无效果。

诊疗经过：于 2019 年 6 月按颈椎三穴五点法埋线治疗 1 次，3 天后头痛消失。2 个月后巩固埋线第 2 次，半年内未痛过。

病案 3　神经根混合型颈椎病

病案摘要：患者：李某，男，56 岁，办公室文员，宁夏人。颈项部强直疼痛，伴左上肢、左示指、中指麻木半月有余。每晚会麻木、疼痛，难以入睡，无论调整各种姿势均无法入睡，服药、按摩等各种治疗效果也不佳。经人介绍来我处（松鹤医堂疼痛门诊）就诊。

查压颈试验阳性，神经根牵拉试验阳性。诊断为神经根混合型颈椎病。

诊疗经过：根据患者此证，给以病根穴埋线治疗，选 $C_{6、7}$，一针下去患者即感麻木消失，左上肢和左手特别轻松舒服，同时配合颈椎复位手法治疗，效果非常满意，10 天 1 个疗程，共治疗 5 次，症状彻底消失，随访患者无复发（图 2-36）。

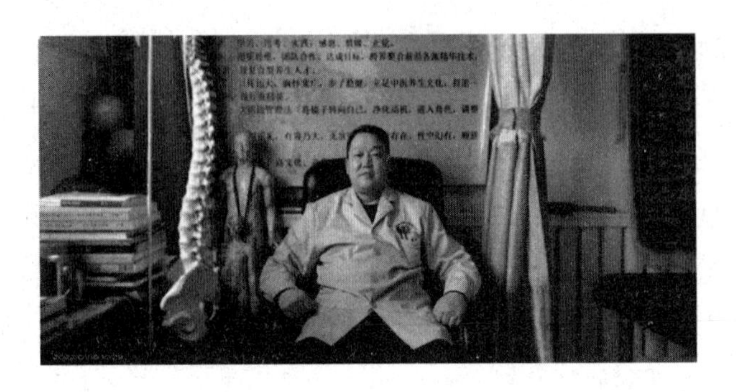

图 2-36　杨帅医师在门诊

（杨　帅）

第三十节　领军医美管理遍布全国　病根埋线技术传递魅力
——宋红梅[2]在医美领域中的管理经验和埋线

一、医师简介

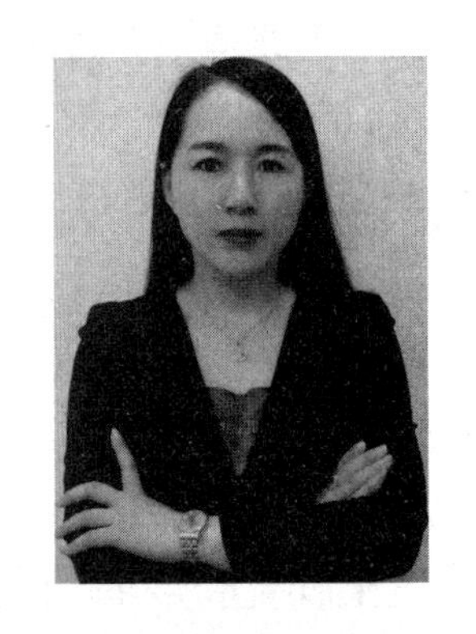

宋红梅 2

宋红梅[2]，女，1973 年 6 月生人，高级讲师，河北保定人。河北省预防医学会慢病病根穴埋线专业委员会常务委员，慢病病根穴埋线专业委员会保定学术组织主任。现任河北保定至臻医疗美容门诊部法人、投资人，保定至美商贸公司、保定金润鼎盛有限公司、易县至臻医疗美容门诊部有限公司、大庆至臻医疗美容门诊部有限公司法人、投资人。

2016 年创建河北保定至臻医疗美容门诊部，河北保定至臻医疗美容门诊部位于河北省保定市保满路红山庄园红山会所，2016 年 12 月设立，注册资本 363 万，企业经营性质为私人营利性，公司现有员工 30 余人，其中包括医务人员和工程技术人员。

保定至臻医疗美容门诊部设立之初遵循双线发展思路，一是大力加强门诊部内部设施和人员建设，在全国范围广泛招聘名医坐诊，为群众提供高质量的医疗美容服务。二是走发展全国连锁模式，走规模化的经营道路，5 年来共设立河北保定至臻医疗美容门诊部，河北保定易县至臻医疗美容门诊部，黑龙江大庆市肇州至臻医疗美容门诊部三家连锁企业，同时指导参与了若干外省医疗美容门诊部的设立。未来我门诊部将继续在全国范围整合各类资本和医疗资源，开设更多的医疗美容门诊部，以实现点多面广，技术强，口碑好，全国性的品牌医疗美容联合体。

二、学术源流

在从事医美工作中，一次偶然的巧合下，学习了《埋线减肥》，不断地经过临床的运用，实践总结，总是觉得学习的专业不够深入，在此基础上想到再次进修学习。在2013年有缘跟随董立君教授更系统地学习了病根穴埋线的理论和实践操作方法，很庆幸学到了不只是埋线减肥的方式和方法，同时还更深入地学习到了埋线病根秘穴特色治疗，通过专业学习，对埋线技术有了情有独钟情怀。从学习到2021年这8年多的时间，一直运用病根穴治疗各种原因引起的肥胖，不断地实践和学习总结经验，对各种肥胖都取得了很好的效果。

三、典型病案

病案1　脾虚湿阻型肥胖

病案摘要：患者：胡某，女，年龄，36岁，保定人。主诉：全身都肥胖，身体虚胖，吃饭不多，食后腹部胀满，口不渴等症状。体重70kg，身高1.63米。

中医辨证分型：脾虚湿阻型肥胖。

诊断：肥胖症。

埋线治疗过程：第一次埋线主穴：选天枢、中脘、关元、水道等穴，配穴大横、水分、带脉、足三里、阳陵泉、下脘、上巨虚等穴。背部选T_{10}、T_{12}、脾俞穴，并配合背部拔罐，3天1次，每周做2次。安排患者健康饮食食谱，每天适当运动。30天后体重减掉6kg，腹部尺寸缩小6寸。第二次埋线方案同上第一次，另加梁门、曲池、支沟等穴，30天后体重再次减掉5kg。第三次方案同以上，1个疗程埋线调理后，已减重7kg，并配合健康饮食和适当运动，体重已维持1年有余稳定，未曾增加重量。

病案2　脾虚湿阻型肥胖兼气滞血瘀证

病案摘要：患者：王某，女，46岁，保定人。主诉：腰腹肥胖，少食体重也不下降，脾气急躁，并有两肋胀闷等症状。体重67kg，身高1.60米。

中医辨证：脾虚湿阻型肥胖兼气滞血瘀证。

诊断：肥胖症。

治疗过程：第一次埋线主穴：以健脾利湿为主，佐以宣肺补肾、疏肝理气等。选脾经、胃经、三焦经腧穴：天枢、中脘、关元、水道等穴，配水分、滑肉门、带脉、血海、足三里、脾俞、肝俞、阳陵泉等穴。患者配和健康饮食食谱，每天坚持运动1小时。

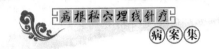

30 天后体重减掉 5kg，腹部尺寸缩小 3 寸。第二次埋线同第一次方案，并增加背部 $T_{8、10}$ 埋线，加三阴交穴，经过 3 个月调理体重成功减掉 7.5kg。

（宋红梅[2]）

第三十一节　扎根农村为民除疾苦　医术精湛受民众欢迎
——杨少峰埋线治疗面瘫的临床经验

一、医师简介

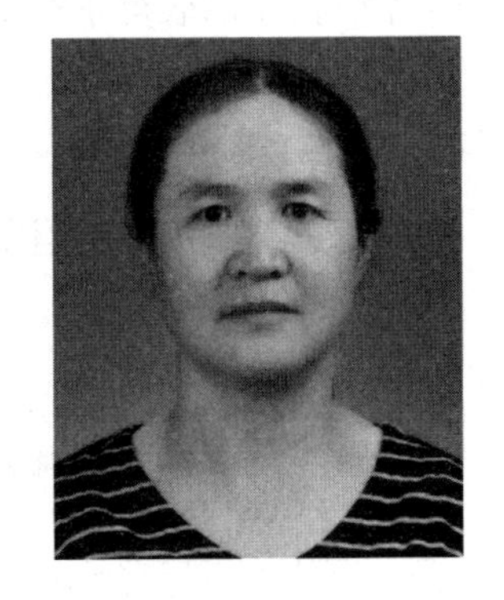
杨少峰

杨少峰，女，1970 年生，河北省易县人，执业医师。毕业于石家庄冀中医学中等专业学校，来自最基层的乡村医生。现任河北省预防医学会慢病病根穴埋线专业委员会委员。

二、学术源流

我于 2008 年到河北省易县中医院进行学习培训期间，接触到针灸理疗技术后，对它的神奇疗效产生了兴趣，在后期的学习实践中，对于常见疾病、慢性疾病运用针灸、埋线、中药方剂等技术取得了较好的治疗效果，临床上善用针药并用，在治疗患者中疗效最为明显。

2013 年在石家庄白求恩医学院跟师董立君老师学习病根穴埋线针疗技术后，8 年来一直运用病根穴埋线针疗治疗慢性疾病和常见疾病。经过不断实践学习，总结经验，针药并用，能解决一些以前不能解决的病痛，如颈腰椎病、肱骨外上髁炎、周围性面神经麻痹，远期疗效非常好。

三、学术思想和临床经验

（一）辨证与经验取穴相结合，疗效更好。

1. 对迁延难愈的疾病，在埋线中运用病根穴和阿是穴相结合，在治疗中疗效更好。例如：网球肘的患者埋线时，除使用病根穴的 C_7、T_1 外，配用肘髎、手五里、阿是穴等也需要辅助埋线，埋线后立即拔个火罐，效如桴鼓。

2. 急性面神经麻痹的患者，此症是急性发作的，不可延误，一般埋线 1 ～ 2 次都能治愈。在临床治疗中除使用病根穴治疗面瘫的特定穴颊地穴、颊扇穴外，也按临床经验选取合谷穴，身体虚弱者加肾俞、脾俞、足三里穴等，埋线中能收到良好的疗效。例如：某患者，女，75 岁，患急性面瘫来治疗，身体较瘦弱，埋线中除选用主穴颊地穴、颊扇穴外。根据体质，配肾俞、足三里、合谷穴，埋线后效果很好，治疗 2 次就基本痊愈。

（二）针药并用，对症治疗，疗效更好。

几年来在临床治疗中以使用病根穴埋线针疗法为主，针药并用，对症治疗，取穴少而精，疗效更好，为患者解除了病痛也得到了患者的一致好评。如在治疗面神经麻痹患者中，根据患者年龄不同、体质不同，辨证施治。年龄较大、身体较弱者，除临床中使用埋线为主给予埋线治疗外，选用中药葛根汤合牵正散辅助治疗，针药并用，治疗的效果更突出，一般 1 ～ 2 次就能基本好转。在治疗疼痛疾病中，如治疗颈腰椎病，埋线以病根穴为主，以颈部、腰椎椎体旁开 1 寸左右位置埋线治疗，并按疼痛阿是点埋线，埋线 2 ～ 3 次都有好的疗效。对于年龄较大、气血虚弱者，埋线同时配合活血化瘀中药配合治疗，提高治疗效果，远期疗效也好。

四、典型病案

病案 1　肱骨外上髁炎

病案摘要：患者：杜某，女，55 岁，保定市易县工商局干部。主诉：肱骨外上髁炎（网球肘）半年有余，夜间加重，影响休息。

诊疗经过：患者就诊于诊所中，给予的治疗方式为口服活血止痛药，打封闭针，贴专科用的膏药，疼痛不能缓解，进行性症状加重。后经人介绍来我处诊治。初诊，患者形体偏胖，右臂肱骨处疼痛点固定，外展、内收不能自如，即诊断为右侧肱骨外上髁炎，给予埋线治疗。埋线处方：C_7、T_1，配肘髎、手五里、阿是穴（患侧），采用胶原蛋白线 0 号线 2cm 注线。20 天后复诊，又埋线 1 次，患者痊愈，至今无复发。

病案 2　面神经麻痹

病案摘要：患者：章某，女，76 岁，保定易县华北村人。主诉：口眼歪斜，3 个月有余，经他处多方治疗，效不显。

现病史：2019 年 8 月因贪凉吹空调，早晨起床后，发现口角歪向右侧，藏水藏饭，喝水漏水。诊断：面神经麻痹。

诊疗经过：患者最初于县中医院理疗科针灸，输液，半月后不见好转，又去他处外贴膏药，后来我处治疗。患者形体消瘦，纳差，舌淡，苔白，脉细。气虚血弱，风邪中经，诊断为急性周围性面瘫。给予埋线治疗，配合中药施治。

埋线处方：左侧面部行颊扇穴，以颊车穴为中心点呈扇形埋线，分别向上、中、下三个方向各埋一针，患侧地仓穴、翳风穴、合谷穴各埋线一针，使用胶原蛋白线共六根（长2cm）。配中药剂：选用葛根汤合牵正散7剂。1个月后复诊，诸症均已好转，又埋线一次，患者痊愈，至今无复发。

病案3　面瘫

病案摘要：患者：魏某，女，62岁，汉族，河北易县人。半月前患急性面瘫，经针灸，贴敷治疗，效果不明显，2019年8月来我处治疗。

现病史：患者体胖，血压、血糖均不稳定。张口困难，面部肌肉发紧，左眼不能闭合，嘴角歪向右侧，属于寒邪中经，给予埋线治疗。

诊疗经过：埋线处方为：颊扇穴（选胶原蛋白0号线2cm）配下关、翳风、太阳透颧髎、合谷、足三里（患侧）等穴，埋线2次，基本治愈。

此患者2年后于2020年7月再次发病，右侧眼睑不能睁开，嘴角歪向左侧，喝水漏水，嘴里藏饭藏水，面部肌肉松弛，证属风热型面瘫，给予病根穴埋线治疗。处方为：颊地穴、下关、翳风穴，太阳透阳白穴，选用胶原蛋白0号线埋线，刺血2次，半月后好转，1个月后治愈（图2-37）。

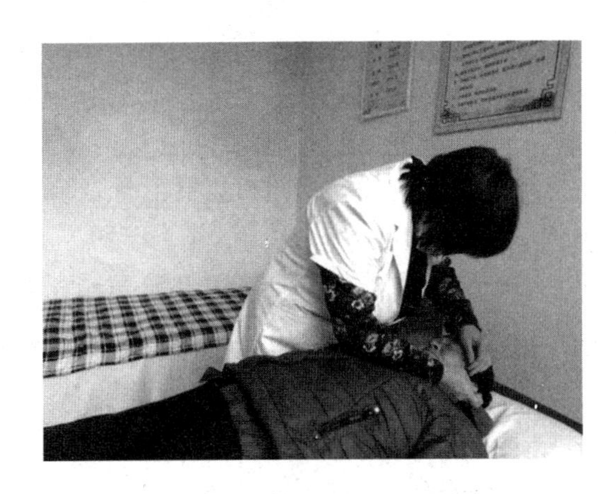

图2-37　杨医生埋线治疗面瘫

（杨少峰）

第三十二节　内蒙古医生学众家之长　立志为民众解除病痛
——薛建新埋线治疗癫痫病的临床经验

一、医师简介

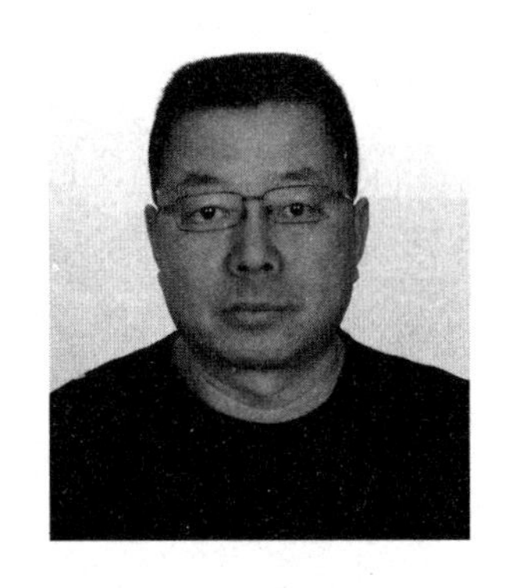
薛建新

薛建新，男，51岁，执业医师，内蒙古乌兰察布市兴和县人。河北省预防医学会慢病病根穴埋线专业委员会委员，内蒙古乌兰察布市兴和县卫生院工作（图1）。

二、学术源流

自幼生在内蒙古乌兰察布市兴和县一个贫苦农民家庭，从小就看到家乡的农民缺医少药，基层民众深受疾病苦痛之难，励志要当一名医生，为老百姓解决病痛。从小就爱好医学，与医学有不解之缘。1993年踏入内蒙古乌兰察布市盟卫校就读全科医学，1995年8月份毕业于盟卫校。在校期间曾受过班主任与校长的好评，毕业后在当地盟医院实习一年，又进修一年，学习到很多临床经验与医学知识。学业完成后，在自家开设了个体小诊所，业务还算满意。日复一日，年复一年，通过政府培训加上自身努力，转入到了当地卫生院上班。

随着社会的发展，医改的开放，我从一名西医大夫又转入中医和绿色疗法的学习生涯！先后经历了跟董立君（董老师）教授学习病根穴埋线加正骨疗法，跟唐治安（唐老师）学习针灸、埋线和中药三结合治各类疑难杂症，又跟张汾生老师学习针灸治偏瘫和各种慢性病，与郭相华老师学习手骨针法和正骨疗法，还跟其他医学老师学习各科医学知识。学习期间，感悟最深、疗效最好的就数病根穴埋线针疗技术了。通过跟各位老师的医技学习，使我感悟到世界之大，天外有天，以前所学的知识真是微不足道，从中体会了中国中医上下五千年的文化历史，中医的博大精深！整体观与辨证论治及阴阳、表里、寒热、虚实，中药的性味归经紧锣密鼓相结合相统一深度与广度的奥妙所在。

第一次学习埋线是在乌兰察布市集宁区。那是2015年8月初次接触埋线知识，感觉很紧张很后怕，万一听不懂怎么办，常问也不是个办法。但想归想，可是随着董老师开场白的结束，慢慢转入课件正题讲授，越听越感兴趣，越听越信心十足。很入流的一门埋线技术，值得去深讨，课件一直从埋线针法的发展史，更新，逐渐到医学解剖，神经系统的定位及内脏疾病神经支配和穴位配伍的综合治疗，以及治疗时埋线进针的角度、深度、针感的强度和部位不同选线型号不同的操作解剖详细讲解，自我感觉到从入医道以来听课无数次，董老师讲课的风格是既思路清晰，又通俗易懂，实用性很强，当时学习后回去就埋出了很好的治疗效果。

第二次学习埋线是 2016 年 6 月在呼和浩特市草原民族大厦，董老师又加了正骨和经验配穴等埋线加正骨的技术传授，更深一步讲解了埋线治疗疑难杂症在临床上的巧妙应用。

先后又去石家庄白求恩专修学院学了 3 次病根穴埋线针疗技术，加深了对埋线知识更进一步认识和运用。多年来，运用病根穴埋线针疗技术和针灸、正骨等治疗了很多疑难疾病，受到患者的肯定和欢迎。擅长治疗颈椎病、腰椎病、胃肠病、头痛、癫痫病等顽固疑难疾病。

三、典型病案

案例 1　癫痫

病案摘要：患者：王某，男，30 岁，乌兰察布兴和县人。主诉：从 10 岁起发病，先后在各大医院及私人诊所中西医药治疗，用针灸治疗无数次，后一直用西药维持，直到现在还是隔三差五发作 1 ～ 2 次，有时恶骂殴打父母，自主精神失控。诊断：癫痫病。治疗：运用中医肝郁化火，痰火扰心，上达巅顶施治。

诊疗经过：利用董老师讲的癫痫埋线方案：选 $C_{2\sim3}$（双侧），配腰奇、癫痫、中脘、丰隆、百会、足三里、肝俞、心俞、脾俞等穴交替使用，经过 6 次埋线彻底康复。

案例 2　胃糜烂轻度萎缩性胃炎

病案摘要：患者：康某，女，41 岁，集宁区昱丰小区。主诉：患者偏瘦，上腹饱胀疼痛，呃逆，食欲不振，全身疲乏无力，每当活动时虚汗连连，各地求医无数，治疗效果还是不理想，现还是上腹部疼痛，尤其饭后症状甚重。诊断：胃糜烂轻度萎缩性胃炎（中医辨证胆气不足、肝气犯胃、脾胃不和寒湿夹杂、胃失和降）。

诊疗经过：埋线方案：按胃的病根穴支配选穴：$T_{6\sim9}$（双侧）和 $T_{11\sim12}$（双侧）以上位置交替使用，配以肝俞、胆俞、脾俞、胃俞、中脘、天枢、气海、关元、足三里等穴（运用补泻法交替使用），再加背部反射区阿是区位置埋线，共埋线 5 次已痊愈（图 2-38）。

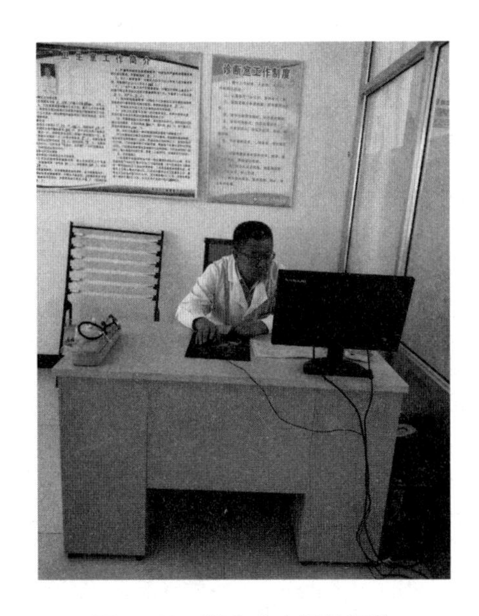

图 2-38　薛大夫在门诊工作

（薛建新）

第二章

病根秘穴埋线病案分析与讨论

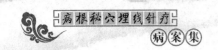

第一节 神经系统疾病病案分析与讨论

所谓的神经系统疾病，主要是指发生在中枢神经系统、周围神经系统以及自主神经系统的病症，同时也以感觉、听觉、触觉、运动、意识和自主神经功能障碍为主要疾病的特征。

神经系统疾病是一种发生在人体神经系统方面的疾病总称，病因也多样。不过，神经系统疾病症状表现范围也较广泛。神经系统疾病的症状表现可包括意识障碍、感觉障碍、运动障碍、肌肉张力异常等表现，其中运动障碍可有瘫痪、非自主运动等表现，也包括肌肉僵硬等肌肉方面症状表现。也有进行性肌营养不良、肌炎、周围神经病变、脊髓灰质病变等症状表现，也多见于小脑损伤、头痛晕厥、反射异常、肌肉萎缩、排尿困难等。同时在脑部也出现脑脊液异常症状表现。

神经系统的疾病包括范围较广，最常见的为：①脑血管疾病，如脑梗死、脑供血不足引起的眩晕、头痛；还有脑栓塞、帕金森病等；②神经官能症，如精神疾病、癫痫病等；③因神经系统引起的周围性麻痹疾病，如中枢性的面神经麻痹、周围性面神经麻痹等；④神经系统影响人体全身神经部位的疾病，如偏头痛、肌紧张性头痛、三叉神经痛、神经衰弱证、失眠证等。当然，神经系统的疾病范围很广，本节主要就以上的疾病在临床中埋线医师治疗的病案例进行分析与讨论。

一、头痛

头痛是临床常见的症状，通常将局限于头颅上半部，包括眉弓、耳轮上缘和枕外隆突连线以上部位的疼痛统称头痛。头痛病因繁多，神经痛、颅内感染、颅内占位病变、脑血管疾病、颅外头面部疾病以及全身疾病如急性感染、中毒等均可导致头痛。发病年龄常见于青年、中年和老年。

头痛的发病机制复杂，主要是由于颅内、外痛敏结构内的痛觉感受器受到刺激，经痛觉传导通路传导到达大脑皮层而引起。颅内痛敏结构包括静脉窦（如矢状窦）、脑膜前动脉及中动脉、颅底硬脑膜、三叉神经（Ⅴ）、舌咽神经（Ⅸ）和迷走神经（Ⅹ）、颈内动脉近端部分及邻近 Willis 环分支、脑干中脑导水管周围灰质和丘脑感觉中继核等；颅外痛敏结构包括颅骨骨膜、头部皮肤、皮下组织、帽状腱膜、头颈部肌肉和颅外动脉、C_2和C_3神经、眼、耳、牙齿、鼻窦、口咽部和鼻腔黏膜等。机械、化学、生物刺激和体内生化改变作用于颅内、外痛敏结构均可引起头痛，如颅内、外动脉扩张或受牵拉，颅内静脉和静脉窦的移位或受牵引，脑神经和颈神经受到压迫、牵拉或炎症刺激，颅、颈部肌肉痉挛、炎症刺激或创伤，各种原因引起的脑膜刺激，颅内压异常，颅内5-羟色胺能神经元投射系统功能紊乱等。

头痛程度有轻有重，疼痛时间有长有短。疼痛形式多种多样，常见胀痛、闷痛、撕裂样痛、电击样疼痛、针刺样痛，部分伴有血管搏动感及头部紧箍感，以及恶心、呕吐、头晕等症状。继发性头痛还可伴有其他系统性疾病症状或体征，如感染性疾病常伴有发热，血管病变常伴偏瘫、失语等神经功能缺损症状等。头痛依据程度产生不同危害，病情严重可使患者丧失生活和工作能力。本节讨论涉及病案例中的典型偏头痛、三叉神经痛。

（一）典型偏头痛

1．概述　典型偏头痛的最显著的特点就是头痛发作之前有先兆症状的偏头痛。

（1）视觉先兆症状：患者双侧视野可出现闪光幻觉，闪光的形状不定，如星状、环状等。有些患者眼前出现黑矇，常见为单眼黑矇，多呈一过性，或见视物变形、视物变大或变小，或形状改变等。

（2）感觉异常：最常见的是手和前臂的刺痛和麻木感，两手、四肢、半侧面部及口唇周围的麻木感及偏身感觉减退，症状多持续几秒到20分钟，偶可持续几小时，极个别可达几天到几周。

（3）其他先兆症状：偏头痛患者的先兆症状除上述以外，尚可出现运动性先兆，表现为单瘫或偏瘫，也可表现一过性失语或精神症状。

2．埋线治疗

方一：①取“头颈穴”：C_2 1、3穴，C_3 1、3穴；②配穴：阿是穴、颞肌穴、三阳络穴；③操作：C_2 1、3穴，C_3 1、3穴用注线法，穴位局部消毒局麻后用0号或1号肠线1.5cm装入12号注线针中，刺入穴位内；颞肌穴用2/0号线1cm，装入9号注线针中，斜刺于肌层。三阳络穴用1号或2号羊肠线1.5cm，装入12号注线针中，埋入穴位中。

方二：①取先兆穴：中脘（恶心呕吐中脘属先兆穴）1号线，注线斜刺埋入；②阿是区：太阳、风池、印堂穴；③操作：用注线法，选用9号注线针，2/0号肠线1～2cm，穴位消毒局麻后进针，沿皮下肌层刺入2～3cm，风池穴用直刺2cm，埋入肠线。

方三：①经验穴：与哮喘有关的患者取肺俞穴，1～2号肠线用注线法透刺埋入，荨麻疹患者取曲池穴、阳陵泉，1号肠线，用注线直刺；②三阳络：用2号线，穴位消毒局麻后注线直刺埋线穴位处。

以上三方，只要确认为典型偏头痛患者，任选一方，治疗 1 ～ 3 次都可有好的疗效。

3．典型病案

病案 1　神经紧张性偏头痛

病案摘要：廖某，女，21 岁，学生。2015 年 6 月 24 日就诊，既往有偏头痛病史，近日来因复习准备期末考试过度紧张后又复发偏头痛，以左侧头部发作性，搏动性疼痛为主，每日发作多次，发作时伴有烦躁、嗜睡、情绪紧张等。疼痛剧烈时则出现恶心、欲吐症状，不能集中精神学习，拟诊断为偏头痛。

诊治经过：埋线方案：选取颈椎 C_2、C_3、三阳络穴等。埋线 10 分钟后患者即感觉偏头痛明显缓解，半小时后基本疼痛不适消失。嘱咐她自行合理安排学习时间，劳逸结合，3 天后患者发作次数明显减少，偶有发作，继续埋线治疗 3 次后未再发作，又追踪半年后未复发至今。

刘坤医师认为，本病属中医头痛范畴，按头疼部位属少阳头疼，主要病机是肝阳上亢、瘀血阻滞，常因情绪紧张，劳累刺激而诱发，C_2、C_3 神经根支配，有时因外伤、炎症、不良姿势致局部有硬结，粘连导致久治不愈的主要原因。

病根穴埋线，找到病因，从病根处埋线、松解、放血，可以使局部血液循环恢复正常。解除神经根受压状态，所以从根本上解决了偏头痛的症状和体征问题。三阳络是属足少阳经穴，循经取穴，也是经验穴，三阳络治疗偏头痛有奇效。

埋线对人体产生的生物物理和生物化学刺激可达 20 天或更长时间，所以病根穴埋线治疗偏头痛是一种疗效显著，安全方便的理想方法。（病案提供者：刘　坤）

病案 2　偏头痛（寰枢关节紊乱）

病案摘要：患者：许某，女，48 岁，主诉：偏头疼 2 个月有余。

检查：头部核磁共振无异常，血压正常，颈椎 X 光片寰枢关节有旋转，项平面有压痛，钙化。

诊治经过：手法复位，纠正寰枢关节错位。

选取颈椎 C_2（1、3 号穴），C_3（1、3 号穴），采用直刺注线法埋线。

选取经验穴：风池（患侧）、三阳络（双侧）、百会等经验穴交替使用。

经埋线一次 15 天复诊，头疼症状基本消除，又巩固治疗一次 15 天复诊，已痊愈。2 年后回访无复发，身体健康。

此病案属于寰枢关节紊乱引起的偏头痛病案，朱医师采用正脊手法复位后又行病根穴埋线治疗，获得 1 次埋线症状消除，2 次基本痊愈的疗效。（病案提供者：朱社奔）

病案 3　偏头痛（瘀血阻络加气虚血瘀）、枕大神经痛

病案摘要：患者：许某，女，36 岁，2021 年 9 月就诊。

主诉：患者头晕、头痛 5 年来我处就诊，自诉五年来每因生气，情志不舒，出现

眼花头晕，睁不开眼，伴有记忆力下降、易怒，行经期间头右侧尤重，常伴有右侧颈部跳痛等症状，发作时间持续3小时左右，睡眠后较缓和，头痛减弱。到处求医无果，常口服止痛剂得以缓解，近期发作频繁，遂到我处就诊。体诊：患者头歪向健侧左旋，面白无华，发稀，爪甲淡白，声音低微，二便不调，月经量少色暗，舌质紫，苔薄白，脉弦涩。

诊断：偏头痛（瘀血阻络加气虚血瘀）、枕大神经痛。

诊疗经过：先用整脊的方法使寰枢小关节复位。选病根秘穴头颈穴（C_2、C_3双侧）清利头目，配阳陵泉、三阴交、足三里、血海、膈俞等穴疏肝健脾、补益气血。半月后复诊时，自诉埋完线后，疼痛完全消失，睡眠也好了，只是颈背部还有些僵硬，头后仰费力，再选病根秘穴："头颈穴"，即C_2、C_3，配颈百劳穴埋线。20天后随访，已痊愈，至今未复发。

临床分析讨论：祖国医学认为，典型偏头痛又称有先兆的偏头痛和足少阳胆经的偏头痛，是一种严重发作性头痛，其特点是位于一侧头部呈搏动性的疼痛，并伴有恶心或呕吐，对光或声音刺激敏感，以及出现各种视觉先兆性偏头痛。运用病根穴埋线治疗典型偏头痛有好的效果。选"头颈穴"埋线，即C_2、C_3位置埋线，此穴位于颈上神经节周围，专治颅内脑部血管神经方面的疾病，在治疗各种偏头痛的疾病中有特殊的作用。经临床实践中发现，有85%的偏头痛患者使用"头颈穴"埋线后疗效显著，治愈率较高，值得推广。另外，根据典型偏头痛的类型，配用太阳穴、中脘穴、颞肌穴、三阳络穴等，有开窍、通络、止痛的功效，选用智象医疗胶佰纯蛋白线，在五香排毒中药液中浸泡后埋线，疗效更佳，此方法值得推广。（病案提供者：国洪才　分析讨论：董立君）

（二）三叉神经痛

1. 概述　三叉神经痛是最常见的脑神经疾病，以一侧面部三叉神经分布区内反复发作的阵发性剧烈痛为主要表现，三叉神经痛多发生于中老年人，右侧多于左侧。该病的特点是：在头面部三叉神经分布区域内，发病骤发、骤停、闪电样、刀割样、烧灼样、顽固性、难以忍受的剧烈性疼痛。说话、洗脸、刷牙或微风拂面，甚至走路时都会导致阵发性时的剧烈疼痛。疼痛历时数秒或数分钟，疼痛呈周期性发作，发作间歇期同正常人一样。

三叉神经痛的发作常无预兆，而疼痛发作一般有规律。每次疼痛发作时间由仅持续数秒到1～2分钟骤然停止。初期起病时发作次数较少，间歇期亦长，数分钟、数小时不等，随病情发展，发作逐渐频繁，间歇期逐渐缩短，疼痛亦逐渐加重而剧烈。夜晚疼痛发作减少。间歇期无任何不适。诱发因素包括说话、吃饭、洗脸、剃须、刷牙以及风吹等均可诱发疼痛发作，以致患者精神萎靡不振，行动谨小慎微，甚至不敢洗脸、刷牙、进食，说话也小心，惟恐引起发作。

2．治疗方法

（1）首选病根秘穴“头颈穴”即 C_2、C_3，因为此穴在颈上神经节周围，颈上神经节支配颅内神经血管。选 C_2、C_3 埋线治疗三叉神经痛是病根穴埋线的优势和绝招，用 C_2、C_3 埋线治疗三叉神经痛有效率增加 80% 以上，不少学员学习病根穴埋线后治好了大量的三叉神经痛患者，受到广大患者的欢迎。

（2）三叉神经有眼支、上颌、下颌三支神经分布构成。三叉神经痛三支都发作的基本没有，第一支眼支发作的较少，第二支上颌神经发作较多，第三支下颌神经发作的也较多，根据患者临床症状，辨证施治是关键，首先要诊断出是那一支发作，对症做方案，才能有效治疗。第一支发作的要配穴：颞肌穴、太阳透头维，太阳透丝竹空，率骨穴透刺埋线等；第二支发作配穴：鼻旁沟穴，这是陆氏埋线用穴，此穴治疗第二支发作，有效率较高，也可选下关、颧髎等穴；第三支发作选颊扇穴，这也是陆氏埋线用穴，此穴治疗第三支发作，有效率非常高。也可配承浆穴、大迎穴等。

（3）病根组穴“头三针”即 C_3、颊扇、三阳络穴，治疗三叉神经痛疗效较好，尤其是三叉神经痛选经验穴三阳络穴，此穴治疗头痛疗效显著，值得推广。

（4）对顽固患者要辨证施治，肝阳上亢的选配肝俞、太冲、阳陵泉；肝肾亏虚的选肾俞、三皇、三阴交穴；脾胃虚寒者配脾俞透胃俞、中脘穴、足三里。

（5）因病因发病机制有三叉神经微血管压迫导致神经脱髓鞘学说及癫痫样神经痛学说，故埋线中也选用董氏奇穴外三关、三叉穴埋线。

3．典型病案

病案 1　三叉神经痛

病案摘要：患者：丁某，女，55 岁，石家庄市长安区。2019 年 9 月患三叉神经痛前来诊所就诊。主诉：右侧三叉神经痛，疼痛难忍，不能正常生活。睡眠困难，吃饭痛，说话也说不清楚，曾到多家医院就诊，效果不好。查体：右侧脸肿，按压疼痛，张口困难，三叉神经痛。

诊断：三叉神经痛。

诊疗过程：①中药辨证施治 7 剂，以活血化瘀、通络止痛、祛火为主辨证施治；②刺血拔罐加特效药液物理疗法导入；③病根穴埋线：选 C_2、C_3，配翳风、颊车（扇形埋线）、下关、三阳络、鼻旁沟、合谷、足三里等穴。

经以上治疗一周后疼痛症状消失，无不适感。20 天后复诊，疼痛无复发，不再有三叉神经痛的症状。再次埋线 C_2、C_3、下关、合谷、颊车、足三里等穴。随访，至今无复发，患者送锦旗感谢。（病案提供者：刁仕民）

病案 2　三叉神经痛（阴虚阳亢痹症）

病案摘要：患者：王某，女，50 岁，2021 年 6 月就诊。主诉：左下颌烧样疼痛

15年余，患者15年前因生气出现下颌处烧样疼痛，夜不能眠，睡梦中痛醒，曾就医县医院和保定市中心医院，诊断为三叉神经痛。服用卡马西平服药至今，近期由于频发，就诊于我处。

体诊：就诊时表情痛苦，目光呆滞，面黄清瘦，苔薄黄，脉沉濡。常不思饮食，神疲乏力，大便时有时无。

诊断：三叉神经痛（阴虚阳亢痹症）。

诊疗经过：埋线 C_2、C_3，配颊车穴（扇形埋线），（患侧）埋线后疼痛立减，随观察一小时后疼痛消，随访至今无复发。

分析与讨论：三叉神经痛是一种严重的面神经疾病，也称为“天下第一痛”。目前医院大采用药物治疗，再就是微创介入治疗，但不少患者吃药顶不住剧烈的疼痛折磨，微创介入手术有时也难以奏效，采用病根穴埋线治疗三叉神经痛有一定的疗效。

原发性三叉神经痛在祖国医学中划为面痛的一种，与祖国医学的“面游风”“偏头风”“齿槽风”“阙头痛”等病名颇有相似之处。其中“齿槽风”的诊断更与解剖学三叉神经的分支即上齿槽神经（上颌神经）、下齿槽神经（下颌神经）的分布适是不谋而合的。手三阳经筋结合于“角”（侧头部），足三阳经筋结合于（面颊部），其经脉在三叉神经的具体循行部位，如《灵枢》所述：“手太阳小肠经：它的另一分支，从眼睛外眦角分开，向下到达大迎穴部位，在会合手少阳三焦经后到达眼睛下面，向下经过颊车穴位到达颈部”。

用病根穴“头颈穴”埋线，即 C_2、C_3 位置埋线，此穴位于颈上神经节周围，专治头面部血管神经方面的疾病，在治疗各种偏头痛的疾病中有特殊的作用，因此治疗三叉神经痛也是首选位置。另外，根据三叉神经痛的特点，第一支发作手三阳经筋结合于“角”（侧头部），配用太阳穴、颞肌穴；第二支足三阳经筋结合于（面颊部），配颧髎、鼻旁沟穴（陆氏埋线用穴）；第三支手少阳三焦经向下经过颊车穴位，配颊扇穴（陆氏埋线用穴）、下关、承浆穴。选用经验穴三阳络、合谷穴等，有开窍、通络、止痛的功效，选用胶原蛋白线，在五香排毒中药液中浸泡后埋线，疗效更佳。（病案提供者：国洪才　分析讨论：董立君）

二、面神经麻痹

（一）概述

特发性面神经麻痹又称面神经炎，是指茎乳突孔内急性非化脓性炎症引起的周围性面瘫。面神经麻痹表现以一侧面部表情肌突然瘫痪，同侧前额皱纹消失，眼裂扩大，鼻唇沟变浅，面部被牵向健侧为主要特征。病根穴位埋线是按照神经系统定位诊断选穴，治疗急性周围性面瘫具有选穴简单，快速有效，疗程短，远期疗效好的特点。

（二）治疗方法

选用穴位：颊扇穴（陆氏埋线用穴，即在颊车穴上做扇形埋线）、颊地穴（陆氏埋线用穴，即在颊车穴与底仓穴连线中点做平刺埋线）、配翳风穴、下关穴、阳白穴，足三里穴等。使用一次性8号注线针，穿入3-0号胶原蛋白肠线1～2cm，局部消毒，注线平刺埋入。

第一次埋线先使用颊地穴，配翳风、下关、阳白、足三里穴，15天疗效不明显时，选用颊扇穴，配翳风、下关、阳白、颧髎、阳陵泉等穴，15天埋线1次，2次1个疗程，1～2个疗程见疗效，埋线后患者可口服甲钴胺药片一周左右。

（三）典型病案

本节中分别有李俊超、王文生、杨少峰、刁仕民四位医师治疗面神经麻痹的病案例，国洪才治疗一例面肌痉挛病案。

病案1　面神经麻痹（受凉引起）

病案摘要：患者：李某，男，58岁，汉族，新密市刘寨镇赵贵岗村。主诉：左面部不适，嘴角歪斜1周。

现病史：2017年6月12日上午10时就诊，患者以面部不适，嘴角歪斜1周而诊。询问病史1周前因受凉，早上发现面部不适，嘴角漏口水，曾在其他医疗单位针灸服药治疗，疗效不佳来我所就诊。查体：血压正常，左侧面部额纹、鼻唇沟变浅，口角向下歪向健侧，鼻尖人中沟歪向健侧。眼睑闭眼不全，不能皱眉，不能示齿，鼓腮漏气，不能吹口哨，喝水从患侧口角溢出。

诊断：面神经麻痹。

治疗经过：埋线治疗：选病根穴“面三针”即C_2、颊地穴（陆氏埋线用穴）、翳风穴。穴位常规消毒，C_2用2-0号胶原蛋白线埋线；颊地穴，常规消毒，2-0号胶原蛋白线2cm分别向地仓和颊车两穴进行注线埋线平刺，保护针眼24小时；翳风穴用2-0胶原蛋白线2cm线从耳后向前平刺0.6寸注线埋入。配下关穴用2-0号线1.5cm注线。嘱避风寒，休息好，护理好针眼卫生，1周后回访已经痊愈，已上班工作。

李大夫认为，面神经麻痹的发生由于面部受风或受凉，引起茎乳孔内急性非化脓性面神经炎，以致面神经管内压力增高，而致使神经遭受压迫，发生局部缺血、水肿，甚至与周围组织粘连等引起面神经麻痹。通过面神经麻痹病根组穴“面三针”埋线，颊地、翳风、下关三穴巧妙结合，通过线体长效刺激，临床比传统针灸天天扎，在快节奏时代患者节省时间，痛苦小疗效好，值得推广。（病案提供者：李俊超）

病案2　面神经麻痹病（风邪引起）

病案摘要：王某：女，67岁，农民，河南省南阳市社旗县桥头镇小河流村竹园人。主诉：口眼歪斜1天。现病史：患者1天前晚上睡觉因贪凉，面朝空调睡觉，晨起感觉左侧面部麻木，嘴歪，左侧眼睛不能够闭合，即到我院求治。

诊断：①西医诊断：贝尔氏麻痹症（周围性面瘫）；②中医诊断：急性面瘫。

中西医结合辨证施治：本病为风邪寒客阻脉络，气血运行受阻所致，治当祛风散寒、通经活血。西医用营养神经，对症治疗。病根穴埋线，普通针灸，口服中药，神灯红外线理疗综合治疗。

诊疗经过：C_2、C_3 左右两侧病根秘穴埋线，12 天埋线一次。左侧颊车穴扇形埋线，地仓穴、翳风穴、下关穴、合谷穴埋线，12 天埋线一次。牵正散加九味羌活汤加减，水煎服，每日一剂，连续口服 7 天。红外线照射左侧面部穴位，每天 30 分钟，连续照射 7 天。甲钴胺片 0.5mg/ 片，每日 3 次，口服，连续口服 20 天。忌食辛辣、刺激食物，注意保护面部再受风寒。第 5 天患者症状开始好转。7 天后，中药调整为牵正散加补阳还五汤加减，每日一剂，连续口服 7 天，红外线左侧面部穴位照射，每天 30 分钟，连续照射 7 天。第 12 天病情恢复 80%，再次病根秘穴 C_2、C_3 埋线，左侧面部颊车透地仓穴埋线，下关穴、承浆穴、翳风穴、合谷穴埋线 1 次。第 20 天复诊，完全恢复。（病案提供者：王文生）

病案 3　急性面神经麻痹

病案摘要：患者：魏某，女，62 岁，汉族，河北易县南石楼村人。半月前患急性面瘫，经针灸，贴敷治疗，效果不明显，2019 年 8 月份来我处治疗。现病史：患者体胖，血压、血糖均不稳定。但见，张口困难，面部肌肉发紧，左眼不能闭合，嘴角歪向右侧，属于寒邪中经。给予埋线治疗。

诊疗经过：埋线处方为颊扇穴（选胶原蛋白 0 号线 2cm）配下关、翳风、太阳透颧髎、合谷、足三里（患侧）等穴，埋线 2 次，基本治愈。

此患者 2 年后于 2020 年 7 月再次发病，右侧眼睑不能睁开，嘴角歪向左侧，喝水漏水，嘴里藏饭藏水，面部肌肉松弛，证属风热型面瘫，给予病根穴埋线治疗。处方：颊地、下关、翳风、太阳透阳白穴，选用胶原蛋白 0 号线埋线，刺血 2 次，半月后好转，1 个月后治愈。（病案提供者：杨少峰）

病案 4　面神经麻痹（带状疱疹引起）

病案摘要：患者：张某，男，39 岁，河北省保定市人，2019 年 5 月来诊所就诊。

主诉：头面部带状疱疹 1 个多月，头痛、耳痛、左眼肿不能闭合，面瘫。1 个月没上班，曾在北京多家医院治疗，刚开始左侧嘴角上部、左脸出现疱疹，疼痛难忍，继而出现面瘫病症 52 天，睡眠不好，不能入睡。

现病史：左侧脸肿、嘴歪、眼睑不能闭合、头痛厉害、耳朵疼。贴膏药损伤太阳穴处皮肤，精神差，面部憔悴，经人介绍前来石家庄桥西习仕民诊所就医。

查体：左侧面部带状疱疹，面瘫，舌苔黄腻，脉细弱。

诊断：带状疱疹后遗症、面瘫。

诊疗经过：①中药治疗：龙胆泻肝汤加减；②病根穴埋线：选“头颈穴”即 C_2、C_3，配翳风、星状神经节等穴；③刺血拔罐，加特效药液导入营养神经细胞。

效果：经过 1 周治疗，疱疹痊愈，疼痛消失，面部肌肉恢复正常，眼睑闭合正常。现回访恢复正常，无复发。（病案提供者：刁仕民）

病案 5　面瘫后遗症的面肌痉挛

病案摘要：患者：王某，女，58 岁，2020 年 11 月就诊。

主诉：右半边脸抽搐 7 余年，患者眼角、嘴角不自主抽搐，加重时眼不能睁开，心烦易怒，精神不佳，经大小医院治疗效果不佳，于 2020 年 11 月 8 日就诊我处。

体诊：患者每因情绪激动而诱发，有时持续数天或数小时，故患者烦躁易怒，面部抽搐，眼不能睁，语速过快时微颤，面白无华，舌质红、苔黄、脉弦。大便黏腻。

诊断：面肌抽搐（面肌痉挛），肝气抑郁型加风痰阻络型。

治疗经过：①配穴三阴交、颊车、地仓、星状神经节，双侧；②配足三里，选 C_2、C_3 双侧；③选“头颈穴”，即 C_2、C_3，配下关、翳风、丰隆、足三里等穴；④阳陵泉、膈俞、血海、合谷、头颈穴；⑤头颈穴、星状神经节后埋线巩固；⑥每 20 天 1 次，5 次后基本痊愈；⑦随访至今无复发。

分析与讨论：本病的发生多由急性非化脓性茎乳孔内的面神经炎以及面部受风或着凉引起局部神经血管的变态反应所引起的。一般认为，局部营养神经的血管因受风寒而痉挛，导致该神经缺血、水肿，并由于在面神经管内受骨反作用力压迫而出现面神经麻痹，久之神经发生变性，表情肌失神经支配，导致周围性面神经瘫痪。西医对周围性面神经麻痹的原因认为，由于受风寒引起的最多，神经周围的组织发生炎症变化，导致面神经管内压力增高，而使神经遭受压迫，发生局部缺血、水肿甚至与周围组织粘连等引起面神经麻痹。其次也有许多疾病都能引起面神经麻痹，如中耳炎、带状疱疹、脊髓灰质炎、脑炎、腮腺炎和面神经外伤及手术创伤等。

中医认为，本病多因脉络空虚，风邪趁虚侵袭人体，足阳明胃经、足少阳胆经致经气阻滞，经筋失养，筋肉纵缓不收而发病。与人平时饮食不节、过食辛辣、肥甘厚味，胃火亢盛有关；也有素体阳亢，肝阳上亢，水不涵木，循经上犯颜面而发病；也有脾虚湿阻，饮酒过度，湿邪循经上犯头面所致。

其病理机制为邪（风寒、风热、风痰）阻经脉，经气不能上达头面，而至口眼㖞斜，因热则“筋纵”“弛缓”，表现为“眼睁不开”，或因寒则“筋急”表现为“眼合不上”，治疗上多采用针刺、埋线、灸法、贴敷等。

治疗上凡口角歪，面部肌肉发紧、板滞、挛缩，眼睑不能闭合，张口困难等，均为经筋受寒，属于风寒型面瘫。埋线后可用灸法、神灯照、热敷等配合治疗，可加快恢复面部功能。凡口角歪，面部肌肉松弛、下垂、眼睑睁不开，均为经筋受热，属于风热型面瘫，埋线后应在翳风穴和下关穴刺血泻热放血，或配用曲池穴、太冲穴埋线。急性周围性面神经麻痹发病 1 ～ 3 个月后来埋线治疗的，要加 C_3、C_5、C_7，配用肝俞、肾俞穴，引气归元穴等，能提高人体免疫功能，正气足，能抵御风邪，加快恢复身体功能，缩短治疗疗程。病根穴埋线使用病根特效穴颊扇穴、颊地穴，用穴简单，快速有效，配用 C_3、C_5、C_7，对急性面瘫较长病程者有辅助治疗作用，经验穴选下关穴、翳风穴、颧髎穴、足三里穴、太冲穴、合谷穴等对症选穴，治标治本，疗效显著。病根埋线针疗治疗急性面瘫有较好的疗效，一般在埋线 1 ～ 2 次后可基本治愈，不留任何后遗症。面部埋线易用平刺、浅刺、透刺，埋线中选用智象医疗生产的迪棕系胶原蛋白线，或胶佰纯蛋白线 2-0 号或 3-0 号用祛风通络中药液浸泡一周后使用能提高疗效，3-0 号线更好吸收，效果也好。通过以上多例急性面瘫埋线治疗验证，病根穴埋线治疗急性周围性面瘫有效率较高，治疗的远期疗效也好。（病案提供者：国洪才，分析讨论：董立君）

三、脑血栓（中风）

（一）概述

脑血栓是指因脑动脉管壁自身的病变使管腔狭窄、闭塞，或在狭窄的基础上形成血栓，造成脑局部血流中断，缺血软化，出现相应的神经系统症状。临床上称为脑血栓或脑血栓形成，以偏瘫为主要临床表现。多发生于 50 岁以后，男性略多于女性，属于中医学的“中风”范畴。

轻度脑血栓是脑血栓的一种特殊类型，是在高血压、动脉硬化的基础上，脑深部的微小动脉发生闭塞，引起脑组织缺血性软化病变，其病变范围一般为 2 ～ 20mm，其中以 2 ～ 4mm 者最为多见。临床上患者多无明显症状，约有 3/4 的患者无病灶性神经损害症状，或仅有轻度注意力不集中、记忆力下降，轻度头痛头昏、眩晕、反应迟钝等症状。该病的诊断主要依据为 CT 或 MRI 检查。而轻度脑血栓如果成为多发性的，则可影响脑功能，导致智力进行性衰退，最后导致脑血管痴呆。

（二）治疗方法

1．脑血栓埋线取穴原则和方法

（1）重点选偏瘫上线、偏瘫中线，（一般向患侧的对侧埋入）2-0 号线，2cm，透刺埋线。

（2）选 C_2、C_6、C_7 的 1、2、3 号穴，2-0 号线，1.5cm，注线。

（3）选星状神经节，$T_{3\sim4}$，用 1 号线，2cm，平透刺埋线，$L_{4\sim5}$，1 号线，2cm，注线。

（4）膻中、心俞、肝俞、肾俞，0 号线，2cm，注线透刺。

（5）奇穴正会、镇静穴、三重穴、火连穴，2-0 号线，2cm，注线。

2．病根穴埋线治疗

（1）脑血栓的早期治疗是最有价值的治疗，对 50 岁以上者，凡有过失语肢体麻木、头痛者，首先要想到是脑血管的前驱期。

处方治疗：选双侧偏瘫上线或中线，选智象胶原蛋白线 3-0 号线 2cm，8 号注线针平刺，天容穴，智象胶原蛋白 2-0 号肠线 9 号注线针平刺埋入。上肢肩髃、曲池、下肢、足三里用 2-0 号线 2cm 注线法。

（2）脑血栓形成后，可用以下两方案

方一：①偏瘫上线，3-0 号线，2cm，8 号注线针平刺；② C_6^2 号穴（为病根穴 2 号穴），2-0 号线，2cm，注线法；C_4^2（为病根穴 2 号穴），2-0 号线，2cm，注线法；③选肩髎、外关、风市穴、2-0 号线，2cm，注线法；④奇穴正会穴、三重穴，2-0 号线，2cm，注线。

方二：①偏瘫中线，3-0 号线，2cm，8 号针注线平刺；② T_1^2（为病根穴 2 号穴）、L_5^2（为病根穴 2 号穴），1 号线，2cm，注线法；③环跳、髀关、梁丘穴，用 1 号线，2cm，注线法；④奇穴镇静穴、火连穴，用 2-0 号线，2cm，注线。肠线选智象胶原蛋白线 1 号线、2-0 号线、3-0 号线，用五香排毒中药液浸泡后埋线。

将处方一、方二交替使用，每 15 ～ 20 天埋线 1 次，连用 4 ～ 6 次。

（三）典型病案

病案 1　中风

1．概念　中风是以猝然昏仆，不省人事，半身不遂，口眼歪斜，语言不利为主证的病症。病情轻微者可无昏仆，仅见口眼歪斜及半身不遂等症状。分中经络和中脏腑，本文主要论述中风—中经络病症的埋线治疗。

2．病因病机　①病因：内伤积损、劳欲过度、饮食不节、情志所伤、气虚邪中；②病机：中风的基本病机为阴阳失调，气血逆乱，上犯于脑，虚（阴虚、气虚）、火（肝火、心火）、风（内风、外风）、痰（风痰、湿痰）、气（气逆）、血（血瘀）为其病机六端。病位在脑，与肝、脾、肾密切相关。

3．诊断依据　①具有突然昏仆，不省人事，半身不遂，偏身麻木，口眼歪斜，言语謇涩等，轻症仅见眩晕，偏身麻木，口眼歪斜，半身不遂等；②多急性起病，好发于 40 岁以上年龄；③发病之前多有头晕、头痛、肢体一侧麻木等先兆症状；④常有眩晕、头痛、心悸等病史，病发多有情志失调、饮食不当或劳累等诱因。

4．治疗原则　中经络以平肝息风、化痰祛瘀通络为主。

5．证治分类

（1）中经络（风痰阻络证）

病症举例：患者：包某，男，50 岁，2021 年 3 月发病。

证候：头晕昏蒙，手足麻木，因酒后突然发生口眼歪斜，语言不利，口角流涎，舌强语謇，兼见左侧手足拘挛，舌质紫暗，苔白腻，脉弦滑。

证机概要：肝阳化风，风痰上扰，经脉闭阻。

诊断：中风中经络（风痰阻络证）。

治法：息风化痰，活血通络。

主穴：$C_{1\sim3}$ 病根穴、$C_{5\sim6}$ 病根穴、$L_1\sim S_2$ 病根穴、水沟、内关、膻中、三阴交。

配穴：风池、风门、风市、承浆、地仓、廉泉、丰隆、合谷；痰热腑实配曲池、内庭、中脘。

针刺方义：$C_{1\sim3}$ 病根穴支配头面部、颈部区域的筋脉皮肉功能；$C_{5\sim6}$、$L_1\sim S_2$ 病根穴支配上、下肢筋脉肌肉的运动。风池、风门、风市息风；水沟、内关醒神开窍；丰隆、曲池、内庭、中脘清热化痰通络。（病案提供者　付华锋）

（2）中经络（风阳上扰证）

病症举例：患者：杨某，男，52 岁。2019 年 7 月初诊。

证候：常感头晕、头痛、耳鸣、目眩，日前因暴怒突然发生昏仆，醒后手足不举，半身不遂，舌质红苔黄，脉弦。

证机概要：肝火偏旺，阳亢化风，横窜络脉。

诊断：中风中经络（风阳上扰证）。

治法：平肝潜阳，活血通络。

主穴：$C_{5\sim6}$、$T_6\sim T_8$、$L_1\sim S_2$ 病根穴，风池、百会、三阴交。

配穴：大椎、血海、太溪、环跳、风市、足三里、阳陵泉、悬钟、太冲。

针刺方义：$T_{6\sim8}$ 病根点是分别为膈、肝、胆的病根穴，与风池、百会及配穴合用，具有平息肝风，引火（血）下行、活血通脉的功效；三阴交、太溪滋肾阴以养肝阴。$C_{5\sim6}$、$L_1\sim S_2$ 病根穴支配上下肢诸肌群运动、通经活络。（病案提供者　付华锋）

（3）中经络（阴虚风动证）

病症举例：患者：牟某，女，48 岁。2018 年 5 月初诊。

证候：平素头晕，耳鸣，腰酸，劳累后突发口眼歪斜，言语不利，右侧上肢不遂，麻木拘挛，舌质红，苔薄，脉弦细数。

证机概要：肝肾阴虚，风阳内动，筋脉失养。

诊断：中风中经络（阴虚风动证）。

治法：滋阴潜阳，息风通络。

主穴：$C_{1\sim3}$、$C_{5\sim6}$、T_8（肝）、$T_{11\sim12}$ 肾之病根穴、水沟。

配穴：阳白、太阳、太溪、风池、肩髃、曲池、手三里、外关、合谷。

针刺方义：$C_{1\sim3}$、$C_{5\sim6}$ 与配穴合用，息风通络。肝肾之病根穴与太溪合用滋补肝肾，濡养筋脉。

操作：病根穴及四肢腧穴选用智象 0 号、1 号靓紫线，9 号针，一次性埋线包；面部穴位选用 3-0 或 4-0 靓紫线，6、7 号针，在无菌操作下置入线体。15 天埋线 1 次，每次选 10 ～ 15 穴，3 ～ 5 次完成治疗周期。

总结：病案 1 和 3 埋线 5 次，病案 2 埋线 7 次，现 3 例患者临床症状均已消失，肢体活动自如，功能正常，颜面五官端正，语言清晰。

结论：病根穴埋线疗法治疗中风病症较传统毫针腧穴针刺法具有显著的优势：选穴少、作用持久、疗效显著；操作频次少，2 周埋线 1 次，无需天天针刺，减少了患者就诊次数；复发率低，凡是经过埋线治疗过的患者无论何种疾病，达到临床治愈指标后，每年巩固埋线 1 ～ 2 次，跟踪 1 ～ 3 年的随访，均未见有复发病历。（病案提供者：付华锋）

病案 2　脑出血后遗症

病案摘要：患者：米某，男，39 岁，农民，2018 年 5 月 24 日在广州打工时无明显诱因突然出现头痛、呕吐、不能言语，右侧肢体瘫痪。头颅 CT 示：左侧基底节区出血，并行开颅手术及对症治疗 3 个月余，效差，后遗言语不清，右上肢肌力 0 级、下肢肌力 1 级，右腿伸直不能屈曲，足外翻、跛行，于 2018 年 8 月 26 日来我科就诊。

诊疗经过：结合患者病史，该患者为中风后遗症，当日来院时给予第一次埋线治疗，取星状神经节、右侧肩髃、曲池、手三里、合谷、背俞穴、双心俞、双肝俞、双肾俞、双肺俞等穴位，进行无菌消毒后给予埋线治疗，埋线 1 周内禁辛辣、油腻、海鲜等食物，后症状有改善，于 20 天后复诊，又取右环跳、风市、双阳陵泉、右丰隆、双足三里、背俞穴双肺俞、双心俞、双肝俞、双肾俞等穴位给予第二次埋线，此后患者症状明显改善，再于 2018 年 10 月 20 日复诊，按第一次取穴给予埋线治疗，后症状明显减轻，右手能抬举 30°，右腿伸直，不能屈曲，脚能抬离地面，扶轮椅行走 300 ～ 500 米。

分析与讨论：中风证在古代医学中称谓“偏枯、风痱、大厥、扑击”等。《黄帝内经》中认为，中风是风邪作用于人导致的病症。祖国医学认为中风证是由于气血逆乱造成血逆于脑或脑脉瘀阻。眩晕、晕厥、肤麻、半身不遂等为主要临床特征，属于脑血管病的范畴。

中风病的发病机制是虚、火、痰、风、气、血等论之。“瘀血阻滞脑络”是中风证的病理关键，其病分虚实。虚者，肝肾亏虚，血少而迟为瘀；气虚行血无力为瘀；实者，多食肥甘，脾失健运，痰湿内生，痰生热，热生风，风助火热，灼津血而为瘀。瘀血内阻脑窍是中风证的基本病机，无论是肥胖症、高血压、脑血栓、脑栓塞、脑出血等都是中医瘀血的范畴。中风证是临床上常见疾病，具有发病率高、死亡率高、致残率高、复发率高、治愈率低的特点，及时预防很重要。中风证病情稳定后，后遗症患者可以采用中医方法治疗，能取得较好的效果，其中埋线就是一种很好的治疗方法。

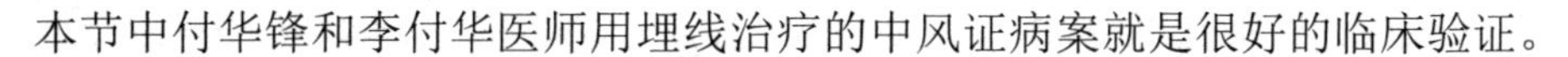
本节中付华锋和李付华医师用埋线治疗的中风证病案就是很好的临床验证。

中医认为，本证多为患者气血亏虚，与心、肝、肾三脏阴阳失衡有关，加之忧思恼怒，或饮酒饱食，或房事劳累，或外邪侵袭等诱因，以致气血运行受阻，肌肤筋脉失于涵养，或阴亏于下，肝阳暴张，阳化而风动，血随气逆，上蒙清窍，从而出现此证。

病根穴埋线中可选偏瘫上、中线埋线，配星状神经节、C_6、C_7、心俞、肝俞、肾俞、合谷穴，下肢不利者选 L_2 ～ L_5，S_2 ～ S_3，配足三里、环跳、秩边等，坚持埋线治疗，并配合康复训练，有好的治疗效果。（病案提供者：李付华　分析讨论：董立君）

四、神经衰弱、失眠证

（一）概述

神经衰弱在中国属于神经症的诊断之一。是由于长期处于紧张和压力下，出现精神易兴奋和脑力易疲乏现象，常伴有情绪烦恼、易激惹、睡眠障碍、肌肉紧张性疼痛等；这些症状不能归于脑、躯体疾病及其他精神疾病。症状时轻时重，波动与心理社会因素有关，病程多迁延。

神经衰弱是神经官能症中最常见的一种，主要临床特点是极易兴奋和激动，又极易疲倦，常有睡眠障碍，并伴自主神经功能失调的各种表现，祖国医学根据症状特点，归属于“不寐”“郁症”等范畴。

祖国医学认为，此病多因思虑太过、劳逸失调、身体素质不强或病后体弱所致。耗伤心脾，气血不足或肾阴耗伤，水不济火或心肾不交，肝郁化火，上扰心神，从而造成失眠等一系列症状。

（二）治疗方法

1．埋线方法

（1）取病根穴：C_2、C_3。

（2）操作：用注线法，将 2-0 号肠线 1.5cm 装入 9 号注线针内，待特定部位消毒局麻后埋入肌肉层，贴好创可贴，保护针眼 24 小时。

（3）取穴：大椎穴、足三里、心俞，内关、神门、三阴交。

（4）操作：用注线法，足三里、大椎用 2-0 号肠线 2cm 穿入 9 号注线针内，待穴位消毒局麻后刺入肌层。内关、神门、三阴交穴 2-0 号肠线 1cm 穿入 8 号注线针内，埋入穴位内，贴好创可贴，保护针眼 24 小时。

（5）失眠者配用安眠 2；头痛、头晕配百会穴；心悸配膻中穴；食欲缺乏配中脘、膻中，中脘用 1 号线 2cm 注线法。安眠 2、百会穴用 2-0 号线 1cm 注线平刺埋入。

（二）典型病案

病案摘要：李某，女，37 岁，农民，河南省南阳市宛城区红泥湾镇人。

主诉：头疼头晕，失眠 1 年。

现病史：1 年前，患者因生气、劳累过度出现头疼失眠头晕。经在当地诊所治疗，病情缓解。但是稍有情绪不稳，病情反复发作，治疗效果不好，近半年患者加重，失眠、头晕、头疼严重，在南阳市中心医院住院诊断为脑血管痉挛，但是出院后仍然严重，随到我门诊求治。

查体：患者神志清，精神萎靡，血压 135/84mmg，出现位置性头晕头疼，患者自己叙述贪玩手机，其余未见异常。CT 检查头颅以及颈椎示；头颅 CT 扫描正常，颈椎曲度变直，C_2/C_3、C_3/C_4、C_4/C_5 椎间盘突出，压迫硬膜囊，椎间孔变窄。考虑患者失眠头晕头疼由颈椎病引起。

治疗方法：① C_2、C_3 左右两侧病根秘穴埋线，11 天 1 次；②双侧外三关埋线，11 天 1 次；③每天针刺百会穴、四神聪，连续 10 天；④董氏奇穴：每天针刺灵骨穴、大白穴，左右交替，连续 10 天。

第三天患者叙述失眠头晕头疼大大减轻，第 11 天基本痊愈。为了巩固疗效，第 12 天又病根秘穴埋线 C_2、C_3 左右两侧，外三关埋线一次。一年未复发。

分析与讨论：神经衰弱综合征的发病与精神因素有关。对这一理论的认识，中医书籍中早有记载。如《如枢》中写道："悲哀忧愁则心动，心动则五脏六腑皆摇"，"心术惕思虑由伤神，伤神则恐惧自失……"，"脾忧愁而不解则伤意，意伤则意乱，四肢不举"，"肾盛怒而不止则伤志，志伤则喜忘其前言"，"恐惧而不解则伤精，精伤则骨酸痿厥，精时自下"。又如《素身》中写道："喜伤心""怒伤肝""思伤脾""悲伤肺""恐伤肾""惊伤胆"。这些描述表明，中医对神经衰弱发病的精神因素的重视，而且把人的情绪变化分为怒、喜、思、悲、恐、忧、惊，称为"七情"，同时又注重情志活动与脏腑的关系，把这些不同的情绪变化，与肝、心、脾、肺、肾、胆密切联系起来。肝心脾肺肾等脏器的功能变化，可以表现出不同的精神症状。这说明古人已认识到精神因素不仅可以引起神经衰弱，也可造成脏腑的一些变化；反过来，脏腑的变化，同样可引发精神症状。如《灵枢》中写道："肝气虚则恐，实则怒，心气虚则悲，实则笑不休。"此外，劳逸失度、久病体虚、饮食不节等都能引起阴阳失交、阳不入阴而形成神经衰弱。祖国医学博大精深，对于神经衰弱的认识是很精辟的。早在 2000 年前，中医学的经典著作《黄帝内经》就对本病的主证——失眠有明确的论述。《灵枢・大惑论》较为详细地论述了"目不瞑"的病机，认为"卫气不得入于阴，常留于阳。留于阳则阳气满，阳气满则阳跷盛;不得入于阴则阴气虚，故目不瞑矣。"提出了失眠等神经衰弱的主证，是阴阳失调所引起的。神经衰弱失眠是首要原因，拥有了一个优质的睡眠，使紧张和疲劳得到恢复，许多患者焦虑、抑郁等症状也都会随之减弱。中医治疗神经衰弱失眠，有时采用疏肝解郁的方法。病根埋线中选用"头颈穴"即 C_2、C_3，支配颅脑神经的病根穴，对于治疗神经衰弱症有好的治疗效果，根据情志变化与脏腑的关系，配用心俞、肝俞、肾俞、脾俞等腧穴埋线对调理情志和精神状态有很好的作用，配用三皇、三黄、安眠、镇静等穴治疗有立竿见影之效。（病案提供者：王文生　分析讨论：董立君）

六、癫痫病

（一）概述

癫痫即俗称的“羊角风”或“羊癫风”，是大脑神经元突发性异常放电，导致短暂的大脑功能障碍的一种慢性疾病。据中国最新流行病学资料显示，据此估计中国有900万左右的癫痫患者，其中500万～600万是活动性癫痫患者，同时每年新增加癫痫患者约40万，在中国癫痫病已经成为神经科仅次于头痛的第二大常见病。

由于异常放电的起始部位和传递方式的不同，癫痫发作的临床表现复杂多样，可表现为发作性运动、感觉、自主神经、意识及精神障碍。引起癫痫的病因多种多样。癫痫患者经过正规的抗癫痫药物治疗，约70%的患者其发作是可以得到控制的，其50%～60%的患者经2～5年的治疗可以痊愈，患者可以和正常人一样地工作和生活。

（二）病因

1．颅内感染　脑炎、脑膜炎等疾病，导致大脑皮层炎症和水肿，引起的成人癫痫发作；脑部疾患后遗症造成的脑实质内瘢痕和脑膜粘连，导致的癫痫发作。

2．颅脑外伤　外伤引起的急性期颅内血肿压迫，脑实质损伤后导致的颅内高压，引起的癫痫；颅脑手术后损伤造成脑细胞功能紊乱引起癫痫。

3．脑寄生虫　由于吃了被虫卵污染的食物或水源，使虫卵进入体内，随血液循环寄生于大脑皮层，引起的癫痫发作。

4．酗酒　长期大量饮酒，造成脑组织代谢障碍，发生脑萎缩引起的癫痫发作。

（三）埋线治疗

1．选“头颈穴”即C_2、C_3，支配颅脑神经血管的病根穴。

2．配筋缩、神道、腰奇穴。情志所伤配心俞；肝俞透胆俞；中焦不合配中脘、胃俞、足三里；心肝火盛的配心俞、肝俞、太冲穴；湿邪风寒侵入的配脾俞，膻中穴。

3．可按病根穴支配位置埋线　病位在脑，选C_2、C_3；涉及心、肝、肾、脾脏，选$T_{2\sim5}$、$T_{8\sim9}$、$T_{10\sim12}$、$L_{1\sim3}$、$S_{3\sim4}$位置的阿是点埋线。

4．按经验穴选穴，可配四神聪、外三关穴、癫痫穴、癫痫区埋线。

（四）典型病案

病案摘要：患者：王某，男，30岁，内蒙古乌兰察布市兴和县人。主诉：从10岁起发癫痫病，先后在各大医院及私人诊所中西医药治疗，用针灸治疗无数次，效果不佳。后一直用西药维持，直到现在还是隔三差五发作1～2次，有时发作时恶骂殴打父母，自主精神失控。

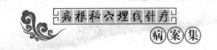

治疗：运用中医肝郁化火，痰火扰心，上达巅顶施治。

诊疗经过：利用董老师讲的治疗癫痫病埋线方案治疗：选 $C_{2\sim3}$（双侧），配腰奇、癫痫、中脘、丰隆、百会、足三里、肝俞、心俞、脾俞等穴交替使用，经过 6 次埋线后彻底康复。

分析与讨论：有关癫痫的病因病机，中医文献中论述颇多，但一致认为与脑有关，痫症归于“巅症”范畴。如《医学纲目》中：“以其病在头巅，故曰痫疾”的记载。

癫痫的发病多与七情失调、先天因素、饮食不节、六淫之邪外侵、劳累过度以及所致的脏腑失调，痰浊内阻，气机逆乱，痰气上冲神窍，积痰生风所致。①先天因素：癫痫，中医称之“癫痫”，另有“癫证”“羊癫风”之名。《素问·奇病论》中：“人生而有病癫疾者，……此得之在母腹中时，其母有所大惊，气上而不下，精气并居，故令子发癫疾也。”明确指出了先天因素胎儿在母腹中孕妇受惊吓致本病发生的原因；②情志所伤：七情是指喜、怒、忧、思、悲、恐、惊的七种情志变化，七情与脏腑的功能活动有密切关系。七情乃是癫痫发病的因素之一。其中惊恐引起居多，受到惊吓，遇到突发事件受到恐扰，过恐伤肾，肾阴亏虚累及肝脏，肝肾俱虚，内热俱生，热煎津液而生痰，肝风内动，痰气上冲神窍，心窍闭阻，而成癫痫；③六淫：是风、寒、暑、湿、燥、火六种外感病邪的统称，阴阳相移，寒暑更作，气候变化有一定的规律和限度，如气候不断变化产生异常，六气发生太过或不及，人的机体不能适应，导致疾病的发生。六淫之邪是癫痫发病的诱因，感受湿寒外邪，引动内风，风痰上扰，蒙闭心窍而成癫痫；④痰气上冲神窍：《医学纲目·癫痫》：“癫痫者，痰邪逆上也”。我们在临床中见到癫痫患者发作时，口吐白沫，痰涎从口中流出，痰涎流尽方可醒来。由此看来，痰涎郁闭心膈，迷闭孔窍，上冲神窍，当以痰为主，这是癫痫发作的重要因素之一。

综上所述，癫痫病属顽症，病情较复杂，埋线治疗中要辨证施治。一是此病为头部脑巅之症，找治头脑之巅的病根之穴（使用 C_2、C_3 位置）施治是根本；二是此病与惊恐、情志所伤引起，故选心俞、肝俞透胆俞、肾俞，重在肝肾经络调理；三是此病痰涎壅塞，痰气上冲神窍所致，与心经、脾经密切相关，选心俞、脾俞，足三里等；调理脾胃很关键，选中脘、胃俞、足三里等；使用外三关、三重穴等有关经验穴配合施治。（病案提供者：薛建新　分析讨论：董立君）

五、帕金森综合征

（一）概述

帕金森病（PD）又名震颤麻痹，是一种常见的中老年人神经系统变性疾病。主要病变在黑质和纹状体。震颤、肌强直及运动减少是本病的主要临床特征。帕金森病是老年人中第四位最常见的神经变性疾病。

有关PD的病因迄今尚不明了，既往的研究表明可能与诸多因素有关。有人提出几种假说均有一定证据，但又有许多不同之处。有学者指出可能是“多因一果”，如个体易感性与环境因素相互作用，在年龄老化的基础上，加之环境毒素的影响等。近年来，随着科学技术的高速发展，基础理论的研究水平不断提高，对进一步阐明PD的发病机制有很大裨益，最流行的有年龄老化、遗传因素、环境毒物、感染、氧化应激及自由基形成等。

（二）治疗

中医治疗帕金森的方法有针灸疗法、中草药治疗以及食疗法。帕金森病的针刺治疗多以震颤熄风为主，体针常用穴位为百会、太冲、神庭、曲池、外关、四神聪、风池、合谷、阳陵泉、绝骨等。中草药治疗帕金森的明显特征就是不复发，不良反应小，且可以健脾胃、调肾脏，标本兼治。

（三）采用埋线治疗

按帕金森的中医辨证，病位在头颅，选 C_2、C_3 埋线；针刺治疗多以震颤熄风为主，埋线可选头部的运动区头部舞蹈震颤控制区，位于运动区向前移1.5cm的平行线处，进行头皮平刺埋线；并配四神聪、神庭、百会、风池、合谷、曲池穴等，也可配肺俞、肝俞、肾俞、脾俞等埋线，按病根穴支配原理，可选 $T_{2\sim5}$、T_6、T_8、T_{10}、T_{12}、$L_{1\sim3}$、$S_{1\sim4}$ 位置埋线，每次选4～6个位置埋线，交替使用。

（四）典型病案

病案摘要：患者：高某，女，65岁，山西高平人。主诉：双手不自主颤抖3年，进行性加重半月。现病史：3年前无明诱因出现右手颤抖，随后发展到双手、双下肢、足、唇、头不自主震颤、不可自我控制，情绪激动加重，活动后减轻，睡眠时消失。近半月来颤动频次明显增多。查体：血压130/80mmHg，心肺(-)。右手静止性震动重于左手，呈“搓丸样”，双上肢僵硬，面肌强直，面具脸，说话缓慢，吐字含糊，暂无吞咽困难，随意运动始动困难，双手双足活动较前减少，平素情绪低落，家务活受累，胸脘闷胀不舒，食少，舌胖大、质淡，边有齿痕，苔白腻，脉弦滑。其母及两个妹妹均有帕金森病史。CT查头颅无异常。

诊疗经过：病位在脑，病变脏腑在肺，涉及肾脾。病情属本虚标实，肝肾亏虚为本，痰浊动风为标。治则：补益肝肾，化痰通络，熄风止颤。埋线与针刺并用，平补平泻。针灸处方：百会、四神聪、合谷、太冲、阳陵泉、三阴交、中脘、阴陵泉。加重期，每天1次，每次30分钟，每日1次，10次为1个疗程。埋线处方：$T_{1\sim5}$ 找阳性反应点，$T_{10}\sim L_2$ 找阳性反应点，神庭、双风池、双足三里、双肝俞、双肾俞、双肺俞、双丰隆，僵者加大包穴、期门穴以除颤止僵，震甚加大椎穴，口唇颤抖加承浆、廉泉，用注

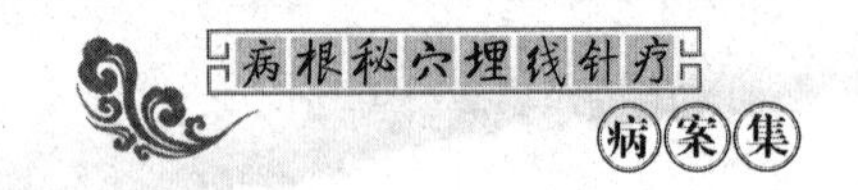

线法，2-0 号靓紫丝线软线 5cm 装入 9 号埋线针内，每月 1 次，3 次为 1 个疗程。经 1 个疗程治疗后患者口唇未见明显颤动，头摇频率明显降低，双足正常走路已经看不见颤动。双手紧张时仍有不自主颤动，但频次已经明显降低。帕金森病，中医学为“颤证”，好发于 50 ～ 60 岁。明代王肯堂《杂病症治准绳》：“颤，摇也；振，动也。筋脉约束不住而莫能任搏，风之象也……老年尤多”，多为肝肾亏虚气血不足，脾虚痰浊阻滞脉络，经筋失养，虚风内动。

分析与讨论：帕金森的中医治疗认为本病多因虚和瘀滞病，病位在脑，病变牵涉累及肝、脾、肾三脏。在治则上提倡补气血、滋补肝肾、平肝熄风、活血化瘀、舒筋活络以及豁痰理气。故选病根穴支配头部颅内神经血管的组穴“头颈穴”即 C_2、C_3，并配四神聪、神庭、头部的运动区头部舞蹈震颤控制区，对帕金森病患者的抗氧化酶活性有提高效应，减轻脑组织损伤，对帕金森病患者起到神经保护性治疗作用；熄风止颤选风池、合谷、太冲、阳陵泉、三阴交等；配肝俞、肾俞、脾俞、足三里、丰隆、曲池等，滋补肝肾，平肝熄风，活血化瘀，舒筋活络以及豁痰理气。也可按神经支配原理，选 $T_{2\sim5}$、$T_{6\sim9}$、T_{10}、T_{12}、$L_{1\sim2}$、$S_{1\sim4}$ 位置，以上脊柱椎体支配肺、心、脾胃、肝胆、肾、生殖系统等，每次选 4 ～ 6 个位置埋线，提高全体机体功能，提高脏腑的阴阳平衡，达到治病防病的功能。（病案提供者：畅艳艳　分析与讨论：董立君）

第二节　消化系统疾病病案分析与讨论

常见的消化系统的疾病主要根据消化系统的具体部位来分：如食管、胃及十二指肠、小肠、结肠、肝脏、胆囊、胰腺及腹膜或肠系膜。消化系统的疾病的类型很多，如食管炎、胃炎、胃溃疡及十二指肠溃疡、胆囊炎、胰腺炎、结肠炎、肠易激综合征等。

本节主要对医师病案例中的慢性胃炎、肠易激综合征、结肠炎、胆囊炎等疾病进行分析与讨论。

一、慢性胃炎

（一）概述

慢性胃炎系指不同病因引起的各种慢性胃黏膜炎性病变，是一种常见病，其发病率在各种胃病中居首位。自纤维内镜广泛应用以来，对本病认识有明显提高。常见慢性浅表性胃炎、慢性糜烂性胃炎和慢性萎缩性胃炎。后者黏膜肠上皮化生，常累及贲门，伴有G细胞丧失和胃泌素分泌减少，也可累及胃体，伴有泌酸腺的丧失，导致胃酸、胃蛋白酶和内源性因子的减少。

（二）临床表现

慢性胃炎缺乏特异性症状，症状的轻重与胃黏膜的病变程度并非一致。大多数患者常无症状或有程度不同的消化不良症状，如上腹隐痛、食欲缺乏、餐后饱胀、反酸等。慢性萎缩性胃炎患者可有贫血、消瘦、舌炎、腹泻等，个别患者伴黏膜糜烂者上腹痛较明显，并可有出血，如呕血、黑便。症状常常反复发作，无规律性腹痛，疼痛经常出现于进食过程中或餐后，多数位于上腹部、脐周，部分患者部位不固定，轻者间歇性隐痛或钝痛，严重者为剧烈绞痛。

（三）埋线治疗

1．首选使用病根穴 $T_{6\sim8}$ 椎体节段，每次选2～3个位置埋线即可，选用1号胶原蛋白线2cm，用五香中药排毒液浸泡肠线后埋线疗效好，用11号针穿1号肠线，选 $T_{6\sim8}$ 椎体棘突上位置埋线，从椎体中央向两侧斜刺埋线，角度45°，深度2cm。

2．结合背部阿是穴和经验穴埋线，配穴脾俞透胃俞，引气归元、足三里等。

3．慢性胃炎埋线2～3次，基本好转，也可巩固1～2次埋线治疗。

（四）典型病案

病案1　胃炎

病案摘要：患者：谢某，56岁，通辽市霍林河人，于2012年9月就诊。主诉：患胃病多年，胃痛，胃胀，纳差，经当地医院检查，为慢性浅表性胃炎。查体：面黄消瘦，乏力，舌质淡，苔厚腻，脉弦。

诊断：慢性浅表性胃炎。

治疗经过：第一次埋线：选胸椎 T_7 1、3，T_8 1、3，T_{10} 1、3位置，配选中脘、上脘、足三里等穴，埋线10天后症状明显缓解，20天后继续埋线第二次，方案基本同第一次，共埋线3次，胃痛、胃胀、纳差症状都明显好转，一年后患者带其邻居来就诊胃痛，说自己胃病至今未复发。（病案提供者：陈国春）

病案2　萎缩性胃炎

病案摘要：患者：康某，女，41岁，内蒙古乌兰察布市集宁区人。主诉：患者偏瘦，上腹饱胀疼痛，呃逆，食欲不振，全身疲乏无力，每当活动时虚汗连连，各地求医无数，治疗效果还是不理想，现还是上腹部疼痛，尤其饭后症状甚重。

诊断：胃糜烂、轻度萎缩性胃炎。中医辨证：胆气不足，肝气犯胃，脾胃不和寒湿夹杂，胃失和降。

诊疗经过：埋线方案：按胃的病根穴支配选穴：$T_{6\sim9}$（双侧）和 $T_{11\sim12}$（双侧）

以上位置交替使用，配以肝俞、胆俞、脾俞、胃俞、中脘、天枢、气海、关元、足三里等穴（运用补泻法交替使用），再加背部反射区阿是区位置埋线，共埋线5次已痊愈。

分析与讨论：埋线治疗胃病早在20世纪五六十年代就有用切割埋线、植线法等治疗胃病的先例，埋线效果很好，远期疗效更持久。埋线发展到今天，针具线体的创新已达新时代，选用病根穴 $T_{6\sim9}$ 位置，此椎体节段支配胃腑的功能，埋线此位置，一般3次左右都有好的疗效。根据患者年龄和体质，配用脾俞透胃俞、肝俞透胆俞、中脘、足三里等穴，健脾理中、疏肝和胃，提高胃的修复功能，运用胶原蛋白线经五香中药排毒液浸泡后埋线疗效更佳。（病案提供者：薛建新　分析与讨论：董立君）

二、胃溃疡

（一）概述

消化性溃疡是消化道内接触胃液部分的黏膜组织所发生的高度局限性组织缺失，病变主要发生在胃和十二指肠，因此称为胃及十二指肠溃疡。本病的病因尚不清楚，一般认为与饮食、精神、化学药品、吸烟及遗传有关。

胃溃疡的疼痛多发生于饭后1小时左右，之后逐渐缓解；十二指肠溃疡的疼痛发生在夜间或饭前空腹时，少许进食即可缓解。常有泛酸、嗳气、恶心呕吐等症状。本病可发生于任何年龄，以青壮年为多，男性多于女性。

（二）诊断要点

1. 十二指肠溃疡　常空腹痛，进食后缓解，3～4小时后再出现疼痛，持续至下次进餐，故多喜食，迟发痛。

2. 胃溃疡　多在餐后0.5～1小时出现疼痛，至下一餐前消失，进食则又痛，故多畏食，早发痛。发作期上腹部有局限性压痛。

（三）埋线治疗

1.“胃六针” 即 T_6、T_8、T_9，1号线，2cm，注线。

2. 经验穴　T_7 以上找敏感点埋线，1号线，2cm，注线平刺埋入。

3. 选中脘、上脘、巨阙、足三里，0号线，1.5cm，注线。20～25天埋线1次，连续埋线3～4次，可基本好转。

（四）典型病案

病案摘要：患者：王某，男，55岁，河北省正定县人。患者患胃病10余年，身体消瘦，自诉，上腹部胀痛，烧心反酸，不思饮食，口中无味，遇冷加重，时好时坏，脾气急躁，大便时干时稀。在县医院检查诊断为胃溃疡，给予奥美拉唑、复方铝酸铋颗粒口服治疗，病情时好时坏。后经他人介绍找我就诊，问诊病史，查舌质淡苔白，脉沉迟。初步诊断为胃痛，症候分类为肝郁气滞。

诊疗经过：中医处方：平胃散，加醋香附15g，柴胡6g，木香9g，煅瓦楞子30g，生鸡内金15g，生姜15g，大枣6枚。配合病根穴埋线，选取$T_{6\sim9}$病根穴，0号线注线。配穴：中脘、下脘、天枢、足三里、气海、太冲，埋线一次。一周后症状明显好转，一个月痊愈。

诊后分析：患者主因肝气郁滞，影响脾胃气机，属中医之肝木旺过克脾土，病情虽长，一旦辨证准确，治若釜底抽薪，病去如抽丝。心得：中医治病重在辨证论治，重在治证治本，不管感冒还是癌症，只要辨证准确，都能收效良好。

分析与讨论：胃溃疡是消化系统的一种常见病，其典型表现是饥饿不适，饱胀嗳气，泛酸或餐后定时的中上腹疼痛等，严重时有黑便与呕血。胃溃疡属于中医的“胃痛”“胃脘痛”“痞证”“吐酸”“心痛”等病的范畴。虚、实、寒、热夹杂、气血失和占此证的大多数，气机阻滞、升降失调是本病的共同特征。中医认为，胃溃疡久病成虚，虚极生寒，所以大部分是脾胃虚寒证；胃溃疡有“心痛”证，胃气痛从肝胃治疗，以理气为主，有肝胃不合证；不少的胃溃疡患者有反胃症状，“人认为病在胃，而不知病在肾”，肾水虚不能温脾，因脾寒而吐，凡治反胃，必先治肾，此证为胃阴亏虚证。埋线疗法治疗胃溃疡有悠久的历史，20世纪五六十年代就有切割埋线治胃溃疡的很好范例。病根穴埋线治疗胃溃疡选“胃六针”埋线即可，选用1～2号肠线，埋线3～4次都能取得好的疗效，也可根据中医辨证论治原则，脾胃虚寒者配胃俞、中脘、足三里穴；肝胃不合者配脾俞透胃俞、肝俞透胆俞、梁门穴；胃阴亏虚者配肾俞、脾俞、三阴交等。病根穴埋线选穴简单，疗效好，值得推广。（病案提供者：赵志彬　分析与讨论：董立君）

二、肠易激综合征

（一）概述

肠易激综合征是一组持续或间歇发作，以腹痛、腹胀、排便习惯和（或）大便性状改变为临床表现，而缺乏胃肠道结构和生化异常的肠道功能紊乱性疾病。罗马Ⅲ将其列为功能性肠病的一类，患者以中青年人为主，发病年龄多见于20～50岁，女性较男性多见，有家族聚集倾向，常与其他胃肠道功能紊乱性疾病如功能性消化不良并存伴发。按照大便的性状将IBS分为腹泻型、便秘型、混合型和不定型四种临床类型，我国以腹泻为主型多见。

（二）临床表现

1. 腹痛或腹部不适　是IBS的主要症状，伴有大便次数或形状的异常，腹痛多于排便后缓解，部分患者易在进食后出现，腹痛可发生于腹部任何部位，局限性或弥漫性，疼痛性质多样。腹痛不会进行性加重，夜间睡眠后极少有痛醒者。

2．腹泻　①持续性或间歇性腹泻，粪量少，呈糊状，含大量黏液；②禁食72小时后症状消失；③夜间不出现，有别于器质性疾患；④部分患者可因进食诱发；⑤患者可有腹泻与便秘交替现象。

3．便秘　排便困难，大便干结，量少，可带较多黏液，便秘可间断或与腹泻相交替，常伴排便不尽感。

4．腹胀　白天较重，尤其在午后，夜间睡眠后减轻。

5．上胃肠道症状　近半数患者有胃烧灼感、恶心、呕吐等上胃肠道症状。

6．肠外症状　背痛、头痛、心悸、尿频、尿急、性功能障碍等胃肠外表现较器质性肠病显著多见，部分患者尚有不同程度的心理精神异常表现，如焦虑、抑郁、紧张等。

（三）埋线治疗

1．选用病根秘穴组穴“肠三针”即T_{12}、天枢穴、中脘穴。选智象胶原蛋白线1号线，用中药五香排毒液浸泡后埋线，T_{12}用平刺埋线，天枢穴、中脘穴用直刺埋线。

2．肝胃气滞者配肝俞、阳陵泉、三阴交穴；脾胃虚寒者配脾俞透胃俞、足三里、上巨虚穴;脾肾阳虚者配肾俞、脾俞、命门、足三里穴。可采用2-0号胶原蛋白线埋线，用中药五香排毒液浸泡后埋线疗效好。

（四）典型病案

病案摘要：患者：王某，53岁，石家庄人，于2018年8月就诊。主诉：患肠易激综合征多年，腹痛或腹部不适，有时便秘，有时腹泻，吃了凉食物就腹泻。经当地医院检查，为肠易激综合征。查体：面色黄黑，乏力，纳差，舌质淡，苔厚腻，脉弦。

诊断：脾虚、肝郁，肠易激综合征。

治疗经过:第一次埋线:选T_{11}、T_{12}位置，配选中脘、天枢、足三里、上巨虚等穴，用胶原蛋白线1号线，埋线15天后症状明显缓解，25天后继续埋线第二次，方案基本同第一次，共埋线3次，腹痛、腹胀、腹泻、纳差症状都明显好转。一年后回访患者，病至今未复发。

分析与讨论：肠易激综合征是属于中医的“腹痛”“便秘”等范畴。中医认为，脾胃虚弱是本病的病理基础。其病机在于肝脾气机不畅，运化失常，大肠传导失司，日久及肾，形成肝、脾、肾、肠胃诸脏功能失调。同时与情志失调、思虑劳倦密切相关。临床中可采用埋线疗法治疗，有好的疗效。病根秘穴埋线选“肠三针”：T_{12}主支配肠腑病根穴，配天枢穴，大肠经的募穴，配中脘穴，胃经的募穴。募穴，或称为腹募，指脏腑之气汇聚于胸腹部的一些特定穴位。募穴多用诊断和治疗本脏腑病症。临床上募穴与背俞穴配合治疗。组穴“肠三针”在治疗肠易激综合征中有很好的治疗效果。（病案提供者：刘建利　分析与讨论：董立君）

三、结肠炎

（一）概述

结肠炎是指各种原因引起的结肠炎症性病变，可由细菌、真菌、病毒、寄生虫、原虫等生物引起，亦可由变态反应及理化因子引起。根据病因不同，可分为特异性炎性病变和非特异性炎性病变，前者指感染性结肠炎、缺血性结肠炎和伪膜性结肠炎等，后者包括溃疡性结肠炎及结肠 Crohn 病。主要临床表现腹泻、腹痛、黏液便及脓血便、里急后重，甚则大便秘结、数日内不能通大便，常伴有消瘦乏力等，多反复发作。我国溃疡性结肠炎的发病率呈逐渐上升趋势，病程冗长，且有并发结肠癌的危险，因此受到人们越来越多的重视。

（二）临床表现

1．腹泻　黏液便及脓血便，轻者每天 3 ～ 4 次，重者数 10 次，呈血水样。

2．腹痛　轻度患者无腹痛或仅有腹部不适。一般有轻度至中度腹痛，系左下腹或下腹阵痛，涉及全腹痛，排便后缓解的规律。

3．里急后重　因直肠炎症刺激所致。

4．其他症状　出现贫血、发热、腹胀、消瘦、乏力、肠鸣、失眠、多梦、怕冷等症。

5．并发证　中毒性巨结肠、结肠狭窄和梗阻、大出血、结肠息肉、结肠癌等，还可出现与自身免疫反应有关的肠外并发症，如关节炎、皮肤结节性红斑、口腔黏膜顽固性溃疡、虹膜炎等。

（三）埋线治疗

1．选 T_{11}、T_{12}、L_1、L_3、$S_{3\sim4}$ 位置，用胶原蛋白线 1 号肠线，2cm，埋线法。

2．配大肠俞、中脘、足三里、上巨虚等穴，用 2-0 号胶原蛋白线，2cm，埋线法。

3．按此证分型，脾虚湿热者配脾俞、天枢；肝旺脾弱者配肝俞、脾俞，足三里；脾胃虚弱者配脾俞透胃俞、中脘、足三里；脾肾阳虚配肾俞、命门、三阴交。2-0 号胶原蛋白线，2cm，埋线法。

（四）典型病案

病案摘要：患者：李某，女，47 岁，农民，河南省南阳市宛城区红泥湾镇人。主诉：每日大便 2 ～ 5 次，病程 1 年。

现病史：1 年前，患者习惯吃冷饮，生冷食物导致腹疼，大便稀溏，每天 2 ～ 5 次，随到当地诊所治疗，诊断为消化不良、胃肠炎，用药不详。经治疗，症状缓解，但是患者未忌食生冷，病情反复发作，反复治疗。半年前体重减少了 22.5kg，饮食稍有不慎，即出现大便稀溏，每日数次，腹疼，全身乏力。遂到南阳市中心医院消化科住院治疗，诊断为慢性溃疡性结肠炎，经过一个月治疗，好转出院。出院后饮食稍有不慎，病情再次发作，遂来我门诊求治。

诊断：患者形体消瘦，体重 40kg，精神萎靡，舌质淡，苔薄白，有齿痕，脉沉细无力。自述饮食稍有不慎，就腹疼泄泻，少气无力，担心有生命危险，心理压力很大，故诊断为慢性结肠炎。中医辨证为脾虚，气虚，血虚。

治疗方法：① T_8、T_9、T_{12} 秘穴 1、3 埋线；②中脘穴、下脘、神阙穴、天枢穴、气海穴、关元穴埋线；③双侧足三里穴埋线；④每天红外线照射以上穴位 30 分钟；⑤复方苯乙哌啶片 1 片，多酶片 3 片，每天 3 次，口服。

治疗方法改良：新患者气血脾胃虚弱严重，气海穴、关元穴左右旁开 1.5cm，再同时各埋线治疗，足三里下一寸再埋线两针，加强疗效刺激。嘱咐患者忌食生冷辛辣，树立信心，消除恐惧心理。

每 15 天埋线治疗 1 次，患者坚持每天红外线照射，再加上心理疏导，逐渐减少口服药次数，病情好转，大便次数每天 1 ～ 2 次，体重增加，精神状态良好。经过三个疗程治疗，现在体重 57.5kg，大便正常。患者感激不尽。送老母鸡一只！

分析与讨论：慢性结肠炎是一种以结肠、乙状结肠和直肠为发病部位的慢性、反复性、多发性的肠道疾病。临床上慢性非特异性结肠炎多见，此证临床上以反复发生的腹痛、黏液血便、里急后重等为主，也叫溃疡性结肠炎。中医辨证为脾虚大肠湿热型。中医认为：结肠炎大多为湿热壅结，脾胃虚弱，脾肾阳虚，气血两虚，气滞血瘀，饮食失调，劳累过度，精神因素等所致。病根穴埋线中选 $T_{11\sim12}$，主大肠的神经支配；选 $L_{1\sim3}$、$S_{2\sim4}$，主结肠、乙状结肠及直肠的神经支配；配脾俞、肾俞，肝俞，滋补肝肾，抑肝扶脾，益气升阳；配天枢、中脘、上巨虚穴，调理肠腑，理气活血；配大肠俞、曲池、足三里、三阴交穴，逐瘀止泻，清热解毒。病根穴埋线治疗溃疡性结肠炎临床上有好的治疗效果，肠线用中药五香排毒液浸泡后疗效更好。

（病案提供者：王文生　分析与讨论：董立君）

四、胆囊炎

（一）概述

胆囊炎是较常见的疾病，发病率较高。根据其临床表现和临床经过，又可分为急性和慢性两种类型，常与胆石症合并存在。右上腹剧痛或绞痛，多见于结石或寄生虫嵌顿梗阻胆囊颈部所致的急性胆囊炎，疼痛常突然发作，十分剧烈，或呈绞痛样。胆囊管非梗阻性急性胆囊炎时，右上腹疼痛一般不剧烈，多为持续性胀痛，随着胆囊炎症的进展，疼痛亦可加重，疼痛呈放射性，最常见的放射部位是右肩部和右肩胛骨下角等处。慢性胆囊炎是临床上最常见的胆道疾病。临床表现为上腹或右上腹不适，持续性钝痛，或右肩胛区腹痛，进食油腻食物加重，同时伴有消化不良嗳气、恶心、反酸等症，胆囊部位有轻微压痛。

祖国医学认为多由饮食失节、情致不畅、脾失健运、湿浊内生、肝胆气滞所致，属中医学中“腹痛”“肋痛”范畴。

（二）埋线治疗

1. 选 $T_{7\sim10}$ 位置，用胶原蛋白线 1 号线埋线；配穴：肝俞透胆俞穴，胆囊穴，阳陵泉，右上腹部阿是穴进行埋线。

2. 操作：肝俞穴透胆俞穴（右），用 1 号肠线 2cm 装入 11 号注线针内，从胆俞穴下 1.5cm 处进针。穴位局麻后，用 11 号针垂直刺入皮下，再以 35° 角透过肌层将线埋入肝俞穴和胆俞穴之间肌层。

$T_{7\sim10}$ 位置(埋右侧)，用 1 号肠线 2cm 注线斜刺埋入。阿是穴用 2-0 号线 2cm 注线法，其余穴用 1 号注线法。

（三）典型病案

病案摘要：患者：张某，男，32 岁，汉族，河南新密市岳村镇苇园村人。主诉：右上腹疼痛两小时。

现病史：2005 年 5 月 3 日上午 9 时，患者以右上腹疼痛 2 小时，因昨晚饮食不当诱发慢性胆囊炎急性发作。查体：墨菲斯征阳性，并向右肩肩胛部放射痛，无发热。追述既往史，曾患有慢性胆囊炎 10 余年，在县医院做 B 超示慢性胆囊炎，间断性发作，曾经输液、抗炎，镇痛对症治疗，多次反复间断发作，建议手术切除。

诊断：慢性胆囊炎急性发作。

治疗经过：2005 年 5 月 3 日第一次埋线：选病根穴胸椎 T_7、T_8、T_9 位置，（右侧）配合肝俞、胆俞、阳陵泉、胆囊穴等，用 0 号线埋入，埋线一次后症状好转，疼痛减轻。嘱忌油腻食物、酒、劳逸结合。2005 年 5 月 25 日第二次埋线：效不更方，同第一次。

分析与讨论：李俊超医师埋线此证认为：胆囊炎按中医学归属“胁痛”“腹痛”“胆胀”范畴。《灵枢·胀论》记载：“胆胀者，胁下呕胀口中苦，善太息”。临床以饮食失节，情绪不畅，脾失健运，湿浊内生，肝胆气滞所致。病根穴埋线取 胸椎 T_7、T_8、T_9，配合肝俞、胆俞穴，舒肝利胆，祛除湿邪，阳陵泉为胆经八脉交会之穴，胆囊穴是经外奇穴对胆囊炎有显著疗效。

经过两次埋线，随访至今 15 年未复发，取得较好疗效，曾介绍多人来埋线治疗胆囊炎。

胆囊炎、胆石症属中医的“胁痛”“结胸”“黄疸”等范畴。胆囊炎、胆石症病位在胆腑，与肝、胆、脾、胃等脏腑有关。“胆者，中精之府”，其功能既依赖肝的疏泄，储存胆汁，又能促进脾胃运化，以转输通降为顺。常因情志不舒、嗜食肥甘、虫积、外感等，影响肝胆疏泄和脾胃运化。或致肝胆气滞，胆泄不畅；或致脾失健运，湿热内蕴，日久煎熬成石；或致气滞腑闭，血行不畅，成瘀壅脓，而形成胆囊炎、胆石症。

病根穴埋线治疗胆囊炎、胆石症的临床病案很多，像李俊超医师阐述的此病案，按病根穴埋线方法，选 $T_{7\sim9}$ 位置，主肝胆的神经支配，一般埋线在右侧效果较好。配肝俞透胆俞、阳陵泉穴、胆囊穴（阳陵泉穴直下 2 寸）、右下腹阿是点处等埋线，都能取得好的治疗效果。

（病案提供者：李俊超　分析与讨论：董立君）

第三节　骨科疾病病案分析与讨论

骨科常见疾病分类范围很广，主要包括脊柱疾病、关节类疾病、运动损伤疾病、儿童骨科等。

本节主要讨论医师病案例中有关骨科疾病，如腰椎间盘突出证、腰椎滑脱证、颈椎病、坐骨神经痛或神经损伤、肩周炎、网球肘、膝关节痛、胸椎关节错位等。

一、腰椎间盘突出证

（一）概述

腰椎间盘突出又称腰椎间盘纤维环破裂髓核突出症，是在椎间盘退行性变之后，在外力的作用下，纤维环破裂髓核突出刺激或压迫邻近的神经根、脊髓或血管等组织而出现一系列腰痛症状，并常伴有坐骨神经痛等临床症状的一种病变。

（二）病因

1．腰椎间盘的退行性改变是基本因素　髓核的退变主要表现为含水量的降低，并可因失水引起椎节失稳、松动等小范围的病理改变；纤维环的退变主要表现为坚韧程度的降低。

2．损伤　长期反复的外力造成轻微损害，加重了退变的程度。

3．椎间盘自身解剖因素的弱点　椎间盘在成年之后逐渐缺乏血液循环，修复能力差。在上述因素作用的基础上，某种可导致椎间盘承受压力突然升高的诱发因素，即可能使弹性较差的髓核穿过已变得不太坚韧的纤维环，造成髓核突出。

4．遗传因素　腰椎间盘突出症有家族性发病的报道。

5．腰骶先天异常　包括腰椎骶化、骶椎腰化、半椎体畸形、小关节畸形和关节突不对称等。上述因素可使下腰椎承受的应力发生改变，从而构成椎间盘内压升高和易发生退变和损伤。

6．诱发因素　在椎间盘退行性变的基础上，某种可诱发椎间隙压力突然升高的因素可致髓核突出。常见的诱发因素有增加腹压、腰姿不正、突然负重、妊娠、受寒和受潮等。

（三）临床表现

1．腰痛：是大多数患者最先出现的症状，发生率约91%。由于纤维环外层及后纵韧带受到髓核刺激，经窦椎神经而产生下腰部感应痛，有时可伴有臀部疼痛。

2．下肢放射痛：虽然高位腰椎间盘突出（$L_{2\sim4}$）可以引起股神经痛，但临床少见，不足5%。绝大多数患者是$L_{4\sim5}$、$L_5\sim S_1$间隙突出，表现为坐骨神经痛。

典型坐骨神经痛是从下腰部向臀部、大腿后方、小腿外侧直到足部的放射痛，在喷嚏和咳嗽等腹压增高的情况下疼痛会加剧。放射痛的肢体多为一侧，仅极少数中央型或中央旁型髓核突出者表现为双下肢症状。坐骨神经痛的原因有三：①破裂的椎间盘产生化学物质的刺激及自身免疫反应使神经根发生化学性炎症；②突出的髓核压迫或牵张已有炎症的神经根，使其静脉回流受阻，进一步加重水肿，使得对疼痛的敏感性增高；③受压的神经根缺血。上述三种因素相互关连，互为加重因素。

3．马尾神经症状：向正后方突出的髓核或脱垂、游离椎间盘组织压迫马尾神经，其主要表现为大小便障碍、会阴和肛周感觉异常。严重者可出现大小便失控及双下肢不完全性瘫痪等症状，临床上少见。

（四）埋线方法

1．选病根秘穴“坐三针”即L_3、S_2、S_3是专治腰椎间盘突出和坐骨神经痛的有效组合。只要是压迫了坐骨神经，引起臀后方、大腿后、骶髂关节不适的，首先选用“坐三针”埋线，有立刻减轻症状，缓解压迫坐骨神经的神效，“坐三针”即L_3、S_2、S_3。

2．腰椎前段膨出、突出的（如$L_{3\sim4}$），一般不压迫坐骨神经，引起大腿前、膝关节上抬无力或不能抬腿，髋骨关节、腹股沟、髂嵴等不适，可选T_{12}、$L_{2\sim4}$进行埋线。

3．腰椎后段膨出、突出的（$L_{4\sim5}$、$L_5\sim S_1$），一般压迫坐骨神经，引起臀部、臀后方、大腿后、小腿后，足底、足跟不适，除选“坐三针”埋线外，要选L_4、L_5、S_1位置埋线，腰椎周围阿是穴位置重点埋线。

4．腰椎椎体滑脱证、椎管狭窄证，除缓解压迫神经位置的，要在椎体的左、右位置，椎体前方位置平透刺埋线。

5．针对腰椎间盘突出患者的年龄、体质、病因和临床表现，选用肾俞、肝俞、秩边、环跳、命门、腰阳关等穴。

6．配合奇穴埋线有奇效，外三关治腿麻，肾关穴、三皇穴、三黄穴调补肝肾疗效好。

（五）典型病案

病案 1　腰椎间盘突出

病案摘要：患者：某男，39 岁，河南洛阳人，患腰椎间盘突出症，2008 年来门诊治疗，CT 检查：L_4 ～ L_5、L_5 ～ S_1 椎间盘突出，患者来就诊时不能上楼，身体斜着走路，表情十分痛苦，曾到其他医疗机构治疗效果不好，医院建议手术治疗，患者不愿手术，经人介绍来我诊所治疗。

诊疗经过：第一次埋线治疗：选病根穴腰椎 L_4、L_5、S_1，配穴足三里、承山坐骨神经阿是区埋线，埋线 1 次后患者反应说就疼痛减轻了，后期又巩固埋线 1 次，患者症状基本好转，经回访无复发。（病案提供者：曹月粉）

病案 2　腰椎间盘突出

病案摘要：患者：马某，男，52 岁，通辽铝厂工人，内蒙古通辽扎旗人。主诉：腰疼，左下肢疼痛伴麻木一个月余，近期疼痛加重，不能上班，经别人介绍，来我处要求埋线治疗。

检查：腰部 CT 显示，$L_{3\sim4}$、$L_{4\sim5}$、L_5 ～ S_1 腰椎间盘突出。

诊断：腰椎间盘突出。

治疗经过：第一次病根穴埋线，取穴："坐三针"，L_3 1、3 穴，L_4 1、3 穴，L_5 1、3 穴，配承山等穴，第二次埋线方案同上，埋线后患者症状基本消失，一年后回访无复发。（病案提供者　陈国春）

病案 3　腰椎间盘突出、椎管狭窄、骨质增生

病案摘要：患者：肖某，男，67 岁，汉族，河南省南阳市人，2020 年 10 月 13 日来就诊。主诉：右侧臀部，大腿外侧，后面，小腿前后疼痛，麻木，行走时加重。

检查：CT 提示：① L_4/L_5 椎间盘突出，L_5/S_1 椎间盘突出，②腰椎管狭窄；③腰椎骨质增生。患者 9 月份在市人民医院住院治疗，经针灸，小针刀，热敷理疗后症状没有好转，医院建议手术治疗，患者想保守治疗，经打听抱着试试的态度来我社区卫生服务站治疗。

诊疗经过：第一次埋线，选取病根秘穴"坐三针"，选 L_4、L_5、S_1，配环跳、殷门、承山等穴，埋线一次后症状明显好转。

20 天后第二次埋线，方法同上，加外三关穴，患者反映疼痛明显减轻，麻木减轻。

第三次埋线同上，加悬钟穴，疼痛麻木完全消失，后复查也没有再复发。（病案提供者：聂　苗）

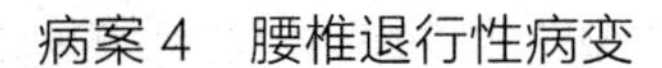

病案 4　腰椎退行性病变

病案摘要：患者：陈某，女，64 岁，汉族，山东临沂平邑人，2021 年 7 月就诊。主诉：左侧臀部、大腿后、小腿前后疼痛、麻木。检查：医院 CT 片检查：① $L_{2/3}$、$L_{3/4}$、$L_{4/5}$、L_5/S_1 椎间盘膨出；②双放射冠区腔隙性脑梗死，右颈内动脉颅内段钙化灶。

诊断：腰椎间盘膨出症，腰椎退行性病变。

诊疗经过：前一段时间住院治疗，医院建议手术治疗，但想保守治疗，经针灸、理疗治疗后症状不佳，寻求埋线治疗。

治疗过程：第一次埋线治疗方案："坐三针" 埋线，即 L_3、S_2、S_3，配 T_{12}、臀部阿是穴埋线，刺络：委中、曲泽 100ml。一次后症状好转。第二次埋线治疗方案：坐三针、股三针，刺络：委中、尺泽 80ml。症状进一步好转。第三次埋线治疗：于 15 天后，同上次方案，刺络：足三里、阴陵泉 120ml。埋线 3 次后症状消失，至今未发。（病案提供者：张　旭）

病案 5　腰椎间盘突出、椎管狭窄

病案摘要：黄某，女，67 岁，石家庄人。主诉：患者腰部疼痛，走路困难，双膝关节疼痛等。CT 片显示：L_2 ～ L_3、L_3 ～ L_4、L_4 ～ L_5、L_5 ～ S_1 突出，L_4 ～ L_5 椎管狭窄，腰椎间盘突出证。患者患腰椎间盘突出症 3 年，时好时坏，前段时间曾在某骨伤医院住院治疗，出院后症状好转，近期又腰部疼痛，走路只能走一百米左右，左腿臀部及小腿前后疼痛、麻木等。

诊疗经过：2021 年 5 月来门诊治疗，选用病根穴埋线治疗：选 "坐三针" 埋线，选 L_1、L_2、L_5、S_1 埋线，臀部阿是点埋线等。埋线 1 次后症状好转，第二次埋线同第一次方案，加肾俞、环跳穴等，埋线 3 次，症状好转，腰部不痛了，走路不疼痛了，又巩固治疗 1 次，基本好转。半年后回访身体好转。（病案提供者　刘建利）

病案 6　腰椎间盘突出、坐骨神经痛

病案摘要：患者：张某，男，63 岁。主诉：主因腰痛 10 年余，加重伴右膝疼痛、下肢放射痛、麻木 1 个月余。患者自述 10 年前无明显诱因出现腰痛。休息后则症状缓解。1 个月前因往房上扛花生，腰痛加剧，继而出现右下肢的麻木疼。尤以膝前痛为主。

体诊：脊椎侧弯曲度无，腰部刺间膝小，是 L_4 压痛明显。按压棘突两侧，则向下肢放射到脚后跟尤以膝痛为主。右下肢直抬腿 30° 阳性。右下肢痛。CT 显示，$L_{3\sim4}$、$L_{4\sim5}$、L_5 ～ S_1 腰椎间盘突出症。

诊断：腰椎间盘突出，坐骨神经痛。

治疗经过：选穴考虑因坐骨神经由腰椎 L_4、L_5 神经和 S_1、S_2、S_3 神经组成，膝前痛又属根性神经痛，所以用病根秘穴 "膝三针" "坐三针" 埋线（L_3、秩边、环跳及 S_2、S_3 患侧），埋线一次后疼痛立时缓解。15 天后来就诊时，不用搀扶自行进屋自诉，

日常生活已无大碍，只有小腿前外侧伴外侧脚面麻木，小腿外侧为腰第五神经根支配，选穴：L_4、L_5、S_1，配阳陵泉患侧埋线，后随访至今无复发。

分析与讨论：腰椎间盘突出又称腰椎间盘纤维环破裂髓核突出症，是在椎间盘退行性变之后，在外力的作用下，纤维环破裂髓核突出刺激或压迫邻近的神经根、脊髓或血管等组织而出现一系列腰痛，并常伴有坐骨神经临床症状的一种病变。

中医认为，腰椎间盘突出症属于腰痛范畴，不通则痛，是腰椎间盘突出症的病理变化。“劳损于肾，动伤经脉，又为风冷所侵，血气击搏，故腰痛也。”这些论述概括了腰腿痛的病因和病机。腰椎间盘突出的发病原因是肝肾不足，风寒湿邪侵入，反复过劳或跌仆损伤所致。

西医认为，腰椎间盘突出是在椎间盘退变的基础上发生的，而外伤则是发病的重要原因。椎间盘是人体负重最重要的部分，正常的椎间盘富有弹性和韧性。人在20岁以后，椎间盘开始退变，髓核含水减少，椎间盘的弹性和负荷能力减退。一次较重的外伤或反复轻微伤，或者日常劳损，使椎间盘退变和积累性外伤造成纤维环破裂，髓核突出，突出物压迫神经根或马尾神经，固有腰痛和放射性下肢痛以及神经功能损害的症状和体征。

为什么用病根穴埋线法治疗腰椎间盘突出有效率较高呢？病根穴埋线法是一种长效的，有穴位封闭、针刺、刺血、后作用效应和组织疗法等多种效应多种疗法的复合性方法。病根穴埋线方法采用神经系统定位诊断选穴，从病源之处取穴（也是从病患的椎体神经节段周围选穴），选取椎体旁开1寸的是离此椎体神经根最近的位置，用的是用名贵中药五香排毒液浸泡的胶原蛋白线体，病源处取穴，靶位给药，可使受压的神经根周围肌肉水肿症状尽快减轻或消退，胶原蛋白组织可使椎间盘的髓核尽快回纳或修复。

另外，根据病根穴埋线的神经系统的定位诊断理论，不同椎体神经节段支配不同的肌肉、体表、神经、血管位置，选 T_{12} 支配梨状肌、臀大肌群；选 L_1 支配臀外侧的肌肉群；选 L_2 支配腰骶部位置，选 L_3 支配臀沟中位置；选 S_1 支配小腿后的三头肌群，选 S_2、S_3 支配大腿后的肌肉，臀后的肌肉群，也是坐骨神经支配的肌肉群，尤其组穴“坐三针”专治腰椎病、坐骨神经痛，埋线疗效显著，其次再配以经验腧穴肾俞、大肠俞、环跳、秩边穴等。肾俞穴益气壮阳，强腰利水，肾主骨，对腰椎病的恢复有治本的作用；环跳穴位于臀大肌深面，在髂后上肌与坐骨结节连线的中点，主下肢动作，是治疗坐骨神经痛的要穴；秩边穴在梨状肌下缘，主治腰骶痛及下肢病症；大肠俞穴在骶棘肌和腰方肌之间，功能是理气降逆。

选好主穴，在配以辅穴，认病求真，治病求本，病根病灶同治，可达到治标治本的效果。经过3～5次的埋线治疗和2～3个月的功能修复和体能恢复，大部分患者的症状都有明显好转和症状基本消失。当然，有部分年龄较大，有同时患有基础老年病的患者，恢复较慢，有时需要一年或更长时间埋线治疗和辅助治疗修复，有椎管狭窄或患腰椎病病程较长者埋线疗效不佳者需手术治疗。从以上病案例临床实践证明，病根穴埋线对治疗腰椎间盘突出症有好的疗效，有80%的患者经病根穴埋线治疗几个疗程后都有好转或基本好转效果，值得在临床中推广。（病案提供者：国洪才　分析与讨论：董立君）

二、颈椎病

（一）概述

颈椎病又称颈椎综合征，是颈椎骨关节炎、增生性颈椎炎、颈神经根综合征、颈椎间盘脱出症的总称，是一种以退行性病理改变为基础的疾患。主要由于颈椎长期劳损、骨质增生，或椎间盘脱出、韧带增厚，致使颈椎脊髓、神经根或椎动脉受压，出现一系列功能障碍的临床综合征。表现为椎节失稳、松动；髓核突出或脱出；骨刺形成；韧带肥厚和继发的椎管狭窄等，刺激或压迫了邻近的神经根、脊髓、椎动脉及颈部交感神经等组织，引起一系列症状和体征。

颈椎病可分为颈型颈椎病、神经根型颈椎病、脊髓型颈椎病、椎动脉型颈椎病、交感神经型颈椎病、食管压迫型颈椎病。

（二）病因病机

1. 颈椎的退行性变　本病是颈椎病发病的主要原因，其中椎间盘的退变尤为重要，是颈椎诸结构退变的首发因素，并由此演变出一系列颈椎病的病理解剖及病理生理改变。①椎间盘变性；②韧带－椎间盘间隙的出现与血肿形成；③椎体边缘骨刺形成；④颈椎其他部位的退变；⑤椎管矢状径及容积减小。

2. 发育性颈椎椎管狭窄　近年来已明确颈椎管内径，尤其是矢状径，不仅对颈椎病的发生与发展，而且与颈椎病的诊断、治疗、手术方法选择以及预后判定均有着十分密切的关系。有些人颈椎退变严重，骨赘增生明显，但并不发病，其主要原因是颈椎管矢状径较宽，椎管内有较大的代偿间隙。而有些患者颈椎退变并不十分严重，但症状出现早而且比较严重。

3. 慢性劳损　本病是指超过正常生理活动范围最大限度或局部所能耐受时值的各种超限活动。因其有别于明显的外伤或生活、工作中的意外，因此易被忽视，但其对颈椎病的发生、发展、治疗及预后等都有着直接关系，此种劳损的产生与起因主要来自以下三种情况：

（1）不良的睡眠体位：因其持续时间长及在大脑处于休息状态下不能及时调整，则必然造成椎旁肌肉、韧带及关节的平衡失调。

（2）不当的工作姿势：大量统计材料表明某些工作量不大，强度不高，但处于坐位，尤其是低头工作者的颈椎病发病率特高，包括家务劳动者、刺绣女工、办公室人员、打字抄写者、仪表流水线上的装配工等。

（3）不适当的体育锻炼：正常的体育锻炼有助于健康，但超过颈部耐量的活动或运动，如以头颈部为负重支撑点的人体倒立或翻筋斗等，均可加重颈椎的负荷，尤其在缺乏正确指导的情况下。

4．颈椎的先天性畸形　在对正常人颈椎进行健康检查或作对比研究性摄片时，常发现颈椎段可有各种异常所见，其中骨骼明显畸形约占5%。

（三）埋线治疗

1．颈椎间盘膨出、突出者埋线

（1）一般$C_{5\sim6}$、$C_{6\sim7}$突出的病案较多。临床症状多是上臂外侧、前臂桡侧，手掌桡侧，中、示指不适较多。

（2）选“臂6针”（$C_{6\sim7}$、T_1）埋线，2-0号线1.5cm，注线斜刺埋入，中、示指压迫较重者，T_1患侧加大刺激，15～20天埋线1次，3次基本好转。

（3）$C_{3\sim4}$、$C_{4\sim5}$突出者，临床症状是颈项疼痛，肩胛部、冈下肌、三角肌不适。埋线处方：选C_5双侧，C_3、C_4患侧，症状重者选肩髎、肩前穴埋线，2-0号线，1cm，注线斜刺进针，15～20天埋线1次，3次基本好转。

（4）$C_{2\sim3}$、$C_{3\sim4}$突出，$C_{3\sim4}$神经受压，选$C_{3\sim4}$（双侧），2-0号线，1cm，注线埋线。

2．其他类型颈椎病埋线

（1）颈型颈椎病埋线：①$C_{3\sim5}$（1、3穴）2-0号线，1cm，注线；②操作：用2-0号肠线1cm穿入9号注线针前端，穴位消毒局麻后，垂直进针达皮下时以65°～75°向颈部斜刺，进针达2～3cm时推线退针。针眼处贴上创可贴，保护针眼24小时。

（2）神经根型颈椎病埋线：①C_5（双侧），2-0号线，1cm，注线；②$C_{6\sim7}$、T_1（患侧），2-0号线，2cm，注线；③操作：用2-0号肠线装入9号针中，穴位消毒局麻后，垂直进针达皮下时以65°～75°角向颈部斜刺，进针达2～3cm时推线退针。针眼处贴上创可贴，保护针眼24小时。

（3）椎动脉型颈椎病埋线：①$C_{2\sim4}$（1、3穴），2-0号线，1cm，注线；②配穴：太阳穴、内关穴，2-0号线，1.5cm，注线；③操作：用2-0号肠线1cm穿入9号注线针前端，穴位消毒局麻后，垂直进针达皮下时以角度65°～75°向颈部斜刺，进针达2～3cm时推线退针。用2-0号肠线1.5cm，穿入8号注线针前端，对太阳穴进行平刺埋线，内关穴可进行直刺埋线，针眼处贴上创可贴，保护针眼24小时。

（4）交感神经型颈椎病埋线：①$C_{4\sim6}$（1、3穴），2-0号线，1cm，注线；②选甲状腺穴，3-0号线，1cm，平刺；③血压升高，加曲池、合谷、三阴交穴，2-0号线，1.5cm；

憋气胸闷，肺俞透风门穴，2-0 号线，2cm，透线；心动过速加内关、神门穴，2-0 号线，1.5cm，注线；④操作：用 2-0 号肠线 2cm 穿入 9 号注线针前端，穴位消毒局麻后，垂直进针达皮下时以角度 65° ～ 75° 向颈部斜刺，进针达 2 ～ 3cm 时推线退针。用 3-0 号肠线 1.5cm，穿入 8 号注线针前端，对甲状腺穴进行平刺埋线，内关、三阴交、合谷等穴可进行直刺埋线。针眼处贴上创可贴，保护针眼 24 小时。

（5）脊髓型颈椎病建议手术治疗，不进行埋线治疗。

（6）颈源性眩晕症埋线：选“头颈穴”即颈椎 C_2、C_3，配风池穴、大椎穴，选 3-0 号胶原蛋白线 1 ～ 2cm，用 8 号注线针穿入，垂直进针达皮下时以角度 65° ～ 75° 向颈部斜刺，进针达 2 ～ 3cm 时推线退针。

（四）典型病案

病案 1　神经根型颈椎病

病案摘要：患者：李某，女，46 岁，教师，2021 年 4 月 12 日来诊，主诉：颈肩痛 6 年，加重半年，伴左手指麻木、无力，有时发凉，握力差，经多方治疗效果不明显；查体：颈椎前屈后仰旋转活动受限，左侧 C_4、C_5、C_6 压痛明显并向手指端放射，压颈试验（+），左侧臂丛神经牵拉试验（+），左侧肱二、肱三头肌反射明显减弱，颈椎 X 线片显示：颈部生理曲度变直，C_4、C_5、C_6 椎体后缘骨质增生，结合患者病史，诊断为颈椎病（神经根型）。

诊疗经过：于 2021 年 4 月 12 日进行第一次埋线治疗，在 C_4、C_5、C_6、大椎、双肩井、左曲池透少海等穴位进行埋线，术中患者情绪平稳，无明显不适，埋线 1 周内禁辛辣、油腻、海鲜等食物。此后患者症状明显好转，并于 20 天后又进行第二次埋线巩固治疗，穴位同前，至此患者不适症状基本消失。（病案提供者：李付华）

病案 2　颈椎综合征

病案摘要：患者：李某，男，42 岁，河北藁城人。主诉：左侧偏头痛，颈部僵硬，坐车运动眩晕 3 年，左上肢麻木，近 10 天来症状加重，胸闷，口苦，两手发麻，伸仰转侧颈项更觉不适。检查：压颈实验、叩顶实验、牵拉试验阳性，CT 显示 C_1 ～ C_2 偏位，C_3 ～ C_4、C_4 ～ C_5、C_5 ～ C_6 椎间盘退变突出，颈部左侧广泛压痛。诊断：颈椎综合征。

体检：体温，脉搏，血压均正常。舌质红，苔微黄滑腻，脉滑。

诊疗经过：患者曾于按摩店按摩及省医院诊治，最后医生要求手术治疗，患者想保守治疗，后经老患者介绍，来我处治疗。

四诊合参：脾虚痰湿，瘀血阻络。

治法：健脾化痰利湿，活血通络。

整脊：做环枢椎复位手法。

埋线处方：颈夹脊穴、风池、大椎、天柱、肩井等穴。

中药处方：颈椎方10剂。葛根30g，半夏12g，橘红12g，云苓12g，甘草6g，炒枳壳12g，竹茹6g，生磁石20g，丝瓜络9g，钩藤15g，川芎15g，菊花12g，炒栀子12g。水煎服，每日一剂。

20天后复诊，该患者说第二天早上就明显减轻，晕厥次数减少，颈部僵硬也有好转，经触诊环枢椎未完全回位，有做一次环枢椎复位手法，埋线一次，基本治愈，至今无复发。（病案提供者：周鹏飞）

病案3　颈椎间盘突出

病案摘要：患者：冯某，女，37岁，石家庄人。主诉：脖子僵硬，肩背沉重，手指麻木半年余。现病史：2020年9月开始，出现肩背酸胀，压迫感，脖子僵硬，转头困难，伴随左上肢胀痛，示指麻木感，经理疗按摩后，有缓解。2021年7月，再次出现以上症状，理疗按摩后不能缓解。经颈椎CT检查显示：C_5、C_6、C_7椎间盘突出。

诊疗经过：收住院输液治疗，5天后缓解不明显，逐渐加重，给予埋线针疗联合中药施治。埋线处方：取穴：风池穴、左侧C_2、C_3、C_6、C_7、C_5（双侧），大椎穴，T_1，用2-0胶原蛋白线埋线治疗，又选双侧肩井穴，0号蛋白线埋线治疗，埋线后热透灸烤电3次促进蛋白线吸收，以减少埋线反应。1周后复诊，症状明显好转，已经上班。

嘱咐患者，2～3周后二次埋线，巩固治疗。以工作忙为理由，一直未来后续治疗。

2021年12月1患者再次就诊，和首次症状一样，肩背酸胀，压迫感，伴有左上肢沉重，示指麻木感，再次埋线一次，加用天柱穴、曲池和手三里穴等，2-0蛋白线埋线注线治疗，1周后缓解出院。至今无复发。（病案提供者：孙建芳）

病案4　颈源性眩晕症

病案摘要：患者：王某，女，68岁，沧州人。主诉：患者经常头晕、呕吐，颈部不适，身体倦怠。CT片显示：C_2～C_3、C_3～C_4突出。

诊断：颈源性眩晕症。

诊疗经过：根据患者病情，采用病根穴埋线治疗：选C_2、C_3，配风池、大椎、中脘等穴，选用3-0号胶原蛋白线埋线。埋线1次后，一周后反映头不晕了，无呕吐，身体也有劲了。巩固治疗埋线1次，后期症状恢复良好。

分析与讨论：颈椎病的临床表现和中医体系中的痹证或痿证中的头痛，眩晕，项强等类似，即“风寒湿三气杂至，合而为痹也。”中医学认为，痹症状出现的病因是因为外伤，或者气血不和，或者风寒湿邪侵袭，或者经络不通等所导致的。

医学著作《黄帝内经》对痹证是这样描述的“风寒湿三气杂至，合而为痹也。其风气胜者为行痹，寒气胜者为痛痹，湿气胜者为著痹也。”而且中医根据其临床症状和临床出现部位，还将痹证分为筋痹、脉痹、骨痹、皮痹和肌痹，这些描述中包括了对颈椎病的描述。

中医学认为，痹症状出现的病因是因为外伤，或者气血不和，或者风寒湿邪侵袭，或者经络不通等所导致的，所以颈椎病的出现在中医看来多肝肾亏虚、精髓不足、气血衰少而导致盘骨失于濡养，痹着经络出现颈椎病的表现。

在临床中用埋线疗法治疗颈椎病选穴简单，快速有效。从以上病案例来看，颈椎间盘膨出、突出证较复杂，埋线中选用“臂六针”埋线较好，并根据患者年龄、体质辨证施治，年龄较大，体质虚弱，可配合中药滋补肝俞、活血通络进行治疗，治疗效果一般会很好。对于中青年人，也可配合正脊疗法，先正脊后埋线，疗效更好。颈源性眩晕症，临床中多见于老年人较多，眩晕症原因较复杂，但颈源性眩晕症是颈椎引起的，属于寰枢关节紊乱引起。埋线 C_2、C_3，可调整寰枢关节紊乱，埋线 1 次见效，2 次就好。很多病案例实践证明，此法有快速见效之好。对于其他类型颈椎病，选用 2-0 号或 3-0 号胶原蛋白线埋线，按病根穴取穴原理，选在颈椎椎体旁开 1 寸左右周围埋线，都有好的效果，值得在临床中推广使用。（病案提供者：刘　卫　分析与讨论：董立君）

三、坐骨神经痛

（一）概述

坐骨神经痛是以坐骨神经径路及分布区域疼痛为主的综合征。坐骨神经痛的绝大多数病案是继发于坐骨神经局部及周围结构的病变对坐骨神经的刺激压迫与损害，称为继发坐骨神经痛；少数系原发性，即坐骨神经炎。

本病病因多种多样。绝大多数患者的坐骨神经痛是继发于坐骨神经局部及周围结构的病变对坐骨神经的刺激压迫与损害，称为继发坐骨神经痛；少数系原发性，即坐骨神经炎。

（二）临床症状

1．一般症状

（1）疼痛主要限于坐骨神经分布区，大腿后部、小腿后外侧和足部，疼痛剧烈的患者可呈特有的姿势；腰部屈曲、屈膝、脚尖着地。如病变位于神经根时，椎管内压力增加（咳嗽、用力）时疼痛加重。

（2）肌力减退的程度可因病因、病变部位、损害的程度不同差异很大，可有坐骨神经支配肌肉全部或部分力弱或瘫痪。

（3）可有或无坐骨切迹处坐骨神经干的压痛。

（4）有坐骨神经牵拉征、Lasegue 征及其等位征阳性，此征的存在常与疼痛的严重程度相平行。局麻坐骨神经根或神经干此征可消失。

（5）跟腱反射减退或消失，膝反射可因刺激而增高。

（6）可有坐骨神经支配区域的各种感觉的减退或消失，包括外踝的振动觉减退，也可有极轻的感觉障碍。

2．坐骨神经炎　常伴随各种类型的感染及全身性疾病发生，如上呼吸道感染。因坐骨神经较为浅表，受潮、受寒时易发生坐骨神经炎，全身性疾病发生坐骨神经炎时应注意有无胶原病及糖尿病等并发。

坐骨神经痛大多数为单侧，不伴有腰背痛。疼痛一般为持续性，亦可为发作性，椎管压力增加时症状加重，也可沿坐骨神经径路放射。坐骨神经干压痛明显，腓肠肌压痛存在。疼痛与肌无力多不平行，一般疼痛较重，而肌无力多不明显，急性期由于疼痛判断运动功能较为困难，可检出足下垂，腓肠肌、胫前肌萎缩。跟腱反射减低或消失，但跟腱反射亦可正常，膝反射正常，浅感觉障碍明显。

3．继发坐骨神经痛

（1）腰椎间盘突出：是坐骨神经痛最常见的原因，多发于$L_{4\sim5}$及$L_5\sim S_1$，约1/3病案有急性腰部外伤史，多数患者发生于20～40岁，临床特点是有数周、数月腰背痛，而后一侧下肢的坐骨神经痛。体检除具有坐骨神经痛的一般症状外，尚有腰背肌紧张、腰部活动受限、脊柱侧弯、病变部位的棘突压痛。

（2）腰椎骨性关节病：多见于40岁以上者，亚急性慢性起病，多有长期腰痛史，坐久站起困难，站久坐下困难，临床上可表现为一侧或两侧的坐骨神经痛及腰部的症状。

（3）腰骶椎先天畸形：腰椎骶化、骶椎腰化、隐性脊柱裂，后者除可表现有坐骨神经痛外，常有遗尿史，体检常有足畸形，腰骶部皮肤异常，如肛门后方的小凹、骶部中线上的小血管瘤，此常常客观而准确地指示椎板未愈合的部位。

（4）骶髂关节炎：常见为类风湿、结核性病变，在关节囊有渗出破坏时刺激$L_{4\sim5}$神经干，部分患者可有坐骨神经痛症状。

（三）埋线治疗

1．选T_{12}、L_1、L_2，用1号肠线，2cm，注线。

2．选秩边、承扶穴，用2-0号线，2cm，注线；

3．腰骶部疼痛加肾俞透大肠俞穴，2-0号线，2cm，透线埋线。

4．臀部阿是点，扫扇刺点加埋线，2-0号线，2cm，平刺埋线。

（四）典型病案

病案1　坐骨神经损伤

病案摘要：患者：李某，女，61岁。山西省晋城人。主诉：右髋疼痛伴活动受限7年，加重2年。

现病史：7年前无明显诱因出现右髋疼痛．当地医院平片示：右股骨头坏死伴髋关节炎。近两年来不能久站久行。既往有小儿麻痹致左下肢瘫痪 50 余年。专科检查：脊柱侧弯，双髋无肿胀，左下肢萎缩、发育异常；右髋叩击痛阳性，右下肢轴向叩击痛阴性；右髋屈曲、内收、外展均受限。右下肢肌力、肌张力、深浅感觉正常。左下肢比右侧短，左足弓高，左下肢肌力 2^- 级，左下肢浅感觉可。双侧足背动脉搏动好。

辅助检查：骨盆 DR（长治和平，2019 年 8 月 20 日）：右侧股骨头缺血性坏死，伴退行性改变。腰椎 MRI（长治和平，2019 年 8 月 20 日）：$L_{4/5}$ 椎间盘突出；L_4 椎体向前滑脱。

入院诊断：右股骨头无菌性坏死，腰椎间盘脱出，左侧小儿麻痹后遗症期。

患者 2020 年 03 月 23 日入院，入院后考虑手术难度大风险极高，几经取消手术—上级会诊—多方设计手术方案后，于 3 月 31 日全麻下行右侧髋关节置换术。术后当天查房：右小腿麻痛不止，右下肢不能自主活动。查体：各生命体征平稳，右髋肿胀，切口包扎良好，引流通畅。右小腿、右足背浅感觉差，足底浅感觉无，右下肢肌力无，右踝及右足无主动屈伸活动，足背动脉搏动可触及。考虑术后肌力异常，排除麻醉下，第二日行坐骨神经探查术。术中确诊：右侧全髋关节置换术后坐骨神经损伤。经二次手术，小腿麻痛的神经症状略有改善。

2020 年 4 月 4 日至 2020 年 7 月 28 日一般情况及饮食睡眠可，右足背浅感觉、前足底浅感觉恢复可，右下肢肌力略改善，右踝及右足无主动屈伸活动，足背动脉搏动好。

2020 年 7 月 28 日会诊，查体：左侧关节挛缩，左下肢针刺觉正常，肌肉萎缩严重（不足右侧 1/2），肌力 2^- 级，肌张力高。左足畸形，足弓高，脚向外翻，左踝屈伸旋转功能正常。右下肢肌力无，肌张力不高，右足肿胀，色紫暗，右足背动脉搏动可触及，右膝关节屈伸肌力 0 级，右踝背伸肌力 0 级，右趾屈肌力 0 级，右足背、足底针刺觉不敏感，温度觉未查。中医诊断：痿证（督伤络阻）。

诊疗经过：治则：疏通督脉，调和气血。针刺结合埋线疗法，平补平泻。处方：以督脉和下肢三阳经为主。7 月 28 日：①电针足三里、悬钟、阳陵泉、太冲等疏通下肢经络，每日 1 次，每次 30 分钟；②艾条灸法固阳温经消肿每日 1 次，每次 20 分钟；③十宣放血，每周一次，每次 3 ～ 5 滴，化瘀生新，防止右足坏死；④右下肢及踝足部推拿治疗。白天疼，去三阴交，加合谷。11 日家属看见患者无意识动右下肢。14 日足肿消失，现皱纹。18 日肉眼可见右下肢大腿肌肉颤动，右下肢肌力由 0 及调整为 1^- 级。2020 年 8 月 28 日右侧下肢肉眼可见，可在床上自由平移，右下肢肌力由 1 级调整为 2 级。针灸治疗已 1 个疗程，考虑患肢目前可以活动。暂停针刺两周，改病根穴埋线治疗，取穴：T_{12} ～ L_1 找阳性反应点，腰椎 $L_{1～5}$ 找阳性反应点，穴位埋线取地机、髀关、殷门、血海、足三里、阳陵泉、悬钟、双肾俞穴，2-0 号胶原蛋白线长 2cm，注线法，9 号埋线针埋线，两周后重复针灸—埋线循环治疗。2020 年 9 月 2 日右侧下肢可自行抬起并收回到臀部，膝关节屈伸肌力由0级调整为3级，右下肢肌力由2级调整为3级，至此实现在床上自由翻身。2020年9月8日可下地自行站立。踝背伸肌力由0级调整为2级，足下垂明显。2020年9月25日实现自己坐，自己起。9月26日站立位，自由抬高右下肢，右下肢肌力由3级调整为4级，踝背伸肌力由2级调整为4级。10月28日坐位，右下肢自由活动，右下肢肌力由4级调整为4^{+}级。10月30日可上下楼梯（跖屈肌肌力不够），可单独站立13分钟以上，辅助轮椅可以自由行动。右下肢肌力由4级调整为5级，踝背伸肌肌力由4级调为5级。经过针灸及埋线治疗，下肢肌力由0级提升到5^{-}级，膝关节屈伸肌0级到正常，踝背伸肌力0级到正常。（病案提供者：畅艳艳）

病案2　腰椎神经损伤

患者：韩某，女，36岁，济宁泗水人，主诉：腰痛伴肢体无力反复发作十年，呈进行性加重一年。

现病史：近十年来患者腰部活动差，伴有左臀部酸疼。患者翻身时腰部疼痛加重，晨起刷牙时腰部及左臀部牵扯疼明显。久站、久坐后腰痛加重。久坐起身时腰臀部闪痛，左侧重。行走时呈拖腿性跛行。休息及保暖后未见明显改善。颈部活动受限，伴有左上肢放射性疼痛，劳累及受凉后症状加重。偶然伴有头痛，上呼吸道感染及受凉后鼻塞、头痛加重。查体：NRS疼痛评分：9分。脊柱腰段生理曲度变直，腰活动差，腰部前屈及侧弯功能受限，侧屈20°，后伸15°，旋转25°。L_1～L_5双侧骶棘肌痉挛、压痛（++），L_4～S_1棘突间隙压痛（+++），向左臀部传导。直腿抬高试验：左侧45°（++），加强试验（+）。胸垫枕试验（+），腹垫枕试验（+），腰侧弯试验（+）。股神经牵拉试验（+），胫弹拨试验（+），双侧髂缘、腰方肌体表投影区压痛（+++），双侧臀小肌、臀大肌、臀中肌体表投影区压痛（+++++），双侧髂胫束、股外侧肌体表投影区压痛（+++）。双侧拇趾背伸、跖屈肌力4级。右上肢肌力4级，右下肢、左下肢肌力4级。济宁市第一人民医院诊断，腰椎退行性变并T_{11}～S_1椎间盘突出、L_3～S_1椎管狭窄。L_5、S_1椎体终板炎。

诊断：①进行性肌萎缩；②腰椎间盘突出；③神经根型颈椎病；④颈背筋膜炎。

诊疗经过：2020年12月15日第一次治疗：埋线：选华佗夹脊盘龙埋线，曲池，阳陵泉。刺络：太阳穴、委中穴出血量100ml。一次后症状有好转。

2020年12月30日第二次治疗：埋线：选C_4、星状神经节、癫三针、股三针、环跳穴等。刺络：委中穴、曲泽穴，出血量150ml，线2次后症状比以前好转。

2021年1月15日第三次治疗：埋线：第三次埋线选用“坐三针”，星状神经节，刺络：三阴交、尺泽量80ml。腰痛，无力症状都进一步好转，症状又有了很大改善，行走时呈拖腿性跛行明显改善。

2021 年 2 月份第四次治疗埋线：癫三针、股三针。刺络：大椎、腰阳关、委中等穴出血 120ml。腰痛，无力症状都近一步好转。行走时呈拖腿性跛行明显改善。

2021 年 3 月份第五次治疗埋线：选 C_2、星状神经节、癫三针、股三针埋线、环跳等穴。刺络：太阳、尺泽等穴出血 150ml。腰痛、无力症状都基本好转。行走时呈拖腿性跛行几乎消失。

2021 年 4 月第六次治疗埋线，腰痛基本消失。至今生活自理。

分析与讨论：坐骨神经痛是因神经根受到压迫引起的一种沿着坐骨神经的通道传递，由腰骶部经臀部向下肢放射到小腿甚至到足踝部的烧灼感样、刀割样疼痛、麻木等临床综合征。坐骨神经痛是西医的诊断，中医而是把该症统归于“腰痛”“腰腿痛”这一范畴内。

中医对腰腿痛病因的观察是十分细致的，认为“腰为肾之府”“肾主腰脚”与肾联系最为密切。肾位于腰部，脊柱两旁，左右各一，故《素问·脉要精微论》说：“腰者，肾之府。”由于肾藏有先天之精，为脏腑之本，生命之源，故称肾为“先天之本”，其主要生理功能为藏精，主生长发育、生殖，并司水液代谢。肾主骨生髓，外荣于发，开窍于耳和前阴、后阴。肾藏精，精生髓，髓养骨。所以，腰椎、脊椎乃至整体骨骼的支撑、运动强度和耐久力的维持，就主要决定于肾。

病根穴埋线治疗坐骨神经痛主选“坐三针”即 L_3、S_2、S_3，只要压迫坐骨神经，引起坐骨神经痛，就埋线“坐三针”，有好的治疗效果。如果是外伤引起梨状肌损伤造成坐骨神经痛，选用“坐三针”外，也可选 T_{12}、$L_{1\sim2}$，此椎体节段支配梨状肌群支配腰大肌、臀大肌等肌肉群，埋线后症状明显减轻或好转。外伤损伤后肌肉、血管和神经水肿，有的患者抬髋抬腿费力，可在臀部阿是点位置埋线，有缓解损伤点、通经络、利关节之效。（病案提供者：张　旭　分析与讨论：董立君）

四、网球肘

（一）概述

网球肘（肱骨外上髁炎）时肘关节外侧前臂伸肌起点处肌腱发炎疼痛。疼痛的产生是由于前臂伸肌重复用力引起的慢性撕拉伤造成的。患者会在用力抓握或提举物体时感到患部疼痛。网球肘是过劳性综合征的典型例子。网球、羽毛球运动员较常见，家庭主妇、砖瓦工、木工等长期反复用力做肘部活动者，也易患此病。

（二）病因

前臂伸肌肌腱在抓握东西（如网球拍）时收缩、紧张，过多使用这些肌肉会造成这些肌肉起点的肌腱变性、退化和撕裂，即通常说的网球肘。

1．网球肘病因　包括：①击网球时技术不正确，网球拍大小不合适或网拍线张力不合适、高尔夫握杆或挥杆技术不正确等；②手臂某些活动过多，如网球、羽毛球抽球、棒球投球。其他工作如刷油漆、划船、使锤子或螺丝刀等。

2. 网球肘发病的危险因素　打网球或高尔夫；从事需要握拳状态下重复伸腕的工作；肌肉用力不平衡；柔韧性下降；年龄增大。

（三）临床表现

本病多数发病缓慢，网球肘的症状初期，患者只是感到肘关节外侧酸痛，患者自觉肘关节外上方活动痛，疼痛有时可向上或向下放射，感觉酸胀不适，不愿活动。手不能用力握物，握锹、提壶、拧毛巾、打毛衣等运动可使疼痛加重。一般在肱骨外上髁处有局限性压痛点，有时压痛可向下放散，甚至在伸肌腱上也有轻度压痛及活动痛。局部无红肿，肘关节伸屈不受影响，但前臂旋转活动时可疼痛。严重者伸指、伸腕或执筷动作时即可引起疼痛。有少数患者在阴雨天时自觉疼痛加重。

（四）埋线治疗

1. 选 C_7、T_1，2-0 号线，1cm，注线。

2. 选肘髎、手五里，2-0 号线，1.5cm，注线。

3. 选曲池穴（做扇形埋线），2-0 号线，1cm，注线。

4. 选奇穴三黄穴，2-0 号线，2cm，注线。

（五）典型病案

病案摘要：患者：杜某，女，55 岁，保定市易县工商局干部。主诉：肱骨外上髁炎（网球肘）半年有余，夜间加重，影响休息。

诊疗经过：患者就诊于诊所中，给予的治疗方式：口服活血止痛药、打封闭针、贴专科用的膏药，疼痛不能缓解，进行性症状加重。后经人介绍来我处诊治。初诊，但见患者，形体偏胖，右臂肱骨处疼痛点固定，外展、内收不能自如，即诊断为右侧肱骨外上髁炎，给予埋线治疗。

埋线处方：C_7、T_1，配肘髎、手五里穴、阿是穴（患侧）采用胶原蛋白线 0 号线 2cm 注线。20 天后复诊，又埋线一次，患者痊愈，至今无复发。

分析与讨论：网球肘，医学称为肱骨外上髁炎，是肱骨外上髁伸肌总腱处的慢性损伤性肌筋膜炎。属于中医“伤筋”“肘劳”“肘痛”等范畴。中医认为，局部过劳，血不荣筋，或受凉后引起气血凝滞，不能濡养经筋所致。治疗中常用推拿、针灸、外敷法、埋线疗法治疗。尤以病根穴埋线针疗法简单、快速、疗程短而做为首选方法之一。选 C_7、T_1 支配上肢桡侧肌肉群、肱骨外上髁伸肌总腱处，选准位置，埋线到位，网球肘病灶处就能针到病消，很多患者埋线 1 次后症状好转，实属病根埋线，治病祛根。选配肘髎穴（此穴位于肱骨外上髁上缘，髁上嵴的前缘）、手五里穴（穴下为皮肤、皮下组织、肱肌，针由皮肤、皮下组织，到肱肌，该肌由臂丛的肌皮神经支配），或肘部阿是点（病源点），埋线以上位置能直达病根处，根灶同治，活血止痛、通络散结、舒筋活络，埋线1～2次都有好的治疗效果，值得推广使用。（病案提供者：杨少峰　分析与讨论：董立君）

五、腰椎滑脱证

（一）概述

正常人的腰椎排列整齐，如果由于先天或后天的原因，其中一个腰椎的椎体相对与邻近的腰椎向前滑移，即为腰椎滑脱。因退变、外伤或先天因素等使腰椎椎体与椎弓根或小关节突骨质连续性中断者，称为腰椎峡部崩裂；椎骨出现变位致使连续性延长，以致上位椎体、椎弓根、横突和上关节突一同在下位椎节上方向前移位者，称为腰椎峡部崩裂合并腰椎滑脱。而退变因素致腰椎滑脱者占60%以上。发病年龄以20～50岁较多。

（二）病因

腰椎滑脱的原因可以是先天性的（出生时就存在），也可能是后天性的，在儿童时期或更晚些发生。主要是因各种过度的机械应力引起，诱因包括搬运重物、举重、足球、体育训练、外伤、磨损和撕裂。还有一种腰椎滑脱是退行性的，即由于腰椎各种结构老化而发生结构异常，通常发生于50岁以后，这种滑脱通常伴有腰椎管狭窄，多需要手术治疗。

（三）临床症状

发生腰椎滑脱后，患者可以没有任何症状，仅仅在是拍片时发现；也可能会出现各种相关症状，如腰痛、下肢疼痛、麻木、无力，严重时可出现大小便异常。滑脱较重的患者可能会出现腰部凹陷、腹部前凸，甚至躯干缩短，走路时出现摇摆。如果腰椎滑脱没有明显的加重，可以采取保守治疗，定期复查腰椎X线，了解滑脱情况。如果有腰痛和腿部的不适，在休息后通常症状可以得到缓解。

（四）治疗

保守治疗包括卧床2～3天，禁止增加腰部负重的活动，如提重物、弯腰等，结合理疗如红外、热疗，口服消炎止痛药如布洛芬、芬必得等。此外，还可以配带腰围、支具，配带后能减轻腰部的负担，缓解症状。如果腰椎滑脱的患者出现了神经症状，而且通过正规的保守治疗后症状无明显缓解，仍然有长期的腰痛和其他滑脱的伴随症状，即保守治疗无效，严重影响生活和工作，就应该考虑手术治疗了。腰椎滑脱的手术方法有很多种，如后路滑脱复位、椎弓根螺钉内固定、椎间植骨融合术等。

（五）埋线治疗

此病大多数患者病程较长，除先天性腰椎滑脱者外，如果腰椎滑脱的患者出现了神经症状，有多节椎间盘膨出、突出症状，有椎体滑脱等，所以治疗中要根据具体情况辨证施治。

1．有多节椎间盘突出者，凡压迫坐骨神经的，首先选用“坐三针”（L_3、$S_{2\sim3}$）埋线；其次要选用不同病根穴缓解临床体征，如大腿外侧不适选 L_2，小腿外侧不适选 L_5，腰骶部不适选 L_2、S_2 等。

2．属椎体滑脱的，如 L_4 滑脱，在 L_4 的椎体左右旁开 1 寸处埋线，在 L_4 的中间和向前方平刺埋线等，使用 2-0 号线较好，其他椎体滑脱也按此法埋线。

3．遇到椎体侧弯的，除按整脊方法调整外，要在椎体受压神经周围埋线，神经受压缓解后，椎体弯向健侧位置自然恢复，如不能恢复的要在健侧部位用 2-0 号线水平方向平刺埋线。

4．因此证属“痛痹”证，可配用秩边、肾俞、外三关、肾关等穴埋线施治。

（六）典型病案

三例 L_5 向腹腔移位（滑脱）女性，被当作妇科施治几年，甚至长达近 20 年的康复案例。

病案 1　腰臀疼痛

患者：某女，34 岁，河北廊坊市文安县苏桥镇人。2018 年 7 月来我处治疗腰臀疼痛，触诊，L_5、S_1 处轻触刺痛，小腹部（脐下）一按就疼，并自述一年半生理期没到，到处输液调理妇科，基本无效，经手法复位，并埋线当时痛止。坐车回家后电话回复我，还没到家生理下来了，把车都染了。又复位埋线一次，共调理 2 次。至今三年生理期正常，腰臀疼痛也未见复发。

病案 2　腰背疼痛

患者：某女，54 岁，河北廊坊市大城县北桃子村人。2019 年 10 月来诊治腰背疼痛，触诊，L_5、S_1 有一鼓包，按下去腰骶有约 2cm 错位差，腹部有一硬块，自己说十几年前摔了一跤，肚子里就出了 3 个硬块，然后总是肚子疼，生理期十分不正常，也没少看妇科，基本上没有什么效果，总是腰坠肚子疼。施以手法复位，当时肚子里硬块就没有了，腰也不坠疼了。配合病根穴埋线（$T_{10\sim12}$、$L_{3\sim5}$）3 次，至今 2 年没再难受过。

病案 3　肩背疼痛、月经失调

患者：徐某，41 岁。2019 年来这调理肩背疼痛，说起妇科疾病好多年了，便秘同样触诊，小腹（脐下）一按就痛，L_5、S_1 台阶明显，手法复位埋线后，妇科正常，也不便秘了。

小结：腰椎滑脱造成妇女月经失调，这种情况女性患者挺多见，只挑选出这四例，举例说明一下。脐正对的是 L_5 椎间，脐下是 L_5 骨面。第五椎向腹内移位，必然导致小腹腔内筋膜（肠、子宫等）张力变大，导致循环不畅而产生一系列问题（不通了），通过手法把移位的骨推回去，在配合埋线巩固正骨效果，骨正（骨回位）神安，器官也就能正常工作了（月经失调正常了）。

手法：患者平躺屈膝，放松。施术者用 3 个手指放在患者脐下，然后把患者臀部抬起约 20cm 抵住约 5 分钟，缓缓放下来，让患者起身活动，然后在做 1 ～ 2 次，基本就可以复位。

穴位埋线，病根穴埋线：选 T_{11}、T_{12}（双侧）、L_4、L_5（双侧）、环跳（患侧）、腹部引气归元（中脘、下腕、气海、关元）即可。

分析与讨论：腰椎滑脱是指椎体向前或向后移位或因椎体间骨性连接异常而引起的上位椎体与下位椎体表面部分或全部滑移，从而引起下腰部疼痛，活动受限，下肢放射性疼痛及尿频、尿急、大便不成形等一系列临床症状。常见于 L_4 与 L_5，是脊柱科常见病，其有真性滑脱和假性滑脱，真性滑脱是因椎体峡部裂引起，假性滑脱是因腰椎间盘退变而形成。腰椎滑脱属于中医的腰痛、痹症范畴，认为与外感风寒湿邪和肝肾亏虚及外伤、劳损有关。中医治疗中，有手法复位治疗、药物治疗、物理治疗和支具治疗等。埋线治疗加手法复位结合是治疗腰椎滑脱很好的治疗方法之一。埋线治疗中选 L_4、L_5 的左右两侧直刺埋线，上下两边平刺埋线，并选 T_{12}，或 L_1、L_2 位置埋线，支配腰部肌肉群的稳固作用，配肾俞、肝俞、肾关穴，补益肝肾;配秩边穴，通利下肢，活血通络。加上手法复位治疗，一般治疗几次都有好的效果。（病案提供者：韩百强　分析与讨论：董立君）

六、膝关节疼痛

（一）概述

膝关节疼痛是临床上常见的症状之一，常常伴发膝关节肿胀、伸屈功能受限等。常见的原因有膝关节骨关节炎或退变、类风湿性关节炎、痛风性关节炎、外伤、肿瘤、先天畸形等，上述问题都可损害关节结构，进而引起膝关节疼痛。

（二）埋线治疗

方案 1:①“膝三针”（L_3、环跳、秩边穴），1 号线，2cm，注线;②足三里、阳陵泉，0 号线，2cm，注线。

方案 2:①“膝三针”（L_3、环跳、秩边穴）、S_2，1 号线，2cm，注线;②奇穴肾关穴，0 号线，2cm，注线；③阿是穴，3-0 号线，2cm，注线平刺。

方一与方二交替使用，15 ～ 20 天埋线 1 次，配合增生中药外敷法基本可有较好效果。

（三）典型病案

病案 1　膝关节骨质增生、髌骨软化证

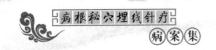

病案摘要：患者：王某，女，69 岁，石家庄人。主诉：双膝关节疼痛，不能上楼，不能下蹲，走路时间长疼痛加重。X 光片显示膝关节骨质增生，髌骨软化症。

诊疗经过：此患者长期采用贴膏药、按摩、针灸、理疗等效果不佳。2021 年 6 月来我医院进行治疗，每日采用中药注射液定点注射治疗，治疗 7 日后运用病根穴埋线治疗，选用：L_3、L_4，用 1 号胶原蛋白线埋线，配用足三里、阳陵泉穴，用 2-0 号线埋线治疗。埋线 1 次后，12 天后来复诊，症状大有好转。继续埋线治疗，加肾俞穴、膝部阿是穴，埋线 3 次后，患者膝关节疼痛减轻，症状明显好转，半年后回访膝关节症状好转，走路、上下楼也不疼了。（病案提供者：孙建芳）

病案 2　双膝关节增生、髌骨软化证

病案摘要：患者：赵某，女，65 岁，石家庄桥西区某小区。主诉：患者腰部疼痛，走路困难，双膝关节疼痛等。CT 片检查结果：L_3 ～ L_4、L_4 ～ L_5 突出，L_3 ～ L_4 骨质增生，腰椎间盘突出证。X 片显示：双膝关节增生，髌骨软化证。

诊疗经过：患者经多家门诊治疗，做过按摩、理疗、针灸、穴位封闭等，治疗效果不佳，2021 年 8 月来门诊治疗，采用病根穴埋线治疗：选用腰椎 L_3、L_4、L_5、S_1、S_2，配穴秩边穴、肾俞穴、足三里穴等，埋线 1 次后症状好转，第二次埋线加“膝三针”，1 个月后进行第三次埋线，方案同第一次方，加 S_3、阳陵泉穴，共埋线 4 次，症状已好转，回访患者身体好转，腰不疼了，走路也好转。（病案提供者：刘建利）

病案 3　增生性关节炎

病案摘要：患者：张某，女，49 岁，服务员。2018 年 5 与 7 日。主诉：膝关节肿痛近 1 个月加重。

病史：左膝关节肿痛 20 余年，当时局部红而不热，行走困难，每因阴雨、过力而疼痛加剧，服泼尼松等药不效。后经某医院拍 X 光片，诊断为增生性关节炎，予针灸、电疗、洗药及激素类药物治疗 2 年，病情渐缓解，时有轻度疼痛。一个月前浴后感寒，翌日即恶寒发热，体温达 39.4℃，经某医院予 APC 及土霉素后，体温降至 36.9℃，10 天后左膝红肿疼痛，不能活动，再次拍片诊为增生性关节炎，服用泼尼松、瑞培林、消炎痛等药，疼痛不减并延及右膝，某医院建议行“髂骨脂肪松解术”，本人不接受而来我门诊治疗。

诊疗经过：查体：形体肥胖，咽无充血，扁桃体不大，舌淡苔黄腻，心肺正常，肝于肋缘下一横指可及，双膝关节肿胀，左侧较重，右膝关节积液，双下肢未见红斑、结节。左脉沉细，右脉沉弦。

印象：①中医：痹证；②西医：增生性膝关节炎。

辨证：患者素体肥胖，气虚湿盛，病痹证日久不愈，湿性黏腻之故，浴后腠理空虚，风寒乘虚袭人经隧，阻于脉络，寒湿互结，阴气下沉，气血痹阻于足阳明经，发而为痹，关节疼痛不移为寒邪甚，肿胀为寒与内湿相持，遂酿成寒湿痹证。

治则：疏风散寒，祛湿通络。

穴位埋线选穴：委中、内外膝眼、阴陵泉、阴谷、曲泉，局部梅花针排刺。

治疗经过：如上法针 1 次，4 天后静止时已不疼，经搀扶可短距离行走。3 周后双膝关节疼痛消失，肿胀消散，屈伸灵活，独立行走自如。

分析与讨论：膝关节疼痛又称为增生性关节炎，属于祖国医学中的骨痹范畴。《内径》曰："病在骨，骨重不可举，骨髓酸痛，寒气至，名曰骨痹"。中医治疗膝关节疼痛主要是分内治法和外治法。内治法主要是中药方剂，服用温寒散结、活血化瘀之功效的中药汤剂；外治法主要有推拿、针灸、埋线、理疗等方法。可以缓解疼痛，加速血液循环，起到消肿止痛、舒筋活络的功效。

病根穴埋线主要选"膝三针"埋线，L_3 支配膝关节的调理，配秩边穴、环跳穴主下肢痿痹，强健腰膝，舒筋活络。祖国医学认为，膝关节病以风寒湿邪、肝肾亏虚为内因，风寒湿邪侵袭及劳损为外因，治疗中针对不同类型的膝关节病，选 L_3、L_4 支配膝关节为主，风寒湿痹型配阳陵泉、足三里，舒筋活络，强健下肢；肝肾亏虚型配肝俞、肾俞、三阴交穴，调补肝肾，活血通络；气滞血瘀型配脾俞、三阴交、阳陵泉穴，活血祛瘀，舒筋理气。病根穴选穴为主，配经验腧穴，也可配合中药外敷、艾灸、熏蒸等理疗方法，治标治本，有好的治疗效果。（病案提供者：周鹏飞　分析与讨论：董立君）

六、肩周炎

（一）概述

肩周炎是以肩关节疼痛和功能障碍为主的疾病，好发于 50 岁人，女性大于男性。中医学称"五十肩""漏肩风"，病因是肝肾亏虚、气血不足、筋失所养及外伤劳损所致。治疗予埋线、针灸、按摩等为主。

中医对肩周炎的认识，肝肾亏损。肝藏血、主筋，具有贮藏血液和主筋肉运动的功能。肝血充盈，才能使肢体的筋脉得到充分的濡养，以维持正常的生理活动。肾主骨，主生髓。肾藏五脏六腑之精气，其充在骨。肾贯脊骨而生髓，骨髓充盈于骨腔之内，又营养骨体，以促其发育壮实。所以，骨的生长、发育、修复均依赖肾脏精气的营养和推动。五旬之人由于肝肾亏损，不能濡养筋骨，过度长期劳损，或睡卧时露肩着凉，寒凝筋膜，而致筋骨运动不灵，关节伸屈不利，而致肩周炎的发生。

（二）病因

1．本病大多发生在 40 岁以上中老年人，软组织退行病变，对各种外力的承受能力减弱是基本因素。

2．长期过度活动、姿势不良等所产生的慢性致伤力是主要的激发因素。

3．上肢外伤后肩部固定过久，肩周组织继发萎缩、粘连。

4．肩部急性挫伤、牵拉伤后因治疗不当等。

（三）临床症状

1．肩部疼痛　可为阵发性或持续性，急性期时疼痛剧烈，夜间加重，活动与休息均可出现，严重者有触痛，疼痛时汗出难耐，不得安睡。部分患者疼痛可向前臂或颈部放射。肩关节活动受限，尤以外展、外旋、后伸障碍显著，病情严重者不能刷牙、洗脸、梳头、脱衣、插衣兜等，甚至局部肌肉萎缩等。肩周炎的发病首先发生一侧肩部疼痛、酸痛或跳痛，夜间痛甚，初起因畏痛而不敢活动，久则产生粘连和挛缩，活动受限，尤以外展、上举、背伸时明显，甚者肩关节失去活动能力。

2．肩关节活动受限　肩关节向各方向活动均可受限，以外展、上举、内外旋更为明显，随着病情进展，由于长期失用引起关节囊及肩周软组织的粘连，肌力逐渐下降，加上喙肱韧带固定于缩短的内旋位等因素，使肩关节各方向的主动和被动活动均受限，当肩关节外展时出现典型的“扛肩”现象，特别是梳头、穿衣、洗脸、叉腰等动作均难以完成，严重时肘关节功能也可受影响，屈肘时手不能摸到同侧肩部，尤其在手臂后伸时不能完成屈肘动作。

3．怕冷　患肩怕冷，不少患者终年用棉垫包肩，即使在暑天肩部也不敢吹风。

4．压痛　多数患者在肩关节周围可触到明显的压痛点，压痛点多在肱二头肌长头腱沟。肩峰下滑囊、喙突、冈上肌附着点等处。

5．肌肉痉挛与萎缩　三角肌、冈上肌等肩周围肌肉早期可出现痉挛，晚期可发生失用性肌萎缩，出现肩峰突起、上举不便、后弯不利等典型症状，此时疼痛症状反而减轻。三角肌有轻度萎缩，斜方肌痉挛。冈上肌腱、肱二头肌长及短头肌腱及三角肌前、后缘均可有明显压痛。肩关节以外展、外旋、后伸受限最明显，少数人内收、内旋亦受限，但前屈受限较少。

（四）埋线治疗

1．选 C_3、C_5、C_6 位置，2-0 号线，埋线。

2．选“肩三针”，3-0 号线，平刺埋线。

3．辨证施治，肝肾亏虚者配肝俞、肾俞、三阴交穴，气滞血瘀者配脾俞、阳陵泉穴，湿邪阻滞者配肩髎穴、足三里、条口穴。

（五）典型病案

病案 1　肩关节卡压症

病案摘要：患者：史某，男，49 岁，2020 年 11 月就诊。主诉：颈肩背腋下侧酸楚不适，夜间剧痛不得卧床。10 余天，自行服药无效，就诊于保定市二五二医院。患者自诉 10 天前，抬重物后出现颈僵活动受限，继而出现右上肢怎么安放也不适。在后来右上肢只能做抬举状。医院核磁示 $C_{4\sim5}$、$C_{5\sim6}$、$C_{6\sim7}$ 椎间盘突出，需手术治疗。在筹钱准备手术时，经亲属介绍来我处治疗。在患者年轻也不愿手术。

体诊：精神不佳，表情痛苦，呻吟不断，坐卧不安，声音低微，伴有手麻木，舌质紫暗，苔黄，脉弦细涩。

诊断：肩胛背神经卡压综合征（瘀血阻络型）。

诊疗经过：肩胛背神经为第五颈神经根支配，发出又有肩痛，故选穴 C_5、C_6、C_7 患侧，配加膈俞、血海，埋完后患肢及肩背部疼痛缓解一半，后又给药甘露醇 250ml 加地塞米松（考虑神经根处有水肿），每日 1 次，静脉滴注，连用 7 天。15 天后复诊，患者活动自如疼痛基本消失。自诉晚上有痛醒。故行 2 次埋线。配合整脊手法使其歪脖回复。选穴：C_5 双侧、C_6、C_7，配列缺穴，患侧埋线。20 天后电话随访症状全无。2021 年 10 月 8 号带父亲治腰痛时。询问其愈后良好。（病案提供者：国洪才）

病案 2　肩关节周围炎

病案摘要：患者：刘某，女，47 岁，工人。主诉：左肩臂疼 6 个月余。病史：患者于白天织毛衣时间较长，晚上睡觉时左肩臂疼痛剧烈，如针刺样，在本单位保健站治疗，口服泼尼松、去痛片，疼痛有所缓解，但每于过度用力则诱发疼痛，渐至活动受限，经人介绍来来我诊所求治。

诊疗经过：查体：发育正常，营养中等，神疲乏力，右肩臂疼痛如刺，屈伸不利，后伸 30°、外展 45° 活动受限，疼痛得热则舒，与气候变化无关，神经系统查体未见异常，心肺（-），肝脾正常，舌质淡红，苔薄白，脉弦细。

印象：①中医：痹证；②西医：肩关节周围炎。

辨证：患者年过五旬，气血不足，经脉空虚，过度劳累，耗伤气血，筋脉失养，又复令肩臂持续劳累，致气血闭阻不通，不通则痛，血瘀致痛，故其痛如刺。

治则：益气活血，疏通经络。

埋线选穴：肩髃、臑俞、肩内陵、肩外陵、条口及最痛点刺络拔罐。

治疗经过：采用本法，治疗即刻疼痛缓解，经 1 周治疗左上肢可后伸 45°，上举 90°，又复巩固治疗 1 周，临床治愈。

临证提要：肩臂痛是临床常见病，多发病，其治疗方法多种多样，然穴位埋线长效刺激疗效尤其显著。特别是穴位埋线长效针刺与刺络拔罐相结合止痛迅速，立竿见影。

周鹏飞医师的配方理论和见解：肩凝症以单侧或双肩关节酸重疼痛、运动受限为主症。本病屈中医学“风寒湿痹”的范畴。风盛者多伤于筋，肩痛可牵扯项背手指；

寒盛者多伤于骨，肩痛较剧，深按乃得，得热则舒；湿盛者多伤于肉，肩痛固定不移，局部肿胀拒按。风、寒、湿三邪痹阻经络、气血凝滞不通则痛。方中条口透承山为治疗肩臂痛的经验穴，肩髃为手阳明经穴，有祛风通络之功。肩贞至肩外俞 7 穴，为手太阳小肠经穴，又名“七星台”，对缓解肩胛部疼痛有特效。刺络拔罐意在祛其邪气瘀血，使经络气血运行通畅，达到祛瘀生新、行气活血、通络止痛的目的，瘀去络畅则疼痛自消。本配方所取腧穴均位于肩背部，其穴位深层有大圆肌、冈上肌、冈下肌、斜方肌、肩胛提肌、小菱形肌，分布着桡神经、腋神经、肩胛上神经、肩胛背神经，这些肌肉和神经有支配上臂外旋、内旋、外展、内收及肩胛上举的作用。通过针刺及刺络拔罐，促进筋肉内血液循环代谢，增加关节的血流，达到活血散瘀、消肿止痛的目的；另外，还可以缓解肌肉痉挛，从而改善肩关节的运动功能。

转归及预后：

1．本证初期邪浅，经针灸治疗可望治愈，预后较好。

2．本证治疗若不得当，常迁延缠绵难愈，预后不良，影响正常生活。

3．本病在针灸治疗的基础上配合推拿手法治疗可提高疗效。

预防与调护：本病的发生或为感受风寒湿邪，或为外伤闪挫，因此生活起居中应注意避风寒，进行适当的功能锻炼，促进局部气血运行。

分析与讨论：肩周炎是以肩关节疼痛和功能障碍为主的疾病，好发于 50 岁人，女性大于男性。中医学称“五十肩”“漏肩风”。病因是肝肾亏虚、气血不足、筋失所养及外伤劳损所致。治疗以埋线、针灸、按摩等为主。

中医对肩周炎的认识，本病与干甚有关。肝肾亏损，可以引发此病。肝藏血、主筋，具有贮藏血液和主筋肉运动的功能。肝血充盈，才能使肢体的筋脉得到充分的濡养，以维持正常的生理活动。肾主骨，主生髓。肾藏五脏六腑之精气，其充在骨。肾贯脊骨而生髓，骨髓充盈于骨腔之内，又营养骨体，以促其发育壮实。所以，骨的生长、发育、修复均依赖肾脏精气的营养和推动。五旬之人由于肝肾亏损，不能濡养筋骨，过度长期劳损，或睡卧时露肩着凉，寒凝筋膜，而致筋骨运动不灵，关节伸屈不利，而致肩周炎的发生。

在临床中总结了四步治此证方法：即“一找，二压，三拨，四埋”的快速治疗方法。

1．“找” 找到肩部压痛点，一般在肩周附近有不敢触碰的阿是点。

2．“压” 用示指关节蜷曲，用指关节按压阿是点，时间 1 分钟，力度为患者能忍受。按压后可让患者做上伸展运动。

3．“拨” 用三步挑拨肩周痛点。

4．“埋” 选用“肩三针”埋线，用 2-0 号线，平刺埋入阿是点周围，不要穿过疼痛点。

病根穴埋线可选 C_3、C_5、C_6 位置，支配肩部的斜方肌、三角肌、肱二头肌等肌肉群。配肩髃、肩髎穴，缓解上肢疼痛，疏通肩部经络，改善肩关节功能。病根穴埋线一般埋线 1 ～ 2 次都有好的疗效，配合功能性运动，此证基本可以好转。（病案提供者：周鹏飞　分析与讨论：董立君）

第四节　呼吸系统及循环系统疾病病案分析与讨论

呼吸系统疾病是一种常见病、多发病，主要病变在气管、支气管、肺部及胸腔，病变轻者多咳嗽、胸痛、呼吸受影响，重者呼吸困难、缺氧，甚至呼吸衰竭而致死。由于大气污染、吸烟、人口老龄化及其他因素，使国内外的慢性阻塞性肺病（简称慢阻肺，包括慢性支气管炎、肺气肿、肺心病）、支气管哮喘、肺癌、肺部弥散性间质纤维化，以及肺部感染等疾病的发病率、死亡率有增无减。

循环系统疾病包括心脑血管疾病，是心脏血管和脑血管疾病的统称，泛指由于高脂血症、血液黏稠、动脉粥样硬化、高血压等所导致的心脏、大脑及全身组织发生的缺血性或出血性疾病。心脑血管疾病是一种严重威胁人类，特别是 50 岁以上中老年人健康的常见病，具有高患病率、高致残率和高死亡率的特点。

本节主要以医师埋线治疗的支气管炎、冠心病、肺癌患者康复治疗等证进行分析与讨论。

一、支气管炎

（一）概述

支气管炎是指气管、支气管黏膜及其周围组织的慢性非特异性炎症。支气管炎主要原因为病毒和细菌的反复感染形成了支气管的慢性非特异性炎症。当气温下降、呼吸道小血管痉挛缺血、防御功能下降等利于致病；烟雾粉尘、污染大气等慢性刺激也可发病；吸烟使支气管痉挛、黏膜变异、纤毛运动降低、黏液分泌增多有利感染；过敏因素也有一定关系。

（二）临床表现

慢性支气管炎是指除外慢性咳嗽的其他各种原因后，患者每年慢性咳嗽、咳痰 3 个月以上，并连续 2 年，并不一定伴有持续存在的气流受限。

1．咳嗽　反复、逐渐加重的咳嗽是本病的突出表现。轻者仅在冬春季节发病，尤以清晨起床前后最明显，白天咳嗽较少。夏秋季节，咳嗽减轻或消失。重症患者则四季均咳，冬春加剧，日夜咳嗽，早晚尤为剧烈。

2．咳痰　一般痰呈白色黏液泡沫状，晨起较多，常因黏稠而不易咯出。在感染或受寒后症状迅速加剧，痰量增多，黏度增加，或呈黄色脓性痰或伴有喘息。偶因剧咳而痰中带血。

3．气喘　当合并呼吸道感染时，由于细支气管黏膜充血水肿，痰液阻塞及支气管管腔狭窄，可以产生气喘（喘息）症状。患者咽喉部在呼吸时发生喘鸣声，肺部听诊时有哮鸣音。

4．反复感染　寒冷季节或气温骤变时，容易发生反复的呼吸道感染。此时患者气喘加重，痰量明显增多且呈脓性，伴有全身乏力、畏寒、发热等。肺部出现湿性音，查血白细胞计数增加等。反复的呼吸道感染尤其易使老年患者的病情恶化，必须予以充分重视。

（三）埋线治疗

运用病根穴埋线治疗慢性支气管炎有好的疗效。

方一:①“肺三角”埋线，配病根穴 T_4 1、3 号穴，配穴:天突、膻中穴;②操作:“肺三角”埋线则用透线法，用 1 号肠线 2cm，穿入 11 号注线针中，从大椎穴向两侧平刺埋线两根，从 T_2 向 1、3 号埋线平刺，肺俞穴穿过风门穴，埋线 2cm 两根。T_4 1、3 号穴用注线法透刺,穴位局部消毒,局麻后用 2 号线 2cm 用注线针将肠线埋入 T_4 1、3 两侧;天突、膻中穴用 0 号线，注线针斜刺入肌层。

方二：①“八华穴”埋线，配穴：膻中、定喘、肾俞、丰隆；②操作：“八华穴”埋线用注线法平刺或透刺，方法同上。定喘穴用 1 号肠线 1.5cm，穴位消毒局麻后，用 11 号注线针穿 1 号肠线刺入穴位；丰隆穴用 0 号肠线 1.5cm 注线埋入穴位；膻中穴用 1 号肠线 2cm 平刺埋入穴位。

方一与方二交替使用，20 天埋线 1 次，4 ～ 6 次 1 个疗程。

（四）典型病案

病案 1　支气管炎

病案摘要:患者:白某,男,70 岁,患老年慢性支气管炎咳喘证,2016 年来诊所治疗。此患者年龄较大，身体较瘦，气血虚弱，气喘并吐泡沫黏痰，因为老年慢性支气管炎咳喘病经常住院治疗。诊断：心肺气虚，痰湿阻滞型慢性气管炎及咳喘证。

诊疗经过:选病根秘穴组穴“肺三角”埋线，配膻中穴、丰隆穴，埋线 2 次后咳喘、吐痰等症状大有好转，效不更方，三诊埋线诸症状全消失。（病案提供者：杨旭辉）

病案 2　慢性支气管炎

病案摘要:患者:张某，女，58 岁，石家庄人，咳嗽咳痰 8 年。现病史:咳嗽、咳痰，每年冬季加重，曾口服抗生素、输液治疗，效果不明显，口服汤药稍有缓解，但病情反复顽固难愈，求助埋线疗法。

刻下：乏力、多汗、怕风、怕冷，易感冒，痰清色白量多，小便清长，大便溏，舌淡苔白腻有齿痕，脉沉滑。

治疗经过：第一次埋线：选病根穴 T_1、T_2、T_4 肺俞穴透风门、天突穴、膻中穴，因脾为生痰之源，痰多，乏力，大便溏均为脾虚症状，加脾俞穴、足三里，健脾益气祛湿化痰。

脏腑辨证：肺脾气虚。

中药处方：玉屏风合三子养亲汤加麻黄、半夏、鱼腥草，10 剂。

10 天后复诊，咳嗽次数明显减少，咳痰量减少，乏力减轻。

第二次埋线：选病根穴 T_2、T_3、T_5、膻中穴、肺俞穴、脾俞穴、足三里、丰隆穴，因久病及肾加肾俞穴。继服中药 7 剂。

一周后复诊偶有咳嗽，大便稀，乏力怕风已不明显。

第三次埋线：选病根穴 T_1、T_2、T_4、肺俞穴透风门、脾俞穴、肾俞穴、足三里。

中药调整为玉屏风加茯苓、党参、杏仁、甘草，7 剂。

10 天后回访已基本恢复正常，多年顽固咳嗽去除，患者比较满意。嘱忌口辛辣、寒凉，多做运动，5 个月后回访暂无复发。

分析：本例患者以前也曾喝中药短暂缓解，持续时间较短，复发率高。考虑病根埋线刺激比较持久，针药结合调理更迅速更有针对性。建议痊愈后前三年可预防性埋线，调理体质，防止复发，巩固疗效，安全方便。

分析与讨论：慢性支气管炎，也叫“老年慢性支气管炎”，以其临床表现多分为实证、虚证两大类。“老年慢性支气管炎”为久病之证，久病必虚，故本病本质多为虚寒。反映在肺、脾、肾三脏之虚。慢性支气管炎属于中医的“咳嗽”“痰饮”“喘证”等范畴。病因有内因和外因之分：外因为感受六淫之邪，侵袭肺系，肺失宣肃；内因则由肺脏功能失调，内邪干犯，或肺本自虚，复感外邪而致肺不主气，肃降无权，气逆而咳。

埋线疗法治疗“老年慢性支气管炎”早在 20 世纪五六十年代就开始了，疗效很好，很受欢迎。现在用病根秘穴组穴“肺三角”埋线，或用“八华穴”埋线都有很好治疗效果，或选用 $T_{2\sim5}$，支配肺脏和气管、支气管，用星状神经节，支配心肺脏器，配膻中、脾俞、肾俞、足三里等穴，有健脾益肾、宽胸理气、降逆化痰之功效。

病根秘穴埋线治疗“老年慢性支气管炎”一般埋线 3 ～ 5 次，选用胶原蛋白线用五香排毒中药液浸泡后埋线疗效好。（病案提供者：支丽娜　分析与讨论：董立君）

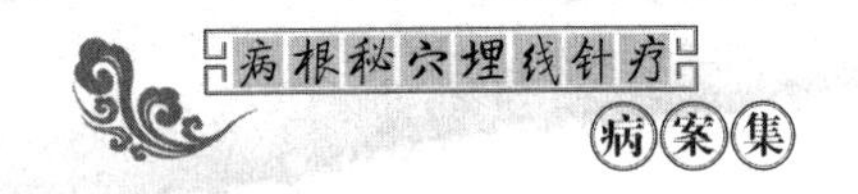

二、冠心病

（一）概述

冠状动脉粥样硬化性心脏病是冠状动脉血管发生动脉粥样硬化病变而引起血管腔狭窄或阻塞，造成心肌缺血、缺氧或坏死而导致的心脏病，常常被称为“冠心病”，但是冠心病的范围可能更广泛，还包括炎症、栓塞等导致管腔狭窄或闭塞。世界卫生组织将冠心病分为五大类：无症状心肌缺血（隐匿性冠心病）、心绞痛、心肌梗死、缺血性心力衰竭（缺血性心脏病）和猝死五种临床类型。临床中常常分为稳定性冠心病和急性冠状动脉综合征。

祖国医学根据其症状归属于“胸痹”“真心痛”和“厥心痛”范畴。中医认为本病因年老体衰，正气亏虚，脏腑功能损伤，阴阳气血失调，加上七情内伤、饮食不节、寒冷刺激、劳逸失度等因素的影响，导致气滞血瘀，胸阳不振，痰浊内生，使心脉痹阻而致病。

（二）临床表现

1．症状

（1）典型胸痛：因体力活动、情绪激动等诱发，突感心前区疼痛，多为发作性绞痛或压榨痛，也可为憋闷感。疼痛从胸骨后或心前区开始，向上放射至左肩、臂，甚至小指和无名指，休息或含服硝酸甘油可缓解。胸痛放散的部位也可涉及颈部、下颌、牙齿、腹部等。胸痛也可出现在安静状态下或夜间，由冠脉痉挛所致，也称变异型心绞痛。如胸痛性质发生变化，如新近出现的进行性胸痛，痛阈逐步下降，以致稍做体力活动或情绪激动甚至休息或熟睡时亦可发作。疼痛逐渐加剧、变频，持续时间延长，祛除诱因或含服硝酸甘油不能缓解，此时往往怀疑不稳定心绞痛。

（2）需要注意：一部分患者的症状并不典型，仅仅表现为心前区不适、心悸或乏力，或以胃肠道症状为主。某些患者可能没有疼痛，如老年人和糖尿病患者。

（3）猝死：约有 1/3 的患者首次发作冠心病表现为猝死。

（4）其他：可伴有全身症状，如发热、出汗、惊恐、恶心、呕吐等。

2．体征　心绞痛患者未发作时无特殊。患者可出现心音减弱，心包摩擦音，并发室间隔穿孔、乳头肌功能不全者，可在相应部位听到杂音。心律失常时听诊心律不规则。

（三）埋线治疗

方一：①病根穴：$T_{2\sim5}$；②配穴：心俞、膻中、内关；③操作：$T_{2\sim5}$ 1、3 号穴用 1 号肠线穿入 11 号注线针内，穴位局部消毒局麻后，注线针以 25°～45° 角斜刺入肌层，心俞、膻中用 0～1 号肠线斜刺入肌层。内关穴用 2/0 号肠线直刺入穴位，针眼处贴上创可贴，保护针眼24小时。

方二：①取穴：心俞（双）、天池（左）、巨厥、内关、神门等穴；②操作：心俞穴，用注线法，斜刺，穴位消毒局麻后，用1号线2cm穿入11号注线针中，斜刺两侧心俞穴；天池穴，用0号肠线1cm穿入9号针中，斜刺入肌层；内关、神门，用2/0号线1cm直刺入穴位，穴位处贴上创可贴，保护针眼24小时。15天埋线一次，3次一个疗程。

（四）典型病案

病案1　冠心病

病案摘要：患者：某女，57岁，河南洛阳伊川人。患冠心病多年，在当地人民医院进行治疗，医院建议手术治疗，安装心脏起搏器，因家庭经济条件不好，放弃手术治疗。2015年来我诊所寻求保守治疗，患者来时，面色苍白，嘴唇青紫，呼吸上气不接下气，胸闷、气短，并有早搏现象。根据患者情况，我也建议她去医院治疗，但是患者及家属坚持在诊所保守治疗，故采用埋线治疗。

诊疗经过：根据患者的病情，采用病根穴埋线治疗。第一次埋线选用$T_{4\sim5}$，配心俞、膻中、中脘、天枢、大横等穴，埋线1次后患者就说胸闷、气短的症状明显好转了，后期又继续埋线4次，现在患者的病情得到了明显好转。（病案提供者：曹月粉）

病案2　心脉瘀滞型冠心病

病案摘要：患者：汪某，女，68岁，石家庄人，患有冠心病多年。主诉：经常胸闷、憋气，有后背疼痛的感觉，多年吃冠心病中药、西药维持，2021年8月来门诊寻求埋线治疗。查体：面色萎黄，乏力，走路气短，少气懒言，舌质暗红、有齿痕，脉弦涩。

诊断：心脉瘀滞型冠心病，因为年龄较大，有气血不足。

诊疗经过：第一次埋线治疗：选$T_{3\sim4}$，背部4～5椎旁阿是穴，配心俞穴、膻中穴，引气归元穴，用智象靓紫丝线2-0号线埋线。埋线15天后反应症状好转，背部不疼痛了，胸闷、憋气好转。第二次埋线同第一次方案，减去心俞穴、T_3，加T_5、内关穴、足三里，使用智象靓紫丝线2-0号线埋线。20天后第三诊：方案同上次，使用智象靓紫丝线2-0号线埋线。共埋线5次，患者症状好转，目前只吃中成药参芪强心胶囊，身体良好。（病案提供者：刘建利）

病案3　心悸

病案摘要：张某，女，52岁。邛崃市临邛镇瑞云巷43号。2019年6月12日初诊。主诉：心悸1年，加重半月。现病史：患者于1年前出现心悸，行走运动后加重，症状断断续续，经中西医诊断为心神经官能症，但中西医药物及针灸等治疗效果时好时歹，半月来逐步加重，他人治疗效果不佳。遂来我处求治。刻诊：精神一般，面色青黄，心悸，胸闷不适，运动后加重，行走时加重，睡眠稍差，饮食一般，二便正常，绝经1年，舌质淡、苔薄白，脉细弦。患者中年，已绝经，肝肾不足，阴阳失衡，出现更年期综合征，久之伤及心气，心气不足，不能养心神而出现心悸诸证。此为心气不足，心失所养之心悸病，治疗当补益心气、宁心安神定悸。本病从经络来辨，病位在阳明胃经、少阴肾经、厥阴心包经、少阴心经。

诊疗经过：治疗方法：①针刺取穴：右侧内关、神门、合谷。操作：在右侧内关、神门、合谷处寻找敏感点进行针刺。快速刺入后询问患者患处有无减轻。1 日 1 次，1 周 3 次；②埋线疗法：取穴：厥阴俞、心俞。操作：于一侧厥阴俞、心俞寻得敏感点，局部皮肤消毒后，用一次性埋线针刺入穴位，当针头进入适当位置后再进针 0.5cm，把羊肠线推入，随后把针退出，用棉球或纱布压迫针孔片刻，再用创可贴敷盖保护创口。15 日 1 次，下次治疗选用对侧厥阴俞、心俞。

针刺及埋线 1 次，患者胸闷、心悸立即减轻，留针半小时后患者症状减轻大半出针。针刺 3 次后症状已经不明显，针刺 7 次后患者症状完全消失，再埋线 1 次做巩固治疗，1 个月后临床治愈。回访半年未见复发。

按语：患者中年，已绝经，肝肾不足，阴阳失衡，出现更年期综合征，久之伤及心气，心气不足，不能养心神而出现心悸诸证。此为心气不足、心失所养之心悸病，治疗当补益心气、宁心安神定悸。《素问•阴阳应象大论》:“故善用针者，从阴引阳，从阳引阴，以右治左，以左治右，以我知彼，以表知里，以观过与不及之理，见微得过，用不殆。”所以《黄帝内针》针法严格按此选穴配穴，本病从经络来辨，病位在阳明胃经、少阴肾经、厥阴心包经、少阴心经。三焦属上焦。按《黄帝内针》取穴原则:“左病治右，右病治左，两边及中间取男左女右”及阴阳倒换求等原则，取右侧内关、神门、合谷。针入症减，配合厥阴俞、心俞埋线，增强疗效，经年缠绕患者心悸之疾 7 次而愈。

分析与讨论：冠心病又叫冠状动脉粥样硬化性心脏病。属于中医中的“胸痹”“心悸”“真心痛”“厥心痛”等范畴。中医认为，冠心病发病与年老、肾虚、饮食不节、情志失调等因素有关。其病位在心，与肝脾主脏的盛衰有关，多属本虚标实之证。其实者大部分表现为气滞血瘀、痰浊水饮、寒凝热郁；其虚者轻者脏腑气血阴阳不足，重者气血升降失常，阴阳不相顺接，厥逆暴脱，危及生命。冠心病常在心阳、心血、心阴不足和脾肝肾失调的基础上出现气滞、血瘀、寒凝等病变，产生不通则痛或不荣则痛的表现。治疗冠心病的原则：治本在补，治标在通。

病根秘穴埋线治疗冠心病有很好效果，选用“心三针”埋线，即 T_4、T_5、心俞穴。T_4、T_5 是支配心脏的神经节段，对于治疗心脏疾病有较高的治疗疗效。T_4、T_5 又是交感神经支配点，对于治疗因自主神经功能紊乱引起的心悸、胸闷有好的治疗效果，有不少病案埋线 1 ～ 2 次后都有好的疗效。心俞穴主治：心悸、心痛、胸背痛、惊悸、心律不齐、心绞痛等心脏病症状。所以，病根秘穴埋线治疗冠心病，首选“心三针”埋线，选穴简单，疗效显著。也可配穴：内关、膻中、巨阙、足三里。根据冠心病的分型，心血瘀阻配膈俞，气阴不足配三阴交，心阳不振配命门穴，肝气郁怒配太冲、蠡沟，痰浊壅盛配中脘、丰隆穴。也可配奇穴埋线，如选心灵、地宗穴，配通关、通天、通山等埋线；选用智象胶原蛋白线或胶佰纯蛋白线，用五香排毒中药液浸泡后埋线疗效更佳。（病案提供者：缪奇祥　分析与讨论：董立君　畅艳艳）

第五节　妇科疾病病案分析与讨论

女性生殖系统的疾病即为妇科疾病，包括外阴疾病、阴道疾病、子宫疾病、输卵管疾病、卵巢疾病等。妇科疾病是女性常见病、多发病。但由于许多人对妇科疾病缺乏应有的认识，缺乏对身体的保健，加之各种不良生活习惯等，使生理健康每况愈下，导致一些女性疾病缠身，且久治不愈，给正常的生活、工作带来极大的不便。

本节主要根据医师关于月经失调证、痛经、妇女不孕症、子宫脱垂证、卵巢囊肿等证埋线进行分析与讨论。

一、月经失调证

（一）概述

月经失调也称月经不调，是妇科常见疾病，表现为月经周期或出血量的异常，可伴月经前、经期时的腹痛及全身症状。病因可能是器质性病变或是功能失常。

（二）病因

1．情绪异常引起月经失调　情绪异常，如长期的精神压抑、精神紧张或遭受重大精神刺激和心理创伤，都可导致月经失调或痛经、闭经。这是因为月经是卵巢分泌的激素作用于子宫内膜后形成的，卵巢分泌激素又受垂体和下丘脑释放激素的控制，所以无论是卵巢、垂体还是下丘脑的功能发生异常，都会影响到月经。

2．寒冷刺激引起月经过少甚至闭经　妇女经期受寒冷刺激，会使盆腔内的血管过分收缩，可引起月经过少甚至闭经。因此，妇女日常生活应注意经期防寒避湿。

3．节食引起月经不调　少女的脂肪至少占体重的17%，方可发生月经初潮，体内脂肪至少达到体重22%，才能维持正常的月经周期。过度节食，由于机体能量摄入不足，造成体内大量脂肪和蛋白质被消耗，致使雌激素合成障碍而明显缺乏，影响月经来潮，甚至经量稀少或闭经。因此，追求身材苗条的女性，切不可盲目节食。

4．嗜烟酒引起月经失调　香烟中的某些成分和酒精可以干扰与月经有关的生理过程，引起月经失调。在吸烟和过量饮酒的女性中，有25%～32%的人因月经失调而到医院诊治。每天吸烟1包以上或饮高度白酒100ml以上的女性中，月经失调者是不吸烟喝酒妇女的3倍，故妇女应禁吸烟，少饮酒。

（三）临床表现

月经失调证表现为月经周期或出血量的紊乱有以下几种情况。

1．不规则子宫出血　这是一个临床症状，具体包括月经过多或持续时间过长或淋漓出血。常见于子宫肌瘤、子宫内膜息肉、子宫内膜异位症等疾病情况或功能失调性子宫出血。

2．功能失调性子宫出血　指内外生殖器无明显器质性病变，而由内分泌调节系统失调所引起的子宫异常出血，是月经失调中最常见的一种，常见于青春期及更年期。分为排卵性和无排卵性两类，约85%病案属无排卵性功能失调性子宫出血。

3．闭经　是妇科疾病中常见的症状，可以由各种不同的原因引起。通常将闭经分为原发性和继发性两种。凡年过18岁仍未行经者称为原发性闭经；在月经初潮以后，正常绝经以前的任何时间内（妊娠或哺乳期除外），月经闭止超过6个月者称为继发性闭经。

4．绝经　绝经意味着月经终止，指月经停止12个月以上，但围绝经期常有月经周期和月经量的改变，表现为月经周期缩短，以滤泡期缩短为主，无排卵和月经量增多。

（四）埋线辨证施治方法

1．月经失调先期　血热型：病根穴选“妇六针”即$T_{10\sim12}$位置，选智象1号胶原蛋白线，2cm，注线平刺。

（1）阳盛血热：配曲池、血海、地机穴，2-0号线，1.5cm，注线。

（2）肝郁血热：配阳陵泉、期门、太冲穴，2-0号线，1.5cm，注线。

（3）阴虚血热：配三阴交、血海、行间穴，2-0号线，1.5cm，注线。

2．月经过多　经血较常量明显增多，称为月经过多。

埋线方案：选病根秘穴“妇六针”即$T_{10\sim12}$、L_1，1号线，2cm，注线埋线。①气虚型：选配血海、气海、地机、子宫穴（中极穴旁开3寸），2-0号线，2cm，注线埋线；②血热型：选配三阴交、血海、曲池，2-0号线，2cm，注线；③血瘀型：选配曲池、三阴交、血海、水道穴，2-0号线，1.5cm，注线。

3．月经量少　本病主要是精血亏少，冲任不足，或寒凝瘀阻，冲任气血不畅，血海满溢不多而致。有肾虚、血虚、血寒、血瘀型。选病根秘穴“妇六针”即$T_{10\sim12}$、L_1，选智象胶原蛋白1号线，2cm，注线埋线。

（1）肾虚：配肾俞、三阴交、气海、关元，2-0号线，1.5cm，注线埋线。

（2）血虚：配地机、血海、脾俞、三阴交，2-0 号线，1.5cm，注线埋线。

（3）血寒：配曲池、血海、太冲、地机，2-0 号线，1.5cm，注线埋线。

（4）血瘀：配太冲、血海、气海、蠡沟（内踝骨高点上 5 寸），2-0 号线，1.5cm，注线埋线。

4．闭经

（1）病根穴选 T_{12}、L_1、S_4，选智象胶原蛋白 1 号线，2cm，注线。

（2）选肾俞、血海、三阴交、关元、中极等穴，2-0 号线，1.5cm，注线。

（3）气血亏虚：加脾俞、足三里，2-0 号线，2cm，注线；痰湿：加足三里、丰隆，2-0 号线，2cm，注线；血寒凝滞：加中脘；气滞：加太冲穴；阴虚内热：加行间穴，2-0 号线，1.5cm，注线。

（4）足三里，2-0 号线，2cm，注线。

5．月经后期埋线

（1）选病根秘穴“妇六针”即 $T_{10\sim12}$，选智象胶原蛋白 1 号线，2cm，注线平刺。

（2）选 L_1，配秩边穴，选智象胶原蛋白 1 号线，2cm，注线。肾虚型：配肾俞、命门、关元等穴，2-0 号线，1.5cm，注线埋线；血虚型：配三阴交，2-0 号线，1.5cm，注线；血海、足三里、地机穴，2-0 号线，1.5cm，注线；实寒型：配足三里、命门、大椎、曲池穴，2-0 号线，1.5cm，注线；气滞型：配血海、三阴交、外三关，2-0 号线，1.5cm，注线。

6．月经先后期紊乱　多因肝郁、肾虚所致。七情不调则伤肝，急躁、暴怒则肝气横逆。月经先期：抑郁、压抑则肝气郁结，疏泄不及；月经后期：肾气不足，房事不节，肾失封藏，损伤冲任，血海溢蓄，导致月经错乱。

（1）选病根秘穴“妇六针”，即 $T_{10\sim12}$（两侧），选智象胶原蛋白 1 号线，2cm，注线平刺埋线。

（2）选 L_1（两侧），配血海，选智象胶原蛋白 1 号线，2cm，注线。

（3）经乱：配肾俞、膈俞、气海、关元、足三里等穴，2-0 号线，2cm，注线。25 天月经不来加秩边穴。

（五）典型病案

病案 1　月经先期

病案摘要：患者：王某，女，21 岁，未婚，本院实习生，2021 年 11 月 25 日就诊。近一年来月经提前 8 ～ 10 天。既往贫血。每次例假前两天很少（护垫不满），第三天较多后急停，第四五天几乎没有。小腹胀痛。喜叹息。查体：舌淡，苔略黄，脉弦数。

诊断：月经先期。一诊：肝郁化火。

诊疗经过：皮肤常规消毒后，以 4-0 靓紫丝线用一次性镊子穿入蓝色注射器针头内，轻刺激，埋入双太冲、双合谷、双三阴交、双地机等穴。双行间用一次性注射器针头点刺出血，放血 3 ～ 5 滴。三寸芒针针刺双气冲穴，中极方向，使气往小腹部窜行后出针，久压针孔，再次消毒所有针眼后结束治疗。嘱患者 10 日后二诊。12 月 6 日复诊，这次例假较前明显增多。虽量多，但来完后自觉腰困、疲乏、浑身乏力。二诊查体：舌淡，苔白，脉滑。选用 3-0 靓紫丝线传入 8 号绿色针头，埋入双足三里、双脾俞、双关元、双三阴交等穴。嘱再来例假前复诊。三诊重复一诊治疗，加脾俞、肾俞。1 月 28 日复诊反馈：月经量明显增多，这几日睡眠较好，腰腹部也不像原来那么困，心情大好。

按语：诊断月经先期的两个必要条件：月经提前 7 日以上和连续两个以上周期。西医认为多与黄体功能不全、卵泡发育不良有关。中医认为多与气虚血热有关。《罗氏会约医镜》："先期而至者，多属血热有火……血虚夹火……重在虚；中气脱陷……重在脾肾"。本病的治疗原则重在调经止血。量多，色淡，质清稀为气虚，治疗以健脾益气为主，穴位取足三里、脾俞、关元等。量少、色紫红为阴虚血热，取太溪、三阴交等滋阴清热为主。量多色深红质黏稠为阳盛实热，以曲池、大椎泄阳明大热为主。量多少不定，色暗兼小腹胀满为肝郁化火，取太冲、合谷、行间、三阴交、气冲以疏肝解郁为主。一诊判断肝郁化火泻肝火后，补脾水不足。二诊患者出现腰困、疲乏。《傅青主女科》："倘一见先期之来，俱以为有余之热，但泄火而不补水，或水火两泄之，有不更增其病者乎！"二诊埋线取足三里、脾俞、关元穴健脾益气养血以大补脾水为主。三诊重复一诊方案，行间穴放血清泻肝经郁热，三阴交调和肝脾肾三经气血。地机，妇科三大要学之一，健脾调经。合谷太冲开四关（指合谷与太冲，左右共四穴，合称开四关），疏肝解郁、泻肝经郁热。二诊大补脾水后，三诊加脾俞、肾俞使热去而不伤气耗血。血安经调病自愈。（病案提供者：畅艳艳）

病案 2　月经后期

病案摘要：患者：王某，女，34 岁，已婚已育。2021 年 9 月 13 日就诊。近 3 个月来月经推后 7 ～ 15 天，宫内放置节育器。每次月经量少，色黑红，血块时多时少不定。食纳不佳，睡眠差，偶有心慌。双侧乳腺彩超示：子宫前位，后壁可见 2.4cm×1.9cm 大小低回声结节，考虑子宫肌瘤。查体：舌暗尖有瘀点，苔白，脉涩。

诊断：月经后期（气滞兼寒瘀）。

诊疗经过：常规消毒后选 9 号埋线针，用 2-0 的药线埋入双血海、双次髎、双太冲、双秩边、右肝俞透胆俞、左脾俞透胃俞穴、双三阴交。10 月 20 日复诊诉：月经血量较前明显增多，血块也少多了。

月经后期的诊断要点：①月经推迟 7 日以上；②连续 2 个以上周期。西医认为，月经后期与促卵泡成熟素不足或卵巢不排卵有关。中医认为与气滞、血虚、血寒、虚寒、痰湿有关。《罗氏会约医镜》："凡血寒血虚者，俱后期"。治疗重在和血行滞、温经养血、疏通经脉气机。虚者补之，实者泻之，寒者温之，痰者化之，瘀者祛之。青春期多血虚、痰湿，生育期多寒瘀。临床上此类疾病注意辨证选穴：量多、色暗红、有块，腰腹冷痛，小便清长，舌暗苔白脉沉，为血寒，治疗以肾俞、血海、归来温经散寒为主;量少、色稀，头晕面白，心慌气短，大便溏泄，舌淡，苔白，脉无力，为虚寒，治疗以命门、双肾俞快速补阳祛寒;量少、色淡、无块，小腹隐痛，面白，头晕，眼花，心悸，失眠，舌淡，苔薄，脉细弱，为血虚，治疗以肝俞、脾俞、足三里、三阴交补血为主；量少，色暗红，有块，小腹胀满，乳胀不适，抑郁，善太息，舌暗红，苔白，脉弦涩，为气滞，治疗以血海、次髎、太冲、合谷开郁行气为主;量少，色淡，夹黏液带下清稀量多，体胖，胸闷，眩晕，口腻多痰涎，舌胖大，边有齿痕，苔白腻，脉弦滑，为痰湿，埋线治疗选三脘（上脘、中脘、下脘）、脾俞、丰隆等燥湿化痰为主。（病案提供者：畅艳艳）

病案 3　月经先后不定期

病案摘要：患者：张某，女，54 岁，2022 年 1 月 10 日就诊。月经错乱半年。近半年来，每月例假有时一月来三次，有时一月不来一次。量多时延续半个月，量少时 2 ～ 3 天即止。色暗红，块多。伴小腹冷痛，血块流下后腹痛减缓。偶有心慌、头晕。家属诉患者平素烦躁不安。血常规提示有中度贫血。腹部彩超示：子宫大小形态未见明显异常。查体：面色蜡黄，唇白干裂，舌淡薄，苔黄，脉弦。

诊断：月经先后不定期（肝郁脾虚）。

诊疗经过:常规消毒后，用 0 号羊肠线埋入双脾俞、双肝俞、双三阴交、双足三里、双期门、双血海等穴。嘱患者针眼 1 周内忌水，1 个月后复诊。1 月底来电，这个月只来了一次例假，量不多，有 4 天，颜色也没那么黑了。继续追踪疗效。

月经先后不定期的诊断要点：①提前或错后 7 天以上；②先后不定；③连续 3 个周期以上。西医认为，月经先后不定期是由于激素分泌紊乱或黄体发育不全引起。中医认为与肝郁、肾虚有关。《罗氏会约医镜》:“凡经行原有常期，或前或后，悉从虚治”。此病辨证要点：量多少不定，有块，色暗，小腹胀，情志抑郁，舌苔可白可黄，脉弦，为肝郁，治疗取肝俞、期门、行间、血海为主；量少，色淡，清稀，腰骶部酸痛，形寒腹冷，小便频数，为肾虚，埋线治疗以肾俞、太溪、关元、带脉、三阴交等补肾益气为主。《针灸聚英》:“月不调匀……灸带脉”。（病案提供者：畅艳艳）

病案 4　月经过少

病案摘要:患者:闫某，女，28 岁，已婚未育，2020 年 8 月就诊。月经量少半年。近半年来,每月 28 ～ 30 天来一次例假。每次一天或一天半干净。经期无明显腹痛、腹胀。苹果型身材，体重 98kg，身高 172cm。曾两次刮宫，术后无大量出血等不适。平素白带较多，量多时 2 天不换内裤，臭味就很大。查体：舌体胖大，两边齿痕较多，脉滑。

诊疗经过：常规消毒后，选0号药线，一个月埋一次。一诊选中极、子宫、中脘、双足三里、双次髎、双丰隆等穴。二诊选双次髎、双下髎、双阴陵泉、双足三里、双三阴交等穴。三诊选子宫、双肾俞、中极、双地机、双三阴交等穴。三诊后经量较前多了一倍，每次达到4～5天的量。

月经过少的诊断要点：①月经周期规律；②经量减少，每次1～2天。《罗氏会约医镜》："平日多而忽然少者，非病后体虚，痰碍经隧者，必其体肥，而脾土亏败，不能燥痰也"。本案例中，病患体胖为标，脾虚为本，补脾化痰才能达到调经效果。西医认为，本病与刮宫、避孕等内膜损伤有关。中医认为与血虚、肾虚、血瘀、痰湿有关。《证治准绳》："经水涩少，为虚为涩，虚则补之，涩则濡之"。治疗中选用子宫穴，为经外奇穴，妇科对症用穴；归来穴活血行血；中脘、足三里健脾益气，资养后天生化之源，气血双补，气血互长，加速生血行血之功；丰隆结合中脘，化痰而不燥湿；八髎为妇科特效穴；中极、次髎前后配穴，活血化瘀，与足三里共用，补血而不滞血，祛瘀而不耗血。血不亏，痰不阻，月经自然通常。（病案提供者：畅艳艳）

病案5　经行头痛

病案摘要：患者：樊某，女，21岁，2020年11月3日就诊。右侧头痛5年。每次来例假期间头痛难忍，月事后缓解，严重时用头撞墙。额头处可见多处黑色块状瘢痕。疼痛部位为前额、头顶。其母诉因当年高考不理想，之后情绪波动较大。性激素提示：雌孕激素比值异常。头颅核磁未见明显异常。查体：舌暗尖有瘀点，脉弦。

诊疗经过：局部常规消毒后，选2-0磁化线，穿9号埋线针。一诊取百会、双风池、印堂（提捏，平刺进针，神庭方向）、双血海、双三阴交、头部阿是穴。20天后复诊，二诊埋线取右太阳、左太冲、右颔厌、右头维、百会、左合谷、双三阴交等穴。三诊复诊时诉头痛已大大改善。三诊改用1号磁化线，12号埋线针，经期治疗。穴位用右率谷、左公孙、右头维、百会、双地机、双三阴交巩固治疗。半年后回访经期已无明显头痛。

经行头痛出现在每逢经期，或行经前后的特殊时期头痛。中医认为，素体血虚，经行时血不上荣或瘀血内阻、情志气郁化火所致。与月经周期相关，反复发作。月经过后，症状可自行减轻或消失。《张氏医通》："经行辄头痛"。本病多与情志相关。建议患者种花、养鱼培养个爱好，经期适当外出散步以保证心情愉快。本病案中一诊用血海、三诊用膈俞，意在"治风先治血，血行风自灭"。头维、颔厌局部疏通头部瘀堵经络；风池祛肝风；三阴交养肝血调脾气滋肾精；行经期阴血下注冲任，冲气偏旺又上逆，用合谷、太冲与百会同用，平息肝火，巅顶痛自除。地机、血海化瘀通络，调和肝脾气血，气顺血畅，头痛自然缓解。（病案提供者：畅艳艳）

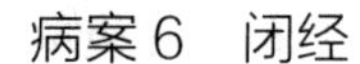

病案 6　闭经

病案摘要：患者：赵某，女，18 岁，高三学生。主诉：停经半年余。幼年体健，12 岁来例假。高二下学期后，学习压力增大，每月例假忽有忽无，自觉集体宿舍处理生理期衣物麻烦，逐渐停经后也未引起重视。平素对形体要求较高，喜节食。妇检及下腹部彩超未见明显异常。查体：舌淡，苔少，脉沉无力。现患者高考结束，仍无例假，遂于我门诊就诊。

诊疗经过：一诊埋线用 4-0 羊肠线取：关元、肾俞、三阴交、中极、地机、子宫、膈俞、脾俞，平素在家每日艾灸神阙及命门、关元穴每穴 15 分钟，半月后复诊。二诊选中极、血海、三阴交、足三里、关元、合谷、太冲，每日自行在家艾灸双足三里、八髎（每日每次艾灸半小时）。两周后来电，来了少量例假。三诊改用 2-0 中药线取双太溪、中极、双血海、双三阴交、双肝俞、双膈俞、膻中。

闭经诊断要点：① 16 岁尚未初潮或行经中断；②停经 3 个月以上。排除妊娠、哺乳、更年期生理性停经。排除甲亢、甲低、结核、贫血等继发性闭经。16 岁后未行经或经期逐渐延后至停闭，多属虚，肝肾虚、气血虚、阴虚。月经正常突然停闭，多为血瘀气滞、痰湿阻滞。《针灸大成》：“月经断绝，中极、肾俞、合谷、三阴交”。（病案提供者：畅艳艳）

病案 7　月经失调

病案摘要：患者：孙某，女，31 岁，河北石家庄人。2020 年 9 月来门诊治疗。主诉：月经每次提前七八天来，每次月经来时量较多，颜色紫红，心烦胸闷。喜欢吃凉食物，大便干，小便偏黄。患者身体较胖，身体强壮，面色红润，舌质发红，苔黄，脉滑数。

诊断：月经先期（血热阳盛型）。

诊疗经过：埋线治疗：第一次埋线：选 T_{10}、T_{12}、L_1 埋线，选 1 号胶原蛋白线 2cm 埋线，配曲池、血海、地机穴等。埋线 25 天来门诊复诊，心烦、胸闷、大便干症状好转，加三阴交、水道穴，埋线后 1 个月后回复，月经按时来啦，巩固埋线 1 次，症状基本好转。半年后回访：身体状况良好。

分析与讨论：月经失调是指月经的周期、经期、经量异常，以及月经周期内明显不适，临床上称为月经病。病因是寒热湿邪侵袭，内伤七情，房劳多产，饮食不节，劳倦过度和身体因素引起。病机是脏腑功能失衡，血气不和，冲任二脉损伤以及肝肾亏虚，胞宫失调等。

月经先期多由血热热扰冲任致血海不宁，或气虚统摄无权或闭藏失职致冲任失固所致。

月经量过多的病因病机：多由气虚摄纳无权，冲任不能约制经血，或血热热伏冲任，迫血妄行，以致阴血流溢失常所致。①气虚：脾虚气弱，经血失于统摄，冲任不固而致经多。或流产、手术损伤肾气，以致脾肾气虚，冲任失固所致；②血热：肝郁化火，热伏冲任，迫血妄行，血流散溢；③血瘀：表现为经行量多，与血瘀系列症状。治则：活血化瘀，固冲止血。

月经量少是以月经周期、色质为主，参合其他脉诊证辨其虚实，辨证中注意疾病的转化。血热证阳盛者，病程日久可致气随血耗，出现血热兼气虚证象；素体阴虚者，失血日久，气阴两虚，常出现气阴两虚夹血热证象。宜于经期服药，以止血为主，急则治标，务在减少经量。治则：益气摄血或凉血止血。

闭经要根据月经量色质、全身症状、形气色脉，辨其寒热虚实。论治原则：实证：活血行滞，温经散寒；虚证：养血为主，佐以健脾益气或补肾益精。肾虚型：经期错后，肾虚腰酸软等症状。血虚型：经期错后，面色萎黄，身体倦怠等血虚症状。实寒型：经期错后，怕冷，手足不温等实寒的症状。气滞型：经期错后，面色晦暗，两肋胀满，情绪不稳等。

月经后期是指月经周期每月推后八九天，甚至四五十天一潮，连续2个周期以上称为月经后期。病因病机：多由于机体营血不足，血海空虚，不能按时满溢而致；或肾精不足，无精化血，冲任不盈，血海届时不满；或先天肾气不足，血海不能按时施泄所致；也有因寒凝、气滞、痰阻致气血运行不畅，经脉迟滞，冲任受阻而致。虚证中有血虚、脾虚、肾虚；实证有寒凝、气滞、痰阻。治疗月经失调主选“妇六针”即T_{10}、T_{11}、T_{12}，此椎体节段支配妇女卵巢、子宫、生殖器官，治疗月经失调的先期、后期、月经量少、量多都有很好的治疗效果。（病案提供者：畅艳艳　分析与讨论：董立君　畅艳艳）

二、痛经

（一）概述

痛经为最常见的妇科症状之一，指行经前后或月经期出现下腹部疼痛、坠胀，伴有腰酸或其他不适，症状严重影响生活质量者。痛经分为原发性痛经和继发性两类，原发性痛经指生殖器官无器质性病变的痛经；继发性痛经指由盆腔器质性疾病，如子宫内膜异位症、子宫腺肌病等引起的痛经。

（二）病因

1．原发性痛经的发生主要与月经时子宫内膜前列腺素含量增高有关。PGF2α 含量升高时造成痛经的主要原因。PGF2α 含量高可引起子宫平滑肌过强收缩，血管痉挛，造成子宫缺血、乏氧状态而出现痛经。

2．血管加压素、内源性缩宫素以及β-内啡肽等物质的增加。

3．精神、神经因素。

4．继发性痛经常因子宫内膜异位症、子宫腺肌病等引起。

按中医理论，痛经的病因主要是气滞、血瘀、寒凝。

（三）临床表现

1．原发性痛经在青春期多见，常在初潮后 1 ～ 2 年发病，伴随月经周期规律性发作的以小腹疼痛为主要症状。继发性痛经症状同原发性痛经，由于内膜异位引起的继发性痛经常常进行性加重。

2．疼痛多自月经来潮后开始，最早出现在经前 12 小时，以行经第 1 日疼痛最剧烈，持续 2 ～ 3 日后缓解，疼痛常呈痉挛性。一般不伴有腹肌紧张或反跳痛。

3．可伴有恶心、呕吐、腹泻、头晕、乏力等症状，严重时面色发白、出冷汗。

4．妇科检查无异常发现。

（四）埋线治疗

1．选用胸椎 T_{10}、T_{11}、T_{12} 埋线，用智象胶原蛋白 1 号线，2cm，注线平刺。

2．选腰椎 L_1、L_3，用智象胶原蛋白 1 号线，2cm，注线埋线。

3．辨证分型

（1）气滞血瘀：配气海、天枢、血海、三阴交、归来，用智象靓紫丝线 0 号线，2cm，注线埋线。肾虚加肾俞，配合温灸。

（2）寒凝：配脾俞、肾俞穴，用智象靓紫丝线 0 号线，2cm，透线埋线。温灸关元穴。

（3）实症：配中极、地机穴，用智象靓紫丝线 0 号线，注线埋线；S_1、S_2，用智象胶原蛋白 1 号线，2cm，平刺埋入；温灸 S_2、S_3。

（4）虚症：配关元、大赫、命门穴，用智象靓紫丝线 0 号线，2cm，注线埋线。肾虚加肾俞穴，温灸肾俞穴。

（五）典型病案

病案 1　痛经

病案摘要：患者：薛某，女，20 岁，河北石家庄人。主诉：小腹疼痛，每次月经来潮均出现腹痛，伴有恶心、呕吐。现病史：经期小腹胀痛已 4 年，半年来加重，15 岁初潮周期 28 天，经期 4 ～ 5 天由初潮起，每月经期第一天开始下腹胀痛下坠。重时面色苍白，冷汗淋漓，恶心，肢冷，须用止痛针方能缓解。近期用止痛药物也难显效。诊断：痛经。

诊疗经过：初于社区卫生服务站输液治疗，5 天后不见好转，逐渐加重，后又在某医院用内分泌激素治疗，穴位封闭疗法，均不显效，多年来辗转求医无数，不见好转。后经人介绍来我处治疗。诊疗：小腹疼痛，痛及腰骶，面色苍白，冷汗淋漓，恶心，肢冷，苔暗，苔薄白。诊断：气滞血瘀。治法：行气化瘀。给予埋线针疗联合中药施治。

埋线处方：十七椎、地机、关元、血海、归来、中极、膈俞、太冲、曲池、三阴交、足三里，埋入3号线3cm，下肢穴位用4号线。

中药方剂，选用痛经一号10剂。丹参30g，乌药10g，枳壳10g，香附12g，桃仁10g，红花10g，水煎服，每次月经前服用，有热者将方中丹参改为丹皮10g。

下个月后复诊，诸症好转，患者大喜。又埋线一次，患者痊愈，至今无复发。（病案提供者：周鹏飞）

病案2　痛经

病案摘要：患者：高某，女，21岁，未婚，大二学生，2021年11月24日就诊。主诉：经前期腹痛10年余，加重半年。伴腰骶部酸困、乳胀。11岁后每次月经来潮前出现腹痛，呈阵发性，有时绞痛难忍。最剧烈时，面色苍白，双手出冷汗。曾因此昏厥过2次，被室友送至校医处打止疼针及输液治疗后缓解，不伴恶心、呕吐，平素喜席地而坐。在外院曾服中西药治疗（具体不详），吃药后可以缓解，停药一段时间后又复发。查体：面黄，舌红，脉弦。就诊当天正值患者月经期，就诊时手压小腹部弯腰疼痛难忍。

诊疗经过：中腹及小腹部小火快速闪罐8～10分钟，子宫水道穴、中极穴、气海穴及双天枢留罐10分钟。起罐后面色转红，疼痛有所缓解后，TDP下穴位埋线治疗。一诊用4-0药线选子宫、中极、气海、关元、足三里、三阴交、地机、十七椎等穴，10天后复诊。二诊选2-0药线埋入合谷、太冲、三阴交、阴陵泉、地机、命门、双肾俞等穴，下次来例假前一周复诊。三诊选2-0药线埋入双次髎、双肾俞、脾俞、足三里、血海、子宫、期门、膻中穴等穴，一个月后复诊。

痛经诊断要点：①疼痛呈周期性；②部位在小腹；③发生在经期或行经前后。中医认为，“不通则痛”及“不荣而痛”。《格致余论》：“将行而痛者，气之滞也；来后作痛者，气血俱虚也。”经前期痛为实，经后痛为虚。胀痛夹血块为血瘀，胀痛伴血排出不畅为气滞；绞痛、冷痛后得热痛减为寒；灼痛得热病重为热；少腹痛、乳胀在肝；痛连腰伴耳鸣在肾虚。本病病位在冲任、子宫。治疗以调理冲任气血为主。建议经前一周开始治疗最佳。考虑患者正当月经期疼痛难忍，腹部肌肉痉挛扭曲，不宜进针。闪罐对盲目性的大面积疼痛具有独特的缓急作用，而后留罐拔出小腹部相应穴位上的寒和瘀，通则不痛。方中期门穴清泄肝热，使肝经条达；膻中利冲任气血，气血通自然不痛；肾俞、命门补肾阳，肾为冲任之本，寒得热化，热则痛缓；中极、关元温胞宫气血；太冲、合谷行胞宫气血；次髎、十七椎为痛经特效穴，祛胞宫瘀血效佳；脾俞振脾阳，荣气血，气血充盈，冲任运行流畅，疼痛自除。《针灸逢源》：“室女月水不调，脐腹疼痛，肾俞、关元、三阴交。”

分析与讨论：痛经，祖国医学称为“经行腹痛”“经痛”“月水来腹痛”等。中医认为，痛经者，由劳伤气血，以致体虚，受风冷之气客于胞络，损伤冲任之脉。痛经分为虚实之证，实证者大多数痛于来经之前，经通而疼痛自减；虚者大多数痛于既行之后，血去而痛未止，或血去痛益甚；大部分可揉可按者为虚证，拒揉拒按者为实证。

痛经病位在胞宫，变化在气血，表现在痛症。多因气血运行不畅，不通则痛。痛经主要病机在于邪气内伏，经血亏虚，导致胞宫气血运行不畅，或胞宫失于濡养，“不通则痛”“不荣则痛”。临床中常见的有气血虚弱证、气滞血瘀证、寒湿凝滞证等。病根埋线选“妇六针”埋线，即 T_{10}、T_{11}、T_{12}，此位置支配子宫、卵巢、生殖器官，配有关腧穴埋线。气血虚弱证配脾俞、肾俞、足三里；气滞血瘀证配气海、血海、三阴交；寒湿凝滞证配关元、肾俞、脾俞、天枢；实证配中极、地机，虚证配关元、大赫、命门。选用智象胶佰纯蛋白线或靓紫丝线埋线，通过埋线治疗，使痛经患者有快速治疗效果，一般埋线 1 ～ 2 次，都能收到好的疗效。（病案提供者：畅艳艳）

三、不孕症

（一）概述

不孕是一年以上未采取任何避孕措施，性生活正常而没有成功妊娠。主要分为原发不孕及继发不孕。原发不孕为从未受孕，继发不孕为曾经怀孕以后又不孕。根据这种严格的定义，不孕是一种常见的问题，影响到至少 10%～ 15%的育龄夫妇。引起不孕的发病原因分为男性不育和女性不孕。

（二）发病原因

受孕先决条件：①正常精子或卵子；②精子能顺利通过阴道、子宫、到达输卵管，在此与卵子结合后，能顺利到达宫腔；③内分泌功能正常，精子能顺利通过宫颈进入宫腔，子宫内膜正常，便于受精卵着床。

（三）临床表现

1．病史　注意婚龄，月经及性生活情况，以往有无盆腔感染或盆腔手术史。

2．体检　注意体型、第二性征发育，甲状腺有无增大，乳房有否泌乳等。

3．妇科检查　注意内外生殖器官有无发育不良，畸形、炎症及肿块。

（四）埋线方法

对于妇女月经失调、输卵管不通、卵巢囊肿等妇女不孕症，埋线有一定的疗效。

1．选“妇六针”埋线，即 T_{10}、T_{11}、T_{12}，对于妇女月经失调、输卵管不通、卵巢囊肿等妇女不孕症，选 T_{10}、T_{11}、T_{12} 埋线有好的疗效，选智象胶原蛋白线 1 号线，2cm，埋线。

2．根据患者不同类型，气血亏虚加脾俞、足三里；气滞血瘀加太冲、血海、三阴交；肝肾亏虚加肝俞、肾俞、命门穴；血热配血海、曲池；血寒配地机、血海、太冲；血瘀配气海、血海、太冲。

3．输卵管堵塞除选“妇六针”外，配穴为肝俞、肾俞、气海、关元、中脘、水道、子宫穴（关元穴旁开 2 寸）、外三关穴。

4. 因妇科病症多为气滞血瘀，肝肾亏虚，脾胃虚弱，寒凝胞内，选肾俞、肝俞、气海、天枢、血海、关元、中极、命门、归来、三阴交穴等，0 号线或 2-0 号，2cm，注线。

5. 按经验穴施治　血热气虚，选曲池、血海、地机、三阴交；闭经者选秩边、肾俞、命门、关元、血海、三阴交；经期紊乱为肝郁、肾虚、七情不调，选肾俞、隔俞、血海、引气归元、足三里等。

6. 选奇穴施治　上三黄穴、下三皇穴、三重穴、外三关穴等。

（五）典型病案

病案摘要：患者：郝某，女，33 岁，2018 年 10 月 12 日初诊。

患者诉结婚 5 年余，夫妻生活规律，未避孕 3 年未孕。

平素月经 32 ～ 37 日一行，近一年半以来月经不规律，甚则两三月一行，量中等，色暗红，少许血块，偶有痛经及经前乳胀，可耐受。末次月经：2018 年 10 月 10 日。经检查配偶生殖功能正常。既往于外院自然周期监测排卵示无自发排卵，间断服用促排卵药物，监测卵泡示有优势卵泡并可排卵，试孕未成功。

患者形体肥胖，近两年体质量增加约 10kg，身高 161cm，体质量 75.9kg，体重指数（BMI）29.3，腰围 102cm，臀围 103.5cm，腰臀比为 0.99。阴毛、腋毛、小腹毛发较重，面部痤疮较明显；平素常自觉胸脘满闷，晨起痰多，乏力嗜睡，带下量多，色白质黏，无异味，纳眠可，二便调。舌淡红，苔白腻，边有齿痕，脉沉滑。

辅助检查：性激素六项（月经第 3 天）示：卵泡刺激素（FSH）6.1U/L，黄体生成素（LH）10.9U/L，血清催乳素（PRL）324mU/L，雌二醇（E_2）39.29pg/ml，孕酮（P）0.61nmol/L，睾酮（T）2.2nmol/L。糖耐量和胰岛素释放试验示：空腹血糖 4.62nmol/L，60min 血糖 7.95mmol/L，120min 血糖 6.69nmol/L；空腹胰岛素 25.6μU/ml，60min 胰岛素 116.8μU/ml，120min 胰岛素 87.9μU/ml。甲状腺功能六项未见异常。血脂四项示：总胆固醇 5.55mmol/L，三酰甘油 2.7mmol/L，高密度脂蛋白胆固醇 1.14mmol/L，低密度脂蛋白胆固醇 2.83mmol/L。妇科 B 超：子宫前位，形态规则，大小为 4.6cm×4.2cm×4.0cm，内膜 0.8cm，B 级；左卵巢大小为 3.2cm×2.1cm；右卵巢大小为 3.4cm×2.3cm，双侧均可见窦卵泡＞ 12 个 / 切面。子宫输卵管造影示：子宫形态大小未见异常，双侧输卵管通畅。

诊疗经过：中医诊断：不孕症（痰湿型）。西医诊断：原发性不孕、多囊卵巢综合征、高脂血症。治法：温肾健脾，燥湿化痰。

具体治疗方案：①穴位埋线：选穴：第一组肾俞、肝俞、天枢、丰隆、中脘、阴陵泉、血海、子宫；第二组脾俞、太冲、关元、中极、足三里、三阴交、地机、带脉。每次选一组穴位，每 10 天 1 次交替进行埋线操作，操作前观察皮肤是否出现破溃。操作方法：

局部常规消毒2遍，左手绷开皮肤，右手持一次性埋线针快速进针，得气后边推针芯边退针管，将线体推入穴位，用棉签压迫针孔，确保进针处无出血、有无暴露线体后敷上医用胶贴。进针的深度、角度根据所选穴位部位不同进行调整。每月为1个疗程，其间进行心理疏导及饮食、运动指导；②中药内服：淫羊藿20g，菟丝子20g，枸杞子15g，当归10g，苍术12g，白术15g，陈皮9g，茯苓12g，法半夏6g。10剂，水煎服，日1剂，早晚分温服。

2018年11月2日二诊：埋线及服药后平妥。体质量73kg，BMI28.16，腰围98cm，臀围100.5cm，腰臀比为0.98。舌红润，苔白，脉沉滑。上方加香附10g、石菖蒲6g理气化痰，川牛膝9g活血通经，引血下行。10剂，水煎服，日1剂，早晚分温服。第2次穴位埋线选穴及操作方法同前。

2018年11月18日三诊：LMP：2018年10月10日。舌淡红，苔白，脉沉滑。上方陈皮加至12g，法半夏加至9g，川牛膝加至12g，加川芎12g行气活血通经，泽兰12g利水以助化痰。10剂，水煎服，日1剂，早晚分温服。第3次穴位埋线选穴及操作方法同前。

2018年12月6日四诊:患者月经自行来潮，末次月经（LMP):2018年11月28日。月经量、色同既往，6天净，经行无明显不适。体质量70kg，BMI 27.01，腰围96cm，臀围98.7cm，腰臀比0.97。考虑患者经后血海空虚，用药不宜过用通利，减去牛膝、石菖蒲、泽兰，减川芎至9g，加杜仲15g温肾助阳、促卵泡发育。10剂，水煎服，日1剂，早晚分温服。第4次穴位埋线选穴及操作方法同初诊，嘱其监测基础体温。

2019年1月5日五诊：LMP：2018年11月28日。患者面部痤疮较前改善，诉乏力嗜睡情况减轻。因出差服药不便，要求停内服中药，仅穴位埋线处理。选穴及操作方法同前。

2019年1月17日六诊：LMP：2019年1月13日。月经量中，色暗红，经行无明显不适。体质量68kg，BMI26.23，腰围94cm，臀围97cm，腰臀比0.97。复查性激素6项（月经第4天）示：卵泡刺激素（FSH）6.4U/L，黄体生成素（LH）8.8U/L，血清催乳素(PRL)353mU/L,雌二醇(E_2)43.4pg/mL,孕酮(P)0.4nmol/L,睾酮(T)1.8nmol/L。目前患者体质量减轻，继续与四诊处方内服，并结合来曲唑片1片／日，口服促排卵。嘱患者月经干净后第2天继续穴位埋线治疗，方法同前。

2019年1月30日七诊：本周期监测卵泡，在月经第16天可见右侧卵泡大者1.5cm×1.3cm。舌淡红，苔白，脉沉滑。处方：淫羊藿20g，杜仲16g，熟地黄12g，枸杞子18g，川牛膝9g，当归12g，川芎9g，香附10g，苍术12g，白术15g，陈皮9g，茯苓12g，甘草3g。10剂，水煎服，日1剂，早晚分温服。埋线操作同前。

2019年3月3日八诊：LMP：2019年1月13日，停经48天。2019年3月1日查

B超示：宫内早孕（6周）。患者自觉偶有腰酸，无腹痛及阴道出血，无呕恶，舌红，苔白，脉沉略滑。停穴位埋线治疗，治以中药补肾健脾安胎。菟丝子20g，桑寄生12g，续断16g，熟地黄10g，杜仲16g，旱莲草12g，山萸肉12g，黄芩炭6g，白术12g，山药30g，甘草6g。5剂，水煎服，日1剂，早晚分温服。嘱患者注意避免劳累，静养安胎。

随访：2019年10月25日患者顺产男婴1名，体健。

分析与讨论：多囊卵巢综合征（PCOS）是一种好发于青春期和育龄期女性的发病机制复杂的生殖内分泌紊乱及代谢异常性疾病，患者以月经不规律、不孕症、肥胖、多毛、痤疮为主要临床表现，治疗起来很困难。肥胖患者体内氧化与抗氧化平衡功能失调，进而诱导激素水平异常，形成恶性循环。PCOS归属于中医“不孕症”“月经后期”“闭经”等范畴，多认为该病与肾、肝、脾功能失调及肾虚、痰湿、血瘀相关。近年来诸多研究表明中医对本病的治疗有较为积极的作用。埋线治疗是在传统的中医治疗的基础上发展起来的，具有封闭、针刺、刺血及组织疗法效应，属于针灸治疗范畴，能长时间的发挥治疗作用，本案就以穴位埋线结合中药内服改善患者困扰。

案例中患者体质量增加明显，为脾肾阳虚无以温化水湿，聚湿成痰泛溢肢体所致。痰湿壅阻，冲任不充，血海受阻，加之阳虚不能触发氤氲之气，故不孕，治以温肾健脾，燥湿化痰。肾俞益肾助阳、强腰利水；肝俞疏肝理气；脾俞健脾和胃，利湿升清；天枢是减肥要穴，疏调肠腑、双向调节胃肠功能；丰隆化痰利湿；阴陵泉健脾理气利湿；子宫为奇穴，是治疗妇科月经不调、不孕要穴；太冲为肝经原穴，疏肝理气解郁，调畅气机，促进成熟卵子排出；中脘和胃健脾；关元培元固本、补益下焦；中极补肾气、利膀胱、清湿热；足三里补气健脾和胃；血海化血为气，运化脾血；地机理气行滞，化瘀活血；带脉为足少阳经与带脉交会，健脾利湿、调经止带，与天枢合用增强减肥之力；三阴交是肝脾肾三经交会之处，健脾益血、调补肝肾，确有调节卵巢功能、促进卵子成熟的功效，为治疗女性不孕的必选要穴。诸穴配合，具有温肾健脾、燥湿化痰、通调水道、调经助孕的功效。

内服方剂中淫羊藿、菟丝子、杜仲温肾助阳，调节促进卵巢功能，助卵泡发育；枸杞子补肾益精；当归、川芎、牛膝配伍，行气活血通经；茯苓、白术健脾益气化痰，法半夏和胃燥湿化痰，陈皮、香附、石菖蒲理气化痰，苍术、泽兰利水化痰；甘草益气温中。诸药合用，肾气得旺，脾得健运，气血生化有源，任通冲盛，故获治疗之效。（病案提供者：张　琪　分析与讨论：张　琪）

四、乳腺疾病

（一）概述

乳腺疾病是源于乳腺腺体、脂肪、淋巴、血管、乳头等乳腺相关组织的疾病。乳腺疾病包括乳腺炎症性疾病、乳腺良性病变、乳腺恶性肿瘤、先天发育异常及男性乳腺发育等。

（二）病因

1．乳腺炎症性疾病　常见有急性乳腺炎、乳腺结核、乳腺脂肪坏死。急性乳腺炎常因表皮破损感染细菌或细菌直接侵入乳腺导管引起感染。乳腺结核大多继发于肺或肠系膜淋巴结结核经血行播散引起。乳腺脂肪坏死常因外伤引起。

2．乳腺良性病变　本类疾病可因感染（如浆细胞性乳腺炎）、卵巢功能失调（如乳腺囊性增生）、环境、射线及遗传等因素而致，也有部分疾病目前病因尚不明确。

3．乳腺恶性肿瘤

乳腺恶性肿瘤大部分病因都不明确，可能与遗传、激素调节失衡及外界刺激有关。

（三）临床表现

1．乳腺炎症表现　发热、寒战、乳腺内可触及结节（单个或多个）、乳房红肿胀痛、乳头溢液等。

2．乳腺良性肿物　肿物较大时可触及边界清楚、表面光滑的结节，质软、活动度好，可以有压痛或压痛不明显，生长缓慢等。

3．乳腺恶性肿瘤　最主要表现为无痛性结节，单发或多发，结节边界不清，表面粗糙、质硬、生长迅速，可与周围组织粘连，肿瘤累及皮肤时，皮肤可出现皱缩、实变，甚至破溃出血，乳头可有凹陷。可触及病变乳腺同侧腋淋巴结肿大等。

（四）埋线方法

病根穴埋线治疗乳腺疾病有很好的效果。尤其是治疗乳腺炎、乳腺增生症都有不错的疗效，主选是支配乳腺的$T_{4\sim5}$。

1．选$T_{4\sim5}$（患侧），选智象胶原蛋白1号线，2cm，注线法平刺。

2．选肩井穴，选2-0号线，2cm，注线平刺。

3．阿是穴，找准囊穴或肿痛的结节2～3个，选2-0号线，1.5cm，注线平刺。

4．膻中穴，选智象胶原蛋白1号线，2cm，平刺。

5．肝俞穴，选2-0号线，2cm，透线法。

（五）典型病案

病案摘要：患者：何某，女，56岁，河南洛阳伊川人。患者是名乳腺癌患者，在市多家医院进行治疗，因不能进行手术治疗，故来我诊所要进行保守治疗，因为患者病情非常严重，也没有治疗过此类患者，不愿意给她治疗，但家属写下保证书，保证承诺愿意接受保守治疗，患者如发生意外与诊所无关。

诊疗经过：患者来时非常虚弱，面色苍白，说话无力，食欲很差。采取了益气补血、活血化瘀方法对患者进行治疗，通过套管针疗法和中药调理等提高患者的身体免疫功能，提高正气，调整气血和脏腑功能。经过几次治疗后，患者的身体情况有所好转，面色好转，食欲也有了好转。后期又运用病根穴埋线进行治疗，选胸椎 T_5、T_{10}、T_{12}，配足三里、血海、中脘、大横、天枢等穴，治疗一段时间后，患者食欲增加，能吃饭了，身体也有力气了，面色也有了好转。套管针与埋线疗法相结合治疗，从 2018 年开始治疗到如今，已有三年了，患者如今身体好转，肿物明显减小，仍然健康生活着，创造了用埋线疗法结合套管针疗法治疗乳腺癌患者的神奇疗效。

分析与讨论：对于乳腺疾病，古代中医《妇科玉尺》中曰："妇女之疾，关系最钜者，则莫如乳"。中医对乳房疾病分为"乳癖、乳核、乳岩、乳痈"等，相当于西医临床中讲的"乳腺增生、乳腺纤维腺瘤、乳腺癌、乳腺炎"等疾病。

现代医学把乳腺疾病分为乳腺良性疾病和乳腺恶性疾病。乳腺增生、乳腺炎、乳腺纤维腺瘤都属于乳腺良性疾病，乳腺癌属于乳腺恶性疾病。其中乳腺增生属于中医乳癖范畴，乳腺癌属于中医的乳岩范畴。

中医认为，男子乳头属肝，乳房属肾；女子乳头属肝，乳房属胃。乳房疾病的发病原因多数为肝气郁结，胃热壅滞，或肝肾不足，痰瘀凝结等。

运用埋线疗法治疗乳腺增生、乳腺炎、乳腺纤维腺瘤等乳腺良性疾病有很好的治疗效果，埋线治疗乳腺癌本节曹月粉医生也有一例好的病案例。病根穴埋线治疗乳腺疾病首选 T_4、T_5，此椎体节段主乳腺的神经支配，埋线后有很高的治疗效果，是治疗所有乳腺疾病的主要埋线位置，一般选 1 号胶原蛋白线，用五香排毒中药液浸泡后的药线埋线效果更好。乳房疾病病因大多数是肝气郁结，胃热壅滞，或肝肾不足，痰瘀凝结等造成。埋线中选用肝俞、肾俞、阳陵泉等腧穴，也可选 T_6、T_8、T_{10} 埋线，调理肝肾，疏通经脉；也可配经验穴肩井穴埋线，有散结通乳之效，对于治疗乳腺炎、乳腺增生、乳腺纤维腺瘤等均有好的疗效。配合用奇穴埋线也有好的效果，如选三重穴、外三关、三黄穴、肾关穴等，有疏肝补肾、祛痞散结之疗效。（病案提供者：曹月粉　分析与讨论：董立君、畅艳艳）

五、卵巢囊肿

（一）概述

卵巢肿瘤是女性生殖器常见肿瘤，有各种不同的性质和形态，即一侧性或双侧性、囊性或实性、良性或恶性，其中以囊性多见，有一定的恶性比例。

（二）病因

1．遗传因素　据统计，20%～25%的卵巢肿瘤患者有家族史。

2．内分泌因素　卵巢是排卵、分泌性腺激素的重要器官，卵巢肿瘤多发生于生育年龄。临床上很多卵巢囊肿患者和多囊卵巢综合征患者的基本病理生理改变是卵巢产生过多雄激素，而雄激素的过量产生是由于体内多种内分泌系统功能异常协同作用的结果。

3．生活方式因素 长期的饮食结构、生活习惯不好、心理压力过大，可以出现生理性卵巢囊肿和卵巢真性肿物。

4．环境因素 食物的污染，如蔬菜等使用的植物生长激素，如家畜家禽等配方饲养中瘦肉精类的激素成分。近年来，我国随着生活水平的提高及饮食习惯的变化，以及一部分中青年女性滥用诸如丰乳、减肥、减缓衰老等的激素类药物及滋补品，使卵巢肿瘤呈高发性、年轻化趋势也有可能有关。

（三）临床表现

中等大以下的腹内包块，如无并发症或恶变，其最大特点为可动性，往往能自盆腔推移至腹腔。恶性或炎症情况，肿物活动受限，有压痛，甚至出现腹膜刺激症状、腹水等。

（四）诊断

卵巢囊肿的诊断往往因肿瘤的大小、性状不同而有难易之别，详细询问病史时不仅注意生殖器官，并需注意全身情况与其他重要器官的有关病史。结合临床表现与体检，除注意肿瘤本身的特征外，尚应了解全身情况，故不仅需要进行妇科检查，也需要进行全身检查，特别是腹部检查非常重要。必要时借助其他辅助诊断方法，再结合病史，经过全面分析后，方能得到正确的诊断。

卵巢囊肿患者可能有腹部包块史，通过腹部触诊及双合诊，一般能查清子宫及肿块的边界及活动度。

（五）埋线治疗方法

1．卵巢囊肿埋线方法 卵巢的病根穴 T_{10}、T_{11}，选生殖腺病根穴：S_3、S_4，选智象胶原蛋白1号线，2cm，注线。

2．此证为脏腑不和，气机阻滞，瘀血内停，气聚为证;或肝肾亏虚，或脾胃湿阻，痰瘀凝结，或内伤情志，抑郁伤肝，气血凝滞。选 T_6、T_8、T_9、肝俞、肾俞、足三里、章门、三阴交、阳陵泉、血海、带脉穴。0号线或2-0号线，2cm，注线。

3．因患者内分泌失调，免疫功能低下，选甲状腺穴、膻中、星状神经节、T_5、T_{12}，0-1号线，2cm，注线。配穴为气海、关元、中脘、中极、水道、天枢。2-0号线，2cm，注线。

4．经验穴 三重、肾关、外三关穴，提高肝肾功能，散结化瘀。2-0号穴，2cm，注线。

5．中医辨证取穴 肾虚、寒凝、气滞选秩边、肾俞、命门、关元、血海、三阴交;寒凝瘀阻选气海、关元、血海、脾俞、三阴交;经期紊乱为肝郁、肾虚、七情不调，选肾俞、膈俞、血海，引气归元、足三里。

（六）典型病案

病案摘要：患者：陈某，女，30岁。主诉：腹部疼痛拒按，弯腰尤甚。B超检查诊断：卵巢囊肿43mm×30mm。

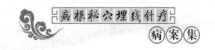

诊疗经过：腹部疼痛拒按弯腰尤甚三个月，加重一周，经县级医院治疗未果转至省级医院治疗，效果不尽如人意，医师强烈要求其尽快手术治疗。患者因为恐惧所以选择我处“病根穴埋线疗法”治疗。

2020年7月进行第一次埋线治疗：

埋线治疗方案：选T_6、T_8、T_9、T_{11}（1、3穴），配三阴交、血海等穴。

埋线治疗前即2020年11月1日的检查报告：卵巢囊肿43mm×30mm。

埋线治疗后一个月余2020年12月10日：第一次复诊囊肿开始缩小：卵巢囊肿35mm×29mm。

第二次治疗方案：选T_9、T_{10}、T_{11}（1、3穴），配三阴交、血海、脾俞、胃俞等穴。

2021年4月16日第二次复诊囊肿消失（子宫、附件未见回声）见检查结果。

2021年4月16日第三次巩固治疗。

治疗方案：选T_{10}、T_{11}、T_{12}（1、3穴），配气海、关元、脾俞、胃俞等穴。

通过上述治疗方案，患者没有结合任何治疗方法，仅仅使用病根穴埋线治疗2次，患者体内的卵巢囊肿如此迅速消除，证明病根穴埋线治疗卵巢囊肿有非常好的疗效，值得广泛推广。

分析与讨论：中医认为，卵巢囊肿的发病于七情所伤密不可分，如经期外感风寒，或内伤生冷，或郁怒伤肝造成正气内损，脏腑失和，日久而成“瘕”。

中医学认为，引起卵巢囊肿主要病因有：①痰瘀凝结：忧思伤脾，虚久生痰，痰饮停聚而致气滞血瘀，痰饮与血瘀结成块，痰瘀久积而成“瘕”；②气滞瘀凝或产后经期受寒：寒凝血瘀或内伤情志，抑郁伤肝，气机不畅，气滞血不通，气血瘀凝而日久生“瘕”。主选“妇六针”即T_{10}、T_{11}、T_{12}（双侧），支配生殖器官、卵巢的神经系统，埋线此位置有很好的治疗效果。因此，证脏腑不和，肝肾亏虚，气滞血瘀，脾胃湿阻，配病根穴T_6、T_8、T_9、T_{10}，T_6是脾脏的病根穴，T_8、T_9是肝脏的病根穴，T_9、T_{10}是肾脏的病根穴，通过调理脾、肝、肾脏等器官，可调理脏腑平衡，气血旺盛，经络通畅。加入经验穴三重穴、外三关、肾关穴、三黄穴，调补肝肾，化解散瘀，使疾病得以治愈。

曹文云医师用病根埋线加经验穴埋线治疗的一例卵巢囊肿患者，两次埋线，患者的卵巢囊肿就消失了，就是很好的例子，值得很好推广。（病案提供者：曹文云　分析与讨论：董立君、畅艳艳）

第六节　内分泌代谢性常见疾病病案分析与讨论

一、疾病概述

（一）概述

内分泌腺或内分泌组织本身的分泌功能和（或）结构异常时发生的综合征，还包括激素来源异常、激素受体异常和由于激素或物质代谢失常引起的生理紊乱所发生的综合征。

（二）临床表现

1．垂体功能减退症　系垂体激素缺乏所致的复合症群，可以是单个激素减少，如生长激素、催乳素缺乏；或多种激素如促性腺激素、促甲状腺激素、促肾上腺皮质激素同时缺乏。

2．甲状腺疾病

（1）单纯性甲状腺肿：是因缺碘、先天性甲状腺激素合成障碍或致甲状腺肿等多种原因引起的非炎症性或非肿瘤性甲状腺肿大，不伴甲状腺功能减退或亢进表现。

（2）甲状腺功能亢进症：简称甲亢，是指由多种病因导致甲状腺功能增强，从而分泌 TH 过多所致的临床综合征。其特征与甲状腺肿大、突眼、基础代谢增加和自主神经系统功能失常。

（3）甲状腺功能减退症：简称甲减，是由多种原因引起的 TH 合成、分泌生物效应不足所致的一组内分泌疾病。

3．肾上腺皮质疾病

（1）库欣综合征：是由多种原因引起肾上腺分泌过量的糖皮质激素（主要是皮质醇）所致。主要临床表现有满月脸、多血质、向心性肥胖、皮肤紫纹、痤疮、糖尿病倾向、高血压和骨质疏松等。

（2）原发性慢性肾上腺皮质功能减退症：分为原发性和继发性两种。原发性者又称 Addison 病，是双侧肾上腺因自身免疫、结核、真菌等感染，或肿瘤、白血病等原因导致绝大部分被破坏引起肾上腺皮质激素分泌不足所致。继发性者为下丘脑－垂体病变引起促肾上腺皮质激素（ACTH）不足所致。

4．嗜铬细胞瘤　起源于肾上腺髓质、交感神经节或其他部位的嗜铬组织，这种瘤组织持续或间断的释放大量儿茶酚胺，引起持续性或阵发性高血压和多个器官功能及代谢紊乱。临床上常呈阵发性或持续性高血压、头痛、多汗、心悸及代谢紊乱症群。

5．糖尿病　是一种常见的内分泌－代谢疾病，是由多种原因引起胰岛素分泌或作用的缺陷，或者两者同时存在而引起的以慢性高血糖为特征的代谢紊乱。可涉及心、脑、肾、肺、骨骼、血管、神经、皮肤、眼、耳、口腔、足等组织的慢性进行性病变，引起功能缺陷及衰竭。重症或应激时可发生酮症酸中毒、高渗性昏迷等急性代谢紊乱。

6．肥胖症　是指人体内脂肪堆积过多和（或）分布异常，体重增加。肥胖症是一种常见的慢性代谢异常疾病，常与2型糖尿病、高血压、高脂血症、缺血性心脏病等集结出现。

7．痛风　是一组长期嘌呤代谢紊乱、血尿酸增高的异质性疾病。其临床特点为高尿酸血症、尿酸盐结晶、沉积及由此所致的特征性急性关节炎、痛风石，严重者关节畸形及功能障碍。常累及肾脏引起慢性间质性肾炎和尿酸性尿路结石。

8．骨质疏松症　是一种以低骨量和骨组织微结构破坏，导致骨骼脆性增加及易发生骨折的全身性疾病。

本节主要分析与讨论埋线医生病案例中涉及的糖尿病、肥胖症等。

二、糖尿病

（一）概述

糖尿病是一组以高血糖为特征的代谢性疾病。高血糖则是由于胰岛素分泌缺陷或其生物作用受损，或两者兼有引起。长期存在的高血糖，导致各种组织，特别是眼、肾、心脏、血管、神经的慢性损害、功能障碍。

（二）病因

1．遗传因素　1型或2型糖尿病均存在明显的遗传异质性。糖尿病存在家族发病倾向，1/4～1/2患者有糖尿病家族史。临床上至少有60种以上的遗传综合征可伴有糖尿病。1型糖尿病有多个DNA位点参与发病，其中以HLA抗原基因中DQ位点多态性关系最为密切。在2型糖尿病已发现多种明确的基因突变，如胰岛素基因、胰岛素受体基因、葡萄糖激酶基因、线粒体基因等。

2．环境因素　进食过多、体力活动减少导致的肥胖是2型糖尿病最主要的环境因素，使具有2型糖尿病遗传易感性的个体容易发病。1型糖尿病患者存在免疫系统异常，在某些病毒如柯萨奇病毒、风疹病毒、腮腺病毒等感染后导致自身免疫反应，破坏胰岛素β细胞。

（三）临床表现

1．多饮、多尿、多食和消瘦　严重高血糖时出现典型的“三多一少”症状，多见于1型糖尿病。发生酮症或酮症酸中毒时“三多一少”症状更为明显。

2．疲乏无力、肥胖　多见于2型糖尿病。2型糖尿病发病前常有肥胖，若得不到及时诊断，体重会逐渐下降。

（四）辅助检查

1．血糖　是诊断糖尿病的唯一标准。有明显“三多一少”症状者，只要一次异常血糖值即可诊断。无症状者诊断糖尿病需要两次异常血糖值。可疑者需做75g葡萄糖耐量试验。

2．尿糖　常为阳性。血糖浓度超过肾糖阈（160～180毫克／分升）时尿糖阳性。肾糖阈增高时即使血糖达到糖尿病诊断可呈阴性。因此，尿糖测定不作为诊断标准。

3．尿酮体　酮症或酮症酸中毒时尿酮体阳性。

4．糖基化血红蛋白（HbA1c）　是葡萄糖与血红蛋白非酶促反应结合的产物，反应不可逆，HbA1c水平稳定，可反映取血前2个月的平均血糖水平。HbA1c是判断血糖控制状态最有价值的指标。

5．糖化血清蛋白　是血糖与血清白蛋白非酶促反应结合的产物，反映取血前1～3周的平均血糖水平。

6．血清胰岛素和C肽水平　反映胰岛β细胞的储备功能。2型糖尿病早期或肥胖型血清胰岛素正常或增高，随着病情的发展，胰岛功能逐渐减退，胰岛素分泌能力下降。

7．血脂　糖尿病患者常见血脂异常，在血糖控制不良时尤为明显。表现为三酰甘油、总胆固醇、低密度脂蛋白胆固醇水平升高。高密度脂蛋白胆固醇水平降低。

8．免疫指标　胰岛细胞抗体（ICA）、胰岛素自身抗体（IAA）和谷氨酸脱羧酶（GAD）抗体是1型糖尿病体液免疫异常的三项重要指标，其中以GAD抗体阳性率高，持续时间长，对1型糖尿病的诊断价值大。在1型糖尿病的一级亲属中也有一定的阳性率，有预测1型糖尿病的意义。

9．尿白蛋白排泄量，放免或酶联方法　可灵敏地检出尿白蛋白排出量，早期糖尿病肾病尿白蛋白轻度升高。

（五）诊断

糖尿病的诊断一般不难，空腹血糖大于或等于7.0mmol/L，和（或）餐后两小时血糖大于或等于11.1mmol/L即可确诊。诊断糖尿病后要进行分型。

1．1型糖尿病　发病年龄轻，大多＜30岁，起病突然，多饮、多尿、多食、消瘦症状明显，血糖水平高，不少患者以酮症酸中毒为首发症状，血清胰岛素和C肽水平低下，ICA、IAA或GAD抗体可呈阳性。单用口服药无效，需用胰岛素治疗。

2．2 型糖尿病　常见于中老年人，肥胖者发病率高，常可伴有高血压、血脂异常、动脉硬化等疾病。起病隐袭，早期无任何症状，或仅有轻度乏力、口渴，血糖增高不明显者需做糖耐量试验才能确诊。血清胰岛素水平早期正常或增高，晚期低下。

目前尚无根治糖尿病的方法，但通过多种治疗手段可以控制好糖尿病。主要包括 5 个方面：糖尿病患者的教育、自我监测血糖、饮食治疗、运动治疗和药物治疗。

（六）埋线治疗

1．2 型糖尿病埋线取穴的原则与方法

（1）按照病根秘穴取穴原则，选 T_5、T_7、T_8、T_{10}、T_{12}、星状神经节、甲状腺穴。

（2）此证因是阴虚内热，五脏失衡，气阴两虚，肝肾亏虚，脾胃虚弱。选肺俞、胰俞、脾俞、肝俞、肾俞、引气归元、足三里、曲池、三阴交、阳陵泉、命门等穴。

（3）按经验穴选董氏奇穴的三皇穴、上肢穴、肾关穴等。

2．埋线方案选取

第 1 次埋线：①选 $T_{7\sim8}$，1 号线，2cm，注线；②脾俞穴透胃俞穴、肝俞穴透胆俞穴、肺俞穴，0 号线，2cm，透线；③引气归元，0 号线，2cm，注线；④足三里、三阴交。2-0 号线，1.5cm，注线。

第 2 次埋线：① T_5、T_{10}，1 号线，2cm，注线；②胰俞、肾俞、脾俞，0 号线，2cm，注线；③引气归元，0 号线，2cm，注线；④上肢穴（三阴交上 1 寸），2-0 号线，1.5cm，注线。

第 3 次埋线：① T_6、T_9、T_{12}，1 号线，2cm，注线；②肝俞、肾俞，0 号线，2cm，注线；③引气归元，0 号线，2cm，注线；④选奇穴三皇穴，2-0 号线，注线。

操作：常规消毒后，1 号线 2cm 穿入 11 号针中，对 $T_{5\sim10}$ 病根穴进行平透刺埋线；对脾俞透胃俞、肝俞透胆俞进行透刺埋线；对降糖穴、肺俞用 1 号线 2cm 进行透刺埋线。0 号线穿入 9 号针中，对肾俞、阳陵泉、足三里、引气归元等穴等直刺埋线，三阴交、气海、关元、奇穴三皇穴等用 2-0 号线直刺埋线，贴好创可贴，保护针眼 24 小时。

15 天埋线 1 次，3 ～ 4 次有效。后期可 20 ～ 25 天埋线 1 次，还可结合刺血拔罐辅助治疗。重点穴位：大椎、肺俞、胰俞。刺血在 10 ～ 20ml，2 ～ 3 天做 1 次，5 次 1 个疗程。

（七）典型病案

病案摘要：患者：康某，女，65 岁，赞皇县人，糖尿病 5 年。现病史：空腹血糖 8.7mmol/L，体重 72kg，口服二甲双胍肠溶片。刻下：乏力，易腹泻，偶有腹胀，怕冷，舌淡，苔白有齿痕，脉缓滑。

治疗经过：辨证：脾肾阳虚。

第一次埋线：选胸椎 T_6、T_7、T_8、T_9，配脾俞透胃俞、肝俞透胆俞、肺俞、中脘、天枢、气海、关元、足三里、三阴交等穴。继服二甲双胍肠溶片，每次 1 片，每日 2 次。

4 天后测空腹血糖 6.3mmol/L，7 天后测量空腹血糖 5.7mmol/L，又过 3 日测空腹血糖 5.4mmol/L，嘱忌口多运动。

第二次埋线：选胸椎 T_5、T_{10}，配胰俞、肾俞、脾俞透胃俞、气海、关元、足三里、上肢穴等。

回访血糖一直控制在 5.5 ～ 5.8mmol/L，患者比较满意。因她家中有事一直未能来扎第三次，血糖一直较平稳，乏力减轻，有时间继续埋线巩固治疗。

分析与讨论：祖国医学认为，糖尿病是因为饮食不节、过食肥甘、精神创伤、七情过用，或先天不足，五脏虚弱，使体内阴虚燥热，导致本病。烦渴多饮是上消，大渴引饮，随饮随渴，舌边尖红，苔薄黄，脉洪数或滑数，其病主要责于肺脏。中消以多食善饥为主，饮食倍增，不为肌肤，日见消瘦，舌尖红苔黄，脉弦数或滑数有力，其病主要责在于脾胃。下消主要是尿量多，尿如脂如膏，面黑耳焦，腰酸腿软，甚则阳痿，舌尖红，少苔，脉细数，这是阴虚火旺之象，其病主要责在肾。

病因：禀赋不足，过食肥甘，情志失调，劳逸过度。

病机：阴精亏损，燥热过度。

病位：肺、胃、肾，尤以肾为关键。

病性：虚证。阴虚为本，燥热为标。

对 2 型糖尿病的综合调理方法：

在临床上，根据中医理论可将糖尿病分为肺热津伤型、胃热炽盛型、肾阴亏损型和阴阳两虚型。那么，对各型糖尿病应如何进行治疗的呢？

采用病根秘穴埋线为主，脏腑推拿整合调理为辅，继运用刺血拔罐、足部刺激贴敷等保健手法，综合复合性治疗一体化，能有效调理 2 型糖尿病。

1. 病根秘穴埋线疗法　是用埋线针具将医用胶原蛋白线埋入人体的病源之处或经验腧穴里，起到长效刺激的作用，根灶同治，直达病位，并在埋线的长期刺激调理下，提高患者的免疫功能和抗病能力，对 2 型糖尿病具有很好的调理作用。经临床实践观察，埋线选 $T_{6\sim9}$、甲状腺穴、星状神经节、肺俞、胰俞、脾俞、肝俞、肾俞、足三里、三阴交等腧穴，3 ～ 6 次后，患者的血糖有明显的降低，有部分患者经埋线后，后期血糖基本能保持平稳。

2. 脏腑点穴疗法　是以中医学的经络学说为理论指导，在继承前人按摩术的基础上，经过实践、总结而发展起来的一种脏腑腹部按摩手法。本疗法是以按摩腹部为主，按摩躯体其他部位、经络、腧穴为辅的一种方法，适应证比较广泛，但主要适应内伤疾病的治疗。

此法对人体的新陈代谢、呼吸、消化、循环和神经系统均有很大影响，能提高人体的免疫功能和调整人体系统的功能状态。它能调整人体阴阳气血平衡，达到扶正祛邪、推陈致新的目的。因此，对治疗“三高”人群，尤其是2型糖尿病均有好的辅助疗效。

3．中医整脊的治疗　原理：①正骨整复，纠正解剖位置异常；②舒筋通络，解除软组织痉挛与粘连；③活血祛瘀，促进局部组织修复；④改变人体系统内能；⑤平衡阴阳，调整脏腑功能。

胰腺的交感神经发自$T_{6\sim10}$的脊髓侧角，经腹腔丛，在脾旁分为胃十二指肠支和胰十二直肠支，支配胰腺血管收缩及抑制分泌。平时坐姿不正引起胸椎关节错位和紊乱，尤其是滑脱式错位可骨性压迫椎体周围的软组织，造成劳损、挛缩而损害刺激脊髓周围神经，如长期得不到纠正，可致胰岛素分泌下降，血糖持续升高。不少血糖高的患者经多次整脊调整后，血糖有所下降。因此，埋线后用整脊调整法调治后对治疗糖尿病有重要作用。

4．刺血拔罐疗法　是传统中医常用的一种治疗疾病的疗法。这种疗法可以逐浊祛湿、疏通经络、祛除瘀滞、行气活血、消肿止痛、拔毒泻热，具有调整人体的阴阳平衡、解除疲劳、增强体质的功能，从而达到扶正祛邪，治愈疾病的目的。配合埋线整脊再施以刺血拔罐对调理2型糖尿病具有清热泻毒、行气活血的作用。

综上所述，病根秘穴埋线用长效刺激方法，根灶同治，调理脏腑阴阳平衡，提高机体免疫功能；脏腑点穴，调整机体气分，针对中医辨证，施治手法，调整脏腑功能；整脊整合可调理错位的脊柱，促进组织修复，改变机体组织功能；刺血拔罐有泄热行气通络作用；综合施治，调理2型糖尿病具有很好的疗效，值得推广。（病案提供者：支丽娜　分析与讨论：董立君）

三、肥胖症

（一）概述

肥胖症为身体内脂肪过度蓄积以致威胁健康的一种疾病。它不是个人的生理缺陷，肥胖者需要经过长期的治疗和控制才能达到减重并维持减重后的体重的目的。

现代研究认为，肥胖不仅是指体重的增加，而且还指体内过剩的脂肪组织蓄积状态，即体内脂肪含量在男性超过25%、女性超过30%。由于体内脂肪含量的测定困难，临床上常以标准体重进行对肥胖的判定。

尽管肥胖可以被简单看成热量摄入超过消耗，但是肥胖的发病机制涉及遗传、代谢、食欲调节、食物供给、进食行为、体育活动和文化因素等多方面的相互作用，故肥胖症的成因是复杂的。

（二）病因

肥胖发生的原因可分为由过食、运动不足引起的原发性肥胖（单纯性肥胖）和某些基础疾病引发的继发性肥胖（症状性肥胖）两类。继发性肥胖相对少见，随着基础疾病的改善，继发性肥胖可以消失。临床上发生率高的是原发性肥胖，其成因是能量摄取超过能量消耗，剩余能量以中性脂肪的形式蓄积在脂肪组织内。原发性肥胖包括肥胖度＞20%或体质指数（BMI）＞27（女性为25）的典型肥胖，以及肥胖度和BMI未达上述标准但腹壁皮下脂肪厚度＞3cm，或腰围/臀围比值（W/H）增大的内脏脂肪型肥胖。肥胖评定标准有多种，目前通常使用的肥胖诊断指标是BMI，BMI＝体重（kg）/［身高（m）］^{2}。BMI为18.5～25者属正常，25以上为超重，30以上者属于肥胖。

人的胖瘦取决于体内脂肪细胞的数目和脂肪细胞内脂质（包括中性脂肪、磷脂、胆固醇等）含量的多少，即决定于脂肪组织总的数量。小儿期就开始肥胖、成年后仍然肥胖的人，体内脂肪细胞数目明显比一般人多；成年后开始肥胖的人，主要是脂肪细胞的肥大。短时间出现肥胖的，多为脂肪细胞的肥大；而缓慢长期性肥胖的，则脂肪细胞既肥大，数目又多。

肥胖症总体上可分为单纯性肥胖和继发性肥胖两大类。非疾病引起的单纯性肥胖，又分体质性肥胖和过食性肥胖。体质性肥胖即双亲肥胖，是由于遗传、机体脂肪细胞数目增多而造成的，也与25岁以前营养过剩有关。这些人物质代谢过程比较慢，合成代谢超过分解代谢，过食性肥胖也称“获得性肥胖”，是由于成年后有意或无意的过多饮食，特别是由于喜好油腻食品，使摄入的热量大大超过身体生长和活动的需要，促进脂肪细胞肥大与脂肪细胞数量增加，形成了脂肪大量堆积。疾病引起的肥胖则称为继发性肥胖，常见的有丘脑性肥胖、内分泌性肥胖、遗传性肥胖等。

除上述原因外，肥胖症与每个人的生活环境、饮食习惯、年龄、性别、活动量的大小等均有一定关系，精神受刺激、用激素类药物等也可引起肥胖。

（三）判断标准

1．体重指数法（BMI）　目前最流行的方法，经世界卫生组织认可，体重指数是以体重的千克数除以身高的米平方数得出的。此方法简便易行，使用广泛，具有较强的可比性。根据最新亚太地区肥胖防治指南，将体重指数分级来反映对健康的威胁程度：BMI＜18.5，体重不足；BMI 20～22.9，体重正常；BMI 23～24.9，超重；BMI 25～29.9，肥胖；BMI＞30，严重肥胖。

2．腰围测量法　测量腹部脂肪的分布状况，测量结果与心血管疾病的发生有着密切的联系，这与单纯的体重、BMI或腰臀围相比，更能说明问题，因为代谢综合征与内脏脂肪堆积密切相关。测量腰围的部位：站立位，末肋的最低点与髂骨之间，腋中线的中部，既不是最粗的地方，也不是过肚脐的地方。

（四）中医辨证

人体是一个有机整体，局部病变可以影响全身病变，从五官、四肢、体表各个方面反映出来，通过望色、闻声、问证、切脉等手段，诊查肥胖病各方法症状和体征，了解疾病的原因、性质及其内部联系，从而为肥胖病的辨证论治提供依据。

中医辨证诊断，往往因人、因时、因地制宜，在疾病发展的不同阶段，灵活变通，同病异治、异病同治，同是一个病可以出现不同的证，而不同的病，可以出现相同的证。中医辨证诊断将肥胖症分为四型。

1．脾虚湿阻型　患者多年龄偏大，主要表现为形体肥胖但超重不明显，水肿，疲乏无力，肢体沉重，尿少，食欲缺乏，腹胀满，大便不爽，脉沉细，舌胖大，舌苔薄腻，舌质淡红或白。

2．胃热湿阻型　多有肥胖家族史，或由脾虚湿阻，久郁化热所致。表现为肥胖程度较重，头胀眩晕，消谷善饥，肢重怠惰，怕热，汗出较多，口渴喜饮，口臭，便秘溲赤，脉滑略数，舌苔腻、微黄，舌质红。

3．肝郁气滞型　多见于青、中年或更年期女性，肥胖多与月经量少或闭经有因果关系，胸胁苦满，胃脘痞满，月经不调，闭经，乳房胀痛，失眠，多梦，脉细弦，舌苔白或薄腻，舌质暗红。

4．脾肾两虚型　多见于中、老年人或反复恶性减肥并反复反弹者，表现为虚肿肥胖，面色苍白，疲乏无力，嗜睡，畏寒，自汗，腰腿冷痛，性欲降低，脉沉细无力，舌苔薄。

（五）埋线治疗

埋线减肥的治疗机制原理：埋线减肥是针灸减肥的延伸和发展，是改良式外灸。埋线疗法能调理人体经络，使人的经络畅通。它是用埋线针具将蛋白质药化线植入相应的穴位，通过线体对穴位产生持续有效的刺激作用（线在体内 15 天至 2 个月自然被溶解吸收，变成二氧化碳和水排出体外），来达到减肥的目的。此法 15 ～ 20 天埋线 1 次，免除了肥胖患者每天“针”一次的麻烦和痛苦，是繁忙现代人首选的减肥法。

随着现代生物医学材料的发展，埋线减肥已经发展到创伤更小的微创埋线减肥阶段。与传统穴位埋线减肥不同的是，微创埋线减肥采用了胶原蛋白线和植物蛋白线，对穴位刺激更加温和和持久，避免了传统羊肠线（蛋白线）所带来的过敏和感染等不良反应，在操作方面微创埋线减肥采用了非常精细的一次性专用埋线针，无须麻醉、手术和切口，疗效十分显著，安全可靠、无痛苦、无任何毒副反应，远期疗效好，因此更容易被大众所接受。

埋线减肥是根据患者的个体差异、不同的症状、不同的肥胖机制，进行合理有效地辨证选穴，在相应的穴位和椎体埋入蛋白质药线（以线代针、长效针感），来达到健脾益气、疏通经络、温中散寒、调整脏腑、平衡阴阳气血的作用，从而调整了患者的自主神经和内分泌功能。

埋线减肥一方面抑制了患者亢进的食欲，同时也抑制了患者亢进的胃肠消化吸收，从而减少能量的摄入；另一方面它可以刺激患者迟钝的自主神经（交感神经），使其功能活跃，增加能量消耗，促进体内脂肪分解。所以，埋线减掉的是人体的脂肪而不是水分，并能保证减肥过程中人体的健康和精力的旺盛，且反弹率极低，这是绿色埋线减肥的最大优点。

（六）埋线治疗

1．按此方案进行埋线治疗

（1）主穴：选天枢、中脘、上脘、关元、水道等穴。

（2）脾虚湿阻型：配大横、水分、足三里、上巨虚、阳辅、三阴交、脾俞、肺俞，或 T_5、T_{10}。

（3）胃腑积热型：配滑肉门、腹结、曲池、支沟、梁丘、下巨虚、下脘、T_6、T_{10}。

（4）肝郁气滞型：配带脉、水分、血海、曲池、阳陵泉、足三里、气海、太冲、肝俞、膈俞，或 T_8、T_9。

（5）脾肾两虚型：配命门、肾俞、脾俞、水分、外陵、阴都、阴陵泉、足三里、三阴交、阳辅，或 $T_{10\sim12}$。

2．根据患者不同肥胖症状选穴配穴

（1）抑制食欲：选中脘、梁门、梁丘等穴。

（2）胃热：选曲池、内庭、上巨虚等穴。

（3）脾虚腹胀：选水分、水道、天枢、中脘等穴。

（4）祛除湿热油腻：选滑肉门、水分等穴。

（5）化瘀祛痰湿：选丰隆、足三里、三阴交等穴。

（6）增加肠蠕动：选天枢、上巨虚、下巨虚、支沟、大肠俞、中脘等穴。

（7）肠燥便结：选天枢、曲池、支沟、大肠俞等穴。

（8）肝阳上亢：选三阴交、太冲、曲池等穴。

肠线可选 1 号胶原蛋白线，配 11 号埋线针进行埋线治疗，或选靓紫丝线 1 号线埋线治疗。

（七）典型病案

病案 1　肥胖症（脾虚湿阻型）

病案摘要：患者：张某，女，年龄，35 岁，石家庄市人。主诉：肥胖，喝水少口不渴，大便干有时也便溏，吃饭不多，有腹部胀满等症状。体重 67kg，身高 1.62 米。

诊疗经过：诊断：肥胖症（脾虚湿阻型）。埋线方案：第一次埋线主穴：选天枢、中脘、关元、水道等穴，配穴水分、气海、滑肉门、带脉、足三里、上巨虚等穴。

背部埋线：T_{10}、T_{12}、肾俞、命门穴。25 天后体重减掉 4.5kg。第二次埋线去 T_{10}、

T_{12}，加脾俞穴，支沟穴；30天后体重再次减掉2kg。第三次埋线同第二次方案，巩固埋线治疗后，体重已减到61kg，身体感觉良好，便秘和肠功能调理较好，身体有劲了，精神很好，半年后体重没有增长。（病案提供者：孙建芳）

病案2　肥胖（脾肾阳虚证）

病案摘要：患者：包某，女，18岁。2021年7月12日初诊。主诉：腰部酸冷，手足寒凉，腹胀便溏3年。平素喜食生冷、肥甘油腻之物，运动量不足。查体：身高163cm，体重85kg，腰围88cm，体重指数32。形盛气虚，腹部及四肢肌肉松弛，张力下降，舌淡胖，边有齿痕，苔白腻，脉沉迟或虚细。

诊断：肥胖（脾肾阳虚证）。

治法：温肾助阳，健脾通络。

诊疗经过：埋线选穴：主穴：脾之病根穴、肾之病根穴、肝之病根穴、命门、关元、大椎、胆俞等穴。配穴：上脘、中脘、下脘、承满、不容、滑肉门、天枢、大横、带脉、梁丘、足三里、三阴交等穴。

针刺方义：脾、肾之病根穴温补脾肾，与脾俞、肾俞功效相同但是作用较之更强；命门为人体阴阳之宅，元阳之所在；关元为人体元气之所居；大椎为人体阳经之海；肝之病根穴与胆俞穴可以促进胆汁分泌，助脾胃消化饮食物。上脘、中脘、下脘与关元、带脉配合可以升举阳气，约束纵行的经脉，提升下垂的胃体；承满、不容、滑肉门、天枢、大横促进脾胃运化，输布水谷，消食降脂，食欲亢进针刺梁丘可以抑制食欲；足三里健脾和胃（食欲亢进者不宜），三阴交是足三条阴经交会穴，调理肝脾肾。

操作：主穴选用智象3-0号线、1～1.5cm PDO单股靓紫线或素白丝线补法置入线体，命门、关元复加灸法；配穴足三里、三阴交用平补平泻法，选用1-2号线、3.5～5cm PDO单股靓紫线或绛紫溶PGA“降脂溶”对折线，余穴均泻法置入线体。2周埋线1次，5～7次完成治疗周期。该患者经过7次的埋线治疗，现体重68kg，腰围78cm，BMI＝25.6。腹肌及四肢肌张力显著增加，脾胃功能健旺，饮食节制有度，评估减肥有效，停止治疗。

指导：适度运动，饮食营养均衡。禁忌生冷辛辣、肥甘厚腻饮食，加强肢体功能锻炼，养成良好的生活习惯。（病案提供者：付华峰）

病案3　肥胖（脾肾阳虚证）

病案摘要：患者：包某，女，18岁。2021年7月12日初诊。

主诉：腰部酸冷，手足寒凉，腹胀便溏3年。平素喜食生冷、肥甘油腻之物，运动量不足。查体：身高163cm，体重85kg，腰围88cm，体重指数是32。形盛气虚，腹部及四肢肌肉松弛，张力下降，舌淡胖，边有齿痕，苔白腻，脉沉迟或虚细。

诊疗经过：诊断：肥胖（脾肾阳虚证）。治法：温肾助阳，健脾通络。

埋线选穴：主穴：脾之病根穴、肾之病根穴、肝之病根穴命门、关元、大椎、胆俞。配穴：上脘、中脘、下脘、承满、不容、滑肉门、天枢、大横、带脉、梁丘、足三里、三阴交。

针刺方义：脾、肾之病根穴温补脾肾，与脾俞、肾俞功效相同但是作用较之更强；命门为人体阴阳之宅，元阳之所在；关元为人体元气之所居；大椎为人体阳经之海；肝之病根穴与胆俞穴可以促进胆汁分泌，助脾胃消化饮食物；上脘、中脘、下脘与关元、带脉配合可以升举阳气，约束纵行的经脉，提升下垂的胃体；承满、不容、滑肉门、天枢、大横促进脾胃运化，输布水谷，消食降脂，食欲亢进针刺梁丘可以抑制食欲；足三里健脾和胃（食欲亢进者不宜），三阴交是足三条阴经交会穴，调理肝脾肾。

操作：主穴选用智象 3-0 号线、1 ～ 1.5cm PDO 单股靓紫线或素白丝线补法置入线体，命门、关元复加灸法；配穴足三里、三阴交用平补平泻法，选用 1~2 号线、3.5 ～ 5cm PDO 单股靓紫线或绛紫溶 PGA“降脂溶”对折线，余穴均泻法置入线体。2 周埋线 1 次，5 ～ 7 次完成治疗周期。该患经过 7 次的埋线治疗，现体重 68kg，腰围 78cm，BMI = 25.6。腹肌及四肢肌张力显著增加，脾胃功能健旺，饮食节制有度，评估减肥有效，停止治疗。

指导：适度运动，饮食营养均衡。禁忌生冷辛辣、肥甘厚腻饮食，加强肢体功能锻炼，养成良好的生活习惯。（病案提供者：付华峰）

病案 4 肥胖症（脾虚湿阻型）

病案摘要：患者：胡某，女，年龄，36 岁，保定人。主诉：全身都肥胖，身体虚胖，吃饭不多，食后腹部胀满，口不渴等症状。体重 70kg，身高 1.63 米。

诊断：肥胖症（脾虚湿阻型）。

埋线治疗过程：第一次埋线主穴：选天枢、中脘、关元、水道等穴，配穴大横、水分、带脉、足三里、阳陵泉、下脘、上巨虚等穴。背部选 T_{10}、T_{12}、脾俞穴，并配合背部拔罐，3 天 1 次，每周做 2 次。安排患者健康饮食食谱，每天适当运动。30 天后体重减掉 6kg，腹部尺寸缩小 6 寸。第二次埋线方案同上第一次，另加梁门、曲池、支沟等穴。30 天后体重再次减掉 5kg。第三次方案同以上，1 个疗程埋线调理后，已减重 7kg，并配合健康饮食和适当运动，体重已维持 1 年有余稳定，未曾增加重量。（病案提供者：宋红梅[2]）

病案 5 肥胖症（脾虚湿阻证兼气滞血瘀证）

病案摘要：患者：王某，女，年龄，46 岁，保定人。主诉：腰腹肥胖，少食体重也不下降，脾气急躁，并有两肋胀闷等症状。体重 67kg，身高 1.60 米。

诊断：肥胖症（脾虚湿阻证兼气滞血瘀证）。

埋线治疗过程：第一次埋线主穴：以健脾利湿为主，佐以宣肺补肾，疏肝理气等。

选脾经、胃经、三焦经腧穴：选天枢、中脘、关元、水道等穴，配穴水分、滑肉门、血海、带脉、足三里、脾俞、肝俞、阳陵泉等穴。患者配和健康饮食食谱，每天坚持运动1小时。

30天后体重减掉5kg，腹部尺寸缩小3寸。第二次埋线同第一次方案，并增加背部T_8、T_{10}埋线，加三阴交穴，经过三个月调理体重成功减掉7.5kg。

分析与讨论：单纯性肥胖中医认为，“肥人多痰湿”，发病以脾虚为主，与肝、肺、肾及体质因素密切相关，故治疗肥胖多从脾虚痰湿论治，辨证论治选取水分、三阴交、天枢、丰隆、足三里等为主穴，健脾祛湿。再者腹部脂肪肥厚，可加用大横、天枢等。此外，特殊选穴可用靳三针之肥三针（中脘、带脉、足三里）和脂三针（足三里、内关、三阴交），双侧取穴。也有采用腰腹群针埋线法治疗肥胖症者，腰腹群针以腹部肾经、任脉、胃经、胆经、脾经五条经脉在腰腹部的穴位为主，以大横、天枢、关元、中脘为重点，双侧腰部以取胆经的五枢、带脉、维道为主，并且于腰腹部脂肪较多处取穴。腰群针以腰背部督脉、膀胱经第一、二侧线经穴为主，以大肠俞、肾俞为中心，在骶臀部脂肪较多处取穴，另在脂肪堆积无经穴处取阿是穴。此外，还有穴位埋线配合使用小针刀疗法、电针疗法使用者，可在一定程度上增加临床疗效。

病根穴埋线选取T_6、T_8、T_{10}、T_{12}椎体节段为背腑穴的调理，以上椎体节段支配脾胃、肝胆、肾、膀胱、大肠的脏器神经系统调理，选穴以天枢、中脘、关元、水道为主穴，脾虚配大横、水分、上巨虚等穴，胃热配滑肉门、外陵、曲池、足三里、外关等穴，肝郁配血海、带脉、阳陵泉、三阴交等穴，肝肾亏虚配肾俞、命门、三阴交等穴。

另外，以埋线方法为主，配合健康饮食食谱和每天适当运动，埋线减肥就能取得好的疗效。（病案提供者：宋红梅[2]　分析与讨论：董立君）

第七节　皮肤疾病病案分析与讨论

皮肤病是发生在皮肤和皮肤附属器官疾病的总称。皮肤是人体最大的器官，皮肤病的种类不但繁多，多种内脏发生的疾病也可以在皮肤上有表现。引起皮肤病的原因很多，比如感染因素引起的皮肤病，如麻风、疥疮、真菌病、皮肤细菌感染等常常有一定的传染性，不但影响身体健康，而且引起恐慌与社会歧视，但是随着人们生活水平的提高和科学技术进步，麻风等传染病在全世界已经得到明显控制。其他引起皮肤病的内外在因素，如机械性、物理性、化学性、生物性、内分泌性、免疫性等，目前越来越受到人们的重视。

本节主要对埋线医师治疗的神经性皮炎、丹毒、荨麻疹、痤疮等皮肤病进行分析与讨论。

一、神经性皮炎

（一）概述

神经性皮炎专业名称为慢性单纯性苔藓，但因其发病与精神因素密切相关，故俗称神经性皮炎。该病是由于多种因素导致的一种慢性炎症性皮肤病，以一阵一阵的剧烈瘙痒为主要表现，通常多发生在脖子、手腕、手臂、手肘、小腿或尾骨、肛门等部位。瘙痒会影响睡眠和生活质量，由于瘙痒患者会不断搔抓，然后会越抓越痒，形成一种“瘙痒—搔抓—瘙痒”的恶性循环。由于不断抓挠，皮肤会变得粗糙、肥厚，呈苔藓样变。

（二）病因

1．精神因素　目前认为是发生本病的主要诱因，情绪波动、精神过度紧张、焦虑不安、生活环境突然变化等均可使病情加重和反复。

2．胃肠道功能障碍、内分泌系统功能异常、体内慢性病灶感染等，均可能成为致病因素。

3．局部刺激　如衣领过硬而引起的摩擦、化学物质刺激、昆虫叮咬、阳光照射、搔抓等，均可诱发本病的发生。

（三）埋线治疗

处方一：①根据部位选病根穴：颈部选 C_2、C_3、C_5；肘部选 C_7、T_1；膝部选 $L_{3\sim4}$；骶尾部选 $S_{4\sim5}$；②颈部选 2-0 号线，其他部位选 0-1 号线，2cm，注线；③阿是穴，3-0 号线，2cm，平刺透线；④曲池、阳陵泉、血海、膈俞，0 号线，2cm，注线。血虚加足三里、三阴交；肝郁化火加肝俞、太冲，0 号线，1.5cm，注线。

处方二：根据所在病灶部位和面积大小，制定埋线处方：①病变部位在头、面、颈部的埋线处方；②病根穴：C_3，0 号线，2cm，用注线法平刺；③曲池：选 0 号线，2cm，用注线法平刺；④阿是穴：选 2-0 号线，2cm，用注线法平刺；⑤病根穴：C_4，0 号线，2cm，用注线法平刺；⑥阿是区：任选 2 ～ 4 穴，2cm，用注线法平刺。

任选处方一或处方二，15 天 1 次，2 次为 1 个疗程，观察 2 周，以后视情而定。

病变部位在下半身的神经性皮炎处方：①外阴部位的病根穴：S_3，2 号穴，1 号线，2cm，用注线法平刺；②大腿部分的病根穴：L_1，0 号线，用注线法；③阿是穴：选 2-0 号线，2cm，用注线法平刺。

（四）典型病案

病案摘要：患者：李某，男，65岁，石家庄人。病史：全身剧烈瘙痒3年加重半年。现病史：患者于2018年夏季开始全身出丘疹伴随剧烈瘙痒，曾奔波于各大医院用各种外用膏剂口服抗组胺药物，病情反复，最近半年瘙痒加剧夜不能寐，某省医院要求住院，推荐注射进口免疫针剂，因价格昂贵遭拒绝，求助中医治疗。刻下：四肢皮肤增厚，有出血抓痕，皮肤干燥，口干、口苦，舌尖红，小便黄，大便每日1次，脉弦数。

诊疗经过：第一次埋线：选 C_7、T_1、L_5，配曲池、血海透百虫窝、驷马三穴、阳陵泉穴等。

六经辨证：太阳少阳阳明合病。

中药处方：消风散加刺蒺藜，5剂，三棱针局部点刺加拔罐。

10天后复诊瘙痒明显减轻，已能入睡，皮肤增厚部位变薄变软，已无抓痕，口干口苦减轻。

第二次埋线：选 C_7、T_1、L_5，配曲池、血海、肝俞穴，继服中药7剂，三棱针局部点刺。

15天后回访，患者非常满意，感叹起效快，效果好，多年顽固皮肤病30天得到恢复。

分析与讨论：神经性皮炎，中医称为“顽藓”，是一种慢性皮肤神经功能障碍性皮肤病。祖国医学认为，神经性皮炎多因风热、湿热蕴阻皮肤，或肝郁化火，血虚风燥而致瘙痒。《内经》中有“诸痛痒疮，皆属于心”“心主神”的记载，说明古人早已认识到痒觉与人的心神有关，与现代医学中认为该病是神经功能障碍性皮肤病观点相同。

埋线疗法治疗此证注重运用中医辨证论治思想，注重身体体质及病因病机，对症施治，具有疗效好、无不良反应、不易复发的优势。

病根穴埋线治疗此证，按神经节段支配原理，通过调理神经系统治疗疾病，不同椎体节段支配不同皮肤位置，如颈项部选 C_2、C_3、C_5，肘部选 C_7、T_1 位置，尾骶部选 $S_{4\sim5}$ 等位置；配曲池、阳陵泉、血海、膈俞等穴，有祛风止痒、活血理血、养血合营、散热化血等疗效，对治疗神经性皮炎有好的效果。（病案提供者：支丽娜　分析与讨论：董立君）

二、丹毒

（一）概述

丹毒主要是由乙型溶血性链球菌感染引起的一种皮肤病，也有肺炎球菌、B型流感嗜血杆菌等引起丹毒的症状。大多数的患者是蚊虫叮咬感染、外伤感染导致网状淋巴管的急性炎症，好发于下肢和面部。其临床表现为起病急、局部出现界限比较清楚的片状红疹、颜色鲜红并稍有隆起，压之褪色。皮肤患处有炙热感，有烧灼感。急性期伴有高热、畏寒、头疼等症状。一般不化脓，很少有坏死组织。治疗不及时，病程比较长，个别病案有十几年患病史，没能彻底治愈。患丹毒者应当抓紧时间治疗，使之彻底治愈。

（二）诊断与鉴别诊断

本病皮肤有灼热肿胀、红肿、边缘清楚、不化脓的特点，可与带状疱疹、湿疹相区别。带状疱疹在皮肤沿神经走向起簇状疱疹，有刺痛感。湿疹是皮肤出现红疹、痒、患处界线不清楚。

（三）治疗

1．一般治疗　西医治疗主要是抗感染治疗。静脉输液青霉素为首选480万～640万单位（皮试为阴性），每日1次，7～14天为1个疗程。可再治疗一段时间，口服红霉素250mg，每日3次。口服复方新诺明，每次2片，每日2次（多饮水）。发热可口服布洛芬颗粒（0.2g）。持续发热可间隔4～6小时用药一次，24小时不超过4次。或口服解热止痛片，1～2片。

2．中药治疗

（1）内服中药：以清热解毒药物为主。蒲公英、地丁、马齿苋、板蓝根、黄芩、败酱草等辨证施治。日服1剂，7日为1个疗程。

（2）外敷可用蜂胶贴服，每日1次。

（3）刺血疗法：在患处局部刺血拔罐，每日1次。拔罐后喷敷习仕民科研成果药水，再用远红外线灯理疗20～30分钟。消炎效果好，疗程短。

（4）埋线治疗：采用董立君教授的病根穴埋线，在三阴交、阳陵泉、曲池、合谷、委中、足三里等穴位埋线。

（四）典型病案

病案摘要：患者：王某，男，57岁，石家庄人。主诉：曾在2005年被虫咬伤左侧脚踝处后，小腿和脚开始肿，小腿上缘有清楚的界限。曾到多家医院就诊治疗数次，都未能治愈。经熟人介绍前来就诊。查体：左侧小腿肿，左脚红肿，在小腿上缘有明显的界限，手按下去皮肤弹性差，按压疼痛不明显，肿胀走路不舒服，不能久立，影响正常工作，体温正常。

诊疗过程：①中药辨证施治，主要是活血化瘀、解毒祛瘀、消炎利湿治疗；②进行病根穴埋线治疗：选足三里、阳陵泉、三阴交、地机等穴；③刺血拔罐：用采血针刺破患处，用真空罐拔出血液（拔罐时间不宜过长）。擦净血液后酒精棉球消毒，加特效药液理疗15～20分钟。

以上方法治疗三天后，明显好转，水肿明显减轻。以上方法治疗两周痊愈。

分析与讨论：丹毒的诊断根据其特点很容易确诊。在确诊后，由于患者的身体状况和治疗环境不同，导致患者的疗程长短也不尽相同。一般情况的丹毒都能治愈，但有些患者患有慢性病，如糖尿病、足癣等疾病可能引起病程的延长。在治疗丹毒疾病时，同时治疗这些慢性病。青霉素治疗丹毒是首选药物。皮试阳性者可改用红霉素或其他抗菌药物进行治疗。在治疗 2 周后症状消失，再延续治疗几天，可根据病情而定。

中医治疗：中药内服、局部拔罐、药水外敷理疗、穴位埋线的综合治疗效果很好。中药清热解毒，局部拔罐理疗可清除局部毒素，促进血液循环，消炎去肿，从而达到好的治疗效果。埋线通络、消炎，使疗程缩短。中医治疗丹毒是一种很好的治疗方法。（病案提供者：刁仕民）

三、荨麻疹

（一）概述

荨麻疹主要是由于皮肤黏膜小血管扩张，局部渗透性增加而引起的局限性水肿反应。本病可能是由于一些内科疾病、精神紧张、劳累、潮湿等原因引起的一种过敏反应。没有明显的发作区域，身体各部位均有发病，皮肤疏松部位较明显，伴随瘙痒症状，可持续 3 天左右，症状自行缓解，皮肤不留痕迹。但由于个体差异，有患者经常出现荨麻疹症状，需服用抗组织胺药物缓解。发病时长几个月甚至更长时间的患者，系统治疗后，可治愈。

（二）诊断与鉴别诊断

荨麻疹的临床表现是大风团。身体部位不局限，瘙痒厉害，皮肤疏松部位出现大的高出皮肤的疙瘩。

湿疹是由多种内外因素引起的剧烈瘙痒的一种皮肤炎症反应。皮损具有多形性，对称性，起疱疹和小水疱，瘙痒和反复发作等特点，属于一种迟发型变态反应。该病可分为急性湿疹、亚急性湿疹、慢性湿疹。

药物过敏性荨麻疹可发生在不同年龄中。由于使用药物不当引起皮肤黏膜及血管发生暂时性充血与渗出。血清渗入皮肤内引发局部水肿损害。药物过敏性荨麻疹多为急性荨麻疹的临床表现，常伴有高热、腹泻等全身性症状。

（三）治疗

1．西医治疗

（1）服用氯雷他定片，盐酸西替利嗪片，1 次 1 片，每日 1 次。

（2）盐酸氮䓬斯汀片，1 次 1 片，每日 1 次，口服。

2．中药治疗　解表通里，清热解毒。药物可用生地黄、牡丹皮、金银花、蝉蜕、地肤子、白鲜皮、青蒿、牛蒡子等水煎服。反复发作者可用生黄芪、黄精、当归、酒白芍、荆芥、白鲜皮、炒枳壳、蛇床子等水煎服。

3. 埋线治疗荨麻疹 可用2-0号智象胶佰纯蛋白线，1cm，用9号注线针具，在以下穴位埋线：C_2、C_3旁开一寸位置，星状神经节，胃俞，曲池，足三里，阳陵泉等穴。每20～30天埋线一次。

（四）典型病案

病案摘要：患者：张某，女，38岁，石家庄人。主诉：曾因受冷，潮湿患有荨麻疹三年，遇冷就起疙瘩，一片一片的，痒得很。在石家庄多家医院用西药、中药治疗都不能治愈，经介绍来找习仕民大夫就医。

检查：身体四肢、躯干都有风团样皮疹。有时皮肤发红成片状。按之褪色，有突起。

诊断：顽固性荨麻疹。

诊疗经过：第一次治疗，7剂中药。辨证施治以清热祛湿为主，消炎止痒，一周后好转。第二周继续中药调治。病根穴埋线：选曲池、膻中、胃俞、足三里等穴埋线一次。第三周其症状明显减轻，辨证施治中药加减调整。在用药四周后，所有症状消失，无皮疹出现，皮肤都恢复正常。再埋线一次，中药7剂治疗。3个月后回访，患者痊愈，无复发。

讨论：荨麻疹的诊断不难确诊，在治疗过程中，一般口服1～3天抗组胺的药物都能治愈，服用中药也能很快治愈。患者由于体质的不同，往往在治愈后，在一些诱发因素下又有发病，从而成为慢性荨麻疹患者。慢性荨麻疹治疗时间比较长，需要综合治疗才能痊愈，单纯的抗组胺药物达不到彻底治愈的效果。在用中药治疗中，黄芪的用量可加大，一般在20g，有的患者用到40～60g，可根据患者情况不同而开药。中药饮片应用和病根穴埋线同时治疗效果更好。特殊患者（如孕妇）不能用上述两种方法治疗时，可选择外用方法也可收到好效果。孕妇出荨麻疹，大多数是急性的。如果外用炉甘石洗剂无效果，可用花椒20g煮水10分钟，再加入5片维生素C，擦洗皮肤患处。一般一次可见效。（病案提供者：习仕民）

四、痤疮

（一）概述

痤疮是一种常见的毛囊皮脂腺炎症性的皮肤病，主要发生于青年男女，发育期后大部分患者可以逐渐自愈或减轻，好发于面部、胸背部。皮肤损害的特点为丘疹、脓疱、结节、囊肿与瘢痕，常伴有皮脂溢出。痤疮的发病率很高，是一种多因素的疾病，一般认为本病的发生和内分泌有关。当雄性激素分泌增多时，则使皮脂腺肥大，皮脂分泌增多，皮脂腺管与毛孔堵塞，致使皮脂外流不畅而生粉刺。其他如遗传、精神紧张、饮食习惯、化学刺激都可能与本病有关。中医称之为“肺风粉刺、面疱、酒刺”等。《肘后备急方》一书中有“年少气充，面生疱疮”的记载。指出了年轻生机旺盛之际，营血偏热，脉络充盈，气血郁滞而发病，或过食肥甘油腻之品，中焦运化不利，日久化生火热，亦有感受风热之邪及不洁尘埃附着出现黑头，日久不愈使气血瘀滞，经脉失畅，肺胃积热，化湿生痰，使病情加重且顽固。针灸治疗可泻肺清胃、凉血解毒，以疏通经脉、气行瘀消。

（二）临床表现

好发于青壮年，损害主要在面部，也可见于胸背部及肩部，偶尔发生于其他部位，大部分患者皮损处油脂较多，可以有丘疹、脓疱，严重者可发生脓肿，症状时轻时重，女性患者经期前后皮损可增多或减少，病程很长，有些到达中年时期，病情才逐渐缓解或消失，或多或少地留下萎缩性瘢痕或瘢痕疙瘩样损害。大部分患者只有轻微瘙痒。炎症剧烈时可以引起触痛及疼痛，由于每个人的皮损种类不同，可分为以下几种类型。

1．丘疹性痤疮　主要在面部、胸、背、肩等处，有炎性小丘疹，呈淡红或紫红色，丘疹中央有皮脂角粒，初发和症状较轻的患者常只有这一种损害。

2．脓疱性痤疮　丘疹因继发感染而形成脓疱，顶端破溃后可有脓疱，结痂后一般不留瘢痕，但较深的脓疱性损害，痊愈后可留浅瘢痕。

3．结节性痤疮　当皮损炎症部位较深时，脓疱性痤疮可以逐渐发展成壁厚的结节，大小不等，一般呈淡红色和暗红色，有的破溃后可留瘢痕，有些皮损可慢慢吸收，不留瘢痕，有少数患者在鼻尖部反复出现米粒至豌豆大小的结节，红肿而疼痛。经过治疗可以慢慢吸收痊愈，少数也可破溃留下浅瘢痕，此类症状易在中年或老年人患有糖尿病患者中发生。

4．萎缩性痤疮　由于丘疹或脓疱的损害破坏腺体，引起凹坑状萎缩性瘢痕，溃破的脓疱或是自然吸收的丘疹及脓疱都可以引起纤维性变及萎缩。

5．囊肿性痤疮　这类皮损主要在面部及前胸、后背发生深部的脓肿，这些囊肿一般红肿，炎症反应不明显，病程较慢。这类损害可发生在各类痤疮的患者中，往往形成很明显的瘢痕或瘢痕疙瘩。

6．聚合性痤疮　本病是痤疮中损害最严重的一种。皮损呈多型，有粉刺、丘疹、脓疱、脓肿、囊肿、窦道、瘢痕和瘢痕疙瘩，相互融合、破溃，病程缓慢。此类症状常发生在有病灶感染或慢性消耗性疾病的患者身上。

7．恶病质性痤疮　损害的特点为小米至蚕豆大的青红色或紫红色丘疹、脓疱或结节，较柔软，并且含有脓液及血液，长久不愈，也不疼痛，浸润也很少。病程缓慢，可能与慢性消耗疾病身体虚弱的患者有关。

（三）鉴别诊断

根据患者多为青壮年，好发于面部及上胸背处，有黑头粉刺的损害可以诊断。应与下列疾病鉴别。

1．药物引起的痤疮样药疹　溴化物及碘化物及长期服用皮质激素所致的痤疮，一般有服药史而无年龄限制，没有典型的黑头粉刺，皮疹一般为全身性。

2．职业性痤疮　有接触煤焦油、石油产品、机器油和氯萘等化合物的病史，皮损一般多发生于接触过这些物质的部位。皮损很密，同工种的人员中有相同的损害，也无年龄限制。

3．颜面播散性粟粒狼疮　本病损害多为暗红色或棕黄色的丘疹及小结节，在眼睑下缘皮损呈堤状排列，用玻璃片压诊可见苹果酱色的改变，损害与毛囊不一致。

（四）治疗

1．治则　疏风通络，泻肺清胃，凉血解毒。

2．配方

（1）刺络法：沿华佗夹脊用三棱针挑刺放血，脊柱左右旁开2寸刺络拔罐。

（2）穴位埋线法：取穴：主穴：大椎、肺俞、合谷。配穴：肺经风热型配风池、曲池、足三里、尺泽、列缺、太渊；脾胃湿热型配胃俞、丰隆、内庭；热毒内蕴型配上巨虚、灵台、三阴交；气滞血瘀型配膈俞、膻中、血海、少商、尺泽、太白、足三里。

操作方法：每次选取主穴1个（对）、配穴1个（对）。选准穴位，在进针处做出标记，穴区常规消毒后做皮内麻醉，选用4号1～1.5cm长羊肠线和16号穿刺针，大椎穴埋入的羊肠线与后背正中线垂直（横埋），膻中穴埋入的羊肠线与前正中线平行（竖埋），其他穴位常规刺法埋线。每周1次，3次为1个疗程，间隔3～4个月做第2个疗程。

适用范围：本法适用于青春期后发病，病程较长，用其他方法治疗效果不佳者。

注意事项：严格无菌操作，防止感染；埋线后适当休息，2日内针孔不要浸水，女性患者避开月经期。疗程之间可用其他方法治疗，以加强疗效。

（3）中药配伍法：黄连、黄柏、丹参、连翘、百部、金银花、皂角刺、红花、白术、茯苓、茵陈、野菊花、川芎、当归、虎杖。

随症加减：脓疱：金银花、皂角刺、蒲公英；闭合：皂角刺、桃仁、红花；大便干燥：生大黄；月经前后加重：益母草；月经期疼痛：益母草、青皮。无苔少苔：玄参、麦冬、石斛。

（4）外用内部制剂：专方面膜、痤疮乳剂。

3．生活指导　由于过食辛辣油腻之品，中焦运化不周，积久化湿生热，湿热循经熏蒸，蕴阻于面，加之青少年生机旺盛，阳热偏盛，血热外壅，络脉充盈血随热行，上壅于面，因此皮疹多发于颜面及胸背。日久不愈，使气血郁滞，络脉壅阻，或肺胃积热日久，化湿生痰，痰热互结，致使皮疹日久不消，或出现囊肿。由此可见，素体的血热是发病的根本。过食腥发肥甘之品，血瘀痰结是本病的病机变化。《医宗金鉴》提出：“此证由肺经血热而成”，针刺的治疗在于疏通经脉，经脉通则气行瘀消，泻肺清胃，痰消结散，瘀消而面清。肺胃蕴热所取大椎穴为手足三阳经、督脉之会，有清热、散风、通阳之功；尺泽为手太阴经之合穴，列缺为手太阴经络穴，太渊为肺经之原穴，三穴同用泻热肃肺而消痰化热。气血郁滞型所取少商、太白两穴，一为手太阴经所出为“井”，一为足太阴经所注为“输”，活血行滞；尺泽、足三里健脾疏络、行气活血。痰瘀结聚所取足三里、太溪可温阳助气、消痰化湿而散结；曲池、血海二穴并用具有散风活血、消瘀除斑之功。

（五）典型病案

病案摘要：患者：王某，女性，20岁，2021年7月28日初诊。主诉：面部反复起小红疹3年余。现病史：患者3年前始于前额、面颊部起小红疹，轻微痒，时轻时重，尤以月经来潮前明显，间断于外院就诊，诊断为痤疮。内服中药，外用药水，药膏（具体不详），效果不明显，仍不断有皮疹出现，遂来我门诊就诊。现症见：前额、面颊多数小红疹，局部油亮，轻微瘙痒，纳眠可，大便干燥，2～3日一行，小便调。

既往史：否认慢性病及传染病史。个人史：平时嗜食辛辣，肥甘之品，月经周期可，色偏暗，量正常，偶有轻微痛经。舌苔脉象：舌尖红，苔薄黄，脉浮数。

皮疹情况：面部轻度脂溢，前额、两颊，鼻侧及下颌多数粟粒大小毛囊性炎性丘疹、脓疱：前额密集多数白头粉刺；鼻头、鼻翼两侧毛孔粗大少许炎性红斑，间见黑头粉刺。

辨证分型：肺经风热证。

施治原则：疏风宣肺，清热解毒。

诊疗经过：穴位埋线：主穴：大椎、肺俞、合谷。配穴：肺经风热型配风池、曲池、足三里、尺泽、列缺、太渊。

治疗用药：黄连10g，黄柏10g，丹参20g，连翘20g，百部10g，金银花15g，皂角刺10g，红花10g，茵陈20g，野菊花15g，川芎6g，当归6g，虎杖20g，桑叶10g，焦山楂15g，大黄3g（后下），夏枯草20g。

外用内部制剂：专用面膜、痤疮膏。

医嘱：注意面部清洁；忌食辛辣、油炸、高糖分食物。注意作息时间规律，保证充足睡眠，调畅情志。（病案提供者：周鹏飞）

第八节　五官疾病病案分析与讨论

一、概述

五官位于人体头面，是眼、耳、鼻、咽、喉及口齿的统称，凡是发生于上述部位的疾病，统称为五官科疾病。五官位于人体上部，是清阳之气流行交汇之所在，皆属清窍，各有不同的功能，以通为用，各有所司，在生理病理上互为相关，相互影响。以耳鸣耳聋、中耳炎、过敏性鼻炎、慢性鼻窦炎、慢性咽喉炎等为代表的五官科疾病在临床上发病率高，虽不致命，但严重影响患者的生活生存质量，值得引起临床医生重视。本节主要对穴位埋线治疗过敏性鼻炎、慢性鼻窦炎、慢性咽喉炎、眩晕等五官疾病进行分析与讨论。

二、过敏性鼻炎

（一）概述

过敏性鼻炎(allergic rhinitis,AR)也称为变应性鼻炎,主要临床症状为打喷嚏、鼻痒、流涕、鼻塞，长期频发的症状会引起疲劳、易怒、焦虑、抑郁等各种情绪和状况，严重影响患者的生活质量及工作效率，也是导致AR疾病总经济成本增高的主要因素，给社会带来了极大的经济负担。目前针对AR的治疗主要是以避免接触致敏原和规范的药物治疗为主，但目前过敏性鼻炎尚不能治愈，且仍缺乏高效的防治措施。虽不属于重大致命性疾病，但患者群广泛，同时与哮喘、鼻窦炎、中耳炎、变应性结膜炎等一系列疾病的产生密切相关。

（二）病因病机

1. 中医　在中医理论中，过敏性鼻炎被称作“鼻鼽”“鼽嚏”等。其首见于《素问·脉解》:“所谓客孙脉则头痛鼻鼽腹肿者，阳明并于上，上者则其孙脉络太阴也，故头痛鼻鼽腹肿也。”在《素问玄机原病式》中,刘完素认为“鼽”是指清水样鼻涕,“嚏”是由于鼻内发痒而气聚向外喷发形成的声音。其病位在鼻，同时跟肺、脾、肾三个脏器的关切程度最高。目前，将AR发病归于内外因共同作用的结果，其内因在于肺、脾、肾三脏的亏虚，外因则是由于外感风、寒、火等六淫之邪侵袭机体。病机关键为肺气虚寒，卫表不固；脾气虚弱，清阳不升；肾阳不足，温煦失职；肺经伏热，上犯鼻窍。

2．西医　过敏性鼻炎是针对吸入性过敏原由2型辅助性T（Th2）细胞驱动的，特异性免疫球蛋白E（IgE）介导所引起的鼻黏膜非感染性炎症，是特异性的个体在接触了过敏原后由免疫球蛋白介导的组胺等物质释放，多种免疫活性细胞及细胞因子等参与的Ⅰ型变态反应，病理特征上表现为嗜酸性粒细胞和嗜碱性粒细胞向鼻黏膜组织的涌入，目前其发病机制复杂且目前尚未被完全阐明。

（三）治疗

1．中医治疗

（1）中医内治法：包括分脏腑论治和分证型论治。分脏腑论治有从肺论治、从脾论治、从肾论治等。分证型论治根据患者临床表现及舌脉，辨证分为外感风寒型（温肺止流丹加减）、风热郁肺型（辛夷清肺饮加减）、脾气虚弱型（补中益气汤加减）、肾气亏虚型（金匮肾气丸加减）等。

（2）中医外治法：主要包括滴鼻法、针刺疗法（包括毫针刺法、穴位埋线、穴位注射等）、艾灸疗法、穴位贴敷法、刮痧及推拿疗法等。

2．西医治疗　根据AR的病因及发病机制，治疗AR最有效的方法是避免接触致敏原并加强个人防护和环境治理。特异性免疫疗法包括皮下注射免疫治疗、舌下免疫治疗、特异性减敏治疗等以提高患者对变应原的耐受能力，从而达到治疗和缓解症状的目的。非特异性治疗包括药物治疗和手术治疗，尤其是西药治疗占主要地位，主要包括抗组胺药物、糖皮质激素、抗白三烯药物、减充血剂、肥大细胞稳定剂等来阻断变应原引起的免疫炎性疾病的发生。但存在疗效不够理想、疗程长、不良反应大等弊端。

（四）典型病案

患者：王某，女，25岁，四川省达州市人，2021年3月18日初诊。主诉：反复鼻塞、喷嚏、流大量清涕、鼻痒10^{+}年。现病史：10^{+}年患者换季时出现双侧交替性鼻塞、喷嚏、流大量清涕、鼻痒，伴嗅觉减退、眼痒、咽喉发痒，多次于外院就诊，予以“喷鼻剂、抗过敏药”（具体疗程及剂量不详）后上述症状可有缓解，但停药后又反复，每遇换季时症状尤甚。为求进一步治疗，患者随至我院门诊就诊。刻下症见：神清精神可，双侧交替性鼻塞、喷嚏、流大量清涕、鼻痒，伴嗅觉减退、眼痒、咽喉发痒，遇风尤甚，纳差，眠一般，大便稀溏，小便清，舌淡，苔白微腻，脉濡。查体：鼻腔黏膜苍白，双侧下鼻甲肿大，总鼻道及下鼻道见大量水样分泌物。

诊疗经过：①内服中药：以补中益气汤为基础方加减，配以通阳固表之防风、桂枝，共6剂，药毕后复诊根据情况调整处方；②针刺蝶腭神经节：调节交感神经与副交感神经的功能紊乱，使鼻内血管收缩、腺体分泌减少，并抑制鼻腔变态反应。1周1次，1次1侧，交换进行；③穴位埋线：选穴八华穴、肺俞透风门、鼻旁沟、脾俞（双侧）、

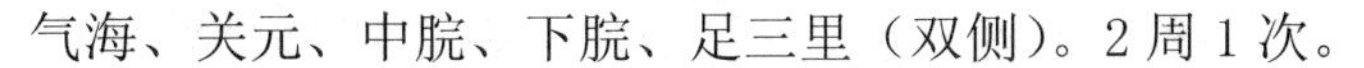

气海、关元、中脘、下脘、足三里（双侧）。2 周 1 次。

复诊：一周后复诊，鼻阻、喷嚏、鼻痒、眼痒、怕风等症状较前有明显缓解，嗅觉较前有所恢复，大便稀溏有所好转，仍觉涕多，时有鼻塞不适。处理：调整中药处方：加干姜 10g 温中燥湿，余同前不变，继续按疗程针刺蝶腭神经节。一周后再次复诊，患者鼻阻、流涕、眼鼻瘙痒不适基本缓解，大便成形，纳眠可。嘱患者平时加强身体锻炼，戴好口罩，做好灰尘、花粉等防护，可在换季病情发作之前提前内服中药预防。

分析与讨论：鼻鼽以典型的鼻塞、喷嚏、流大量清涕、鼻痒为主要临床表现，可常年发作，也可呈季节性发作，本例患者即属季节性发作者。患者病程长，日久损伤脾脏，导致脾气亏虚，清阳不升，鼻窍失养，季节变换时时气乘虚而入，发为本病，故见鼻痒、喷嚏；脾虚水液失运，停聚于鼻窍，故见大量清涕、鼻甲肿胀。脾虚受纳失职，故见纳差、便溏。后天之本亏虚，不能滋养肺脏，肺主皮毛，故见畏风。舌淡，苔白微腻，脉濡均为脾气亏虚之象。内服中药汤剂以健脾益气，升阳祛湿之补中益气汤为主方，加通阳固表之防风、桂枝，意在标本同治。针刺蝶腭神经节调节交感神经与副交感神经的功能紊乱，使鼻内血管收缩、腺体分泌减少，并抑制鼻腔变态反应，故而可迅速改善变应性鼻炎患者流涕多、鼻腔通气差、喷嚏等一系列临床症状。埋线选穴以八华穴止咳化痰，补益肺气；鼻旁沟是陆氏埋线穴，具有很好的通鼻窍作用。病根埋线治疗鼻炎尤其重视鼻旁沟的埋线，本穴具体操作注意埋线要精准到位，否则疗效差，而且根据患者面部具体情况选择线的长短，一般 1.5 ～ 2cm，3-0 或 2-0 的线合适。配以健脾固表益肺之脾俞、肺俞透风门、足三里、气海、关元培补元气、中脘、下脘健脾益气、调理中焦，上三法同治，故见良效。（病案分析与讨论：宋红梅[1]）

三、慢性鼻窦炎

（一）概述

慢性鼻窦炎病程持续 12 周以上，临床表现为鼻流脓涕、鼻塞、嗅觉下降或丧失、头面部胀痛等。患者常因疾病迁延不愈、反复发作而影响生活质量。临床上，慢性鼻窦炎分为慢性鼻窦炎伴鼻息肉与慢性鼻窦炎不伴鼻息肉 2 种亚型。

（二）病因病机

1. 中医　慢性鼻窦炎在中医学中属于“鼻渊”范畴，与肺、脾两脏关系密切。肺脾气虚、湿浊停滞是其常见病机。患者素体亏虚，或劳倦思虑太过，或饮食不节，均致肺脾之气受损；肺气不足，卫外不固，易感外邪，肺气失宣，病邪滞留鼻窍，迁延不愈；脾气虚弱，痰浊内生，阻遏清阳，窦窍失养；正气不足无力逐邪外出，邪留窦窍，反复发作。

2. 西医　该病由病原微生物感染、牙源性感染、外伤、变态反应、鼻部解剖结构异常等一种或多种原因引发，是一种由上皮细胞、淋巴细胞、嗜酸性粒细胞、中性粒细胞等多种结构细胞和免疫细胞等参与调节的鼻窦黏膜的炎症性疾病，产生包括细胞因子、趋化因子和免疫球蛋白在内的炎症介质。

（三）治疗

1. 中医药治疗　根据临床表现，中医辨证为外邪袭肺证（风热者以银翘散加减，风寒者以荆防败毒散加减）、肺经蕴热证（泻白散加减）、胆腑郁热证（龙胆泻肝汤加减）、脾胃湿热证（甘露消毒丹加减）、肺气虚寒证（温肺止流丹加减）、脾气虚弱证（参苓白术散加减）。中医外治：芳香开窍的中药滴鼻剂滴鼻、熏鼻、针刺（包括穴位埋线）、艾灸、穴位按摩等。

2. 西医治疗　包括药物治疗、单纯手术治疗、手术与药物治疗相结合等。保守治疗包括抗生素治疗、抗过敏治疗、改善黏液纤毛传输功能治疗、免疫治疗等。手术治疗：鼻内镜手术治疗慢性鼻窦炎，能减小手术创伤，提高手术治疗精准性，保持鼻腔解剖结构及功能完整性，促进患者术后早期恢复，提高患者生活质量。

（四）典型病案

患者：李某，男，36岁，四川省德阳市人，2020年1月8日初诊。主诉：反复鼻塞、流脓涕 2^{+} 年。现病史：2^{+} 年前患者感冒后出现双侧交替性鼻塞、流大量黄脓涕，伴头昏、前额部胀痛、注意力下降，伴嗅觉减退，无鼻痒、喷嚏等不适。多次于各诊所就诊，予鼻喷剂及口服药物治疗后，症状好转不明显，随至我院门诊就诊。刻下症见：神清精神可，双侧交替性鼻塞，流大量黄浊涕，头昏，前额部胀痛，伴嗅觉减退，无鼻痒，喷嚏等不适。纳差、进食少，眠一般，大便黏，小便黄。舌红，苔黄腻，脉滑数。查体：鼻腔黏膜色红，双侧下鼻甲大，双侧总鼻道及中鼻道见大量脓性分泌物。

诊疗经过：①内服中药：辨证为脾胃湿热证，以甘露消毒丹为基础方加减，酌加苍耳子、辛夷宣通鼻窍，白芷、川芎散风止痛，共6剂，药毕后复诊根据情况调整处方；②穴位埋线：选穴 T_1、T_2、C_4、鼻旁沟穴、肺俞透风门、足三里、脾俞、胆俞，2周1次。

复诊：一周后复诊，双侧鼻塞较前有明显缓解，黄浊涕明显减少，嗅觉较前有所恢复，大便黏腻、小便黄较前好转。处理：调整中药。处方：减去黄芩、射干，加陈皮、砂仁健脾行气化湿，余同前不变。一周后再次复诊，患者诉鼻塞、流脓涕较前好转大半，嗅觉有明显恢复，嘱患者继续内服中药汤剂一周，再行穴位埋线1次，平素注意正确的擤鼻方法，食清淡、戒烟酒、避风寒、畅情志。

分析与讨论：本例患者病程长，脾胃湿热，循经上蒸鼻窍，故流大量黄浊涕、鼻道内见大量脓性分泌物，湿热之邪滞于鼻窍，故见鼻阻，热盛则红则肿，故见鼻腔黏膜色红、双侧下鼻甲肿胀，湿热上蒙头窍，故见头昏、头胀痛，湿热蕴结脾胃，脾胃运化失职，故见纳差、进食少，大便黏、小便黄、舌红、苔黄腻、脉滑数均为湿热之象，故选甘露消毒丹为基础方以利湿化浊、清热解毒，配以辛夷、苍耳子宣通鼻窍，川芎、白芷通经止痛。穴位埋线选取“肺三角”为主穴，T_1、T_2、肺俞透风门是病根穴埋线治疗鼻病的关键要穴，T_1、T_2 支配头颈部血管、神经、眼球、瞳孔，可以治疗鼻炎、咽炎、青光眼、近视眼、痤疮、黄褐斑、气管、支气管、肺部疾患等，配以脾俞、足三里健脾除湿，胆俞疏肝利胆，内服外治同用，共奏清热利湿、化浊通窍之功。需要注意是，背俞穴是主要治疗穴位，选线不要太细，以 0 号、1 号线为合适，偏瘦的人用 2-0 线，线长 1.5 ～ 2cm。（病案分析与讨论：宋红梅[1]）

四、耳鸣耳聋

（一）概述

耳聋耳鸣是五官科常见疾病，严重者会影响患者的日常生活，造成严重的心理负担，两者既可单独存在，也可共同见于同一患者中，故在此将其一起论述。耳鸣是在无电刺激或无外界声源情况下仍能感到耳内有鸣响，可伴有注意力不集中、眩晕、烦躁、失眠等症状，耳聋是以听力下降为主要临床表现，两者既可作为伴随症见于多种疾病中，又是一种独立的疾病。调查研究显示，我国 65 岁以上发病率约为 33%，10% 的人患过耳鸣，受耳鸣严重困扰的占 2%，美国耳鸣发病率占总人口 17%，成年人发病率约为 25.3%。

（二）病因病机

1. 中医　耳鸣属“蝉鸣”“脑鸣”范畴，有虚有实，实者多因风邪侵袭、痰湿困结或肝气郁结，虚者多因脾胃虚弱、肾元亏虚或心血不足。耳聋多因实邪蒙蔽清窍或脏腑虚损、清窍失养。实邪多为外邪、肝火、痰饮、瘀血，虚者多为脾、肾等脏腑虚损、清窍失养等。

2. 西医　耳鸣发病机制复杂，发病机制不仅源于耳部疾病，也是全身系统共同作用导致，环境、疾病、缺氧、缺血等均可引发耳鸣。感音神经性耳聋主要表现为声波感受障碍引起的听力损失，与耳蜗感觉上皮和螺旋神经元的结构及功能受损密切相关，但具体的病理机制尚不确切。细胞、分子水平的研究证明细胞凋亡、氧化应激损伤、免疫炎症、代谢障碍、基因突变可能参与多种因素引起的内耳细胞损伤或死亡，引起听力损失。

（三）治疗

1. 中医治疗　中药内服：辨证论治，虚者补之，实者泄之。属痰湿困结者可予涤痰汤加减，肝气郁结者逍遥散加减，肾元亏虚者肾气丸加减，心神不宁者归脾汤加减，外邪侵袭者芎芷散或银翘散加减，脾胃虚弱者益气聪明汤加减，痰火郁结者清气化痰丸加减，气滞血瘀者通窍活血汤加减化裁等。中医外治：针刺（包括穴位埋线、穴位注射）、耳穴贴压、穴位贴敷、导引法（鸣天鼓、营治城郭、鼓膜按摩等）。

2．西医治疗　药物治疗主要以营养神经、改善内耳循环为主，代表药物有银杏叶提取物注射液（银杏叶片、银杏酮酯滴丸等）、复方三维B（甲钴胺、胞磷胆碱钠片等）、盐酸倍他斯汀等。

（四）典型病案

感音神经性耳聋耳鸣（耳鸣耳聋）：

病案简介：患者：何某，女，51岁，四川省广元市人，2020年8月17日初诊。主诉：左耳听力下降伴耳鸣6^+年。

现病史：6^+年前患者无明显诱因逐渐出现左耳听力下降，伴左耳持续性“电流样”耳鸣，安静时明显，无耳痛、耳内流脓，无头晕、视物旋转。患者未予重视，未经治疗。此后左耳听力进一步下降、耳鸣愈发严重，患者自行购买中成药及西药口服后，上述症状无明显好转，并逐渐出现情绪焦虑、心慌心烦、注意力下降等症状，患者为进一步诊治，遂至我院门诊就诊。刻下症见：左耳听力下降，伴左侧持续性“电流样”耳鸣，安静时明显，伴情绪焦虑、心慌心烦，注意力下降，无耳痛、耳内流脓、耳闷塞感，无头晕、视物旋转。纳眠差，二便正常，舌淡，苔薄白，脉细。查体：双侧外耳道通畅，双侧鼓膜完整、标志清楚。听力检查：右耳听力正常，左耳中重度感音神经性听力下降，双耳鼓室图：A型。

诊疗经过：①普通针刺：选穴耳门（左侧）、听宫（左侧）、听会（左侧）、神门（双侧）、内关（双侧）、通里（双侧）、膻中；每日1次，1周5次；②穴位埋线：选C_2、C_3、星状神经节、脾俞（双侧）、心俞（双侧）、天枢（双侧），2周1次，2次为1个疗程；③复诊：2周后患者复诊，诉左耳鸣基本缓解，左耳听力较前有所提高，睡眠、焦虑情绪较前有所缓解。复测听力示：左耳低频听力较前提高约20dB。患者听力提高、耳鸣缓解后，极大提高了治疗疾病的信心，继续在我院门诊行针灸及埋线治疗2个月后，耳鸣完全消失，左耳听力明显提高，复测听力示左耳轻度感音神经性听力下降，继续治疗1个月后，左耳听力完全恢复正常，耳鸣完全消失。

分析与讨论：本案患者病程长，起病缓而隐匿，加之患者早期未予足够重视，及时干预并治疗，久而久之，出现情绪焦虑、心慌心烦、注意力下降等一系列症状。根据患者临床表现，不难看出患者是由于心神不宁所致。心主神明，长期焦虑、情绪不畅，心血暗耗，耳窍失于濡养，故见耳鸣、听力下降。心血不足、心神失养，故见心慌心烦、眠差、注意力下降。舌淡，苔薄白，脉细都是血虚之象。针刺选穴以局部选穴与远端选穴相结合，耳门、听宫、听会通络开窍，内关、通里、神门为心包经和心经腧穴，膻中宽胸理气、行气解郁。以上诸穴相互配合，共奏益气养血、宁心通窍之功。穴位埋线以病根穴C_2、C_3、星状神经节为主穴，调节耳部循环，改善内耳血供，脾俞、

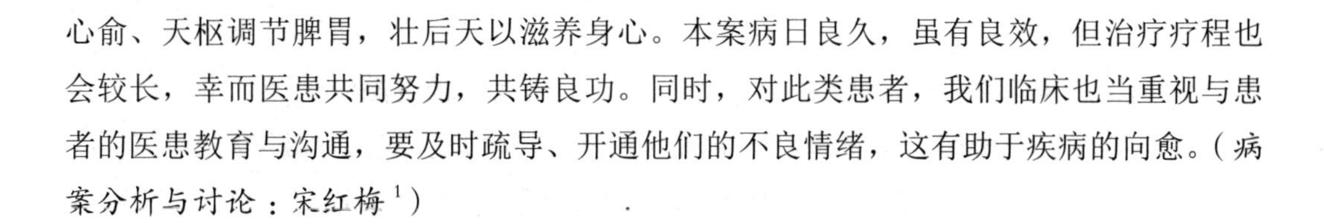

心俞、天枢调节脾胃，壮后天以滋养身心。本案病日良久，虽有良效，但治疗疗程也会较长，幸而医患共同努力，共铸良功。同时，对此类患者，我们临床也当重视与患者的医患教育与沟通，要及时疏导、开通他们的不良情绪，这有助于疾病的向愈。（病案分析与讨论：宋红梅[1]）

五、眩晕

（一）概述

眩晕症既是一种常见病与多发病，也是疑难病症，可见于临床多个科室。五官科眩晕的发生涉及内耳前庭系统，基本定义为人体功能在空间定位发生障碍，从而产生错觉或幻觉，其带有位置性及运动性特点。患者除能感受到较为明显的自身眩晕感外，甚至还会出现恶心、呕吐、耳鸣等症状。眩晕症发病突然，给患者身心与生活造成了影响。根据不同的眩晕类型，临床治疗方法有药物治疗、复位治疗、小剂量激素治疗等。

（二）病因病机

1. 中医　眩晕之病因病机错综复杂，中医学主要从以下几个方面论述。①因痰而眩：中医学认为，痰是水液代谢失常的产物，脾运化水湿的能力下降，水谷精微物质难以化生，则聚而成痰，闭阻中焦，清阳之气无法上承脑窍，故发为眩晕；②因虚而眩：《景岳全书》曰："眩晕一证，虚者居其八九。"《金匮要略》中对于眩晕的病因病机亦多从"虚"而论，并提出上虚与下虚之分，上虚者因肺冷虚寒，失于宣降，胸阳被遏，清气不能上头窍而发头晕目眩，提示上焦肺气虚冷，失于宣降，清阳不升为眩晕病因之一；③外感致眩：《灵枢·大惑论》曰："故邪中于项……则随眼系以入于脑……脑转引目系急，目系急而目眩以转矣"，论述了外感风邪乘虚而入，上犯于头项，发为脑转头晕，《金匮要略·妇人产后病脉证并治》中述因产后阴血亏虚，复感寒邪，阳气不得外达，上冲头目而发眩晕。总之，脏腑气血阴阳亏虚为内因，复感风寒之邪为外因；④因瘀而眩：明代杨仁斋《仁斋直指方》言："瘀滞不行，皆能眩晕"，提示血瘀为眩晕的重要病理因素。明代虞抟《医学正传》卷四《眩运》云："外有因坠损而眩运者……是宜行血清经，以散其瘀结"，由此提出"血瘀致眩"理论，即由于各种内外因素导致瘀血阻滞经络，精不能上承或气机运行失常，气逆于上而发病。

2. 西医　人体的平衡由前庭系统、本体感觉系统和视觉系统相互作用，以及周围与中枢神经系统之间的复杂联系和整合而维持的，前庭系统占主导作用，前庭系统与中枢联系过程中的任何部位受生理性刺激或者病理性因素的影响，都有可能导致平衡障碍，在主观感觉上，则形成了眩晕。根据病变部位及发病原因，眩晕又分为前庭性眩晕（前庭中枢性、前庭外周性等）、非前庭性眩晕（眼性眩晕、颈性眩晕、循环系统疾病、血液病、内分泌及代谢性疾病、精神性眩晕等）。

（三）治疗

1．中医　辨证分型，属外邪侵袭者，桑菊饮加减；属痰浊中阻者，半夏白术天麻汤加减；肝阳上扰者，天麻钩藤饮加减；寒水上泛者，真武汤加减；髓海不足者，杞菊地黄丸加味；上气不足者，归脾汤加减。外治法：针刺（包括穴位埋线、穴位注射等）、耳针、艾灸、穴位贴敷等。

2．西医　一般治疗：眩晕发作期应卧床休息，避免精神刺激、劳累等。药物治疗：对症可予以前庭神经抑制抗胆碱能药、血管扩张药、利尿脱水药、糖皮质激素等。属良性阵发性位置性眩晕者，可选择手法复位治疗。

（四）典型病案

病案简介：患者：刘某，男，43 岁。四川省成都市人，2020 年 7 月 10 日初诊。主诉：头晕、视物旋转 1 天。

现病史：1 天前患者感冒后出现头晕、视物旋转，伴恶心呕吐、呕吐物为清水样痰涎，伴步行不稳、全身汗出，休息后可稍好转，无耳鸣、听力下降，无跌倒发作、意识丧失、眼前黑矇等。刻下症见：神清，精神稍差，头晕、视物旋转，伴步行不稳，伴恶心欲吐，无跌倒发作、意识丧失、眼前黑矇等，纳眠差，大便黏腻不成形，小便可，舌淡，苔白腻，脉弦滑。

诊疗经过：①普通针刺：选穴百会、风池（双侧）、晕听区（双侧）、神门（双侧）、内关（双侧）；每日 1 次，1 周 5 次；②穴位埋线：选穴 C_2、C_3、大椎、天枢（双侧）、丰隆（左侧）、足三里（左侧）、脾俞（双侧）、胃俞（双侧）、三阴交（左侧），2 周 1 次，第二次埋线时单侧埋线腧穴选用对侧操作。

复诊：2 周后患者复诊，诉头晕、视物旋转较前明显好转，只时有头部昏沉感，无恶心呕吐、步行不稳等，再予以针刺及穴位埋线 2 周后复诊，患者头部昏沉感完全消失，无头晕、视物旋转、恶心呕吐等，纳可眠一般，二便可。

分析与讨论：此例患者起病急，症状较重，根据舌脉及临床表现，是明显的痰湿蒙蔽清窍导致的眩晕。素体脾虚，津液水湿失于运化，痰浊阻于中焦，导致清阳不升，清窍失养，痰浊上泛，蒙蔽清窍，故发为眩晕，脾主四肢，脾虚津液失于布散，故见步行不稳，脾胃升降失常，故见恶心呕吐、呕吐痰涎、纳呆便黏腻，结合舌脉，舌淡苔白腻，脉弦滑均为痰湿中阻之象。针刺选穴侧重开窍安神、止晕止吐，百会、风池、神门、内关等均为安神开窍之要穴。穴位埋线选穴以病根穴 C_2、C_3 为主穴，调节颅内神经血管，大椎振奋阳气，健脾之天枢、脾俞、胃俞、足三里，化湿化痰之三阴交、丰隆为主，针刺埋线并用，意在止晕开窍之标及健脾化湿之本，标本兼治，故见良效。

眩晕病埋线主要选用 C_2、C_3，即头颈穴，位于颈上神经节周围，C_2 在枕后结节下的骨突位置，向下 1cm 为 C_3 棘突上缘。颈部病根埋线选棘突上旁开 1 寸位置，颈上神经节节后纤维外侧支中部分布于寰枢关节滑膜及其周围组织，部分参与形成椎动脉周围神经丛。头颈穴可以治疗寰枢关节紊乱、椎动脉型颈椎病、良性阵发性位置性眩晕、突发性聋、梅尼埃病、前庭性元炎等引起的眩晕发作，临床仔细辨别，随症加减穴位。眩晕发病属于本虚标实，发作期取穴不要太多，穴位选择太多，容易加重眩晕。颈部用线 2-0，埋线前可以辅助颈部手法按摩推拿，缓解颈部肌肉紧张，然后埋线效果好。（分析与讨论：宋红梅[1]）

第九节　儿科常见疾病病案分析与讨论

一、小儿肺系病症

小儿呼吸道感染包括上呼吸道（鼻、咽、喉）感染，简称“上感”和下呼吸道（气管、支气管、肺泡）感染，简称“下感”。急性上呼吸道感染为外鼻孔至环状软骨下缘包括鼻腔、咽或喉部的急性炎症。临床上分为普通感冒、急性病毒性咽炎和喉炎、急性疱疹性咽峡炎、急性咽扁桃体炎等。西医多采取青霉素、头孢等抗菌药物或利巴韦林、奥司他韦等抗病毒药物治疗。复感儿指反复呼吸道感染的小儿。临床上部分患儿体弱加之衣着不慎、饮食不洁等，经常因反复感冒或咳嗽迁延不愈，出院又很快入院时有发生。

小儿肺系病症的中医病位主要在肺（肺位于胸中，上连气管、喉，开窍于鼻）。“肺为华盖”其主要生理功能为主气司呼吸，主治节，朝百脉，通调水道。“肺为贮痰之器”。反复感冒患儿多由生活不慎或气候突变，本质是其体素虚，卫外不足，外邪冒犯体表而发生的肺系疾病。临床以发热、恶寒、鼻塞、喷嚏、流涕为主要表现。

病根埋线治疗小儿肺系病症临床多用于小儿体虚反复感冒、反复慢性咳嗽、小儿慢性肺炎迁延不愈、小儿哮喘等方面。

（一）小儿反复感冒

1．概述　反复呼吸道感染在儿科临床常见。凡小儿发生上、下呼吸道感染的次数过于频繁，一年中超过一定次数（上呼吸道 0 ～ 2 岁为 7 次；3 ～ 5 岁为 6 次；6 ～ 14 岁为 5 次。下呼吸道 0 ～ 2 岁 3 次；3 ～ 5 岁 2 次；6 ～ 14 岁 2 次）者，即称为反复呼吸道感染。反复呼吸道感染患儿简称为“复感儿”。多见于 6 个月至 6 岁的小儿，1 ～ 3 岁的幼儿更为常见。以冬春气候变化剧烈时反复发病，夏天缓解。到学龄前后明显好转。若反复呼吸道感染治疗不当，容易发生咳喘、心悸、水肿、痹症等，甚至影响小儿的生长发育。我国儿科呼吸道感染占门诊患儿病例的60%左右，其中的30%为反复呼吸道感染，且其发病率呈上升趋势。

该病属于“体虚感冒”“咳喘”“久咳”“虚症”“汗症”等范畴。《灵枢•百病始生》：“此必因虚邪之风，与其身形，两虚相得，乃客其形。其中于虚邪也，因于天时，与其身形，参以虚实，大病乃成。”《杂病源流犀烛 • 感冒源流》亦云：“感冒，肺病也，元气虚而腠理疏也……以脾虚则肌肉不充，肺虚则玄府不闭，皆风邪之所由以入也。”《原幼心法》言：“肺虚自汗，其候面色多白，肺脉按之无力。盖因久咳，连声不已，痰少，乃肺经虚气上壅，致令汗出。”《幼科直言》谓：“或自汗，或病后标虚，时时伤风，体弱或泄泻者，不便重用发散。”

2. 病因病机　复感儿肺、脾、肾三脏俱虚，卫外不固，易反复感邪而发病。《证治汇补 • 伤风》曰：“虚人伤风，屡感屡发。”《内经》：“邪之所凑，其气必虚。”《诸病源候论 • 伤寒病后令不复候》“复者，谓复病如初也。此由经络尚虚，血气未实，更致于病耳。”《育婴家秘•五脏证治总论》:“肺亦不足者,肺为娇脏,难调而易伤也。”《幼科释谜•感冒》云:“感冒之原，由卫气虚，元府不闭，腠理常疏，虚邪贼风，卫阳受掳，唯肺主气，首先犯诸。”表明后天调护失宜，卫表失固，可致感冒反复发生。

（1）儿童生理特点:①脏腑娇嫩,形气未充;②生机蓬勃,发育迅速。清代吴鞠通《温病条辨》:“稚阳未充，稚阴未长”。儿童“稚阴稚阳”既是生理特点，亦为儿童病理特点。如儿童脾常不足则营养需求大，但脾常不足又表现为儿童多吃后容易消化不良。万全《育婴家秘》:“儿之初生，脾薄而弱，乳食易伤，故脾常不足也”。《灵枢》:“婴儿者，其肉脆，血少气弱”，表明儿童脏腑娇弱，形气未充。

（2）儿童五脏特点:肺脾肾不足，心肝有余。朱丹溪:“儿童阳常有余，阴常不足。”明代万全“三有余、四不足”“五脏之中肝有余，脾常不足，肾常虚，心热为火同肝论，娇肺遭伤不易愈。”

（3）儿童病理特点：①发病容易，传变迅速；②脏气清灵，易趋康复；③肺娇，脾常不足，肾常虚，心肝常有余。吴鞠通《温病条辨》:“小儿肤薄神怯，经络脏腑嫩小，不奈三气发泄，邪之来也，势如奔马，其传变也，急如掣电。”《幼科发挥》肝常有余，盖肝入少阳之气，儿之初生，如木方萌，入少阳生长之气，以渐而壮，故有余也。儿童较成人病情变化快，化热间期短，往往寒热错杂，虚实并见。《育婴家秘》:“小儿病则发热，则发搐，此与大人异也。”《小儿药证直诀》:“脏腑柔弱，易虚易实，易寒易热。”

（4）最早的复感病因：《诸病源侯论》:“复者，谓复病如初也，此有经络尚虚，血气未干,更致于病儿。”先天禀赋不足,小儿出生则体质虚弱,易于发病。《慈幼论》中:

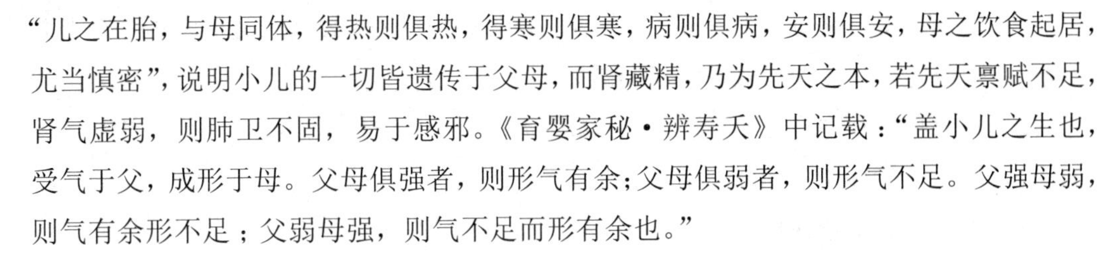

“儿之在胎，与母同体，得热则俱热，得寒则俱寒，病则俱病，安则俱安，母之饮食起居，尤当慎密”，说明小儿的一切皆遗传于父母，而肾藏精，乃为先天之本，若先天禀赋不足，肾气虚弱，则肺卫不固，易于感邪。《育婴家秘·辨寿夭》中记载：“盖小儿之生也，受气于父，成形于母。父母俱强者，则形气有余；父母俱弱者，则形气不足。父强母弱，则气有余形不足；父弱母强，则气不足而形有余也。”

（5）复感儿病机特点：五脏六腑皆不足，“肺为气之主，肾为气之根”，重在肺脾肾。《育婴家秘·五脏证治总论》：“肺亦不足者，肺为娇脏，难调而易伤也。”《医学发明》：“肺者，肾之母，皮毛之阳，元本虚弱，更以冬月助其冷，故病者善嚏，鼻流清涕，寒甚出浊涕，嚏不止。”《幼科发挥·肺所生病》中提道：“饮入于胃，脾为传化，水谷之精气为荣，悍气为卫，周流一身，昼夜不息……虚者不能运化精悍之气以成荣卫……”《保婴撮要》：“若脾气虚冷不能相生而肺气不足，则风邪易感。”张景岳《类经附翼·求正录·真阴论》谓：“肾之元气充而五气治，则营卫赖以和调。”复感儿病位主要在肺，发病时以外邪犯肺，宣发肃降失职为主。

3．治则　感染期以邪实为主，迁延期以正虚邪恋为主，恢复期以正虚为主。

4．辨证分型　①肺脾气虚：面黄少华，形体消瘦，肌肉松软，动则多汗，少气懒言，食少纳呆，或大便溏薄，唇口色淡，舌质淡，苔薄白，脉无力，指纹淡；②营卫失调：恶风畏寒，面色少华，四肢欠温，多汗易汗、汗出不温，舌淡红，苔薄白，脉无力，指纹淡红；③脾肾两虚：面色萎黄或面白少华，形体消瘦，肌肉松软，鸡胸龟背，腰膝酸软，形寒肢冷，发育落后，乏力气短，多汗，易汗，食少纳呆，大便溏烂，或食后即泻，或五更泄泻，夜尿多，舌质淡，苔薄白，脉沉细无力，指纹淡红；④肺脾阴虚：面色潮红，或颧红少华，皮肤不润，唇干口渴，盗汗自汗，手足心热，大便干结，舌质红，舌苔少或花剥，脉细数，指纹淡红。

5．鉴别要点　反反复复患病。与一般的感冒、扁桃体炎、支气管炎、肺炎等呼吸道疾病的区别在于，一般的初病可愈，复感儿会往复不已，接踵再来，病程较长（上呼吸道10天以上；下呼吸道3周以上）。

6．埋线取穴思路和方法

（1）辨证分型

①肺脾两虚：健脾益气，培土生金。

埋线取穴：病根穴 T_2 过风门透肺俞、足三里、太白。

按：风门穴解表、固表、祛风散邪；合足三里散中寓补、合太白（土经土穴）培土生金以健脾益气。

②营卫失和：调和营卫，兼祛邪毒。

埋线取穴：太渊、大椎透定喘。

按：太渊既益气养血又行气活血。大椎穴解表通阳，既散风寒又祛风热，合太渊增强调和营卫之功。定喘止咳平喘经验效穴。

③肾虚骨弱，精血失充

证治法：补肾养阴，填精强骨。

埋线取穴：肾俞透命门、太溪。

按：肾俞透命门提肾气

补肾阳，太溪填肾津。

④虚实并见，寒热错杂

证治法：补气健脾，滋阴清热。

埋线取穴：大杼、中脘、足三里、三阴交。

按:大杼手太阳与足太阳交会穴，太阳主开，其透向风门，增强宣肺透邪之功。中脘、足三里健脾补气，三阴交滋阴清虚热。

（2）使用针线及操作细节

①针线一体针具：5-0 靓紫丝线（针线一体）（5cm×12 根）；针：一次性 8 号注线针；线：3-0 号素白丝线（PDO 单股）（2cm×12 根）。

②部位消毒：用 0.5%的碘伏在施术部位由中心向外环形消毒。

③术者消毒：医生双手应用肥皂水清洗、流水冲净，再用 75%乙醇或 0.5%碘伏擦拭，然后戴无菌手套操作。

④施术方法：采用线体对折，然后旋转出针埋线法：取一段 5cm 长柔感靓紫丝线，穿于一次性加长注射器针头（针线一体）针的前端，留在外面线的长度与进入针头内长度基本保持相等，左手拇指、示指捏起穴位处皮肤，针口斜方向朝下，锋利的针尖先破皮，线在针尖处被自然压成对折，确认线体全部进入皮肤并到达想要到达位置，轻轻左右旋转针体（幅度太大容易引起疼痛），松开左手，线留于穴位后，退出针身，按压针眼防止出血结束。进针到出针，不做任何增加刺激量的手法。快进快出，以减少患儿痛苦为主。针眼可以贴埋线辅助贴，如果患儿年龄比较大，经过沟通可以做到局部禁沾水、不被感染，则可以不贴。因选用针线均较细，不打麻药，也不外敷任何局麻膏（打麻药周围对患儿来说可能比埋线还疼）。

根据患儿埋线吸收情况，间隔 1 ～ 3 周埋线一次。一般埋 1 ～ 3 次。

7. 典型病案（复感儿）

病案摘要：患者：李某，男，4 岁，以“发热 3 天”，于 2021 年 12 月 30 日入住我院儿科。患儿 3 天前与呼吸道感染者（姥爷）接触后出现发热，最高 39.5℃，口服布洛芬可降至正常。间隔 5 ～ 6 小时再发热。偶有数声咳嗽，流鼻涕、打喷嚏较多，咽痛，患儿烦躁，寝食不安，食少，精神差。查体：咽红，双侧扁桃体 I 度肿大，未见脓点等异常分泌物，口腔黏膜未见明显疱疹，无结膜充血。双肺听诊呼吸音略粗，未闻及明显干湿啰音，心、腹及神经系统无异常体征，舌淡，苔白稍厚，脉浮。小便正常，今日大便两次，黄色偏稀。否认曾接触新型冠状病毒疫区及周边地区发热或呼吸道感染者，否认家族聚集性发病现象。患儿2018年12月急性上呼吸道感染，2019年2月肺炎，2019年11月急性上呼吸道感染，2020年1月支气管肺炎，2020年11月急性上呼吸道感染、疱疹性咽峡炎，2021年2月支气管肺炎在我院治疗痊愈。患儿体瘦，平素体质较差，接触感冒同学或家人后很快被感染。

西医诊断：急性上呼吸道感染。

诊疗经过：中医诊断：感冒（复感儿）（体虚感冒）。血细胞分析（2021年12月30日）白细胞 4.41×10^{9}/L、中性粒细胞百分比53.34%、单核细胞百分比12.74%、红细胞 4.41×10^{12}/L、血红蛋白121g/L、血小板 157×10^{9}/L。肺炎支原体抗体IgM：阴性（-），降钙素原0.19ng/ml。新型冠状病毒IgG抗体阴性，新型冠状病毒IgM抗体阴性。予以红霉素抗感染，磷酸奥司他韦兼治流感，复方嗜酸乳杆菌调节胃肠，布洛芬退热等治疗后，2022年1月1日只发热一次，体温37.5℃，随后自行降至正常，伴咳嗽、有痰。考虑患儿体弱，经常住院，请我科协助增强患儿免疫并改善咳嗽症状。2022年1月2日患儿已无发热，鼻塞，流清鼻涕，咳嗽重，痰多不易咳出，咽红，未见明显分泌物，双肺听诊呼吸音清。建议小儿推拿结合耳针健脾益气、清肺止咳治疗，推五经重清肺，运内八卦以健脾固肾，拿风池、黄蜂入洞疏风通络改善鼻塞，加揉端正、老龙等每日1次，每次20分钟。耳针取神门、肾上腺、肺、支气管、平喘、交感等，每周2次。1月4日患儿精神好，食欲增。二便正常。睡眠中咳嗽2～3次，白日咳3～5次，病情恢复已达临床治愈，院外门诊继续巩固治疗，避免出入人群密集场所。1月5日家属诉患儿喉中痰声明显，今早又有点儿流清鼻涕。白日不咳，早晚咳，不喘。查体：神志清楚，咽部充血，双侧扁桃体肿大，未见异常分泌物。双肺听诊呼吸音清，未闻及明显啰音。舌淡，苔薄白，脉浮。考虑患儿刚出院，素体虚弱，又有复感倾向，采用埋线治疗以增强免疫力。细针头，4-0靓紫丝线，取“肺三角”、双丰隆、双足三里治疗。一周后家属反馈未再发热，咳嗽也不明显了。

分析与讨论：急性上呼吸道感染系由各种病原引起的上呼吸道的急性感染，是小儿常见疾病。各种病毒和细菌均可引起急性上呼吸道感染，90%以上为病毒，主要有鼻病毒、呼吸道合胞病毒、流感病毒、副流感病毒、柯萨奇病毒、腺病毒等。病毒感染后可继发细菌感染，最常见为溶血性链球菌，其次为肺炎链球菌、流感嗜血杆菌等。有两种特殊类型的急性上呼吸道感染：疱疹性咽峡炎、咽结合膜热。本病患儿口腔黏膜未见疱疹，无结膜充血表现，暂不考虑，其中降钙素原增高提示合并细菌感染。中医认为“伤于风者，上先受之”，患儿刚出院又复感，独有特点为热证多、易夹痰、易夹滞、易夹惊。病因病机为感受外邪、邪客肺卫、表卫失和。病位在肺卫，累及心脾。

该病例分析：复感儿的诊断要点：①发热恶寒，鼻塞流涕、喷嚏；②咽红，脉浮，指纹浮，诱因为气候骤变，寒温失调，主因在体虚不固。小儿复感与自身正气虚、素禀不足，喂养不当等相关，对正常生长发育有较大影响。复感儿在未病时期的治疗，以益气固表为基本治则，已感则需疏风解表。辨证：发热，鼻流浊涕，咽红，喉核赤肿疼病，舌红，苔薄黄而干为风热，治疗以辛凉解表，埋线加大椎、曲池；恶寒、鼻流涕为寒包热郁，埋线加尺泽；夏暑之季，发热重，无汗，口渴烦躁为暑热，埋线加中脘、足三里化湿清暑；恶寒重，流清涕，咽不红，舌淡红，苔薄白为风寒，埋线加肺俞、风门以辛温解表；痰量多，嗽声重，喉中痰鸣，为夹痰，双丰隆以宣肺化痰；纳差，腹泻/便秘为夹滞，以上下巨虚或水道消食导滞为主；烦躁、哭闹、惊惕、龂齿为夹惊，埋线加内关、太冲以安神镇惊、平肝熄风。

（二）儿童肺炎

1．概述　肺炎是小儿时期常见的呼吸系统疾病之一，是指感染细菌、病毒或其他病原微生物后，发生在终末气道、肺泡腔及肺间质在内的肺实质炎症，可由细菌、病毒、真菌、寄生虫等致病微生物，以及放射线、吸入性异物等理化因素引起。一年四季均可发病，冬春季多见、年龄越小，发病率越高。肺炎喘嗽的预后与年龄大小、体质强弱、受邪轻重及护理适当与否有密切的关系。多数肺炎起病急骤，以高热、寒战、咳嗽、胸痛、呼吸困难为主要表现。

本病既是全球患儿最主要的死因和首位传染病死因，也是全球 5 岁以下儿童首位独立死因，每年死亡人数在 200 万左右，占 5 岁以下小儿死亡总数的 1/4 ～ 1/3。不同国家或地区，儿童肺炎的发病率有所差异，非洲等相对落后国家的儿童肺炎发病率可高达 0.5 次 /（人 • 年），平均每两个儿童即有一个发生肺炎。我国也属于儿童肺炎高负担国家，5 岁以下儿童肺炎发病率 0.22 次 /（人 • 年）。按照我国现有的 8700 万 5 岁以下儿童数据估计，每年我国儿童肺炎发病数约为 1900 万。

中医属于“肺炎喘嗽”范畴，包括“肺风”“肺痹”“上气”“喘鸣”“肺胀”“肺家炎”“马脾风”“咳嗽”“肺风痰喘”“火热喘急”“风温肺热”。命名首见于清代谢玉琼《麻科活人全书 • 气促发喘鼻煽胸高第五十一》。

2．病因病机　肺炎喘嗽以痰、热、咳、喘、煽为主要表现。《素问 • 咳论》中“肺咳之状，咳而喘息音”，《素问 • 至真要大论》之“诸气愤郁，皆属于肺”，“寒热咳喘……膨膨而喘咳，病本于肺”，《灵枢经 • 五阅五使篇》言：“故肺病者，喘息鼻张”等。东汉张仲景《金匮要略 • 肺痿肺痈咳嗽上气篇》亦有“上气，喘而躁者肺胀”。《诸病源候论 • 气病诸候》云：“肺主于气，邪乘于肺则肺胀，胀则肺管不利，不利则气道涩，故气上喘逆，鸣息不通。”《小儿药证直诀 • 肺盛复有风冷》曰：“胸满短气，气急咳嗽上气。”《小儿卫生总微论方》言：“肺主喘，肺病实则身温闷乱，气促喘急，……肺气盛而热，又复有风冷者，则胸满短气、闷乱、喘嗽上气。”朱丹溪《幼科全书》提出“马脾风”的病名，“小儿肺胀喘满，胸膈气急，两胁煽动，陷下成坑，两鼻窍胀，闷乱咳嗽……此为脾风也。若不急治，或不识症，死在旦夕，宜先用牛黄夺命散治之，后用白虎汤调之。”万全《幼科发挥·急惊风类证》认为：“心火乘肺，脾之痰生，故肺胀而喘，谓之马脾风”，“马脾风者，肺胀也。上气喘急，两胁扇动，鼻张闷乱，喘喝声嘎，痰涎壅塞，其证危恶。”明代秦景明《幼科金针·肺风痰喘》曰：“小儿感冒风寒，入于肺经遂发痰喘，喉间咳嗽不得舒畅，喘急不止，面青潮热，啼哭惊乱……即肺风痰喘。”

病位在肺，病机为肺气郁闭。

3．临床表现

（1）有发热、咳嗽、喘憋、呼吸增快、肺部细湿啰音和管状呼吸音等呼吸道征象，重者可有发绀、呼吸困难、三凹征、鼻翼翕动。

（2）X线胸片见双肺下野、中内带斑片状阴影或单侧大片状阴影。病原学检查取血液、痰液、气管吸出物、胸腔穿刺液等进行细菌培养、病毒分离阳性，或应用分子生物学方法检测出病原体DNA，或检测血液病原特异性抗原或IgM抗体阳性。

（3）病程：急性肺炎＜1个月。迁延性肺炎1～3个月。慢性肺炎＞3个月。

4．各型肺炎诊断标准

（1）腺病毒肺炎诊断标准

①好发于冬春季，多见于6个月至2岁婴幼儿。

②急起稽留高热，喘憋、咳嗽、气促；重症者有呼吸困难、发绀、鼻动、三凹征、呼气性呻吟、嗜睡、萎靡；易出现心力衰竭；发热4～5天后肺部出现细湿啰音。

③X线胸片可见肺纹理增多，大小不等的肺部阴影或融合成大病灶，肺气肿多见；病灶吸收缓慢，需数周至数月。

④血中腺病毒-IgM抗体阳性，或鼻咽分泌物中腺病毒抗原或核酸阳性。

（2）呼吸道合胞病毒（RSV）肺炎诊断标准

①多见于2岁以内，尤其是2～6个月的婴幼儿。

②干咳、喘憋，轻微发热或不发热；呼吸急促、鼻翼翕动、发绀、三凹征明显；肺部叩诊呈过清音，听诊有哮鸣音及细湿啰音；易并发心力衰竭、呼吸衰竭及胃肠道出血等。

③X线胸片可见支气管周围炎或斑片状阴影、肺气肿。

④血中RSV-IgM抗体阳性，或鼻咽分泌物中检出RSV抗原或核酸。

（3）巨细胞病毒（CMV）肺炎诊断标准

①多见于＜4个月婴儿。

②咳嗽、气促、严重者发绀，三凹征；肺部听诊多无异常；常伴有肝脾大、黄疸、肝功能损害。

③X线胸片可见支气管周围炎或斑片状阴影。

④血CMV-IgM阳性，或鼻咽分泌物、血、尿中检出CMV抗原或核酸。

（4）肺炎链球菌肺炎诊断标准

①年长儿多见，也可见于婴幼儿，冬、春季节发病较多。

②突然畏寒、高热，伴乏力、气促、咳嗽、胸痛、咳痰，年长儿中带血丝色，婴幼儿肺部可闻及细湿啰音，年长儿可有实变体征。

③X线胸片，在婴幼儿为支气管肺炎表现，在年长儿为大叶性肺炎或节段性肺炎表现。

④外周血白细胞数、中性粒细胞数增高;从咽喉分泌物、气管吸出物、血液、胸水、咽喉分泌物等检出或培养出肺炎链球菌或肺炎链球菌多糖荚膜抗原阳性。

（5）金黄色葡萄球菌肺炎诊断标准

①多见于新生儿及婴幼儿，冬、春季发病较多。

②高热、咳嗽、呼吸困难，肺部可闻及中细湿啰音；全身中毒症状重，面色苍白、呻吟，可有中毒性休克、猩红热样皮疹或荨麻疹样皮疹;肺部以外可有化脓性迁徙病灶。

③X线胸片病灶易变，易出现肺大疱、肺脓肿或脓胸、脓气胸。

④外周血白细胞数、中性粒细胞数增高，从咽喉分泌物、气管吸出物、血液、化脓性病灶、胸水等检出或培养出葡萄球菌或血清葡萄球菌磷壁酸抗体阳性。

（6）流感嗜血杆菌肺炎诊断标准

①多见于4个月至4岁婴幼儿，冬春季多见。

②起病较缓，有发热、面色苍白、痉挛性咳嗽、喘鸣、呼吸困难、发绀、鼻翼翕动、三凹征，肺部体检有湿啰音或实变体征；易并发脓胸、脑膜炎、败血症、心包炎、化脓性关节炎等。

③X线胸片可呈支气管肺炎、大叶性或节段性肺炎表现，常伴胸腔积液。

④外周血白细胞与淋巴细胞增多。从咽喉分泌物、血液、胸水、心包液等培养出流感嗜血杆菌，或其抗原阳性，或外膜蛋白-IgM阳性，或外膜蛋白-IgG、多糖荚膜抗体在恢复期较病前升高4倍以上。

（7）肺炎支原体（MP）肺炎诊断标准

①多见于学龄前儿童。

②起病较缓，无热或发热，持续剧烈咳嗽。婴幼儿起病急，可喘憋、呼吸困难。

③肺部体征多不明显，婴幼儿双肺可闻及哮鸣音及湿啰音，部分患儿有肺外表现。

④白细胞正常或稍高，血沉多增快。

⑤ X 线胸片呈肺间质浸润性、小叶性、大叶性肺实变和肺门淋巴结肿大。

⑥血中 MP-IgM 阳性，或 MP 抗体滴度＞ 1 ∶ 160，或恢复期血清 MP 抗体 4 倍以上升高，或咽喉分泌物、气管吸出物、血液 MP-DNA 阳性或 MP 快速培养阳性。

（8）肺炎衣原体肺炎（Cp）诊断标准

①多见于＞ 5 岁儿童，多为轻型。

②上感样症状起病，无热或低热，1 ～ 2 周上感症状消退，咳嗽逐渐加重，可持续 1 ～ 2 个月；肺部可闻及干湿啰音；可有肺外表现。

③ X 线胸片表现为单侧肺下叶片状阴影，少数为单侧广泛或双侧斑片状阴影。

④鼻咽标本 Cp 抗原阳性或血清 Cp-IgM 阳性或 Cp 的 DNA 阳性。

5．辨证分型

（1）常证

①风寒闭肺：恶寒发热，头身痛，无汗，鼻塞流清涕，喷嚏，咳嗽，气喘鼻翕，痰稀白易咳，可见泡沫样痰，或闻喉间痰嘶，咽不红，口不渴，面色淡白，纳呆，小便清，舌淡红，苔薄白，脉浮紧，指纹浮红。

②风热闭肺：发热恶风，头痛有汗，鼻塞流清涕或黄涕，咳嗽，气喘，咳黄痰，或闻喉间痰嘶，鼻翼翕动，声高息涌，胸膈满闷，咽红肿，口渴欲饮，纳呆，便秘，小便黄少，面色红赤，烦躁不安，舌质红，苔薄黄，脉浮数，指纹浮紫。

③痰热闭肺：发热，有汗，咳嗽，痰黄稠，或喉间痰鸣，气急喘促，鼻翼翕动，声高息涌，呼吸困难，胸高胁满，张口抬肩，口唇发绀，咽红肿，面色红，口渴欲饮，纳呆，便秘，小便黄少，烦躁不安，舌质红，苔黄腻，脉滑数，指纹紫滞。

④毒热闭肺证：壮热不退，咳嗽剧烈，痰黄稠难咳或痰中带血，气急喘促，喘憋，呼吸困难，鼻翼翕动，胸高胁满，胸膈满闷，张口抬肩，鼻孔干燥，面色红赤，口唇发绀，涕泪俱无，烦躁不宁或嗜睡，甚至神昏谵语，恶心呕吐，口渴引饮，便秘，小便黄少，舌红少津，苔黄腻或黄燥，脉洪数，指纹紫滞。

⑤阴虚肺热证：咳嗽减轻而未平，时有低热，手足心热，干咳，痰量少或无痰，咳痰带血，面色潮红，口干、口渴欲饮，神疲倦怠，夜卧不安，形体消瘦，盗汗，便秘，小便黄少，病程迁延，舌红少津，苔少或花剥，脉细数，指纹淡红。

⑥肺脾气虚证：久咳、咳痰无力，痰稀色清易咳，气短，喘促乏力、动则喘甚，低热起伏，面白少华，神疲乏力，形体消瘦，自汗，纳差，口不渴，便溏，病程迁延，反复感冒。舌质淡红，舌体胖嫩，苔薄白，脉无力或细弱，指纹淡。

（2）变证

①心阳虚衰：面色苍白，唇指发绀，呼吸浅促、困难，四肢不温，多汗，胁下痞块，心悸动数，虚烦不安，神萎淡漠，小便减少，舌质淡紫，脉疾数无力，指纹紫滞。

②邪陷厥阴证壮热不退，口唇发绀，气促，喉间痰鸣，烦躁不安，谵语狂躁，神志昏迷，口噤项强，角弓反张，四肢抽搐，舌质红绛，脉细数，指纹紫。

6．基本治则　开肺化痰，止咳平喘。

7．埋线取穴思路和方法

（1）辨证取穴：肺三角、风池、大椎透定喘、中府。

痰多壅盛者，加丰隆降气涤痰；喘憋严重者加太渊平喘利气；气滞血瘀者加膈俞、血海活血化瘀；肺热壅盛加大椎、尺泽清肺解毒。常证风寒闭肺加风门辛温宣肺；风热闭肺加曲池辛凉宣肺，清热化痰；痰热闭肺证加天枢、大横清热涤痰；毒热闭肺证上下巨虚清热解毒，泻肺开闭；阴虚肺热证加太溪养阴清肺，润肺止咳；肺脾气虚证加肺俞、脾俞补肺益气，健脾化痰。变证如心阳虚衰加心俞、督俞温补心阳，救逆固脱；邪陷厥阴加巨阙清心开窍。

（2）使用针线及操作细节：①针线：5-0 靓紫丝线（针线一体）（5cm×12 根）；3-0 号素白丝线（PDO 单股）（2cm×12 根）；针：一次性 8 号注线针；②部位消毒：用碘伏在施术部位由中心向外环形消毒；③术者消毒：医生双手应用肥皂水清洗、流水冲净，再用 75% 乙醇或碘伏擦拭，然后戴无菌手套操作；④施术方法：采用线体对折然后旋转出针埋线法：取一段 5cm 长柔感靓紫丝线，穿于一次性加长注射器针头（没有针芯）针的前端，留在外面线的长度与进入针头内长度基本保持相等，左手拇指、示指捏起穴位处皮肤，针口斜方向朝下，锋利的针尖先破皮，线在针尖处被自然压成对折，确认线体全部进入皮肤并到达想要到达位置，轻轻左右旋转针体（幅度太大容易引起疼痛），松开左手，线留于穴位后，退出针身，按压针眼防止出血结束。进针到出针，不做任何增加刺激量的手法。快进快出，以减少患儿痛苦为主。针眼可以贴埋线辅助贴，如果患儿年龄比较大，经过沟通可以做到局部禁沾水、不被感染，则可以不贴。因选用针线均较细，不打麻药，也不外敷任何局麻膏（打麻药那下对患儿来说可能比埋线还疼）。

根据患儿线吸收情况，间隔 1 ～ 3 周埋线一次。一般埋 1 ～ 3 次。

8．典型病案（支气管肺炎）

病案摘要：患者：张某，女，10 岁。山西晋城人。因“发热一周，咳嗽 5 天”，于 2021 年 11 月 17 日入住我院儿科。一周前无明显诱因出现发热，最高 40℃，用布洛芬、感冒灵体温控制不佳。伴咳嗽，有痰、不易咳出。胸部 X 片提示肺炎。测体温 40℃，脉搏 148 次 / 分钟，呼吸 40 次 / 分钟，血压 110/84mmHg。身高 155cm，体重 37kg。双侧扁桃体 I 度肿大。双肺触诊呼吸运动度均等，无明显语颤，未触及胸部摩擦感。叩诊呈清音，肺肝浊音界位于右锁骨中线第五肋间，肺下界于锁骨中线处达第 6 肋间隙，于腋中线处达第 8 肋间隙，肩胛线处位于第 10 肋骨水平，肺下界移动度 6cm。双肺听诊呼吸音粗，可闻及明显湿啰音，呼吸音无增强及减弱。2021 年 11 月 17 日本院胸部 X 片示：左下肺高密度影，考虑肺炎。血系列示：白细胞 5.62×10^{9}/L，中性粒细胞百分比 74.5%，淋巴细胞百分比 19.8%，红细胞 4.71×10^{12}/L，血红蛋白 132g/L，血小板 180×10^{9}/L，超敏 C 反应蛋白 58.42mg/L，PPD 试验 72 小时结果阴性。肺炎支原体抗体 1 ∶ 1280。

诊疗经过：入院诊断：急性支气管肺炎、支原体感染。入院后考虑患儿反复高热，持续时间较长，精神食欲欠佳，全身感染中毒症状明显，予以阿莫西林克拉维酸钾联合阿奇霉素抗感染，甲泼尼龙琥珀酸钠抗炎，布地奈德加特布他林雾化止咳，孟鲁斯特纳咀嚼片改善气道高反应性，阿奇霉素抗支原体治疗，经 5 天治疗后，患者已无发热（36.2℃），精神可，小便正常，无气喘、呼吸困难、呕吐等症状。查体：神志清楚，咽部充血，双侧扁桃体 I 度肿大，未见异常分泌物。双肺呼吸音粗，可闻及湿啰音。心音有力，律齐。心前区未闻及明显杂音，腹软，肝脾未触及，肠鸣音正常。考虑到甲泼尼龙、阿奇霉素等药物已使用 5 天，进入休眠期，但目前患儿阵发性咳嗽控制不佳，请我科以协助治疗。患儿咳嗽，有痰，痰白，质黏稠，不易咳出。近 3 日未行大便，食欲不佳，进食很少。查体：舌淡，苔白厚腻。双肺听诊可闻及少量湿啰音。建议用小儿推拿以健脾通腑、养肺益气治疗为主，推五经重补脾肺、泻大肠，加捏脊疗法增强免疫力，TDP 清肺化痰，每日 1 次，每次 30 分钟。四缝穴挑治，放出 1 ～ 2 滴黄色黏液助消化以增食欲。经 3 次治疗后阵发性剧烈咳嗽明显好转。11 月 25 日出院。12 月 3 日于我科门诊复诊诉患儿自出院后这两周来仍遗留晨起咳嗽，服药后无明显缓解，予以病根埋线治疗，采用 2cm 长 4-0 靓紫丝线，“V” 形埋线法，取天突穴、双丰隆、肺三角，20 天埋一次。一周后回复已无明显晨咳。

分析与讨论：肺炎是指终末气道、肺泡和肺间质的炎症，可由病原微生物、理化因素、免疫损伤、过敏及药物所致。细菌性肺炎是最常见的肺炎，也是最常见的感染性疾之一。在抗菌药物应用以前，细菌性肺炎对儿童及老年人的健康威胁极大，抗菌药物的出现及发展曾一度使肺炎病死率明显下降。但近年来，尽管应用强力的抗菌药物和有效的疫苗，肺炎总的病死率没有降低，甚至有所上升。儿童社区获得性肺炎近年发病率逐年增加。按解剖分类可分为大叶性肺炎、小叶性肺炎、间质性肺炎；按病因分类可分为细菌性肺炎、病毒性肺炎、非典型病原体所致肺炎、肺真菌病、其他型肺炎；按患病环境分类可分为社区获得性肺炎和医院获得性肺炎。中医认为本病基本病机为肺失宣降，肺气上逆。清代叶天士《临证指南医案》：“咳为气逆，嗽为有痰，内伤外感之因甚多，确不离乎肺脏为患也”。小儿咳嗽以外感多见，冬春多发。该病诊断要点：①感冒后；②咳声伴咳痰。治疗原则以宣降肺气为主。小儿病根埋线主穴：肺三角、肺俞、中府。频咳，痰稀白、咽痒、声重，流清涕，舌淡红，苔薄白，脉浮紧为风寒，加风门以疏风散寒、宣降肺气；咳痰不爽，痰黄黏稠，流黄涕，咽痛，舌红苔薄黄，脉浮数，指纹浮紧，为风热，少商放血以疏风清热，宣降肺气。咳嗽鼻塞、痰多、恶心欲吐，舌红，苔黄腻，脉濡数，埋线加迎香、内关、丰隆清热化湿、宣降肺气为主。反复咳嗽，咳声无力重调脾，加埋足三里。(《幼幼集成》:"因痰而嗽者痰为主，主治在脾;因咳而动痰者，咳为重，主治在肺"。) 反复咳嗽迁延不愈，病程较长，小儿每日针刺较痛苦，选用细针细线以病根埋线法有穴位少、疗效长远等优势，临床上家长和患儿接受度较好。

（三）支气管哮喘

1. 概述　儿童支气管哮喘是儿科临床最常见的肺系疾病之一，是一种在儿童时期会反复发作的哮鸣气喘类疾病。患儿在急性发作时表现为气急喘促、喉间痰喉哮鸣、呼气延长，严重者呼吸困难、张口抬肩、口唇青紫、摇身撷肚、不能平卧为临床特征。据统计我国 0 ～ 14 周岁支气管哮喘患儿患病率逐年增长，严重影响儿童正常生长发育，虽然多数儿童支气管哮喘经过治疗可以缓解，但也有部分患儿因治疗不及时或治疗不当，反复发作，影响肺脏功能，甚至迁延日久，造成不可逆性气道损伤，继而发展为成人哮喘。目前，儿童哮喘缓解期治疗以吸入糖皮质激素为主，必要时配合受体激动剂类药物和白三烯受体阻滞剂等。但这些药物有治疗周期长、单一服用时疗效差、影响身体生长发育等缺点。而中医穴位埋线防治一体、毒副反应小、整个治疗周期价格偏低等优点，且相关临床研究证实了穴位埋线可有效缩短病程、改善临床症状、预防再次被感染、减少再发作频率等方面有着明显的优势，因此，越来越多的西医院都在主张中西医并重来治疗儿童支气管哮喘。

儿童哮喘是由多种细胞（如嗜酸性粒细胞、肥大细胞、T 淋巴细胞、中性粒细胞、气道上皮细胞等）和细胞组分参与的气道慢性炎症性疾病。这种慢性炎症与气道高反应性相关，通常出现广泛多变的可逆性气流受限，并引起反复发作性的喘息、气急、胸闷或咳嗽等症状，常在夜间和（或）清晨发作、加剧，多数患者可自行缓解或经治疗缓解。支气管哮喘如诊治不及时，随病程的延长可产生气道不可逆性缩窄和气道重塑，而当哮喘得到控制后，多数患者很少出现哮喘发作，严重哮喘发作则更少见。国际儿童哮喘和变应性疾病研究显示 13 ～ 14 岁儿童的哮喘患病率为 0 ～ 30%，我国五大城市的资料显示同龄儿童的哮喘患病率为 3%～ 5%。一般认为儿童患病率高于青壮年，约 40%的患者有家族史。哮喘的病因还不十分清楚，患者个体过敏体质及外界环境的影响是发病的危险因素。喘与多基因遗传有关，同时受遗传因素和环境因素的双重影响。

环境因素中主要包括某些激发因素，如尘螨、花粉、真菌、动物毛屑、二氧化硫等各种特异和非特异性吸入物;感染，如细菌、病毒、原虫、寄生虫等;食物，如鱼蟹、蛋类、牛奶等；药物，如普萘洛尔（心得安）、阿司匹林等；气候变化、运动等都可能是哮喘的激发因素。中医认为，小儿哮喘是以反复发作，喉间痰鸣，呼吸急促，甚至呼吸困难为主要特征的肺系疾病。哮是指声响，喘是指气息。汉代张仲景《金匮要略》："咳而上气，喉中水鸡声，射干麻黄汤主之"。元代朱丹溪《丹溪心法·喘论》中首先记载了哮喘的病名，谓："哮喘专主于痰"，并主张在哮喘发作期以攻邪为主，未发之时则以扶正为主。小儿哮喘是诱因引动体内伏痰而发。诱因多指感受外邪、接触花粉油漆等发物、情志失调、劳倦过度等。

2. 西医病因

（1）体质和免疫状态：支气管哮喘患儿的体质往往多为过敏体质，即特异特应性体质。具有这种体质的患儿免疫球蛋白 E 较高，而人体免疫机制中辅助 Th1 和辅助性 Th2 的协调能保证自身机体免疫系统的正常工作；当 Th1 和 Th2 失衡，而 Th2 占优势时，会分泌白细胞介素 4，使血清 IgE 水平升高。这种过敏体质或特应质对哮喘的形成、发展关系很大，多数患儿既往可能有婴儿湿疹、长期腹泻、过敏性鼻炎或食药物过敏史。

（2）遗传因素：研究及调查表明，支气管哮喘是有明显家族遗传聚集倾向的家族遗传性疾病。家族中有患哮喘或过敏性疾病成员的儿童，其哮喘的患病率要高于家族中无患哮喘或过敏性疾病成员的儿童，且患病率与哮喘患者人数及患病程度成正比。哮喘患者的特应性体质、气道炎性介质释放及气道高反应性、血清总 IgE 水平等，均与遗传因素有关，越来越多的研究涉及不同基因与哮喘的关系，如 β 肾上腺素受体基因、肥大细胞糜蛋白酶。

（3）呼吸道感染：与儿童哮喘的发病关系密切，越来越受到临床关注。其中病毒感染为最主要因素，尤以鼻病毒、呼吸道合胞病毒、腺病毒最为多见。此外，肺炎支原体、肺炎衣原体也较为多见，近几年新型冠状病毒感染者不断增加。研究表明，病毒感染后不但可以抑制免疫功能，而且可以在感染细胞中进行复制，甚至攻击自身免疫细胞，从而抑制机体正常功能。

（4）环境因素：室内外空气污染及环境气温、气压、空气湿度变化均可刺激而诱发哮喘。室内空气污染来自建筑、装饰材料、吸烟造成的烟雾、油漆味等；室外空气污染主要来自灰尘、工业生产或污染形成的废气；而气温突然变化可能作为一种刺激因素，使原已处于高反应性状态的气道发生痉挛，从而发生哮喘。

（5）接触变应原：室内变应原，如室内尘螨，家庭饲养动物的分泌物、排泄物和皮毛等，以及蟑螂变应原和真菌等；室外变应原，如花粉和真菌。春秋季是螨虫最适宜的生存季节，因此室尘螨性哮喘好发于春秋季。

（6）精神心理状态：儿童哮喘中精神心理因素引起哮喘发作不如成人明显，但也可受其影响。大哭、大笑、暴怒或者惊恐等极度情绪的表达，都可导致过度通气，并引起低碳酸血症，引起气道收缩，气道功能异常而致哮喘发作。而哮喘也可造成情绪心理的异常变化，进而加重哮喘。

（7）运动因素：剧烈运动可引起哮喘患儿气流受限而诱发哮喘，可称为运动型哮喘。多见于较大年龄儿童。运动后引起气道阻力增加，支气管平滑肌痉挛而致哮喘。

（8）饮食习惯：儿童食入过敏的某些食物后可引起哮喘发作。常见的过敏食物主要是异体蛋白，如鸡蛋、牛奶、鱼虾蟹、花生或香料、热带水果、食物添加剂，以及刺激性食物，如辣椒、胡椒、大蒜、葱、韭菜等。除此以外，近些年发现某些药物如阿司匹林类、作用于心脏的药物可引起哮喘发作。另外，有些食物添加剂可诱导哮喘发作。

3．西医病机

（1）气道炎症机制：气道慢性炎症被认为是哮喘的本质。参与其中的炎性细胞有淋巴细胞、肥大细胞、气道上皮细胞等，它们在气道炎症的发生、发展进而引起气道高反应性以及哮喘缓解期中，均发挥了重要作用。在气道浸润和聚集的炎性细胞分泌多种炎症因子和炎性介质，它们相互作用，使气道平滑肌痉挛，黏膜血管的通透性增加，黏膜水肿充血，渗出物增多，继而诱发气道高反应性。

（2）免疫及变态反应机制：当患儿接触变应原时，机体内的T细胞被激活，能够释放IL-4等细胞因子，它们刺激B细胞产生特异性IgE，IgE的Fc端选择性地吸附在气道肥大细胞和血液中嗜碱性粒细胞的表面，甚至是嗜酸性粒细胞、巨噬细胞表面，形成了机体的致敏状态，一旦再次接触该变应原，便可与结合在受体上的交联，合成释放多种活性介质，进而引起气道平滑肌痉挛等一系列反应。

（3）神经受体机制：影响哮喘的神经系统主要包括α肾上腺能神经系统、β肾上腺能神经系统、胆碱能神经系统和非肾上腺素能非胆碱能（NANC）神经系统。NANC神经系统又分为抑制性神经和兴奋性神经两部分。抑制性神经可使之释放血管活性肠肽、一氧化氮等神经递质，使支气管平滑肌舒张；兴奋性神经可使感觉神经末梢释放P物质、神经激肽A、降钙素基因相关肽等神经递质，从而发生神经源性炎症并引起支气管平滑肌收缩。两种神经系统平衡失调可引起支气管平滑肌收缩而发生哮喘。

（4）基因遗传机制：支气管哮喘有明显的遗传倾向。目前普遍认为，支气管哮喘是一种多基因遗传疾病，是遗传因素和环境因素共同作用的结果。遗传因素可以影响、调节机体的炎症介质、IgE水平等。

4．中医病因

（1）现代医学的支气管属于中医学“哮喘”范畴。临床以反复发作性喘促气急，喉间哮鸣，呼气延长，严重者不能平卧，张口抬肩，摇身撷肚、口唇青紫为特征。哮以声响言，喘以气息言，哮必兼喘，故统称哮喘。

（2）中医对哮喘的研究早在《黄帝内经》中就有记载。《素问阴阳论》云："阴争于内，阳扰于外，魄汗未藏，四逆而起，起则熏肺，使人喘鸣。"《素问水热论穴》言："水病下为胕肿大腹，上为喘呼不得卧者，标本俱病。故肺为喘呼，肾为水肿，肺为逆不得卧。"隋代巢元方《诸病源候论》中将哮喘称为"呷嗽""鸡鸣"。哮喘这一病名，首见于金元时期朱丹溪的《丹溪心法》一书，而早在宋代王执中《针灸资生经》就已提到此病名。《针灸资生经》卷《四喘》载："与人治哮喘点缪肺俞不缪他穴，惟按肺俞不疼者，然后点其他穴。"《丹溪心法》一书中始以"哮喘"作为独立的病名成篇，并提出"未发宜扶正气为主，已发用攻邪为主。"中医认为哮喘的发生，责之于肺、脾、肾三脏功能不足，导致痰饮留伏于肺窍，复因感受外邪，接触异物、异味及嗜食酸碱，引动伏痰，痰气交阻于气道，痰随气升，气因痰阻，相互搏结，气机升降不利所致。病理因素为宿痰伏肺，肺不能正常布散津液，脾不能运输精微，肾不能蒸化水液，以致津液凝聚生痰，伏藏于肺，成为哮喘之"夙根"。

（3）哮喘病因

①外感六淫：六淫之中以风寒及风热最为常见。近两年儿童传染性新型冠状病毒感染病例比例也较大。《素问·太阴阳明论》："故犯贼风虚邪者阳受之……阳受之则入六腑，阴受之则入五脏。入六腑则身热不时卧，上为喘呼。"《素问·生气通天论》："因于暑，汗，烦则喘喝。"《素问·举痛论》："寒气客于冲脉……喘动应手矣。"《景岳全书喘促》："实喘之证，以邪实在肺也。肺之实邪，非风寒即火邪尔。盖风寒之邪，必受之皮毛，所以入肺而为喘。火之炽盛，金必受伤，故亦以病肺而为喘。"曾世荣《活幼口议病症疑难风痰隐久》："所有风痰相袭，或作喘，或作喘息……临于肺则咳嗽。"

②素体虚弱："正气存内邪不可干，邪之所凑其气必虚"。哮喘患儿多为肺脾肾三藏不足，加嗜食酸甜咸厚味、牛羊鱼肉等发物，或接触花粉、绒毛、油漆等物质，诱发哮喘发作。南宋张杲《医说治齁喘》："因食盐虾过多，遂得齁喘之痰。"《婴童百问第五十六问》："小儿因暴惊触心，肺气虚发喘者，有伤寒肺气壅盛发喘者，有感风咳嗽肺虚发喘者，有因食咸酸伤肺气发虚痰作喘者，有食物毒物冒触三焦，肺肝气逆作喘者。"清代何梦瑶《医碥哮喘》："哮者……得之食味酸咸太过，渗透气管，痰入结聚，一遇风寒，气郁痰壅即发。"

③宿痰伏肺：小儿脏腑较能，肺脾肾三脏常不足，故导致痰饮留伏，隐伏于肺窍，成为哮喘的"夙根"。伏饮、痰浊与小儿哮喘的发作有直接关系。《金匮要略·痰饮咳嗽病脉证并治》："膈上病痰，满喘咳吐，发则寒热，背痛腰疼，目泣自出，其人振振身瞤剧，必有伏饮。"隋代巢元方《诸病源候论·上气喉中如水鸡鸣侯》："肺病令人上气，兼胸膈痰满，气行壅滞，喘息不调，致咽喉有声如水鸡之鸣也。……其胸膈痰饮多者，嗽则气动于痰，上搏咽喉之间，痰气相击，随嗽动息，呼呷有声。"元代曾世荣《活

幼新书明本论中卷咳嗽十一》："有风生痰，痰实不化，因循日久，结为顽块，圆如豆粒，遂称痰母……风痰潮紧，气促而喘，乃成痼疾。"《景岳全书喘促》："喘有夙根，遇寒即发，或遇劳即发者，亦名哮喘。"秦景明《症因脉治哮病哮病之因》："痰饮留伏，结成窠臼，潜伏于内，偶有七情之犯，饮食之伤，或外有时令之风寒，束其肌表，则哮喘之症作矣。"清代李用粹对哮喘的病因病机做了系统地概括"哮即痰喘之久而常发者，因内有壅塞之气，外有非时之感，膈有胶固之痰，三者相合，闭拒气道，搏击有声，发为哮病。"

④痰瘀互结：瘀血既是哮喘发作的病理产物，又是哮喘久治难愈的重要因素。《丹溪心法哮喘》："若无瘀血何致气道如此阻塞，以致咳逆倚息不得卧哉？"说明痰瘀是哮喘发作的夙根。清代唐容川《血证论》："瘀血乘肺，咳逆喘促""盖人身气道，不可阻滞……内有瘀血，气道阻塞，不得升降而喘"，说明痰瘀互结是哮喘急性发作的夙根。

⑤肺脾肾虚致喘：《素问·玉机真脏论》："秋脉太过，则令人逆气……其气来，毛而微，此谓不及……其不及则令人喘，呼吸少气而咳。"气虚哮喘：《景岳全书·虚喘证治》云："凡虚喘之证无非由气虚耳。气虚之喘，十居七八……若脾肺气虚者，不过在中上之焦，化源未亏，其病犹浅。若肝肾气虚则病出下焦而本末俱病，其病机深，此当速救其根以助真气。"清代程国彭《医学心悟·喘》亦云："夫外感之喘，多出于肺，内伤之喘，未有不由于肾者。"林佩琴《类证治裁·哮证论治》："先天不足，脾肾双亏，驯致风伏肺经，哮喘屡发。"

5．西医诊断

（1）婴幼儿哮喘诊断标准

①年龄＜3岁，喘息发作≤3次。

②发作时双肺闻及呼气相哮鸣音，呼气相延长。

③具有特应性体质，如过敏性湿疹、过敏性鼻炎等。

④父母有哮喘史或其他过敏史。

⑤除外其他引起喘息的疾病。

凡具有以上①、②、⑤条即可诊断哮喘。如喘息发作2次，并具有第②、⑤条，诊断为可疑哮喘或喘息性支气管炎（＜3岁）。如同时具有第③和（或）第④条时，可考虑给予哮喘治疗性诊断。

（2）三岁以上儿童哮喘诊断标准

①年龄≥3岁，喘息呈反复发作者。

②发作时双肺闻及以呼气相为主的哮鸣音，呼气相延长。

③支气管舒张剂有明显的疗效。

④除外其他引起喘息、胸闷和咳嗽的疾病。

（3）咳嗽变异性哮喘诊断标准（不分儿童年龄）

①咳嗽持续或反复发作＞ 1 个月，常在夜间（或清晨）发作，痰少，运动后加重。临床无感染征象，或经较长期抗生素治疗无效。

②用支气管扩张剂可使咳嗽发作缓解。

③有个人过敏史或家族过敏史，气道呈高反应性，变应原皮试阳性等可做辅助诊断。

（4）严重程度分级

①间歇发作：间歇出现症状，＜每周 1 次短期发作（数小时至数天），夜间哮喘症状≤每月 2 次，发作间期无症状，肺功能正常，PEF 或 PEV1 ≥ 80%预计值，PEF 变异率＜ 20%。

②轻度：症状≥每周 1 次，但＜每天 1 次，发作可能影响活动和睡眠，夜间哮喘症状＞每月 2 次，PEF 或 PEV1 ≥ 80%预计值，PEF 变异率 20%～ 30%。

③中度：每日均有症状，影响活动和睡眠，夜间哮喘症状＞每周 1 次，PEF 或 FEV1 ≥ 60%预计值，PEF 变异率＞ 30%。

④重度：症状频繁发作，体力活动受限，严重影响睡眠，PEF 或 FEV1 ＜ 60%预计值，PEF 变异率＞ 30%。

（5）实验室检查

①痰液嗜酸性粒细胞（EOS）：哮喘患者痰液多为白黏痰。痰中及血中 EOS 上升，经常末梢血中 EOS 250 ～ 400/mm^3，在伊红亚甲蓝染色可见很多嗜酸性粒细胞中及破裂细胞释放的颗粒，其他疾病痰中很少有嗜酸性粒细胞。

②血清免疫球蛋白：除 IgE 上升外，其他大多为正常。

③血常规：红白细胞、血红蛋白及中性粒细胞一般正常，合并细菌感染白细胞上升。

④胸部 X 线：在哮喘发作期多数患儿肺部呈单纯性过度充气及伴血管阴影增加，缓解期大多正常。合并感染（如肺炎）时肺部有浸润，发生其他合并症时可出现不同征象，如气胸、纵隔气胸、肺大疱及肺结核等。

⑤肺部 CT：包括常规 CT 扫描和 HRCT，必要时可用于鉴别诊断及判断其合并症或严重程度，并观察疗效。

⑥肺功能测定：哮喘患者经常对自身的症状及严重程度缺乏认识，医生观察的患儿症状、体征也不一定准确、全面。使用肺量仪和峰流速仪测定肺功能可对气流受限程度和可逆性做出评估，有助于疾病的诊断和检测。

（6）免疫诊断

①皮肤点刺试验：皮肤检查过敏原是发现和明确哮喘的诱发原因和协助诊断的最

基本、简便、快捷的方法。常用室内变应原有室尘、螨、花粉、霉菌、动物皮毛、蚕丝等。将过敏原浸出液用点刺针在前臂做点刺试验，并用磷酸组胺及抗原溶媒做阳性、阴性对照。

② IgE 测定：血清中 IgE 含量极低，只占 Ig 总量的约 0.004%，但其抗体活性极强。血清总 IgE 测定一直作为过筛试验而应用于变态反应的诊断，但受种族、性别、年龄、寄生虫感染等因素影响。决定机体对某种变应原起反应的并非总 IgE，而是与该变应原接触过敏时产生相应的特异性 IgE(SIgE)。经典方法用放射吸附变应原试验(RAST)，现采用 CAP-system 检测方法。

6. 辨证要点

（1）辨寒热

①寒哮：气促哮鸣，痰涎稀薄，色白有沫，面白色晦，畏寒肢冷，口不渴或渴喜热饮，舌苔薄白或薄滑，脉浮紧。

②热哮：发作时，气息短粗，痰黄而黏，咳痰不利，面色潮红，胸中烦热，渴喜冷饮，舌红，苔黄，脉滑数。

（2）辨虚实：小儿哮喘的虚实主要以病程新久及全身症状来辨别。

①实证：来势骤急，气长有余，以呼出为快，胸胀气粗，声高息涌，脉有力。

②虚证：病势徐缓，气短不续，慌张气怯，声低息短，动则喘促，无明显发作间歇，脉多虚细无力。

（3）辨轻重险逆

①轻证：虽发时哮鸣，有呼吸困难，但不久能逐渐平复。

②重证：久发不愈，咳嗽喘鸣气促，不能平卧；若哮发急剧，张口抬肩，面色青灰，面目水肿，肢厥身冷，则为险逆之候。

（4）辨肺、脾、肾虚：哮喘缓解期虚证多见。

①属肺气虚者，见自汗畏风，少气乏力。

②属脾气虚者，见少食，便溏，痰多。

③属肾气虚者，多见腰酸耳鸣，动则喘甚。

7. 辨证分型

（1）发作期

①哮喘寒证：咳嗽气喘，喉间哮鸣，痰白清稀或有沫，形寒肢冷，鼻流清涕，面色淡白，恶寒无汗，舌淡红，苔白滑，脉浮滑。

②哮喘热证：咳嗽喘息，声高息涌，喉间哮吼痰鸣，咳痰稠黄，胸膈满闷，身热，面赤，口干，咽红，尿黄，大便秘结，舌质红，舌苔黄，脉滑数。

③外寒内热：喘促气急，咳嗽痰鸣，喷嚏，鼻塞流清涕，或恶寒发热，咳痰黏稠色

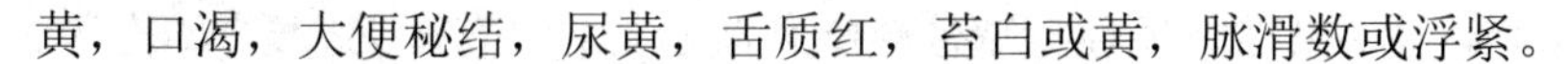

黄，口渴，大便秘结，尿黄，舌质红，苔白或黄，脉滑数或浮紧。

④肺实肾虚：哮喘持续不愈，喘促胸满，动则喘甚，面色不华，咳嗽痰多，喉间痰鸣，畏寒肢冷，神疲纳呆，小便清长，舌质淡，苔薄腻，脉细弱。

（2）缓解期

①肺脾气虚：反复感冒，气短自汗，咳嗽无力，面白少华，神疲懒言，形瘦纳差，大便溏，舌质淡，苔薄白，脉细软。

②脾肾阳虚：面色苍白，形寒肢冷，脚软无力，动则气短心悸，腹胀纳差，大便溏泄，舌质淡，苔薄白，脉细弱。

③肺肾阴虚：咳嗽时作，面色潮红，夜间盗汗，消瘦气短，手足心热，夜尿多，舌质红，苔花剥，脉细数。

8．鉴别诊断

（1）毛细支气管炎：由呼吸道合胞病毒及副流感病毒所致，好发于 2 ～ 6 个月龄患儿，常于冬春季流行。

（2）喘息性支气管炎：发生在 3 岁以内，临床表现为支气管炎伴喘息，常有发热、喘息，随炎症控制而消失，一般无呼吸困难，病程约 1 周。大部分患儿 4 ～ 5 岁发作停止。现一般倾向于如有典型呼吸相喘息，发作 3 次，并除外其他引起喘息疾病，即可诊断为哮喘。如喘息发作 2 次，有个人特应性、家族哮喘病史，血清 IgE 升高，应及早进行抗哮喘治疗。

（3）先天性喉喘鸣：该病是因喉部发育较差引起喉软骨软化，在吸气时喉部组织陷入声门而发生喘鸣及呼吸困难，于出生时或生后数天出现持续吸气性喘鸣，重者吸气困难，并有胸骨上窝及肋间凹陷，在俯卧位或被抱起时喘鸣有时可消失，喘鸣一般在 6 个月至 2 岁消失。

（4）异物吸入：好发于幼儿及学龄前期，有吸入异物史，呛咳可有可无，有时胸部 X 线摄片检查无异常，应做吸气及呼气相透视或摄片，可有纵隔摆动，或由于一侧气体滞留而两肺透光度不一致，如 X 线检查阴性，仍不能排出异物患儿，可做支气管镜检查。

（5）环状血管压迫：为先天畸形，多发生于主动脉弓处，有双主动脉弓或有环状血管畸形。由一前一后血管围绕气道和食道，随后两者又合并成降主动脉，某些病例右侧主动脉弓和左侧主动脉韧带形成一个环，前者可压迫气管及食管。

（6）胃食管反流：多数婴儿进食后发生反流，食管黏膜有炎症改变，反流可引起反射性气管痉挛而出现咳嗽、喘息，可行钡餐 X 线检查，近年来用食管 24 小时 pH 监测以助诊断。

（7）支气管淋巴结结核：可由肿大淋巴结压迫支气管，或因结核病腐蚀和侵入支气管壁导致部分或完全阻塞，出现阵发性痉挛性咳嗽伴喘息，常伴有疲乏、低热、盗汗、体重减轻。可做 PPD、X 线检查、痰结核菌检查，测定血清抗体。

（8）声带功能异常：可有复发性呼吸短促及喘息，有时流速容量环显示吸入性阻塞，发作时肺功能及血气均在正常范围内，支气管扩张试验阴性。

9．中医鉴别

（1）肺炎喘嗽：以发热、咳嗽、痰壅、气急、鼻翕为主症，肺部听诊可闻及细湿啰音，以脊柱两旁及肺底部为多，胸部 X 线可见斑点状或片状阴影。

（2）急喉风：突然发作气急，咳嗽呈犬吠样，肺部听诊无明显改变。

（3）气管异物：以突然呛咳为特征，有时出现持久的哮喘样呼吸困难，在体位变换时呼吸困难可以加重或减轻。X 线检查可见一侧肺不张等。

10．西医治疗

（1）糖皮质激素：激素是抑制气道黏膜下炎症最有效的药物，并能增加支气管扩张。丹麦 Pedersen 强调哮喘患儿初期应大剂量吸入并将病情控制到最佳。儿童吸入丙酸培氯松（BDP）100 ～ 400μg/d。布地奈德（BUD，商品名普米克）剂量同上，可酌情调整用量。

（2）支气管扩张剂：短效 $β_2$ 激动剂是最有效的支气管扩张剂（沙丁胺醇，特布他林），有症状时按需吸入；症状未完全控制时，做激素的补充治疗，剂量每天＜3 次，每次 2 揿。茶碱类对平滑肌有直接松弛作用。溴化异丙托品对气道平滑肌有较强松弛作用，出现峰值时间在 30 ～ 60 分钟。镁能调节多种酶的活性，激活腺苷环化酶，降低支气管平滑肌的紧张度。

（3 过敏介质释放抑制剂

①酸钠为抗过敏药。

②酮替芬为较强的碱性抗过敏药。

（4）白三烯受体拮抗剂：美国的孟鲁司特钠已用于 2 ～ 5 岁儿童，4mg，口服，每天 1 次，用于轻、中、重度哮喘，与激素吸入起叠加作用。

11．中医辨证

（1）朱丹溪提出：“凡久喘之证未发，宜扶正气为主，已发用攻邪为主。”

（2）《千金方•少小婴孺方》：“治少小上气，喉中介介作声，甚者啼，喘逆不得息，五味细辛汤方。”

（3）《太平圣惠方·治小儿咳嗽诸方》：“治小儿咳嗽喘促，胸背满闷，坐卧不安，葶苈散方”，“治小儿咳嗽不瘥，喉鸣喘急，款冬花丸方。”

（4）《小儿药证直诀·脉证治法·肺盛复有风冷》：“胸满短气，气急喘嗽上气。当先散肺，后发散风冷。散肺，泻白散、大青膏主之。肺不伤寒则不胸满。”

（5）《幼科折衷・喘证》："其因惊发喘，逆触心肺，暴急张口，虚烦神困则以化痰定喘丸主之。又有哮吼喘者，喉间如拽锯之声，可服梅花饮子。其食盐酸而喘者，啖之以生豆腐。有热者治之以清凉定喘之剂。"

12．埋线取穴思路和治疗方法

（1）发作期寒哮

治法：温肺散寒，涤痰定喘。

埋线穴位：列缺、大椎、定喘穴。

按语：①列缺：为肺经络穴，八脉交会穴交任脉，可通调一身之气，"人之气道贵于顺，顺则津液流通，绝无痰饮之患"，考虑此证型患儿患病时间不长，取列缺强大的宣肺散寒之功，通上彻下，避免入里化热。高式国《针灸穴名解》："古称雷电之神为列缺，雷电在大气中有通上彻下之能。"《针方六集》记载："列缺主嗽喘，头重如石"；②定喘穴：为平喘经验效穴，临床有缓急解痉平喘之功；③大椎穴：阳中阳穴，双向调节穴，能温阳能泄热，是手足三阳与督脉交会穴，无论风寒或风热，儿童咳中夹喘，早期分不清寒热时，主选此穴调和营卫。此穴既擅长解表，也有防病入里之功。位于督脉，督脉（"总督诸阳""阳脉之海"）具有统率和督促全身阳经的作用。邵经明"三穴五针一火罐治哮喘"，其中三穴分别是大椎、双肺俞及双风门；咳喘重者加埋肺三角。

（2）发作期热哮

治法：清肺涤痰，止咳平喘。

埋线穴位：廉泉、尺泽、中脘、足三里、丰隆。

按语：①廉泉穴为任脉与阴维脉交会穴，《针灸大成》："主咳嗽上气，喘息""气道滋之以津，食道济之以泽"，廉泉穴功用偏阴，此证型用廉泉，考虑患儿在此期间其热灼伤津液，既需要清热又不能炼液化痰，否则稠脓痰进入下一证型患儿不会咳嗽，咳又咳不出，下又下不去，更不容易化；②尺泽为手太阴肺经合穴，有清泄肺热，化痰降逆平喘之功。《灵光赋》："吐血定喘补尺泽"，《千金方》："尺泽、少泽，主短气"；③中脘配足三里主清脾胃之大热，升清降浊，涤痰效果佳；④丰隆，足阳明胃经络穴，亦为化痰大穴，配足三里，痰从大便而出，降逆通腑。临床发现该穴位对各种痰均有效。

（3）发作期外寒内热

治法：解表清里，定喘止咳。

埋线穴位：天突、肺俞、定喘、下巨虚。

按语：①天突：为任脉穴位，又是阴维脉与任脉之交会穴；其穴在左右胸锁乳突肌之间，深层为胸骨舌骨肌和胸骨甲状肌，皮下有颈静脉弓、甲状腺下动脉分支，深部为气管，再向下胸骨柄后方为主动脉弓和无名静脉；《千金方》："天突、华盖，主咳逆上气喘暴”，《玉龙歌》：“哮喘一症最难当，夜间无睡气遑遑，天突寻之真妙穴，膻中一灸便安康”，既可以宽胸顺气，又可以降逆平喘，笔者临床发现天突尤其擅长开喉窍祛肺痰；②肺俞穴：为肺之背俞穴，《针灸资生经》：“哮喘，按其肺俞穴，痛如锥刺”。《素问·刺热篇》肺俞穴为“热病气穴，三椎下间，主胸中热”，笔者在此证型期间重用肺俞穴，取其热病气穴，考虑该穴治疗虚热咳喘效佳；③注意：天突穴不能进针太深，可以选择一穴多线多方向浅埋法，也不可大幅度偏左或偏右，以防止损伤锁骨下动脉及肺尖。如针碰触气管壁，患儿会立即剧烈咳嗽，针下可硬而有轻度弹性感；刺破气管壁，可引起剧烈止不住地咳嗽、伴血痰等；刺中无名静脉，针下有柔软弹力感，患儿会有异常疼痛反应。天突先直刺 0.1 ～ 0.2cm，然后调转针头方向，沿胸骨柄后缘、气管前缘缓慢向下刺入 0.5 ～ 1 寸。天突穴下一寸为璇玑穴，笔者临床治疗喘咳患儿埋线常常会取天突进针，线体排布在天突及璇玑两穴上；④定喘穴：为平喘经验效穴；⑤下巨虚穴：为足阳明胃经穴，也是小肠下合穴，临床发现其可调理各种难治性大便问题，同时又利小便，让痰热俱从大小便下。

（4）迁延期，风痰内蕴，脾肺气虚。

治法：祛风化痰，补益肺脾。

埋线穴位：太渊、太溪、扶突、肺俞、中府。

按语：①太渊穴：是肺经土穴，太溪是肾经土穴（子母补泻选穴法）。太渊属于手太阴肺经腧穴、原穴，同时也是八脉交会穴之脉会。肺为气之本，肾为先天之本。临床发现太渊善治肺胃气不降且夹杂脾虚痰多症，特别适合哮喘迁延不愈患儿。“气有余便是火，痰火生异证，痰之为物，随气升降，无处不到”，对于肺气虚损或心肺气虚患儿也首选太渊。还可以同太白穴合用收敛肺气同时推动中焦以健脾化痰。《针灸大全》：“喉喘气满，肺胀不得卧取太渊、俞府、风门。”因其位于桡动脉搏动处，穴下有桡动脉、静脉及前臂外侧皮神经和桡神经浅支的混合支。埋线进针时，一定要一手掐患儿桡动脉顺动脉走行并外拨住动脉，另一手持埋线针从太渊前下针，线过经渠穴，埋向列缺。儿童肉偏多，也可以提皮进针埋线。提皮埋线线体吸收过程容易出现患儿手腕部不舒，患儿自主保护后减少腕部运动则此线吸收特别慢。出针后久按针眼防止出血；②扶突穴：降气止咳；③中府穴：为手太阴肺经募穴，手足太阴经交会穴，临床有止咳平喘之功效，《千金方》中府配合阳交，主喉痹；④肺俞穴：为背俞穴，《素问·刺热篇》肺俞穴为“热病气穴”，《百症赋》：“咳嗽连声，肺俞须迎天突穴。”笔者临床上碰到阵发性咳嗽患儿，即每日咳嗽不多，但一咳嗽起来止不住地捂胸剧烈咳，埋线常常用后背的肺俞穴向透风门方向透刺联合天突向璇玑方向透刺，每每效佳。

（5）迁延期，风痰内蕴，肾气亏虚。

治法：泻肺祛痰，补肾纳气。

埋线穴位：脾俞、肾俞、三阴交、赤医主穴透灵台、天突透璇玑透气舍。

按语：①久喘不愈，取脾俞、肾俞可以健脾利湿化痰，三阴交调和健脾，兼补肝肾；②赤医主穴：T_6 棘突最高点上缘；灵台穴：T_6 棘突凹陷下。赤医主穴透灵台操作：从赤医主穴稍上方一点进针，将线体穿过赤医主穴并超过灵台穴下约 0.2cm。赤医主穴为董立君老师病根穴，主治急性皮肤疾患、呼吸系统疾患、神经及心血管系统疾患。董教授操作此穴最多向上平刺 0.6 ～ 1 寸，笔者治疗儿童哮喘发现向下透过灵台穴效特佳；③天突穴：采用一针里进两到三根线，一根线横向左侧气舍穴，慢慢调转针头一根线横向右侧气舍穴，最后一根线穿过天突穴埋入璇玑穴。《针灸穴名解》："气舍穴与下腹部气冲穴相应，人当吸气足量时，则肺气上抵气舍"，主治咳逆上气。《玉龙赋》："尪羸喘促，璇玑、气海当知"。

（6）缓解期肺脾气虚

治法：健脾益气，补肺固表。

埋线穴位：病根穴 T_3 过膏肓透 T_5 病根穴、定喘、肾俞。

按语：①年龄大儿童或者常年哮喘患儿可以再加肺俞、膏肓穴埋线以补益肺气（肺俞穴、膏肓穴下可以从不同的穴位点下针，穴下同时存在 2 ～ 3 根线）；或者加肺经原穴太渊、肾经原穴太溪，联合足三里调脾胃之气，以资生化之源；②从病根穴 T_3 进针，曲线横穿肺俞穴，调整埋线方向向下使线穿过膏肓穴走向神堂穴方向。儿童恐针，进针比成人困难，但儿童穴位密集，穴位间距很小，笔者临床采用 5cm 的靓紫丝线一针穿过两个穴位透第三穴，这种用法较为多见，以期疼一次，覆盖三到五穴的治疗效果；③肾俞纳肾气，埋线使线体埋在命门与肾俞一线。

（7）缓解期脾肾阳虚

治法：健脾温肾，固摄纳气。

埋线取穴：脾俞、肾俞、气海、足三里、太溪。

按语：①足三里、气海补中气；②关元为任脉与足三阴经交会穴，可温补下元，鼓舞膀胱气化；③脾俞、肾俞通调三焦，促进膀胱气化而导痰外出；④肾俞合气海穴温补肾阳，敛气固摄。

（8）缓解期肺肾阴虚

治法：养阴清热，补益肺肾。

取穴：然谷、复溜、肺俞、肾俞、脾俞。

按语：①然谷穴为肾经荥穴，可滋阴清虚热，《类经图翼》然谷"此穴主泻肾脏之热"；②复溜补肾调水《针灸穴名释义》："复是反复，恢复，重复与回流之意。溜，同流，是流通；同留，是留止。肾为水脏，位在下焦，通调水道是其本职。复流为回流之水。水液必须在全身反复回流才能灌溉脏腑，泽润百骸。"；③"盖痰即水也，其本在肾，其标在脾。在肾者，水不归源，水泛为痰。在脾者，食欲不化，土不能制水。”脾俞、肾俞、肺俞合用共化阴痰、顽痰。

13. 典型病案（支气管哮喘）

（1）病案摘要：患者：王某，男，7 岁，因“鼻塞、流鼻涕 2 天伴咳嗽气喘 1 天”于 2021 年 10 月 11 日入院。患儿就诊前无明显诱因出现鼻塞、流涕，家人予以小儿氨酚黄那敏颗粒治疗后咳嗽加重，有痰咳不出。夜重昼轻，伴气喘。外院予以布地奈德 1mg，雾化后效果不佳。夜间患儿烦躁，哭闹，呼吸困难，气促，端坐呼吸，大汗淋淋，话不成句。门诊以“急性喘息性支气管炎？”收入院。患儿曾有类似气喘发作 5 次，其父有过敏性哮喘病史。否认与发热、新型冠状病毒感染者接触。入院后查：心率 146 次 / 分，呼吸 55 次 / 分，血氧饱和度 90%，T 37.2℃。神志清，精神差，烦躁，哭闹，咽部充血，双扁桃体肿大，呼吸 55 次 / 分，三凹征阳性。听诊双肺布满哮鸣音及湿啰音，呼气相延长，双侧呼吸音对称。唇白舌淡苔白脉细。心腹未见其他异常。辅助检查：白细胞 11.35×10^9/L、中性粒细胞百分比 69.10%、淋巴细胞百分比 23.60%、红细胞 5.05×10^{12}/L、血红蛋白 126g/L、血小板 278×10^9/L。降钙素原测定 0.049ng/ml，C- 反应蛋白 9.46mg/L。总蛋白 73.50g/L、白蛋白 49.30g/L、球蛋白 24.20g/L、白球比 2.04、总胆红素 4.80μmol/L、直接胆红素 2.00μmol/L、间接胆红素 2.80μmol/L、谷丙转氨酶 14.20U/L、谷草转氨酶 24.20U/L、谷草 / 谷丙 1.70、谷氨酰转肽酶 6.00U/L、碱性磷酸酶 204.00U/L、乳酸脱氢酶 217.00U/L、总胆汁酸 0.60μmol/L。尿素 2.90mmol/L、肌酐 29.00μmol/L。血气分析：pH 7.341. 二氧化碳分压 44.00mmHg、氧分压 114.70mmHg、剩余碱 -2.60mmol/L、细胞外液剩余碱 -2.50mmol/L。

新型冠状病毒 IgG 抗体阴性，新型冠状病毒 IgM 抗体阴性。肺功能检查：扩张前：轻度阻塞性通气功能障碍，小气道功能障碍，吸入硫酸沙丁胺醇气雾剂 200mg。15 分钟扩张后：FVC 绝对值增加 80ml，改善率 5%。FEV 绝对值增加 260ml，改善率 20.6%，舒张试验阳性。特应性过敏原测定：艾蒿弱阳性（±）、尘螨组合 1 阳性（+）、真菌组合 1 弱阳性（±）、鸡蛋白弱阳性（±）。

（2）诊疗经过：西医诊断：哮喘持续状态，支气管哮喘急性发作。中医诊断：哮喘（发作期，正虚痰阻）。予以阿莫西林克拉维钾抗感染，布地奈德＋沙丁胺醇雾化吸入平喘，甲泼尼龙琥珀酸钠解痉平喘，呋塞米减轻肺水肿等对症治疗后。10 月 14 日患儿气促、呼吸困难已明显改善，双肺听诊哮鸣音及湿啰音较前减少，呼气相延长。考虑患儿仍有气喘，活动后明显，后于我科门诊埋线治疗。

（3）埋线治疗过程：用 4/0 素白丝线穿 7 号注射针头埋入，一诊选双肺俞透风门、定喘、双中府、关元；1 个月后二诊选肺三角、天突、双丰隆、脾俞；再 1 个月后三诊选双肾俞、双肺俞、双足三里、天突。2022 年 2 月患儿家属反馈平素活动后气喘明显好转。

（5）分析与讨论：支气管哮喘是儿童期最常见的慢性呼吸道疾病。常在夜间和清晨发作或加剧。临床表现为反复气喘、咳嗽发作 3 次以上，有突发突止特点，双肺可闻及哮鸣音，平喘治疗效果好。哮喘持续状态是指急促咳嗽或喘息持续 12 小时以上，同时伴有烦躁不安、大汗淋漓等。本病诊断要点：①突发咳痰喘促，喉间痰鸣、呼吸急促、呼气延长；②气候突变，花粉诱发；③家族哮喘史；④婴幼儿湿疹史；⑤肺部听诊：两肺布满哮鸣音，呼气延长。

本病案根据肺功能及舒张试验，结合过敏原测定结果支气管哮喘诊断明确。西医治疗哮喘的药物包括缓解药物和控制药物，缓解药物能快速缓解支气管急性症状，用于哮喘急性发作期，包括吸入性速效 β_2 体激动药、全身性糖皮质激素、抗胆碱能药物、茶碱等。控制药物是抑制气道炎症需长期使用的药物，用于哮喘慢性持续期，包括吸入性糖皮质激素、白三烯调节剂、缓释茶碱、长效 β_2 激动动药、肥大细胞膜稳定剂、全身性糖皮质激素等。中医治疗发作期以化痰降气平喘为主，缓解期以补益肺脾肾为主。发作期辨寒热，缓解期辨脏腑。病根埋线临床上多治疗小儿哮喘多在缓解期。本病案取肺之俞、募穴肺俞、中府调理肺脏功能、止哮平喘；天突穴降逆顺气、祛痰利肺：膻中为气之会穴，宽胸理气、舒展气机；孔最为肺经郄穴，急性发作时选用，肃肺化痰、降逆平喘；定喘为止哮平喘之经验效穴；丰隆为豁痰要穴。咳嗽气紧，喉间痰声低沉，白色泡沫痰，形寒肢冷、大便稀，唇舌色淡苔白为寒，病根埋线加风门宣肺降气止咳；喉间痰声高，咳黄色泡沫痰，大便干燥，面唇咽舌红脉数为热，埋线加曲池清泻里热；痰多，食少为脾气虚，埋线加丰隆化痰降气，大便稀加足三里、脾俞健脾止泻。

二、小儿癫痫

（一）概述

癫痫是一组由不同病因所引起，脑部神经元高度同步化，且常具自限性的异常放电所导致，以发作性、短暂性、重复性及通常为刻板性的中枢神经系统功能失常为特征的综合征，每次发作称为痫样发作，反复多次发作所引起的慢性神经系统病症则称为癫痫。在癫痫中具有特殊病因，由特定的症状和体征组成的特定的癫痫现象称为癫痫综合征。青少年和老年是癫痫发病的两个高峰年龄段。婴幼儿的癫痫主要与产伤、出血、代谢障碍或遗传因素有关。儿童和青少年期则主要与炎症、寄生虫、脑外伤、皮质发育障碍有关。中医的痫证，又称癫痫，民间俗名“羊痫风”，是一种发作性神志异常疾病。临床以突然昏仆，昏不知人，口吐涎沫，两目直视，四肢抽搐，喉中发出异音，发过即苏，醒后一如常人为特征。本病早在《黄帝内经·素问》中就有记载。宋代以前，惊、痫不分，自钱乙始将惊痫分列，钱乙《小儿药证直诀》以五脏配五畜，称为“五痫”。大多患者（约60%）起病于儿童时期。每次发作，均突然起病，持续短暂，恢复较快，但有时可呈发作持续状态。小儿痫证与先天之“胎惊”和后天之惊、风、痰、热、食等因素有关。

（二）病因病机

1．多与先天因素有关，或有家族遗传史，或因母孕受惊、高热、服药不慎，或产程胎儿头部受损，均可导致发病。亦有情志刺激，肝郁不舒，肝、脾、肾等脏气机失调，骤然阳升风动，痰气上涌，闭阻络窍而发病；或脑部外伤，气血瘀阻，脉络不和，遂发痫证。

2．现代医学认为，痫证发作是脑部神经元兴奋性增高而产生异常放电的结果，而脑缺氧、低血糖、脑血管病等对诱发脑部神经元的异常放电有很大关系。

（三）分类

1．两类　原发性癫痫和继发性癫痫。

2．原发性癫痫　又称真性或特发性癫痫，病因不明。

3．继发性癫痫

（1）大发作，又称全身性发作，半数有先兆，发作时有些患者先发出尖锐叫声，而后即有意识丧失而跌倒，全身肌肉强直，头眼可偏向一侧，有阵挛性抽搐，抽搐逐渐加重，历时数十秒，阵挛期呼吸恢复，口吐白沫（如舌被咬破出现血沫）。部分患者有大小便失禁、抽搐后全身松弛或进入昏睡（昏睡期），此后意识逐渐恢复。

（2）小发作，有短暂（5～10秒）意识障碍或丧失，而无全身痉挛现象。每日可有多次发作，有时可有节律性眨眼、低头、两眼直视、上肢抽动。

（3）精神运动性发作（又称复杂部分性发作），可表现为发作突然，意识模糊，有不规则及不协调动作（如吮吸、咀嚼、寻找、叫喊、奔跑、挣扎等）。发作可持续数小时，有时长达数天，患者对发作经过毫无记忆。

（4）局限性发作，一侧口角、手指或足趾的发作性抽动或感觉异常，可扩散至身体一侧。当发作累及身体两侧，则可表现为大发作。

（四）辨证分型

1．实证多见，多年反复发作亦可致正气虚弱。

2．发作前常感头晕头痛、胸闷不舒、神疲乏力等预兆，旋即突然昏仆，不省人事，面色苍白，两目上视，牙关紧闭，四肢抽搐，口吐白沫，甚则尖叫，二便失禁，苔白腻，脉弦滑。短暂即清醒。发作过后则觉头昏，精神恍惚，乏力欲寐。

（五）埋线治疗

1．治则　涤痰息风，开窍定痫。

2. 埋线穴位　发作时：百会、水沟、后溪、王乐亭督脉十三针；间歇期：印堂、鸠尾、间使、太冲、老十针。

3. 按语　百会穴宁神定志；水沟醒脑开窍；后溪通督脉，统督阳气，驾驭神机。间歇期间取印堂、鸠尾交通督任，协调阴阳，疏理逆乱；间使疏通心气；太冲平肝息风。治疗痫证时常用穴位有鸠尾、中脘、气海、内关、三阴交，以及“督脉十三针”方，发作时用泻法，平时用补法。选用“老十针”方加减以宽胸降痰，调理脾胃；选用“督脉十三针”方，旨在清泄风阳，使之气逆和降，醒脑安神。发作神昏用人中、太冲、合谷醒神开窍；抽搐不止用涌泉、劳宫清泄心火、凉血息风；突然昏仆、气闭、面白、脉乱用回阳九针急救，使之复苏。

4. 随证配穴　痰浊壅盛配丰隆，肝肾阴虚配太溪，脾胃虚弱配足三里，昏迷配涌泉。

（六）鉴别

1. 癫证与狂证　均属性格行为异常的精神疾病，癫病属阴，以静而多喜为主，表现为沉静独处，言语支离，畏见生人，或哭或笑，声低气怯，抑郁性精神失常；狂病属阳，以动而多怒为主，表现躁动狂乱，气力倍常，呼号詈骂，声音多亢，兴奋性精神失常。

2. 郁证　以心情抑郁，情绪不宁，胸胁胀闷，急躁易怒，心悸失眠，喉中如有异物等以自我感觉异常为主，但神志清晰。癫证亦见喜怒无常，多语或不语等症，一般已失去自控力，神明逆乱，神志不清。痫证是以突然昏仆、不省人事、两目上视、口吐涎沫、四肢抽搐为特征的发作性疾病。

（七）典型病案

病案摘要：患者：王某，女，因“间断抽搐发作伴发热 1 天”于 2021 年 11 月 8 日入住我院儿科。患儿急性起病，11 月 7 日 20 时无明显诱因出现四肢抽搐，表现为双眼向右上斜视、流涎、颜面青紫、四肢僵硬、意识丧失，约两分钟后缓解。抽搐后诉头疼，体温 37.6℃。今日 13 时再次出现全身抽搐，约一分钟后自行缓解，再测体温 38.8℃。近日间断咳嗽、咳痰、痰不易咳出。

诊疗经过：患儿自 2014—2020 年多次因“热性惊厥”住院，上海儿童医学中心诊断为癫痫，予以口服丙戊酸钠、左乙拉西坦治疗，仍间断发作。2019 年 12 月 9 日因支气管肺炎、癫痫住我院儿科。2019 年 12 月 21 日因急性化脓性扁桃体炎癫痫住院，2020 年 1 月 14 日因急性支气管炎、癫痫住院，2020 年 4 月停丙戊酸钠，2020 年 7 月加奥卡西平，2020 年 10 月 23 日急性支气管肺炎、癫痫入院，2021 年于北京大学第一附院行头颅核磁、脑电图未见明显异常。目前癫痫每月发作 6 ～ 7 次。

查体：T 37.3C，P 101 次 / 分，R 20 次 / 分，BP 130/70mmHg，身高 133cm，体重 32kg。听诊左肺可闻及痰鸣音，右肺呼吸音粗。2021 年 11 月 9 日降钙素原 0.05ng/ml，

C 反应蛋白 9.1mg/L。末梢血可见中性粒细胞核左移。肺 CT 示：右肺下叶多发斑片状稍高密度影，考虑支气管肺炎，支原体感染。2021 年 11 月 14 日血细胞分析：白细胞 3.84×10^{9}/L，中性粒细胞百分比 54.9%，淋巴细胞百分比 34.13%，红细胞 4.36×10^{12}/L，血红蛋白 126g/L，血小板 220×10^{12}/L。肺炎支原体抗体 IgM 弱阳性。降钙素原 0.08ng/ml，C 反应蛋白 14.25mg/L，尿素 2.7mmol/L，肌酐 41μmol/L，谷草转氨酶 24.1U/L。无机元素测定五项：钾 3.88mmol/L、钠 137mmol/L、氯 103mmol/L、钙 2.19mmol/L、二氧化碳结合力 20.7mmol/L。11 月 15 日患儿呼吸平稳，已无明显发热，近日未再抽搐，考虑患儿本月抽搐 2 次，出院后于门诊埋线辅助治疗。早晚咳嗽采用小儿推拿清肺补脾、祛风止惊治疗，每日 1 次，每次 30 分钟，加小儿捏脊增强患儿免疫力。

埋线治疗：选穴：颈椎 C_2、C_3、双足三里、双脾俞、筋缩、“癫三针”、双丰隆穴，埋线治疗取 4-0 素白丝线 5cm 用 7 号注射细针头埋入，一个月后复诊。2022 年 1 月患者家属诉当月只发作 2 次，仍在追踪后续疗效。

分析与讨论：中医认为，风、痰是导致癫痫发作最直接因素。一时风痰上涌，内阻心窍，扰动肝风是导致痫证发作的主要机制。脏腑虚损，气机逆乱，风痰深伏是其根，而内生之痰主要与脾肾相关，故癫痫病位主要在心、肝、脾、肾。诊断要点：①突然昏仆，喉中发出异音，意识丧失，两目上窜，口吐涎沫，四肢抽搐，片刻即醒，醒后一如常人；②以往有类似发作的病史，发作有诱因；③有产伤史、颅脑外伤史或反复高热惊厥史等；④脑电图为棘波、尖波、棘慢波、尖慢波、多棘慢波或阵发性的高幅慢波。轻者发作持续时间短暂，间歇时间长，抽搐轻微；重者发作频繁，多猝然仆倒，口吐白沫，喉中异声，四肢抽搐，二便自遗，甚至发作持续，抽搐不止，呈持续状态，救治不及时，可危及生命。若抽搐显著，为风痫，埋线加血海（“治风先治血，血行风自灭”）、风池（风池是足少阳经穴，为风邪汇集入脑之门户，具有通调督脉、醒脑镇静止抽之功）；昏迷伴痰涎盛，为痰痫，埋线加内关、丰隆清化痰涎。有惊恐史，烦躁不安，惊惕哭闹者惊痫，埋线加筋缩解痉止搐；有头部外伤史者为瘀血痫，加膈俞（活血通络）、百会（百会位于巅顶，属督脉与手足三阳经和足厥阴经之会穴，为治疗脑源性疾患的要穴，有镇惊熄风之功）。

三、小儿消化不良

（一）概述

消化不良及功能紊乱症是婴幼儿常见的病症，属于中医的纳呆、呕吐、腹痛、积滞、疳积等病的范畴。

腹泻病为大便性状改变和（或）大便次数较平时增多，以大便性状改变为主要特征，大便性状改变可呈稀便、水样便、黏液便和脓血便，大便次数增多一般为≥ 3 次 / 天。国外将腹泻病定义为大便内含有过多的水或电解质，或大便的重量增加，婴儿和幼儿（< 10kg）的腹泻定义为每日大便量> 20g/kg，年龄较大的儿童或青少年的腹泻定义为每日大便量> 200g；腹泻病程> 2 周为慢性腹泻（chronic diarrhea）或持续性腹泻。对于主诉表达清楚的年长儿童（≥ 4 岁），可以参考罗马Ⅲ标准，并根据主要症状的不同将 FD 分为餐后不适综合征（表现为餐后饱胀或早饱）和上腹痛综合征（表现为上腹痛或烧灼感）两个亚型。

（二）分类

1．根据病程分为急性腹泻病（≤ 2 周）、迁延性腹泻病（2 周至 2 个月）和慢性腹泻病（> 2 个月）。

2．根据轻重程度可分为：①轻型：无脱水、中毒症状；②中型：有些脱水或有轻度中毒症状；③重型：重度脱水或明显中毒症状（烦躁、精神萎靡、嗜睡、面色苍白、高热、外周血白细胞计数明显增高等）。

（三）西医病因

引起儿童腹泻病的病因分为感染性及非感染性两种。

1．感染因素　可分为肠道内感染和肠道外感染。肠道内感染主要是病原经粪 - 口途径感染，感染的病原有病毒、细菌、真菌、寄生虫，以前两者多见，尤其是病毒。轮状病毒和诺如病毒是最常见的病毒，细胞感染包括大肠埃希菌、空肠弯曲菌、肠道沙门菌和志贺菌属等。感染性腹泻有两个高峰季节：夏季和秋冬季节。在夏季（6 ～ 8 月）主要的病原菌为致泻性大肠埃希菌和痢疾杆菌，秋冬季节（10 ～ 12 月）主要病原体为轮状病毒真菌感染主要为白色念珠菌、热带念珠菌等。在儿科中容易感染真菌的患儿有先天性免疫缺陷者、营养不良者、长期使用广谱抗生素者、长期使用激素和免疫抑制剂者等。寄生虫感染包括蓝氏贾第鞭毛虫、类圆线虫、溶组织阿米巴原虫及血吸虫病等。肠道外感染如中耳炎、上呼吸道感染、肺炎、泌尿系统感染、皮肤感染或急性传染病时，可由于发热、感染原释放的毒素、直肠局部激惹（如膀胱炎、阑尾炎脓肿等）作用而引起腹泻。抗生素相关（antibiotic-associated diarrhea，AAD）是指使用抗菌药物以后出现的无法用其他原因解释的腹泻，AAD 是抗菌药物使用后最常见的不良反应，尤其是儿童，多在抗生素使用期间起病。AAD 中有由特殊病原体引起的腹泻，如艰难梭菌（Clostridun difficile，CD）感染相关性腹泻（CDAD）还可造成医院内感染传播，CDAD 可在用药 1 周内或迟至停药后 4 ～ 6 周发生。几乎所有抗菌药物均可以引起儿童 AAD，但以头孢菌素类（尤其是第三代头孢菌素类）、大环内酯类、青霉素类为常见，联合及长疗程应用抗生素更易引发儿童 AAD。

2．非感染因素　包括饮食因素和气候因素，饮食方面喂养不当、食物过敏、先天性或获得性蔗糖酶和乳糖酶缺乏、葡萄糖－半乳糖吸收不良等营养吸收不良、肠道结构缺陷（包括微绒毛包涵体病、肠淋巴管扩张症、硫酸－乙酰肝素缺乏、$\alpha_2\beta_1$ 和 $\alpha_6\beta_4$ 整合素缺乏等）等。

目前认为是多因素综合作用的结果，如胃肠运动功能障碍、内脏高敏感性、胃酸分泌异常、Hp 感染、精神心理因素等。功能性消化不良的发病机制尚不清楚。黏膜免疫和炎症功能改变及中枢神经（CNS）、脑肠轴及肠神经（ENS）调节功能改变。

（四）临床表现

FD 的常见症状有上腹痛、腹胀、胃气胀、早饱、嗳气、恶心、呕吐、上腹灼热感等，这些症状持续存在或反复发作，但缺乏特征性，并且极少全部同时出现，多只出现一种或数种。这些症状影响患儿进食，导致长期营养摄入不足，患儿营养不良发生率较高，生长发育迟缓也可能发生。不少患儿合并有神经症、焦虑症等精神心理症状。

（五）辅助检查

1．实验室检查　大便常规＋隐血检查判断有无红白细胞，病原学检查包括病毒抗原检测、大便细菌和真菌培养，脱水、发热或粪便中有血液和脓液的患儿需要进行微生物检查。怀疑艰难梭菌感染，应行艰难梭菌抗原、毒素、培养检测粪便钙卫蛋白和乳铁蛋白阳性提示肠道炎症。血清特异性食物 IgE 检测和皮肤点刺试验用于食物过敏。贫血提示存在慢性失血或吸收不良。白细胞、红细沉降率、C- 反应蛋白、血小板升高应警惕炎症。粪便 pH 降低提示碳水化合物吸收不良。疑似脓毒症或肠源性发热、有全身感染中毒症状、原发或继发免疫功能低下、3 个月以下婴儿、有某些高危因素如溶血性贫血、到过肠源性发热疫区旅游或接触过来自疫区或患不明原因发热性疾病的旅游者均需行血培养有意识改变或惊厥患儿需排除脑炎和脑膜炎，应完善脑脊液检查。

2．影像学检查　有腹胀患儿应行腹部立位片，怀疑急腹症时可行腹部 B 超。怀疑炎症性肠病患儿可行小肠增强 CT 或 MRI 检查。需了解肝脏、胆囊和胰腺情况可行腹部 CT 检查。

3．消化道钡餐　对胃肠道动力异常、畸形等有一定的诊断价值，消化内镜可协助诊断炎症性肠病、过敏性肠病等。

（六）儿童 FD 诊断标准

有消化不良症状至少 2 个月，每周至少出现 1 次，并符合以下 3 项条件：

1．持续或反复发作的上腹部（脐上）疼痛或不适、早饱、嗳气、恶心、呕吐、反酸。

2．症状在排便后不能缓解，或症状发作与排便频率或粪便性状的改变无关（即除外肠易激综合征）。

3．无炎症性、解剖学、代谢性或肿瘤性疾病的证据可以解释患儿的症状。

（七）鉴别诊断

要注意与胃食管反流、肠易激综合征鉴别。

（八）治疗

1．一般治疗　帮助患儿的家长认识、理解病情，指导其改善患儿生活方式，调整饮食结构和习惯，去除与症状相关的可能发病因素，提高缓解症状的能力。非药物治疗包括认知疗法、调节饮食及改变排便习惯等。失眠、焦虑、抑郁等精神因素是儿童FD的一个重要病因，而儿童对反复的腹痛、腹胀等上腹部不适症状的耐受性差，这些症状可能反过来促发和加重患儿的精神症状。近年来认知行为疗法对FD患儿的治疗越来越受到重视。

2．药物治疗　根据患儿的临床表现及其与进餐的关系，可选用促动力药、抗酸药和抑酸药，一般疗程2～4周。具体选药原则详见儿童FD的诊治流程。治疗无效者可适当延长疗程，并可进一步检查，明确诊断后再进行治疗。有Hp感染者，需行Hp的根除治疗。

（1）促动力药：目前常用促进胃排空的药物主要有：①多巴胺受体拮抗剂：甲氧氯普胺，具有较强中枢止吐作用，可增强胃动力。但因其可导致锥体外系反应，故不宜用于婴幼儿和长期大剂量使用。多潘立酮是选择性外周多巴胺D_2受体拮抗剂，不透过血脑屏障，无锥体外系不良反应，能增加胃窦和十二指肠动力，促进胃排空，明显改善FD患儿餐后饱胀、早饱等症状。但长期使用可引起血催乳素升高，个别患者出现乳房胀痛或泌乳现象；②5-羟色胺4（$5\text{-}HT_4$）受体激动剂：枸橼酸莫沙必利，可明显改善FD患者早饱、腹胀。

（2）抗酸及抑酸药：已广泛应用于消化不良的治疗。目前临床上常用的抗酸剂有铝碳酸镁、复方氢氧化铝、碳酸钙口服混悬液等，可以缓解症状。抑酸药包括H_2受体拮抗剂（H_2RA），如西咪替丁、雷尼替丁、法莫替丁等；质子泵抑制剂（PPI），如奥美拉唑。这类药对于缓解腹痛、反酸、烧心等症状有较明显的作用。

（3）根除Hp感染：虽然Hp与FD的发病和症状间的关系尚不确定，但临床上对于伴Hp感染的FD患儿仍建议进行根除Hp的治疗。有研究表明对于Hp阳性的FD患者，用奥美拉唑及抗生素根除Hp治疗后可使部分患者症状得到长期改善。比单一使用奥美拉唑疗效好。

3．肠道益生菌的应用　乳酸杆菌等肠道益生菌的作用除能抑制肠道病原菌的生长、增强机体免疫功能外，还参与了内源性物质的消化分解，通过增强或降低消化道酶的活性，或产生各种消化酶而促进消化功能。

4．中医药治疗

（1）中药治疗：是功能性胃肠病的一种重要治疗方法。中药的作用机制并不完全清楚。但有证据显示，它们即使在很低的浓度下也可以通过味觉系统、迷走神经及肠道神经系统刺激胃及消化腺的分泌，并通过肠道神经系统加强了消化道对中枢神经系统的反馈刺激，从而使肠道功能增强。

（2）埋线治疗：埋线治疗

① T_6、T_8，2-0 号线，2cm，注线平刺。

②实症型：配脾俞、中脘、足三里，2-0 号线，2cm，注线。

③虚证型：配关元、三阴交，3-0 号线，2cm，注线。

埋线操作：局部消毒后，用 2-0 号线穿入 9 号针中前端，对 T_6、T_8，进行平刺埋线，用 3-0 号线穿入 8 号注线针中，对三阴交、关元进行直刺埋线，用 2-0 号线 2cm 穿入 9 号针中对脾俞、中脘、足三里进行埋线，保护针眼 24 小时，贴好创可贴，1 个月埋线 1 次。

注：小儿埋线对疼痛较敏感，建议可使用靓紫丝线（PPO）或高分子线较好。

（九）典型病例

患者摘要：李某，女，6 岁。人工喂养。腹痛半年。患儿半年来反复腹痛，食欲不佳，稍多进食即吐，吐出物有酸腐臭味，平素大便一周两次或一次。行小儿胃肠超声后未见明显异常。曾自服鞣酸蛋白、乳酸菌、大山楂丸等均效不佳。查患儿腹硬，拒按，有较重口臭。指纹气关，偏紫，推之不畅偏涩。

诊治经过：埋线取鱼际穴、左外水道穴、中脘穴、背后取赤医主穴（T_6 椎棘突上缘）、赤医二穴（L_1 椎棘突上缘）埋线，线用每段 5cm 的 5-0 靓紫丝线，针选 7 号一次性注射器针头，只穿一半线，采用对折后旋转出针的无痛埋线法。两周后回访未见明显埋线后反应，最近患儿未再诉腹痛，饭量从一次吃不到 5 个饺子（儿童小饺子），已经增长到成人的大半碗饭。

分析与讨论：中医无小儿消化不良病名的明确记载，但根据纳差，食而不化，腹胀或腹痛，嗳气酸腐，大便不畅等临床主要症状，可归属于“小儿积滞”“小儿腹痛”“痞满”“胃脘痛”“呃逆”“嘈杂”“纳呆”等范畴。西医诊断标准分为以下两种：

罗马Ⅳ标准：诊断前至少 2 个月内符合 1 项或多项。①餐后饱胀；②早饱；③上腹部疼痛；④上腹部烧灼感，且每个月症状出现至少 4 天。经过评估，症状并不能用其他疾病来完全解释。亚型 PDS 诊断标准：餐后饱胀不适或早饱感，影响正常进食。支持诊断的标准：上腹胀气、餐后恶心或过度打嗝。

EPS 诊断标准：必须包括以下所有条件：①严重上腹疼痛或烧灼感，影响日常生活；②疼痛非全腹，局限于腹部其他部位或胸肋部区域；③排便或排气后不能缓解。支持诊断的标准：①疼痛可能为烧灼样但不包括胸骨后疼痛；②疼痛通常由进食诱发或缓解，但也可在空腹时发生。

中医辨证：属于饮食积滞者，临床有胃脘部及上腹部胀满不适，进食后加重，嗳腐吞酸不思饮食，或恶心呕吐，呕吐物为胃中宿食积滞，大便酸臭，睡卧不安，舌质淡红，苔薄白或白腻，脉弦滑。

埋线思路和取穴：埋线中可以取大肠募穴天枢疏通肠内积滞，支沟穴宣三焦气机，较大儿童还可以短线埋内庭穴清散胃肠积热；属于脾虚食滞者，临床有脘腹痞闷或胀痛，食少，纳呆，面色少华，形体偏瘦，肢倦乏力，大便溏薄，夹有不消化食物，舌质淡，苔薄白，脉缓无力，穴位埋线可以选大肠俞调理肠道气机，上下巨虚为大小肠合穴以加强大小肠的传导功能；属于脾胃湿热者，临床可有胃脘部胀满或疼痛，食少纳呆口苦口黏，身重困倦，大便黏腻不爽，舌质红，苔黄厚腻，脉滑或滑数，埋线可以选阴陵泉、中脘祛湿邪以行胃气散热邪；属于肝胃不和者，临床可有胃脘部、两胁胀满不适，情绪不畅时加重心烦易怒，口干口苦，吐酸嘈杂，善太息，大便不畅舌质淡红，苔薄白或白厚或薄黄，脉弦略数，埋线可以加行间、蠡沟穴、膻中穴疏肝解郁，或者代谢穴（内踝尖上八寸）效果也很好；属于脾胃虚寒者，临床可有胃脘部痞满或疼痛，嘈杂不适，喜温怕冷嗳气，胃脘灼热，口干口苦，大便稀溏，舌质淡、苔黄，脉弦细或弦滑，埋线可以选脾俞、胃俞、肾俞加足三里振奋脾胃阳气同时调气健脾；属于寒热错杂者，临床可有胃寒隐痛或痞满，喜温喜按，进食后、受凉后或劳累后症状加重泛吐清水，食少纳呆，神疲倦怠，手足不温，大便溏薄舌质淡、苔白，脉细弱，埋线可以选关元透命门、命门透关元前后透穴法强力疏通腑气的前后传导。

四、小儿泄泻

（一）概述

小儿泄泻，中医病名。泄泻是以大便次数增多，粪质稀薄或如水样为特征的一种小儿常见病。西医称泄泻为腹泻，发于婴幼儿者称婴幼儿腹泻。本病以 2 岁以下的小儿最为多见。虽一年四季均可发生，但以夏秋季节发病率为高，秋冬季节发生的泄泻，容易引起流行。小儿脾常不足，感受外邪，内伤乳食，或脾肾阳虚，均可导致脾胃运化功能失调而发生泄泻。轻者治疗得当，预后良好。重者泻下过度，易见气阴两伤，甚至阴竭阳脱。久泻迁延不愈者，则易转为疳证或出现慢惊风。

（二）病因

小儿泄泻发生的原因，以感受外邪，内伤饮食，脾胃虚弱为多见。其主要病变在脾胃，因胃主受纳腐熟水谷，脾主运化水谷精微，若脾胃受病，则饮食入胃，水谷不化，精微不布，清浊不分，合污而下，致成泄泻。

（三）病机

1．感受外邪　小儿脏腑娇嫩，肌肤薄弱，冷暖不知自调，易为外邪侵袭而发病。

外感风、寒、暑、湿、热邪均可致泻，唯无燥邪致泻之说，盖因脾喜燥而恶湿。其他外邪则常与湿邪相合而致泻，故前人有“无湿不成泻”“湿多成五泻”之说。由于气候的因素，一般冬春多为风寒（湿）致泻，夏秋多暑湿（热）致泻。小儿暴泻以湿热泻最为多见。

2．内伤饮食　小儿脾常不足，运化力弱，饮食不知自节，若调护失宜，乳哺不当，饮食失节或不洁，过食生冷瓜果或不消化食物，皆能损伤脾胃，而发生泄泻。故《素问·痹论》说：“饮食自倍，肠胃乃伤。”伤食泻既可单独发生，更多于其他泄泻证候中兼见”。

3．脾胃虚弱　先天禀赋不足，后天调护失宜，或久病迁延不愈，皆可导致脾胃虚弱。胃弱则腐熟失职，脾虚则运化失常，因而水反为湿，谷反为滞，清浊不分，合污而下，而成脾虚泻。亦有暴泻实证，失治误治，迁延不愈，损伤脾胃，而由实证转为虚证泄泻者。

4．脾肾阳虚　脾虚致泻者，一般先耗脾气，继伤脾阳，日久则脾损及肾，造成脾肾阳虚。肾阳不足，火不暖土，阴寒内盛，水谷不化，并走肠间，而致澄澈清冷，洞泄而下的脾肾阳虚泻。

（四）诊断要点

1．大便次数增多，每日超过3次，多者达10次以上，呈淡黄色，如蛋花汤样，或黄绿稀溏，或色褐而臭，可有少量黏液。或伴有恶心，呕吐，腹痛，发热，口渴等症。

2．有乳食不节，饮食不洁或感受时邪病史。

3．重症腹泻及呕吐严重者，可见小便短少，体温升高，烦渴神疲，皮肤干瘪，囟门凹陷，目眶下陷，啼哭无泪等脱水征，以及口唇樱红，呼吸深长，腹胀等酸碱平衡失调和电解质紊乱的表现。

4．大便镜检可有脂肪球或少量白细胞、红细胞。

5．大便病原体检查可有致病性大肠杆菌或病毒检查阳性等。

（五）鉴别诊断

痢疾大便稀，有黏冻或脓血，便次增多于里急后重，腹痛明显。大便常规检查红细胞、白细胞均多，可找到吞噬细胞；大便培养有痢疾杆菌生长。

（六）辨证要点

1．辨虚实　泄泻病程短，泻下急暴，量多腹痛，多属实证。泄泻日久，泻下缓慢，腹胀喜按，多为虚证。迁延日久难愈，泄泻或急或缓，腹胀痛拒按者，多为虚中夹实。

2．辨病因　不同的病因可导致不同的证型，以及不同的大便性状。一般大便稀溏夹乳凝块或食物残渣，气味酸臭，或如败卵，多由伤乳伤食所致。大便清稀多泡沫，色淡黄，臭气不甚，多由风寒引起。水样或蛋花汤样便，量多，色黄褐，气秽臭，或见少许黏液，腹痛时作，多是湿热所致。大便稀薄或烂糊。色淡不臭，多食后作泻，是为脾虚所致。大便清稀，完谷不化，色淡无臭，多属脾肾阳虚。

3．辨轻重　大便次数一般不超过10次，精神尚好，无呕吐，小便量可，属于轻证。泻下急暴，次频量多，神萎或烦躁，或有呕吐，小便短少，属于重证。若见皮肤干枯，囟门凹陷，啼哭无泪，尿少或无，面色发灰，精神萎靡等，则为泄泻的危重变证。

（七）治疗原则

泄泻治疗，以运脾化湿为基本法则。实证以祛邪为主，根据不同的证型分别治以消食导滞、祛风散寒、清热利湿。虚证以扶正为主，分别治以健脾益气、补脾温肾。泄泻变证，分别治以益气养阴、酸甘敛阴、护阴回阳、救逆固脱。本病除内服药外，还常使用外治、推拿、针灸等法治疗。

（八）分证论治

1．常证

（1）湿热泻

证候：大便水样，或如蛋花汤样，泻下急迫，量多次频，气味秽臭，或见少许黏液，腹痛时作，食欲不振，或伴呕恶，神疲乏力，或发热烦闹，口渴，小便短黄，舌红，苔黄腻，脉滑数。

分析：湿热之邪，蕴结脾胃，下注肠道，传化失司，故泻下稀薄如水样，量多次频。湿性黏腻，热性急迫，湿热交蒸，壅阻胃肠气机，故泻下急迫，色黄而臭，或见少许黏液，腹痛时作，烦躁不安；湿困脾胃，故食欲不振，甚或呕恶，神疲之力。若伴外感，则发热；热重于湿，则口渴；湿热下注，故小便短黄；舌红，苔黄腻，脉滑数，均为湿热之征。

治法：清热利湿。

埋线方：大椎、大肠俞、天枢、阴陵泉、左外水道（左水道外一寸）透外归来等穴（左归来外一寸）。

按语：大椎解表退热、升阳提气，阴陵泉清解胃肠之湿热，左外水道透左外归来强有力的攻下清肠作用。

（2）伤食泻

证候：大便稀溏，夹有乳凝块或食物残渣，气味酸臭；或如败卵，脘腹胀满，便前腹痛，泻后痛减，腹痛拒按，嗳气酸馊；或有呕吐，不思乳食，夜卧不安，舌苔厚腻，或微黄。

分析：本证常有乳食不节史。乳食不节，损伤脾胃，运化失常，故泻下稀便夹有不消化的乳凝块或食物残渣。食滞中焦，气机不利则腹胀腹痛；泻后积滞见减，气机一时得畅，故见泻后腹痛暂时减缓。乳食内腐，浊气上冲，胃失和降，嗳气酸馊：或有呕吐。舌苔厚腻或微黄，大便酸臭，或如败卵，不思乳食，夜卧不安，皆为乳食积滞之证。

治法：消食导滞。

埋线方：胃上穴（脐上 2 寸，旁开 4 寸）透神阙、上巨虚透下巨虚、左水道等穴。

按语：上下巨虚消食化积导滞；胃上穴理气降逆；腹胀腹痛加左水道理气消胀止痛；如果有呕吐可加中脘、内关止呕。

（3）风寒泻

证候：大便清稀，中多泡沫，臭气不甚，肠鸣腹痛，或伴恶寒发热，鼻流清涕，咳嗽，舌淡，苔薄白。

分析：调护失宜，感受风寒，寒邪客于肠胃，寒凝气滞，中阳被困，运化失职，故见大便清稀，粪多泡沫，臭气不甚。风寒郁阻，气机不得畅通，故见肠鸣腹痛。恶寒发热，鼻流清涕，咳嗽，舌淡，苔薄白，均为风寒外袭之象。

治法：疏风散寒，化湿和中。

埋线处方：风池、上脘、阳陵泉、外关等穴。

按语：风池、外关疏风散寒、理气化湿，阳陵泉调理气机，上脘健脾和胃。

（4）脾虚泻

证候：大便稀溏，色淡不臭，多于食后作泻，时轻时重，面色萎黄，形体消瘦，神疲倦怠，舌淡苔白，脉缓弱。

分析：脾胃虚弱，清阳不升，运化失职，故大便稀溏，色淡不臭，时轻时重。脾胃虚弱，运纳无权，故多于食后作泻。泄泻较久，脾虚不运，精微不布，生化乏源，气血不足，故面色萎黄、形体消瘦、神疲倦怠、舌淡苔白、脉缓弱。

治法：健脾益气，助运止泻。

埋线方：脾俞、胃俞、中脘、足三里等穴。

（九）典型病例

患者摘要：患儿：王某，2 岁，男孩，人工喂养。于 2021 年 1 月开始埋线治疗。腹泻四十余天，每日 5 ～ 10 次不等，便内含大量液体，黄绿色，不成形。家属诉调整食物、服中药、西药（具体不详）及禁食后仍未见明显好转。舌淡苔白，腹软，稍膨，不喜揉按腹部。大便：黄色水样稀便，脂肪球（+）黏液（+）。诊断儿童腹泻。

诊疗经过：取 5-0 靓紫丝线，用一次性注射器 6 号针头，直接在无菌线包内取线后，消毒患儿皮肤，左手提捏固定进针点及穴周皮肤。采取透刺埋线法，线体留三分之一在针头外，三分之二于针体内，快速破皮进针，弧形到达膈俞，松开左手皮肤，右手轻轻旋转针头，让线头转向膈关方向。最终让线体尽可能停留在赤医主穴（第 6

胸椎棘突上）、至阳、膈关穴形成的弧线上。配合天枢、足三里穴，考虑儿童年龄小，双天枢及双足三里选一侧埋线即可。一周后电话随访，诉埋线治疗后头三四天还拉挺多次，目前每日 1 ～ 2 次，大便已经成形，食欲较前明显增大，孩子最近明显活泼好动了。嘱其循序渐进式增加肉蛋奶类营养物质，多喝各种糜粥顾护脾胃。

分析与讨论：小儿腹泻治疗前一定要检查患儿全身情况。①有无营养不良和全身中毒症状，有无水肿；②脱水程度：依据丢失体液量、精神状态、皮肤弹性、黏膜、前囟、眼窝、肢端、尿量、脉搏及血压的情况进行脱水程度基本评估，脱水程度可分轻度、中度、重度；③揉一揉患儿腹部：注意有无腹胀、异常肠鸣音等；④记得观察患儿眼眶、皮肤色泽、口腔色泽及荣润度、是否合并关节等其他病变和是否有肛周病等；包括饮食方面的喂养不当（过早添加，突然改变食物品种）、食物过敏（在我国最常见的过敏原是牛奶、鸡蛋、大豆、鱼、虾、花生、小麦、某些水果等）等。

此病的诊断要点：①年龄：轮状病毒是 5 岁以下儿童腹泻的主要病因。婴儿出生后不久出现的顽固性腹泻，提示先天性腹泻和肠病。幼儿 2 岁前出现不明原因腹泻、便血、炎症指标升高、肛周病变时，要注意极早发的炎症性肠病；②看大便的性状和颜色：蛋花汤大便提示轮状病毒感染；黏液脓血便提示侵袭性细菌感染；豆腐渣样大便提示真菌感染；婴儿新鲜血丝便应警惕牛奶蛋白过敏；有酸臭味伴有泡沫需警惕乳糖不耐受；大便表面漂浮油脂状物时应警惕脂肪泻；血多脓少，呈果酱样，应警惕为阿米巴痢疾；③问起病过程和诱因：有无添加辅食过早和过多等喂养不当。夏天不洁饮食史应警惕沙门菌、志贺菌感染。出生后母乳喂养时无腹泻，断母乳改奶粉喂养及添加辅食时开始腹泻考虑先天性蔗糖酶－异麦芽糖酶缺乏；④伴随症状：伴随发热应警惕感染性因素；伴有明显湿疹应警惕食物过敏；伴随顽固性低蛋白血症应考虑小肠淋巴管扩张；伴有焦虑、紧张、学习压力大应警惕肠易激综合征。注意个人卫生和环境卫生，做好水源和食品卫生管理，注意饮食和饮食卫生，阻断粪－口传播途径，提倡母乳喂养，积极防治营养不良，提高机体抵抗力，合理使用抗生素等。病机演变常包含有病邪外袭（初期）、肝郁脾虚（中期）、脾肾阳虚（中末期）、寒热错杂（末期）4 个不同阶段，初期治则当以疏散外邪为先，埋线穴位加风池、大椎、外关等有疏散外风作用的穴位；中期当以疏肝健脾为要，加上中下三脘、天枢、足三里、代谢、蠡沟等；中末期以培补脾肾之阳气为主，加肝俞、脾俞、肾俞、膏肓、膈关等；末期当以寒热平调为宜，可以选择王乐亭的老十针等。初诊如果摸到患儿肠内硬结较多，埋线前可以先挑四缝穴放出一定量的淡黄色黏液或者鱼际穴挤出少量脂肪组织。（畅艳艳）

“病根秘穴埋线针疗”大事记

1969年5月，原中国人民解放军白求恩国际和平医院军医陆健发明第一根“医用埋线针”。1977年列入国家医疗器械样品册，1985年获军队科技成果进步奖。

1971年，陆健穴位埋线麻醉首创成功，同时提出“长效针感理论体系学说”，得到医学界的重视与肯定。

2004年，陆健在吉林科学技术出版社出版《埋线针疗学》一书，提出了“病根穴”埋线理论及速成定穴配方新法。

2004年3月，在石家庄白求恩医学院举办第一期陆氏埋线培训班。有全国十几名埋线学员参加，陆健老师参加培训班指导。

2018年，董立君在石家庄举办第一期“病根秘穴埋线高级研修班”，全国有30多名学员参加培训。

2019年9月4日，《董立君病根秘穴埋线针疗》图书座谈会在河北省石家庄市召开。

河北省中医药管理局原局长王振邦、图书主编董立君教授、中国医学著作网崔志军总编辑及本书编委聂中华、李文永、庞延红、苏少鹏、王天顺、冯艳丽、周晓红等作者参会。本书是董立君教授潜心30年致力于“病根秘穴埋线针疗”的代表作。

2019年10月8日，为进一步搞好病根埋线事业的发展，“病根秘穴埋线针疗”技术创始人董立君教授为主要发起人，李文永、张素娥、孙颜林、孙建芳等共同向河北省预防医学会提出申请材料，申请成立河北省预防医学会慢病病根穴埋线专业委员会。

2019年10月30日，经提交河北省预防医学会秘书长办公会议同意受理后，报请河北省预防医学会理事长办公会议同意，组织有关专家进行了评审，并于2019年10月30日正式通过专家评审，同意成立河北省预防医学会慢病病根穴埋线专业委员会（冀预字〔2019〕第83号）。

2020年4月26日，“病根秘穴埋线针疗研讨会”在河北省平山县召开。特邀“病根秘穴埋线针疗”技术创始人董立君教授，中医专家郭媛、李文永等教授参会。

2020年5月23日，“平山县病根秘穴埋线理论培训班”在河北省石家庄顺利召开。培训班特邀“病根秘穴埋线针疗”技术创始人董立君教授主讲，李文永院长讲述实操。

2020年5月25日，“病根秘穴埋线针疗研讨会”在石家庄市灵寿县灵寿镇卫生院召开。特邀“病根秘穴埋线针疗”技术创始人董立君教授、李文永院长等专家参会。

2020年5月30日，河北省预防医学会慢病病根穴埋线专业委员会正式成立。河北省预防医学会沈洪瑞理事长等领导出席会议并致辞，成立大会由河北省预防医学会崔力争副秘书长主持。董立君教授担任河北省预防医学会慢病病根穴埋线专业委员会主任委员，李文永、张素娥、孙艳林、孙建芳、宋红梅、苏少鹏等为副主任委员。

2020年6月6日，首批“平山县病根埋线学员实训操作班”在石家庄市圆满结束。河北省预防医学会慢病病根穴埋线专业委员会主任委员董立君教授、崇仁中医堂李文

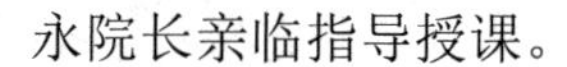
永院长亲临指导授课。

2020年7月5日，“病根埋线”官网（www.binggenmaixian.com）正式上线。“病根埋线”官网的上线是病根埋线事业的重大事项，是董立君教授30多年来致力于病根埋线培训的大爱体现，是助力健康中国建设的重要行动！

2020年8月30日，河北省预防医学会慢病病根穴埋线专业委员会在河北省保定市召开保定学术组织成立暨病根埋线学术临床交流大会。河北省预防医学会副秘书长崔力争参加大会并致辞祝贺，有80余名埋线医生参会并进行学术交流活动。

2020年10月30日，《董立君病根秘穴埋线针疗》图书出版发布会暨病根埋线学术研讨会在石家庄怡园宾馆举行，中国中医药出版社编辑部主任、首席策划编辑、世界中医药学会联合会翻译专业委员会会长单宝枝教授，河北省中医药管理局原局长王振邦，河北省预防医学会副秘书长崔力争，中国医学著作网崔志军总编辑及李亚哲编辑，中检康源医学研究院孙志华院长等，本书主编、河北省预防医学会慢病病根穴埋线专业委员会主任委员董立君教授及《董立君病根秘穴埋线针疗》编委会成员，以及河北省预防医学会慢病病根穴埋线专业委员会副主任委员、常务委员及委员代表、埋线医生代表等约80余人参加图书出版发布会。

2020年12月28日，河北省预防医学会慢病病根穴埋线专业委员会在河北省石家庄市召开石家庄学术组织成立暨病根埋线学术临床交流大会。河北省预防医学会副秘书长崔力争参加大会并致辞祝贺，中国医学著作网总编辑崔志军、河北省中西医结合学会基层医疗机构专业委员会主任郭媛等参会祝贺并讲话，来自河北省医科大学第四医院、石家庄市中医院等名专家到会进行学术交流，有80余名埋线医生参会并进行学术交流活动。

2021年10月，《病根秘穴埋线针疗病案集》图书出版入选医师资料征集工作在网上开始征集，广大埋线医生踊跃报名参加此次活动。

2022年2月，《病根秘穴埋线针疗病案集》图书出版启动座谈会在石家庄召开。本次定稿会由中国医学著作网与河北省预防医学会慢病病根穴埋线专业委员会共同主办。图书主编董立君教授以及编委会部分代表参加定稿会，同时特邀河北省预防医学会副秘书长崔力争教授以及中国医学著作网崔志军总编辑等专家参会。

参考文献

[1] 魏稼．针灸流派概论 [M]．北京：人民卫生出版社，2015.

[2] 李慧，陆秋蓉，范旦，等．综述单纯穴位埋线疗法的疗效 [J]．光明中医，2016，31（16）：2444—2446.

[3] 徐敬田，葛晓彬．穴位埋线疗法源流考 [J]．中医文献杂志，2016，34（6）：19—22.

[4] 陆红研．陆氏穴位埋线源流与治疗特色初探 [J]．中国针灸，2015，35（S1）：52—55.

[5] 杨才德．埋线针刀百问百答 [M]．北京：中医古籍出版社，2016：9.

[6] 杨才德．星状神经节埋线治百病 [M]．北京：中国中医药出版社，2017：11.

[7] 杨才德．埋线针刀治疗学 [M]．北京：中国中医药出版社，2018：6.

[8] 杨才德．埋线针刀技术操作规范（甘肃省针灸学会标准）[M]．北京：中国中医药出版社，2018：6.

[9] 柴一峰，蒋湘萍．温针灸加穴位埋线治疗萎缩性胃炎临床研究 [J]．针灸临床杂志，2011，27（1）：20—22.

[10] 包连胜．上消化道溃疡的埋线治疗 [J]．内蒙古民族大学学报：自然科学版，2009，24（1）：22.

[11] 郑卫方，吴胜智，卢中华，等．穴位埋线法治疗肠易激综合征 56 例临床观察 [J]．浙江实用医学，2009，14（3）：204，213.

[12] 夏厚纲．穴位埋线治疗功能性消化不良浅识 [J]．实用中医内科杂志，2011，25（4）：114—115.

[13] 洪顾麟，王升旭，朱剑津，等．穴位埋线法治疗支气管哮喘的临床进展 [J]．亚泰传统医药，2009，5（9）：151—152.

[14] 凌彦昭．西药结合穴位埋线疗法提高支气管哮喘临床治疗效果 [J]．光明中医，2008，23（4）：440.

[15] 赵玉广，罗双喜，王媛．穴位埋线治疗遗尿症疗效观察 [J]．中国误诊学杂志，

2008，8（10）：2353—2354.

[16] 朱同奎，李彦州．穴位埋线治疗面神经麻痹 128 例 [J]．中外医学研究，2009，7（7）：91.

[17] 黄卫强，潘小霞．穴位埋线治疗不寐 84 例 [J]．上海针灸杂志，2009，28（6）：351—352.

[18] 田元生，程广书，王新义，等．穴位埋线治疗顽固性高血压 46 例 [J]．中医研究，2008，21（1）：55—56.

[19] 周华青．针刺配合穴位埋线治疗女性痤疮 55 例 [J]．浙江中医杂志，2009，44（11）：728.

[20] 齐风军，程井军．穴位埋线减肥 60 例临床观察 [J]．针灸临床杂志，2006，22（7）：34.

[21] 周歆，阮经文，李滋平，等．颈夹脊穴埋线配合耳周局部穴电针治疗神经性耳鸣近、远期疗效分析 [J]．中国针灸，2015，35（01）：32—35.

[22] 宋锋，叶青，黄彬城．腹针疗法合穴位埋线治疗脾胃虚弱型耳鸣临床观察 [J]．内蒙古中医药，2019，38（10）：98—100.

[23] 周文瑾，覃冠锻，彭清华，等．穴位埋线在中重度变应性鼻炎中的运用 [J]．江西中医药，2012，43（6）：46—47.

[24] 田彦华，官卓娅，侯俊伟．穴位埋线疗法治疗乳腺增生病的临床研究 [J]．现代中医药，2009，29（4）：69—70.

[25] 魏向阳．手法加穴位埋线治疗椎动脉型颈椎病 120 例 [J]．光明中医，2006，21（8）：74—76.

[26] 赵景文．穴位埋线治疗坐骨神经痛 85 例疗效观察 [J]．云南中医中药杂志，2006，27（3）：34.

[27] 金慧芳，金亚蓓．穴位埋线治疗月经过少 [J]．中国针灸，2008，28（12）：891—893.

[28] 段峻英，穴位埋线治疗更年期综合征 68 例 [J]．上海针灸杂志，2005，24（8）：3.

[29] 毕伟莲．穴位埋线配合艾灸治疗原发性痛经的疗效观察 [J]．大连医科大学学报，2007，29（2）：168—169.

[30] 靳慧云，王蕊，董士霞．穴位埋线治疗儿童抽动秽语综合征 50 例疗效观察 [J]．河北中医，2013，35（8）：1200.

[31] 张俊峰．穴位埋线治疗儿童遗尿 86 例 [J]．光明中医，2009，24（2）：335—336.

[32] 张子红，曹姗姝，陶宏，等．穴位埋线结合耳穴压豆治疗小儿遗尿 29 例 [J]. 中医外治杂志，2013，22（5）：12—13.

[33] 井辉明，孙秀萍．穴位埋线配合龙胆泻肝汤治疗肝经湿热型小儿遗尿 66 例 [J]. 陕西中医，2011，32（1）：78—79.

[34] 王凡．穴位埋线治疗小儿脑瘫临床观察 [J]. 中医学报，2012，27（6）：775—776.

[35] 张艳梅．穴位埋线联合麻杏石甘茶治疗小儿咳嗽变异性哮喘 [J]. 中医学报，2013，28（12）：1796—1798.

[36] 韩雪，金玉晶，葛国岚．穴位埋线加孟鲁司特治疗小儿支气管哮喘慢性持续期临床观察 [J]. 中医学报，2012，27（5）：538—540.

[37] 段月娥．穴位埋线加西药治疗儿童广泛性焦虑症 [J]. 中国针灸，2007，27（5）：341—343.

[38] 霍金，赵冏琪，袁永，等．穴位埋线疗法作用机制的研究现状 [J]. 中国针灸，2017，37（11）：1253—1254.

[39] 郑昊，仕军伟，娜日松，等．穴位埋线的发展概况 [J]. 中国中医药现代远程教育，2021，19（16）：200—202.

[40] 汪受传．中医儿科学 [M]. 北京：中国中医药出版社，2017.

[41] 段行武，张玲．中医治疗学儿童皮肤病 [M]. 北京：中国医药科技出版社，2021.

[42] 张选平，贾春生，王建岭，等．穴位埋线疗法的优势病种及应用规律 [J]. 中国针灸，2012，32（10）：947—951.

[43] 程玲，梁欣，侯珣瑞，等．基于文献计量分析穴位埋线临床近十年研究现状 [J]. 中华医学，2022，14（21）：12—16.

[44] 左方，楼婷．穴位埋线的临床应用状况和发展趋势研究 [J]. 中华中医药学刊，2009，27（5）：960—961.

[45] 申凤珍．穴位埋线治疗儿童癫痫症 [J]. 吉林医学，1981，2（3）：42—43.

[46] 张会兵．穴位埋线联合顺尔宁治疗小儿变异性哮喘的短期及远期疗效 [J]. 西藏医药，2020，41（2）：138—140.

[47] 徐磊，余志华，孟青，等．穴位埋线联合药物治疗儿童抽动障碍的临床效果 [J]. 妇儿健康导刊，2023，2（1）：67—69.

[48] 陈贵珍，许云祥，张家维，等．穴位埋线对绝经后女性骨代谢、自由基水平的影响及安全性评价 [J]. 中国针灸，2010（3）：177—181.

[49] 李灿灿，张峰，唐泽荣，等．埋线疗法的传承和创新 [J]. 中医学报，2021，

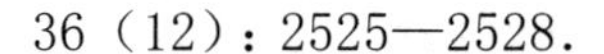

36（12）：2525—2528.

[50] 张艳梅，王晓燕，孔令霞，等．透穴埋线治疗儿童过敏性鼻炎疗效分析及对患儿生活质量的影响研究 [J]. 中文科技期刊数据库（引文版）医药卫生，2022（3）：13—16.

[51] 吴凌云，张卫锋，韦阳湖，等．靳氏头针结合穴位埋线治疗发育迟缓儿童的临床研究 [J]. 内科，2019，14（2）：158—160.

[52] 李江民，冷钰铃．穴位埋线配合 1% 呋麻液滴鼻治疗儿童慢性鼻窦炎 48 例 [J]. 时珍国医国药，2003，14（3）：162.

[53] 杨艳艳，王新义，王景涛，等．穴位埋线配合呼吸补泻法治疗儿童变应性鼻炎 44 例 [J]. 中医研究，2020，33（8）：52—54.

[54] 靳慧云，王蕊，董士霞．穴位埋线治疗儿童抽动秽语综合征 50 例疗效观察 [J]. 河北中医，2013，35（8）：1200—1200、1204.

[55] 杨荣华，沈干，宋辉．微创埋线法治疗儿童招风耳 13 例体会 [J]. 吉林医学，2014，35（3）：569.

[56] 段月娥．穴位埋线加西药治疗儿童广泛性焦虑症 [J]. 中国针灸，2007，27（5）：341—343.

[57] 郑军文，田家智．微创埋线治疗儿童肺炎支原体肺炎临床观察 [J]. 中国社区医师：医学专业，2012，14（7）：222.

[58] 金炳旭，钱旭光，赵勇，等．微创埋线治疗儿童精神发育迟滞临床观察 [J]. 上海针灸杂志，2020，39（6）：715—719.

[59] 刘娟，刘宝琴，王晓燕，等．穴位埋线对儿童咳嗽变异性哮喘肺功能和血清免疫球蛋白的影响 [J]. 河南中医，2015，35（6）：1417—1419.

[60] 张俊峰．穴位埋线治疗儿童遗尿 86 例 [J]. 光明中医，2009，24（2）：335—336.

[61] 刘家佳，黄任秀，覃中华，等．改良的穴位埋线法联合中药敷脐法治疗儿童单症状性夜遗尿的效果研究 [J]. 当代医药论丛，2019，17（5）：190—191.

[62] 金继超．穴位埋线治疗儿童反复呼吸道感染 30 例临床观察 [J]. 中国民族民间医药，2016（2）：75—76.

[63] 李有勇．三阴交穴位埋线治疗儿童遗尿症 28 例体会 [J]. 卫生职业教育，2005，23（12）：111.

[64] 严晓岚，金炳旭，周园．穴位埋线治疗儿童脑性瘫痪痉挛型双瘫临床观察 [J]. 中国中医药现代远程教育，2021，19（15）：103—105.

[65] 王艳丽，韩雪，郭现辉．穴位埋线加匹多莫德治疗反复呼吸道感染的临床观

察 [J]. 世界中西医结合杂志，2015（2）：233—235.

[66] 杨晓辉，邓湘绮．中药内服、针刺推拿联合药浴、穴位埋线等综合疗法治疗痉挛型脑瘫 20 例 [J]. 光明中医，2019（2）：265—266.

[67] 陈峰，卓锦春，张建波，等．至阳穴位埋线治疗儿童异位性皮炎 25 例 [J]. 华南国防医学杂志，2015（9）：718.

[68] 杨亚峰，王晓燕，孔令霞，等．穴位埋线辅助治疗儿童支气管哮喘及对肺功能和血清 IgA、IgE 水平的影响 [J]. 中国针灸，2021，41（12）：1349—1353.

[69] 金炳旭，李诺，赵勇，等．穴位埋线对自闭症儿童共同注意及社交沟通能力的影响：随机对照研究 [J]. 中国针灸，2020，40（2）：162—166.

[70] 段礼宁，苏诗雨，许益锋，等．穴位埋线联合耳穴贴压治疗儿童发声性抽动障碍 30 例 [J]. 世界针灸杂志：英文版，2021，31（1）：55—58.

[71] 安彩莲，周艳，严兴科．穴位埋线治疗儿童屈光性弱视临床观察 [J]. 中国针灸，2021，41（7）：747—750.

[72] 张文柳，刘芳，唐芝娟，等．以枢调神理论穴位埋线疗法对孤独症谱系障碍儿童认知及语言功能的影响 [J]. 广州中医药大学学报，2021，38（5）：954—961.

[73] 王春南，兰颖，魏晓红，等．穴位埋线对脑瘫患儿步行能力的影响 [J]. 辽宁中医杂志，2012，39（11）：2263—2264.

[74] 高旅，吴丽萍（指导）．中医外治法治疗小儿遗尿症的研究进展 [J]. 中医儿科杂志，2013，9（5）：60—62.

[75] 毛忠南，高治国，张光武，等．穴位埋线加西药治疗癫痫全身性发作型疗效观察 [J]. 中国针灸，2011，31（6）：509—512.

[76] 劳慧敏．小儿呼吸系统常见针疗手册 [M]. 北京：华夏出版社，2017.

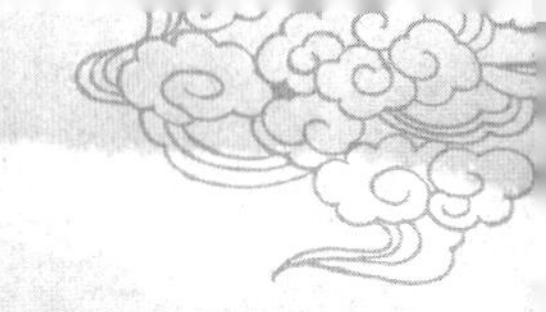

鸣 谢

感谢智象医疗用品有限公司在本书编写过程中给予的大力支持！